Nutrição de Precisão

FUNDAMENTOS E APLICAÇÕES

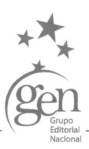

O GEN | Grupo Editorial Nacional – maior plataforma editorial brasileira no segmento científico, técnico e profissional – publica conteúdos nas áreas de ciências da saúde, exatas, humanas, jurídicas e sociais aplicadas, além de prover serviços direcionados à educação continuada e à preparação para concursos.

As editoras que integram o GEN, das mais respeitadas no mercado editorial, construíram catálogos inigualáveis, com obras decisivas para a formação acadêmica e o aperfeiçoamento de várias gerações de profissionais e estudantes, tendo se tornado sinônimo de qualidade e seriedade.

A missão do GEN e dos núcleos de conteúdo que o compõem é prover a melhor informação científica e distribuí-la de maneira flexível e conveniente, a preços justos, gerando benefícios e servindo a autores, docentes, livreiros, funcionários, colaboradores e acionistas.

Nosso comportamento ético incondicional e nossa responsabilidade social e ambiental são reforçados pela natureza educacional de nossa atividade e dão sustentabilidade ao crescimento contínuo e à rentabilidade do grupo.

Nutrição de Precisão

FUNDAMENTOS E APLICAÇÕES

Organizadora

Rafaella Cristhine Pordeus Luna

Nutricionista pela Universidade Federal da Paraíba (UFPB).
Especialista em Nutrição Clínica pela Universidade Gama Filho (UGF).
Mestra em Ciências da Nutrição pela UFPB.
Doutora em Ciências da Nutrição pela UFPB com período sanduíche
na Université Lyon 1, Laboratoire Cardiovasculaire, Métabolisme,
Diabète et Nutrition (CarMeN), Lyon, França.
Pesquisadora do Núcleo de Estudos em Saúde e Nutrição (NIESN) da UFPB.
Professora Adjunta IV do Departamento de Nutrição da UFPB.

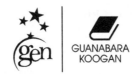

- A autora deste livro e a editora empenharam seus melhores esforços para assegurar que as informações e os procedimentos apresentados no texto estejam em acordo com os padrões aceitos à época da publicação, *e todos os dados foram atualizados pelos autores até a data do fechamento do livro.* Entretanto, tendo em conta a evolução das ciências, as atualizações legislativas, as mudanças regulamentares governamentais e o constante fluxo de novas informações sobre os temas que constam do livro, recomendamos enfaticamente que os leitores consultem sempre outras fontes fidedignas, de modo a se certificarem de que as informações contidas no texto estão corretas e de que não houve alterações nas recomendações ou na legislação regulamentadora.

- Data do fechamento do livro: 30/04/2025.

- A autora e a editora se empenharam para citar adequadamente e dar o devido crédito a todos os detentores de direitos autorais de qualquer material utilizado neste livro, dispondo-se a possíveis acertos posteriores caso, inadvertida e involuntariamente, a identificação de algum deles tenha sido omitida.

- **Atendimento ao cliente:** (11) 5080-0751 | faleconosco@grupogen.com.br

- Direitos exclusivos para a língua portuguesa
  Copyright © 2025 by
  Editora Guanabara Koogan Ltda.
  Uma editora integrante do GEN | Grupo Editorial Nacional
  Travessa do Ouvidor, 11
  Rio de Janeiro – RJ – CEP 20040-040
  www.grupogen.com.br

- Reservados todos os direitos. É proibida a duplicação ou reprodução deste volume, no todo ou em parte, em quaisquer formas ou por quaisquer meios (eletrônico, mecânico, gravação, fotocópia, distribuição pela Internet ou outros), sem permissão, por escrito, da EDITORA GUANABARA KOOGAN LTDA.

- Capa: Bruno Sales

- Imagens da capa: Freepik (©azerbaijan_stockers; ©regi_munandar)

- Editoração eletrônica: Eramos Serviços Editoriais

- Ficha catalográfica

CIP-BRASIL. CATALOGAÇÃO NA PUBLICAÇÃO
SINDICATO NACIONAL DOS EDITORES DE LIVROS, RJ

N97

Nutrição de precisão : fundamentos e aplicações / organização Rafaella Cristhine Pordeus Luna. - 1. ed. - Rio de Janeiro : Guanabara Koogan, 2025.
    il. ; 24 cm.

   Inclui bibliografia e índice
   ISBN 978-85-277-4104-0

   1. Nutrição. I. Luna, Rafaella Cristhine Pordeus.

25-96937.0
CDD: 613.2
CDU: 613.2

Gabriela Faray Ferreira Lopes – Bibliotecária – CRB-7/6643

Dedico esta obra aos alunos e profissionais da área da Saúde que compreendem a importância da atualização constante e se dedicam à busca pelo conhecimento científico, contribuindo para a evolução de suas áreas de atuação.

Rafaella Cristhine Pordeus Luna

Colaboradores

Ana Paula de Mendonça Falcone
Graduada em Nutrição pela Universidade Federal da Paraíba (UFPB). Especialista em Nutrição Clínica pela UFPB. Mestra em Ciências da Nutrição pela UFPB. Doutoranda no Programa de Ciências e Tecnologia dos Alimentos pela UFPB. Professora Assistente do Curso de Nutrição da Universidade Federal de Campina Grande (UFCG).

Annete Bressan Rente Ferreira Marum
Graduada em Nutrição pelo Centro Universitário São Camilo (CSC). Especialista em Nutrição Materno-Infantil pela Universidade Federal de São Paulo (Unifesp). Mestra e Doutora em Ciências da Saúde pela Unifesp.

Beatriz Fernandes de Souza
Graduada em Ciências Biológicas pela Universidade Federal da Paraíba (UFPB). Mestra em Odontologia pela UFPB. Doutoranda em Oncologia pela Faculdade de Medicina da Universidade de São Paulo (FM-USP).

Bruno Rafael Virginio de Sousa
Graduado em Nutrição pelo Centro Maurício de Nassau (Uninassau). Especialista em Nutrição Esportiva pela Faculdade de Quixeramobim (UNIQ). Mestre e Doutor em Ciências da Nutrição pela Universidade Federal da Paraíba (UFPB).

Carla Patrícia Novaes dos Santos Fechine
Graduada em Fisioterapia pela Universidade Federal da Paraíba (UFPB). Especialista em Recursos Cinesioterápicos pela UFPB. Mestra e Doutora em Ciências da Nutrição pela UFPB. Professora do Centro Universitário de João Pessoa (UNIPÊ).

Caroline Severo de Assis
Graduada em Nutrição pela Faculdade de Ciências Médicas da Paraíba. Especialista em Nutrição Clínica e Funcional pelo Centro Universitário de Patos (UNIFIP). Mestra e Doutora em Ciências da Nutrição pela Universidade Federal da Paraíba (UFPB). Membro do Laboratório de Estudos Moleculares Aplicados à Clínica (LEMAC) e do Núcleo Interdisciplinar de Estudos em Saúde e Nutrição. Estágio Pós-Doutoral vinculado à Fundação de Apoio à Pesquisa do Estado da Paraíba (FAPESQ/CNPq) e Programa de Pós-Graduação em Ciências da Nutrição (UFPB).

Cassia Surama Oliveira da Silva
Graduada em Enfermagem pela Faculdade Santa Emília de Rodat. Especialista em Núcleo de Segurança do Paciente pela Fiocruz. Mestra e Doutora em Ciências da Nutrição pela Universidade Federal da Paraíba (UFPB).

Evandro Ferreira da Silva
Licenciado em Química pelo Instituto Federal de Educação da Paraíba (IFPB). Mestre e Doutor em Produtos Naturais e Sintéticos Bioativos pela Universidade Federal da Paraíba (UFPB). Técnico do Laboratório Multiusuário de Caracterização e Análises (LMCA) da UFPB.

Gilmara Péres Rodrigues
Graduada em Nutrição pela Universidade Federal do Piauí (UFPI). Especialista em Saúde Materno-Infantil pela Universidade Federal do Maranhão (UFMA). Mestra em Ciências e Saúde pela UFPI. Doutora em Biotecnologia em Saúde pela UFPI. Professora Adjunta do Departamento de Nutrição da UFPI. Líder do Grupo de Pesquisa em Nutrição, Genômica e Oncologia (NUTRIGENON).

Jennifer Beatriz Silva Morais
Graduada em Nutrição pela Universidade Federal do Piauí (UFPI). Especialista em Fitoterapia pelo Instituto Prominas. Mestra e Doutora em Alimentos e Nutrição pela UFPI. Professora Adjunta do Curso de Nutrição da UFPI.

Jhonatas Cley Santos Porto
Graduado em Biomedicina pelo Centro Universitário Uninovafapi. Mestre em Ciências e Saúde pela Universidade Federal do Piauí (UFPI). Doutorando pelo Programa de Pós-Graduação em Biotecnologia da UFPI.

João Marcelo de Castro e Sousa
Graduado em Ciências Biológicas pela Universidade Federal do Piauí (UFPI). Mestre em Genética e Biologia Molecular pela Universidade Federal do Pará (UFPA). Doutor em Ciências pela Universidade Estadual de Maringá (UEM). Professor Associado II da UFPI. Professor dos Programas de Pós-Graduação em Ciências Farmacêuticas (UFPI), Biotecnologia (RENORBIO) e Ciências e Saúde (UFPI). Pesquisador Bolsista de Produtividade do CNPq Nível 2.

José Ivo Araújo Beserra Filho
Graduado em Fisioterapia pela Faculdade Integral Diferencial. Mestre em Ciências pela Universidade Federal de São Paulo (Unifesp). Doutor em Farmacologia pela Unifesp. Professor Substituto da Universidade Federal do Piauí (UFPI).

Josean Fechine Tavares
Graduado em Farmácia pela Universidade Federal da Paraíba (UFPB). Mestre e Doutor em Produtos Naturais e Sintéticos Bioativos pela UFPB. Professor Titular do Departamento de Ciências Farmacêuticas da UFPB. Professor Permanente do Programa de Pós-Graduação em Produtos Naturais e Sintéticos Bioativos da UFPB. Pesquisador Bolsista de Produtividade em Pesquisa do CNPq Nível 1D.

Juliana Kessia Barbosa Soares
Graduada em Nutrição pela Universidade Federal da Paraíba (UFPB). Mestra em Ciências da Nutrição pela UFPB. Doutora em Nutrição pela Universidade Federal de Pernambuco (UFPE). Professora Associada da UFPB. Professora Permanente do Programa de Pós-Graduação em Ciência e Tecnologia de Alimentos da UFPB e do Programa de Pós-Graduação de Ciências Naturais e Biotecnologia da Universidade Federal de Campina Grande (UFCG).

Juliana Soares Severo
Graduada em Nutrição pela Universidade Federal do Piauí (UFPI). Especialista em Fitoterapia Aplicada à Nutrição pela UNICA. Mestra e Doutora em Alimentos e Nutrição pela UFPI. Professora Substituta da UFPI. Membro da Aprimorada em Nutrição Esportiva e Obesidade (USP). Pós-Doutora em Oncologia com o Grupo de Doenças Metabólicas, Exercício e Nutrição (DOMEN/FAPEPI/CNPq).

Kátia Rau de Almeida Callou
Graduada em Nutrição pela Universidade Federal de Pernambuco (UFPE). Especialista em Nutrição Clínica pela Universidade Gama Filho. Mestra em Nutrição pela Universidade de São Paulo (USP). Doutora em Ciências pela USP. Professora Adjunta III do Departamento de Nutrição da Universidade Federal da Paraíba (UFPB). Membro do Laboratório de Pesquisa em Saúde.

Larissa Maria Gomes Dutra
Graduada em Nutrição pela Universidade Federal de Campina Grande (UFCG). Especialista em Nutrição Clínica: Metabolismo, Prática e Terapia pela Universidade Estácio de Sá. Mestra em Ciência e Tecnologia de Alimentos pela Universidade Federal da Paraíba (UFPB). Doutoranda em Ciência e Tecnologia de Alimentos pela UFPB.

Leila Leiko Hashimoto
Graduada em Nutrição pela Faculdade de Saúde Pública da Universidade de São Paulo (USP). Especialista em Nutrição Esportiva pela Universidade Paulista (UNIP). Doutora em Ciências pela Faculdade de Ciências Farmacêuticas da USP. Professora Convidada do Instituto LG com a Pontifícia Universidade Católica de Goiás (PUC-Goiás). Coordenadora da Pós-Graduação de Nutrição Clínica Aplicada à Gastroenterologia do Instituto LG e PUC-Goiás.

Ligiane Marques Loureiro
Graduada em Nutrição pela Universidade Federal do Pará (UFPA). Especialista em Nutrição Esportiva Funcional pela Faculdade VP. Mestra em Ciência e Tecnologia de Alimentos pela UFPA. Doutora em Ciências Nutricionais pela Universidade Federal do Rio de Janeiro (UFRJ). Professora Associada da UFPA.

Maria da Conceição Rodrigues Gonçalves
Graduada em Nutrição pela Universidade Federal da Paraíba (UFPB). Especialista em Alimentação e Nutrição pela UFPB. Mestra em Ciências da Alimentação pela UFPB. Doutora em Farmacologia pela UFPB. Professora Titular da UFPB. Membro do Comitê de Ética e Pesquisa – Centro de Ciências da Saúde da UFPB. Professora Colaboradora do Programa de Pós-Graduação em Ciências da Nutrição do Centro de Ciências da Saúde da UFPB.

Maria Luisa Lima Barreto do Nascimento
Bacharel em Biomedicina pela Universidade Federal do Piauí (UFPI). Especialista em Hematologia e Banco de Sangue pela Incursos. Mestra e Doutora em Ciências Farmacêuticas pela UFPI. Pós-Doutoranda pela RENORBIO (UFPI).

Maria Paula de Paiva
Bacharel em Ciências da Nutrição pela Universidade Federal da Paraíba (UFPB). Especialista em Saúde da Criança pela Secretaria de Saúde do Estado da Paraíba. Mestra em Ciências da Nutrição pela UFPB. Doutoranda em Ciências da Nutrição pela UFPB.

Maria Thayná Bernardo Ferreira da Silva
Graduada em Nutrição pela Universidade Federal da Paraíba (UFPB). Especialista em Saúde da Criança pela Escola de Saúde Pública da Paraíba. Mestra em Ciências da Nutrição pela UFPB.

Mayara Karla dos Santos Nunes
Graduada em Biomedicina pela Faculdade Santa Emília de Rodat. Especialista em Fisiopatologia pela Faculdade de Minas. Mestra em Biologia Celular

e Molecular pela Universidade Federal da Paraíba (UFPB). Doutora em Desenvolvimento e Inovação Tecnológica de Medicamentos pela UFPB. Colaboradora no Grupo de Pesquisa do Laboratório de Patologia Geral da UFPB. Técnica do Núcleo de Medicina Tropical do Centro de Ciências da Saúde da UFPB.

Moisés Tolentino Bento da Silva
Graduado em Educação Física pela Universidade Federal do Piauí (UFPI). Especialista em Treinamento Físico Desportivo pela UFPI. Mestre e Doutor em Farmacologia pela Faculdade de Medicina da Universidade Federal do Ceará (UFC). Professor Auxiliar do Instituto de Ciências Biomédicas Abel Salazar (ICBAS) da Escola de Medicina e Ciências Biomédicas da Universidade do Porto. Membro da Sociedade Brasileira de Fisiologia e da Sociedade Portuguesa de Fisiologia. Professor Adjunto III do Departamento de Educação Física da UFPI. Professor dos Programas de Pós-Graduação em Farmacologia e Alimentos e Nutrição da UFPI.

Mussara Gomes Cavalcanti Alves Monteiro
Graduada em Enfermagem pela Fundação Francisco Mascarenhas e em Nutrição pela Universidade Federal da Paraíba (UFPB). Especialista em Nutrição e Políticas Públicas pela UFPB. Mestra e Doutora em Ciências da Nutrição pela UFPB.

Paulo Michel Pinheiro Ferreira
Graduado em Ciências Biológicas e Farmácia pela Universidade Federal do Ceará (UFC). Especialista em Bioquímica Clínica e Biologia Molecular pela UFC. Mestre e Doutor em Farmacologia pela UFC. Professor Associado IV da Universidade Federal do Piauí (UFPI). Membro da Sociedade Brasileira de Farmacologia e Terapêutica Experimental (SBFTE). Pós-Doutor em Oncologia Translacional pelo Centro de Investigación del Cáncer, Facultad de Medicina da Universidade de Salamanca (CIC/USAL, Espanha). Pesquisador Bolsista de Produtividade em Pesquisa do CNPq Nível 1D – CA-BF.

Rayner A. F. Nascimento
Graduado em Biomedicina pela Faculdade UNINEVES. Mestre em Biologia Celular e Molecular pela Universidade Federal da Paraíba (UFPB).

Rayran Walter Ramos de Sousa
Graduado em Farmácia pela Universidade Federal do Piauí (UFPI). Doutorando em Ciências Farmacêuticas pela UFPI.

Renata Adrielle Lima Vieira
Graduada em Nutrição pela Universidade Federal do Maranhão (UFMA). Especialista em Nutrição Clínica pelo Hospital das Clínicas da Universidade Federal de Pernambuco (UFPE) e em Ciências Nutricionais e Longevidade pelo Grupo Longevidade Saudável (GLS Brasil). Mestra em Saúde e Nutrição pela Universidade Federal de Ouro Preto (UFOP). Doutora em Cirurgia pela UFPE. Professora Adjunta do Departamento de Nutrição da Universidade Federal da Paraíba.

Renata Lira de Assis
Graduado em Biotecnologia pela Universidade Federal da Paraíba (UFPB). Mestra em Ciências da Nutrição pela UFPB. Doutoranda em Biotecnologia pela RENORBIO (UFPB).

Stéfany Rodrigues de Sousa Melo
Graduada em Nutrição pela Universidade Federal do Piauí (UFPI). Mestra e Doutora em Alimentos e Nutrição pela UFPI. Professora Substituta da UFPI.

Tainá Gomes Diniz
Graduada em Nutrição pela Faculdade de Ciências Médicas da Paraíba. Especialista em Nutrição Clínica, Terapia Nutricional, Esportiva e Cirurgia Bariátrica pela Ganep/Uninter. Mestra em Ciências da Nutrição pela Universidade Federal da Paraíba (UFPB). Doutora em Ciências da Nutrição pela UFPB.

Victor Alves de Oliveira
Graduado em Nutrição pela Universidade Federal do Piauí (UFPI). Especialista em Nutrição Clínica, Funcional e Prescrição de Fitoterápicos pela Fundação de Ensino Superior de Olinda (Funeso). Mestre em Ciências e Saúde pela UFPI. Doutor em Alimentos e Nutrição pela UFPI. Professor Colaborador – Supervisor Geral das Residências Uniprofissional e Multiprofissional em Saúde da Escola de Saúde Pública do Ceará (ESP-CE). Membro da Sociedade Brasileira de Nutrição Oncológica (SBNO). Pós-Doutor em Biotecnologia (Nanoneurofarmacologia Oncológica) pela Rede Nordeste de Biotecnologia/Programa de Pós-Graduação em Ciências Farmacêuticas.

Yuri Mangueira do Nascimento
Graduado em Farmácia pela Universidade Federal da Paraíba (UFPB). Mestre e Doutor em Produtos Naturais e Sintéticos Bioativos pela UFPB. Professor Colaborador do Programa de Pós-Graduação em Produtos Naturais e Sintéticos Bioativos da UFPB. Bolsista de Apoio Técnico à Pesquisa do CNPq – Nível 1A.

Agradecimentos

Aos queridos autores, parceiros na concretização deste projeto, pela disponibilidade e competência na preparação dos capítulos. Sem vocês, esta obra não seria possível.

À Dra. Maria José de Carvalho Costa, querida mentora e pesquisadora de destaque na Universidade Federal da Paraíba (UFPB), que incentivou nosso grupo de pesquisa a desbravar novas áreas da nutrição. Agradeço por sua generosidade e dedicação, por fazer a diferença na vida de seus alunos e pelo amor às ciências da nutrição!

À Dra. Darlene Camati Persuhn e à Dra. Naila Francis Paulo de Oliveira, por acolherem com entusiasmo o grupo da Nutrição, compartilhando seus conhecimentos em biologia molecular e epigenética. Sou grata, também, por aceitarem, com tanta gentileza, o convite para escrever o prefácio deste livro.

Ao Grupo Editorial Nacional (GEN), pela confiança em meu trabalho e pelo apoio em todas as etapas de consolidação desta obra.

Aos meus amados, esposo e filho, por serem meu alicerce e por entenderem meu comprometimento com a concretização deste livro.

Rafaella Cristhine Pordeus Luna

Apresentação

A nutrição de precisão é uma disciplina que visa integrar dados, como informações genéticas, epigenéticas, do metaboloma e do microbioma, com o objetivo de melhorar a personalização das recomendações nutricionais, otimizar a saúde e prevenir doenças. É uma área emergente que, apesar do crescente número de pesquisas em seus diversos ramos e da rápida evolução tecnológica, ainda é pouco conhecida por muitos estudantes e profissionais, o que frequentemente gera dúvidas sobre seus fundamentos e suas aplicações. Após vários anos de intensa dedicação, tanto em pesquisa quanto em ensino, e percebendo a necessidade de disseminar o conhecimento dessa área, surgiu a motivação para a produção desta obra.

Assim, o objetivo deste livro é facilitar o entendimento sobre a nutrição de precisão e suas aplicações para os profissionais da área da Saúde, proporcionando um conhecimento aprofundado e atualizado sobre o tema. As informações são apresentadas de maneira técnica e didática, tornando o conteúdo acessível e relevante.

Nos Capítulos 1 e 2, apresentamos os conceitos básicos em genética molecular e os mecanismos de regulação gênica, fornecendo uma base sólida para a compreensão das interações entre genes, moléculas e nutrientes, que são discutidos nos capítulos subsequentes.

Do Capítulo 3 ao 13, abordamos detalhadamente os conceitos fundamentais e específicos necessários para o entendimento da nutrição de precisão. Além disso, cada um desses capítulos inclui uma revisão extensa dos trabalhos publicados nos últimos anos sobre esses tópicos. Nos Capítulos 14 a 17, focamos a aplicação clínica dessa ciência à luz de evidências científicas e recursos tecnológicos.

Acreditamos que este livro fornecerá aos leitores um conteúdo significativo para o entendimento das disciplinas e ferramentas que compõem a nutrição de precisão, bem como de suas aplicações e perspectivas. Todos os capítulos foram escritos por docentes e pesquisadores com *expertise* na área, que desenvolveram projetos e produções científicas nos diversos ramos, garantindo uma obra de alta qualidade científica e que facilitará o aprofundamento dos interessados no tema.

Rafaella Cristhine Pordeus Luna

Prefácio

A relação entre o indivíduo e o alimento tem sido cada vez mais finamente observada ao longo da trajetória humana. Foi a partir de observações da influência dos alimentos e seus nutrientes sobre as condições de saúde humana que surgiu a necessidade de aprofundar conhecimentos acerca dessa temática. A história percorre capítulos em que as doenças carenciais deram protagonismo às vitaminas e aos conceitos de adequação de micronutrientes que merecem destaque. Contudo, a observação clínica constata a relevante contribuição da dieta em condições clínicas crônicas não transmissíveis, que, por sua destacada prevalência, sedimentaram a importância de considerar o alimento e o modo de se alimentar partes do processo de causa, tratamento e prevenção de patologias potencialmente preveníveis. É justamente nesse momento da história que ocorre a demanda por mais informações sobre como a relação indivíduo-alimento ou indivíduo-nutriente pode ser explorada e aprimorada para mediar otimização nos objetivos clínicos, sociais ou pessoais.

A ciência é basicamente mobilizada por perguntas, observações e demandas. No caso da nutrição de precisão, segundo nosso olhar, todos esses agentes mobilizadores atuaram ao mesmo tempo. A informação ou a constatação empírica abre caminho para questionamentos, os quais, por sua vez, geram a necessidade de organização de processos científicos para respondê-los. Então, a chegada das informações moleculares e ômicas, que podem ser minuciosamente traduzidas por várias subáreas do conhecimento, como genética, epigenética, metabolômica e proteômica, trouxe informações capazes de promover o debate e clarear questões relevantes.

Essa relação não foi "criada" em função da ciência da nutrição. As ciências moleculares e ômicas vêm sendo aplicadas em diversas áreas do conhecimento. Para citar alguns exemplos na área da Saúde, temos aplicação relacionada à identificação de marcadores moleculares, genéticos ou metabólicos para condições clínicas, ao estudo de variantes moleculares que permitem antecipar efeitos colaterais ou melhor resposta terapêutica no uso de medicamentos, à elucidação de metabólitos associados a desfechos. Devido à relevante e indiscutível influência da relação da alimentação, dos alimentos e dos nutrientes com a saúde humana, a incorporação dessa maneira molecular e ômica de pensar ciência foi naturalmente incorporada à nutrição. Nascem, assim, os conceitos atuais de nutrição de precisão. Trata-se de uma abordagem que já não considera mais apenas condição clínica, estado nutricional, preferências alimentares e parâmetros antropométricos para raciocinar estratégias nutricionais e terapêuticas para atingir objetivos. Ela agrega a tudo isso informações que não eram visíveis antes do advento dos testes moleculares, dos estudos de metabolômica e das plataformas que acessam a maneira como o indivíduo absorve, processa e emprega os nutrientes na sua complexidade orgânica.

A velocidade de geração de informação e a transformação das ciências da nutrição impõem como desafio a necessidade de domínio de conceitos e atualização acerca dos recursos disponíveis. Esta obra funciona como ferramenta de estudo e consulta para auxiliar os interessados na área a obterem informações sobre diferentes aspectos que permeiam a nutrição de precisão. Nela, estudante, profissional ou interessado no assunto encontrará subsídios em capítulos norteadores para desenvolver conceitos acerca de termos necessários à compreensão da parte mais aplicada propriamente à nutrição.

Os capítulos sobre genética molecular, expressão gênica e epigenética permitirão ao leitor interagir com termos que posteriormente serão aplicados em abordagem mais específica. Nutrigenética e nutrigenômica, que são frequentemente confundidas na literatura, são individualmente abordadas, permitindo que as trincheiras conceituais sejam perfeitamente traçadas. No Capítulo 4, *Nutrigenética e Micronutrientes*, é possível iniciar a construção da compreensão das diferenças de respostas encontradas entre indivíduos submetidos à mesma dieta ou suplementação. Seguindo o mesmo viés, a abordagem do Capítulo 9, *Nutrigenética, Nutrigenômica e Câncer*, apresentará os princípios da relação entre os nutrientes e o metabolismo com o genoma, assim como a influência no risco e no tratamento do câncer.

Os capítulos que exploram epigenética e programação fetal no contexto das doenças crônicas trazem uma abordagem para entendimento e aplicação da nutrição de precisão, pois é importante conhecer as bases genéticas e epigenéticas que compõem os indivíduos para compreendê-las. Enquanto a genética refere-se à sequência de bases do DNA, a epigenética diz respeito à informação que está "além" do DNA. Esta é modulável pelo próprio envelhecimento e pelos hábitos do indivíduo, incluindo a dieta. Enquanto o conhecimento das bases genéticas nos oferece pistas de suscetibilidade a determinadas condições clínicas ou metabólicas, o conhecimento sobre epigenética nos torna responsáveis por modular essa suscetibilidade, embasado nas nossas escolhas durante a vida.

A obra conta também com três capítulos voltados à temática metabolômica, que vem ganhando espaço na literatura científica da área de nutrição. Essa abordagem traz informações valiosas sobre a conexão entre alimentação e metabolismo, permitindo evidenciar, sob determinadas condições, quais metabólitos estão circulantes nos diferentes ambientes biológicos estudados. Essa elucidação encaminha para melhor compreensão dos fenômenos fisiológicos e bioquímicos envolvidos, seguindo para diversos desdobramentos – incluindo ferramentas de predição de risco e diagnóstico, abordagens terapêuticas e avaliação de eficácia de tratamento – e é de fundamental importância para interessados na área de nutrição de precisão. Além disso, é possível encontrar neste livro a abordagem relacionada à microbiota intestinal, ao microbioma e sua conexão com aspectos metabólicos. A importância dessa temática também tem repercutido amplamente na comunidade científica e se mostrado com lugar garantido no caminho da elucidação de questões que permeiam o campo da nutrição e seu espaço na relação saúde-doença.

A presente obra dispõe em detalhes conceitos básicos e culmina com os aspectos da prática da nutrição de precisão. A partir do ponto em que estamos, com base em todo o conhecimento adquirido sobre genética, epigenética e metabolômica, a saúde de precisão não é mais uma promessa. Embora cada país apresente suas próprias dificuldades para implementação dessa prática, ela tem potencial para facilitar diagnósticos, prognósticos e tratamentos mais precisos.

Todos esses aspectos tornam este livro singular e digno de atenção, com uma abordagem bem direcionada, permitindo um contato teórico rico com os termos mais atuais que permeiam a nutrição de precisão.

Dra. Darlene Camati Persuhn
Graduada em Farmácia pela Universidade Federal do Paraná (UFPR).
Doutora em Ciências (Bioquímica) pela UFPR.
Professora do Departamento de Biologia Molecular da Universidade Federal da Paraíba (UFPB). Pesquisadora credenciada nos Programas de Pós-Graduação PROFBIO (Mestrado em Rede Nacional) e PPGCN (Ciências de Nutrição) da UFPB.

Dra. Naila Francis Paulo de Oliveira
Graduada em Ciências Biológicas pela Universidade Estadual Paulista (Unesp-Rio Claro).
Mestra em Biologia Celular pela Universidade Estadual de Campinas (Unicamp).
Doutora e Pós-Doutora em Biologia Buco-Dental pela Unicamp.
Professora Associada IV do Departamento de Biologia Molecular da Universidade Federal da Paraíba (UFPB). Pesquisadora credenciada no Programa de Pós-Graduação em Odontologia (PPGO) da UFPB.

Sumário

1 Conceitos Básicos em Genética Molecular, *1*
Mayara Karla dos Santos Nunes ◆ Rayner A. F. Nascimento

2 Expressão Gênica e Mecanismos de Regulação, *17*
Jhonatas Cley Santos Porto ◆ José Ivo Araújo Beserra Filho ◆ Maria Luísa Lima Barreto do Nascimento ◆ Rayran Walter Ramos de Sousa ◆ Victor Alves de Oliveira ◆ João Marcelo de Castro e Sousa ◆ Paulo Michel Pinheiro Ferreira

3 Conceitos Básicos em Nutrigenética, *29*
Rafaella Cristhine Pordeus Luna

4 Nutrigenética e Micronutrientes, *43*
Maria Paula de Paiva ◆ Maria Thayná Bernardo Ferreira da Silva ◆ Maria da Conceição Rodrigues Gonçalves ◆ Kátia Rau de Almeida Callou

5 Conceitos Básicos de Nutrigenômica, *61*
Jennifer Beatriz Silva Morais ◆ Stéfany Rodrigues de Sousa Melo ◆ Rafaella Cristhine Pordeus Luna

6 Conceitos Básicos em Epigenética, *77*
Beatriz Fernandes de Souza ◆ Bruno Rafael Virginio de Sousa ◆ Caroline Severo de Assis

7 Epigenética e Fatores Ambientais nas Doenças Crônicas, *91*
Caroline Severo de Assis ◆ Bruno Rafael Virginio de Sousa ◆ Beatriz Fernandes de Souza ◆ Rafaella Cristhine Pordeus Luna

8 Programação Fetal e Doenças Crônicas, *105*
Ana Paula de Mendonça Falcone ◆ Larissa Maria Gomes Dutra ◆ Juliana Késsia Barbosa Soares

9 Nutrigenômica e Nutrigenética na Prevenção e no Tratamento do Câncer, *119*
Gilmara Péres Rodrigues ◆ Victor Alves de Oliveira

10 Fundamentos da Metabolômica, *131*
Tainá Gomes Diniz ◆ Yuri Mangueira do Nascimento ◆ Larissa Maria Gomes Dutra ◆ Renata Lira de Assis ◆ Evandro Ferreira da Silva ◆ Josean Fechine Tavares

11 Metabolômica Nutricional e Biomarcadores nas Doenças Crônicas, *143*
Mussara Gomes Cavalcanti Alves Monteiro ◆ Carla Patrícia Novaes dos Santos Fechine ◆ Cassia Surama Oliveira da Silva ◆ Rafaella Cristhine Pordeus Luna

12 Fundamentos sobre Microbiota Intestinal, *155*
Rafaella Cristhine Pordeus Luna

13 Microbioma Intestinal, Nutrição e Doenças Crônicas, *169*
Juliana Soares Severo ◆ Moisés Tolentino Bento da Silva

14 Nutrição de Precisão, Exames Nutrigenéticos e de Metabolômica, *187*
Rafaella Cristhine Pordeus Luna ◆ Annete Bressan Rente Ferreira Marum

15 Nutrição de Precisão e Mapeamento do Microbioma Intestinal, *205*
Ligiane Marques Loureiro ◆ Leila Leiko Hashimoto

16 Nutrição de Precisão e Vitaminas do Complexo B, *217*
Rafaella Cristhine Pordeus Luna

17 Nutrição de Precisão e Crononutrição, *227*
Renata Adrielle Lima Vieira ◆ Rafaella Cristhine Pordeus Luna

Índice Alfabético, *239*

Conceitos Básicos em Genética Molecular

Mayara Karla dos Santos Nunes ♦ Rayner A. F. Nascimento

Introdução

Compreender os conceitos fundamentais da genética humana, seus aspectos moleculares, bem como a sua dinâmica de manutenção e transmissão de informações hereditárias, é hoje considerado crucial para a abordagem da nutrição de precisão, pois cada indivíduo dispõe de um conjunto único de variações genéticas que influenciam a sua saúde como um todo, incluindo a resposta a intervenções nutricionais; outrossim, certos nutrientes e componentes alimentares interferem na expressão de genes.

O Projeto Genoma Humano (PGH) revelou a dimensão colossal da estrutura do ácido desoxirribonucleico (DNA), mas, apesar de ter sido um marco científico importante (talvez o maior salto do conhecimento na virada do milênio) ao destacar a importância dos polimorfismos genéticos na determinação de riscos para doenças e na eficácia de determinados tratamentos, ele não nos trouxe todas as respostas sobre a complexidade dos mecanismos que determinam a influência do nosso genótipo sobre os diferentes aspectos da vida.

Nesse contexto, a área da epigenética tem contribuído ao trazer luz à compreensão de como fatores ambientais e comportamentais podem influenciar a expressão dos genes independentemente da sequência de nucleotídeos no DNA.

Neste capítulo, abordaremos esses e outros conceitos básicos, pois compreendê-los é o primeiro passo na direção de uma abordagem personalizada que permite o desenvolvimento de protocolos nutricionais adaptados ao perfil genético individual, o que também possibilitará extrair o máximo potencial dos alimentos.

Reconhecendo a individualidade genética

O **perfil genético**, tal qual uma impressão digital, é um padrão exclusivo na composição de genes presentes no DNA de cada indivíduo e pode ser identificado por meio de um "mapeamento genético", uma análise detalhada (laboratorial) de diferentes partes do DNA. Não se deve confundir com "sequenciamento genético", que é uma das técnicas (mas não a única) capaz de fornecer esse mapeamento.

O sequenciamento completo do **genoma**, elucidado por meio do Projeto Genoma Humano (PGH) (1990-2003), forneceu o "atlas genético" completo da espécie humana, identificando a predominância do padrão de sequências de nucleotídeos que compõem o DNA humano, além de apresentar os "locais" dentro desse atlas onde há uma considerável variação de uma determinada sequência em uma população (**polimorfismos genéticos**).

Esses polimorfismos podem assumir diferentes padrões (explicaremos mais adiante) e têm potencial para influenciar características metabólicas, fisiológicas, morfológicas e até mesmo comportamentais do indivíduo. No contexto da nutrição, isso significa que o perfil genético do indivíduo influenciará como o corpo reage a nutrientes e outros compostos bioativos presentes nos alimentos da dieta, bem como o quanto esse indivíduo estará mais ou menos susceptível a condições patológicas ou fisiológicas.

Estrutura e organização do material genético humano

A informação genética é armazenada no DNA. A estrutura básica do DNA eucariótico humano foi elucidada por Watson e Crick em 1953. Desde então, avanços significativos têm sido feitos na compreensão de sua composição química, função, organização estrutural e de seus mecanismos de interação com o ambiente.

É composto de duas longas cadeias polinucleotídicas paralelas organizadas de forma helicoidal (dupla hélice), em que cada **nucleotídeo**, por sua vez, é constituído de três componentes químicos principais: um grupo fosfato, uma pentose (desoxirribose) e uma **base nitrogenada** (Figura 1.1).

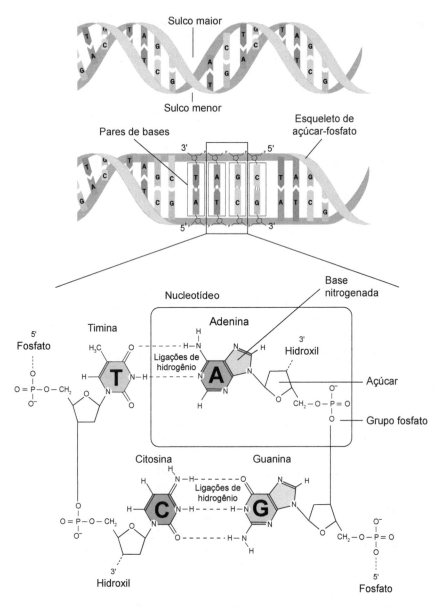

Figura 1.1 Representação química da molécula de DNA e bases nitrogenadas. (Adaptada de National Human Genome Research Institute.[1])

As bases nitrogenadas são os elementos fundamentais que conferem a especificidade ao DNA. Elas podem ser classificadas em duas categorias: purinas (adenina [A] e guanina [G]) e pirimidinas (citosina [C] e timina [T]). Na dupla hélice, essas bases se ligam de maneira complementar, por meio de interações do tipo pontes de hidrogênio.

A **complementaridade** é definida pelo arranjo termodinâmico presente na molécula, que estabelece a quantidade de interações (pontes de hidrogênio) possíveis entre os pares de bases localizadas nas cadeias opostas. Assim, tem-se que: a adenina sempre se emparelha com a timina (por meio de duas pontes de hidrogênio), e a guanina se emparelha com a citosina (por meio de três pontes de hidrogênio).

A ligação fosfodiéster entre o grupo fosfato localizado na posição 5′ de um nucleotídeo e o grupo carboxila presente na posição 3′ da desoxirribose do nucleotídeo adjacente forma a espinha dorsal do DNA, garantindo sua integridade estrutural.

Nos organismos eucariotos, o DNA não é uma molécula isolada e dispersa livremente no interior das células. Ele é abrigado no núcleo celular e está associado a proteínas histonas, formando o que denominamos "**cromatina**", que passa por estágios de compactação, necessário para otimizar o armazenamento da longa molécula de DNA no pequeno núcleo celular (Figura 1.2). O último estágio de compactação é a formação dos **cromossomos**, essenciais para a correta divisão celular.

O **cariótipo** humano (Figura 1.3), isto é, o conjunto de cromossomos característico da espécie, apresenta um total de 46 cromossomos nas células somáticas, organizados em 23 pares. Desses, 22 pares são autossomos, que carregam a maioria dos genes responsáveis por todas as funções celulares e processos biológicos; o 23º par é constituído de cromossomos sexuais, determinando o sexo biológico do indivíduo.

Cada cromossomo humano contém uma única molécula de DNA que carrega múltiplos **genes**, as unidades funcionais da hereditariedade. A sequência de nucleotídeos no

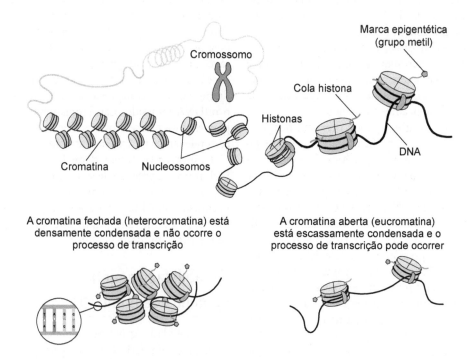

Figura 1.2 Representação da estrutura da cromatina. (Adaptada de National Human Genome Research Institute.[2])

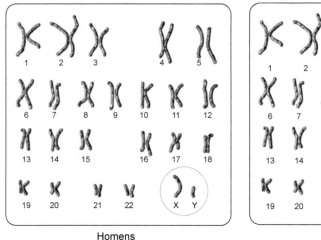
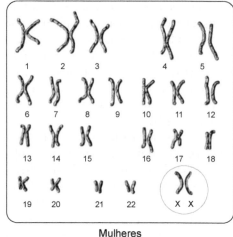

Figura 1.3 Representação do cariótipo humano.

DNA define os genes, e a posição específica de um gene em um cromossomo é chamada "lócus". Os genes são as unidades fundamentais da hereditariedade, pois contêm as instruções necessárias para a síntese de proteínas ou moléculas de RNA funcionais.

Aproximadamente 98% do **genoma** humano é composto de DNA não codificante, que desempenha funções regulatórias e estruturais cruciais. Além disso, o genoma eucariótico é dividido em eucromatina (regiões ativas para a transcrição) e heterocromatina (mais compacta e menos ativa), refletindo a complexidade da regulação genética nos humanos.

Derivado do grego *genos*, que significa "origem", e *typos*, que significa "marca", o **genótipo** refere-se à constituição genética de um indivíduo em relação a um ou mais traços específicos. Em termos moleculares, o genótipo corresponde à sequência de DNA presente nos cromossomos que determinam as características genéticas individuais herdadas. Assim, o genótipo é a base para a expressão das características morfofuncionais (**fenótipo**) do organismo, embora a expressão fenotípica também seja influenciada por fatores ambientais e epigenéticos.

Cada célula de um organismo eucariótico típico contém duas cópias de cada cromossomo, uma herdada de cada progenitor, o que significa que a maioria dos genes está presente em pares de alelos. Esses alelos podem ser idênticos (homozigose) ou diferentes (heterozigose) em um lócus.

Embora a maior parte do DNA humano esteja abrigado no núcleo celular, há também o DNA mitocondrial (mtDNA), o qual é herdado exclusivamente da linhagem materna. Diferentemente do DNA nuclear, o mtDNA é uma molécula circular presente em grande número de cópias dentro das mitocôndrias, organelas responsáveis pela produção de energia na célula, e é responsável por codificar proteínas essenciais para a função mitocondrial. Em razão de sua alta taxa de mutação e herança exclusivamente materna, o mtDNA tem sido mais amplamente utilizado para estudos antropológicos, não tendo implicações relevantes na área da nutrição.

Desbravar a complexidade da função gênica, incluindo a regulação de sua expressão e a interação entre genes e o ambiente, é um campo de pesquisa crucial na e para a nutrição personalizada. A seguir, vamos aprofundar a discussão sobre a variabilidade genética.

Variabilidade genética humana e seus impactos

A variabilidade genética humana refere-se à diversidade de variações genéticas que existem entre os indivíduos. Essas variações podem ocorrer em diferentes níveis e têm várias implicações importantes para a saúde, evolução e adaptação das populações. A maior parte das diferenças entre os genomas humanos parece não ter efeito danoso. Algumas afetam o fenótipo e geram variações na constituição do corpo, na pigmentação da pele, cabelo, olhos, no metabolismo, entre outras. Nesse caso, são variações sem efeito prejudicial ou deletério. Não obstante, outras são patogênicas e causam doenças ou aumentam o risco para o desenvolvimento de patologias. Existe, também, a variação epigenética, que envolve mudanças na expressão gênica que não são causadas por alterações na sequência de DNA, mas por modificações químicas no DNA e nas proteínas associadas.[3,4,5]

Tipos de variações genéticas

As variações genéticas incluem desde alterações nucleotídicas pontuais até "ganho" ou "perda" de partes de cromossomos inteiros (Figura 1.4), e podem ser classificadas como de larga ou pequena escala considerando o fato de poderem ou não serem detectadas pelo sequenciamento de um produto de PCR convencional, com poucas centenas de nucleotídeos. A variante de pequena escala causa efeito maior, geralmente, sobre um único gene; enquanto a variante de larga escala afeta muitos genes.[6,7]

Mutações genéticas

Substituições de base

Ocorre quando uma única base nitrogenada no DNA é trocada por outra. Esse tipo de mutação é conhecido como substituição de nucleotídeo ou mutação pontual. A substituição de base ocorre quando uma das bases: adenina (A), timina (T), citosina (C) e guanina (G) é substituída por outra, alterando a sequência de nucleotídeos. Pode ocorrer substituição de uma purina por outra purina (A ↔ G) ou de uma pirimidina por outra pirimidina (C ↔ T), o que denominamos "transição". Quando ocorre substituição de uma purina por uma pirimidina ou vice-versa (A ↔ T, A ↔ C, G ↔ T, G ↔ C), chamamos "transversão". Ainda podemos classificar a mutação de substituição de base de acordo com a consequência que ela pode gerar.[6,8] Nesse sentido, existem três tipos principais:

1. Substituição silenciosa: a mudança na base não altera a sequência de aminoácidos da proteína produzida, pois ainda codifica o mesmo aminoácido. Normalmente, isso ocorre em decorrência da redundância do código genético. Exemplo: suponha que o códon original seja GAA, que codifica o aminoácido ácido glutâmico. Se o códon muda para GAG, ele ainda codifica o ácido glutâmico devido à redundância do código genético. A função da proteína, portanto, não é afetada.
2. Substituição de aminoácido (ou mutação de troca de aminoácido): a mudança na base resulta em uma mudança no aminoácido codificado, o que pode afetar a estrutura e a função da proteína. Exemplo: Se o códon original é GAA (que codifica ácido glutâmico) e a mutação o altera para GUA (que codifica valina), a estrutura e função da proteína podem ser alteradas, dependendo do papel do aminoácido na estrutura da proteína.
3. Mutação por troca de códon de parada (ou mutação semântica): a mudança na base altera um códon que codifica um aminoácido para um códon de parada, resultando em uma proteína truncada e geralmente não funcional. Exemplo: Se o códon original é CAA (que codifica glutamina) e a mutação o altera para UAA (um códon de parada), a tradução da proteína é interrompida prematuramente, resultando em uma proteína truncada e muitas vezes não funcional.

Essas mutações podem ter efeitos variados, desde nenhum impacto funcional (a proteína resultante não tem diferenças em relação à proteína normal), impacto moderado (a substituição altera um aminoácido crítico e pode afetar a função da proteína, potencialmente levando a doenças ou condições genéticas) ou impacto grave (a substituição cria um códon de parada prematuro, a proteína pode ser encurtada e não funcional, podendo resultar em doenças graves).[6,8]

O exemplo mais comum de substituição de base que podemos citar é a anemia falciforme, na qual ocorre uma mutação específica: a adenina (A) é trocada por timina (T) na posição 6 do códon da β-globina. Essa alteração resulta na troca do aminoácido ácido glutâmico por valina na posição 6 da cadeia da hemoglobina, a substituição altera a estrutura da hemoglobina, levando à formação de hemoglobina S (HbS), que tem uma tendência a formar fibras rígidas quando desoxigenada. Essas fibras fazem com que os glóbulos vermelhos adquiram uma forma de foice ou meia-lua, em vez da forma arredondada normal.

Essas células falciformes têm dificuldade em passar pelos vasos sanguíneos pequenos, o que pode causar obstruções e levar a episódios de dor intensa, além de diversos problemas de saúde associados. A doença é herdada de forma autossômica recessiva, o que significa que um indivíduo precisa herdar uma cópia mutada do gene de cada um dos pais para manifestar a doença. Aqueles que herdam apenas uma cópia mutada são portadores e geralmente não apresentam sintomas, mas podem transmitir o gene para a próxima geração.[9,10]

Deleção de base

Ocorre quando uma ou mais bases nucleotídicas são removidas da sequência de DNA. Esse tipo de mutação pode ter efeitos variados, dependendo do tamanho da deleção e da sua localização na sequência do DNA. Isso pode resultar em uma mudança na leitura da sequência de nucleotídeos durante a transcrição e tradução, o que pode afetar a função da proteína resultante.[6,8]

As deleções podem ser:

1. Deleção de base única: remove uma única base da sequência de DNA e pode causar uma mudança na leitura do código genético a partir do ponto da deleção, levando a uma alteração na sequência de aminoácidos na proteína. Esse tipo de deleção é conhecido como uma mutação por deslocamento de leitura (*frameshift mutation*), pois desloca o "marcador" de leitura dos códons.
2. Deleção de múltiplas bases: remove um número maior de bases, que pode ser de alguns pares de bases a vários milhares. A consequência disso depende do tamanho da deleção e da região afetada. Pode causar deslocamento de leitura e resultar em uma proteína truncada ou malformada.

Como consequências das deleções podemos observar:

- Mutação por deslocamento de leitura (*frameshift mutation*): quando uma deleção de uma única base ou múltiplas bases que não são múltiplos de três ocorre. A leitura do código genético é alterada a partir do ponto da deleção. Isso muda a sequência de aminoácidos e geralmente resulta em uma proteína não funcional. Por exemplo, se uma deleção remove uma base de um códon que originalmente codifica um aminoácido específico, a mudança pode transformar esse códon em um códon diferente, afetando a sequência subsequente e potencialmente levando a uma proteína truncada em razão do surgimento de um códon de parada prematuro[8,11]
- Perda de função: deleções grandes podem remover partes significativas de um gene, resultando na perda completa da função da proteína codificada. Isso pode causar doenças genéticas, dependendo da função do gene afetado. Como acontece na distrofia muscular de Duchenne (DMD), uma doença muscular genética hereditária recessiva ligada ao cromossomo X que surge por incapacidade de o organismo produzir uma proteína (distrofina) fundamental para o funcionamento do músculo. A ausência dessa proteína acarreta a perda das fibras musculares, com necrose e substituição por fibrose e tecido adiposo[12]
- Mudanças na estrutura e função da proteína: a deleção pode alterar a estrutura tridimensional da proteína, afetando sua função e estabilidade. Em alguns casos, isso pode levar a doenças ou condições associadas a deficiências na proteína afetada.[6,13]

Inserção de base

É uma mutação na qual uma ou mais bases nucleotídicas são adicionadas à sequência de DNA. Isso pode ocorrer em qualquer lugar do genoma e pode afetar desde uma única base até longos segmentos de DNA. As inserções podem ocorrer espontaneamente durante a replicação do DNA, por recombinação genética ou por erros no mecanismo de reparo do DNA.[6,13] As inserções podem ser, assim como as deleções, de base única ou múltiplas bases.

INSERÇÃO DE BASE ÚNICA. Ocorre quando há adição de uma única base à sequência de DNA, o que pode causar *frameshift mutation*, alterando a leitura do código genético a partir do ponto da inserção e resultando em uma sequência diferente de aminoácidos na proteína.

INSERÇÃO DE MÚLTIPLAS BASES. Adição de duas ou mais bases à sequência de DNA. Se o número de bases inseridas não for um múltiplo de três, ocorre um deslocamento de leitura, causando uma mudança na sequência de aminoácidos a partir do ponto da inserção. Se o número de bases inseridas for múltiplo de três, a leitura dos códons não é deslocada, mas há a adição de um ou mais aminoácidos à proteína, o que pode ou não alterar sua função, dependendo de onde os aminoácidos extras estão localizados e de sua influência na conformação proteica.

Inserções longas podem ter efeitos graves, incluindo a introdução de elementos genéticos móveis, genes inteiros, ou alterar a regulação da expressão gênica. Isso pode levar a disfunções celulares graves, incluindo câncer.[11,14]

A doença de Huntington (DH) é uma doença neurodegenerativa hereditária associada à mutação por inserção que envolve a repetição anômala de um trinucleotídeo (CAG) dentro do gene *HTT*, que codifica a proteína huntingtina.

A inserção de múltiplos CAGs leva à produção de uma proteína huntingtina anormal, que se acumula em neurônios, causando neurodegeneração progressiva, com sintomas neurológicos graves, como: distúrbios motores (movimentos involuntários, descoordenação, rigidez e dificuldade para caminhar), além de sintomas cognitivos (perda de memória, dificuldade em planejar e organizar e, eventualmente, demência) e alterações psiquiátricas (depressão, irritabilidade, ansiedade e comportamentos obsessivo-compulsivos também são comuns). A DH é uma condição autossômica dominante, o que significa que cada filho de uma pessoa afetada tem 50% de chance de herdar a mutação.[15,16]

Duplicações

São mutações em que uma sequência de DNA é replicada e inserida no genoma, resultando em múltiplas cópias dessa sequência. Esse fenômeno pode ocorrer de várias maneiras, incluindo duplicações de genes inteiros, regiões cromossômicas ou segmentos menores de DNA.[6,14] Os tipos de duplicações são:

1. Duplicação em tandem: o segmento duplicado é inserido imediatamente adjacente à sequência original. Isso pode resultar na presença de várias cópias de um gene ou uma sequência específica, uma ao lado da outra.
2. Duplicação dispersa: a sequência duplicada é inserida em uma localização diferente no genoma, o que pode ocorrer em outro cromossomo ou em uma parte distante do mesmo cromossomo.
3. Duplicação segmental: envolve a duplicação de grandes segmentos do DNA, que podem incluir múltiplos genes. Essas duplicações podem contribuir significativamente para a variação genética entre indivíduos.

As duplicações podem ocorrer por meio de *crossing-over* desigual durante a meiose, quando segmentos cromossômicos não se alinham corretamente, resultando em duplicações ou erro na replicação do DNA, em que uma porção do DNA é copiada mais de uma vez durante a replicação.[14,17]

Reversão

É um tipo de mutação genética em que uma alteração anterior no DNA é revertida, retornando à sequência ao seu estado original ou restaurando a função original da proteína. As reversões são importantes porque podem neutralizar os efeitos de mutações prejudiciais e, em alguns casos, restaurar a função normal de um gene ou proteína.[11,14] Os tipos de reversões são:

1. Reversão verdadeira (*true reversion*): mutação original é revertida pela restauração exata da sequência de DNA à sua forma original. Isso significa que o nucleotídeo alterado é substituído de volta ao seu estado original.
2. Reversão equivalente (*equivalent reversion*): a mutação não restaura a sequência de DNA original, mas reverte os efeitos da mutação original ao produzir uma sequência funcionalmente equivalente. Embora a sequência de DNA não seja a original, o resultado funcional é similar.
3. Supressão intragenética (*intragenic suppression*): quando uma segunda mutação ocorre no mesmo gene, mas em um local diferente, compensando ou suprimindo o efeito da mutação original.
4. Supressão extragenética (*extragenic suppression*): uma mutação em um gene diferente pode compensar os efeitos de uma mutação original em outro gene. Isso não reverte a mutação original, mas restaura a função geral do organismo ou célula.

A reversão de resistência a antibióticos em bactérias é um exemplo interessante de como as mutações podem ser dinâmicas e contextualmente dependentes. Muitas bactérias desenvolvem resistência a antibióticos por meio de mutações genéticas que alteram suas proteínas-alvo, reduzem a entrada do antibiótico na célula, aumentam a expulsão do antibiótico ou modificam a via metabólica afetada. Essas mutações oferecem uma vantagem seletiva em ambientes onde o antibiótico está presente, permitindo que as bactérias resistentes sobrevivam e proliferem. Algumas cepas de *Mycobacterium tuberculosis*, por exemplo, desenvolvem resistência à rifampicina, um antibiótico crucial no tratamento da tuberculose. A resistência frequentemente envolve mutações no gene rpoB, que codifica a subunidade beta da RNA polimerase. Em ambientes onde a rifampicina não é mais usada, mutações que revertam rpoB ao seu estado original ou a um estado equivalente podem ocorrer, restaurando a sensibilidade à rifampicina e, ao mesmo tempo, recuperando a eficiência da RNA polimerase, que pode ter sido comprometida pela mutação de resistência.[8,14,17]

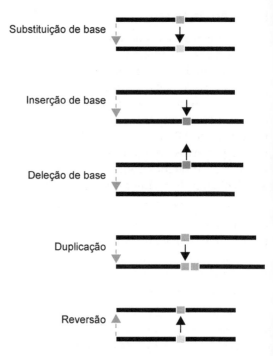

Figura 1.4 Esquema ilustrativo dos diferentes tipos de mutações genéticas.

Variações estruturais

As variações estruturais são mudanças no genoma que envolvem a alteração da estrutura física dos cromossomos, afetando grandes segmentos de DNA. Essas variações podem ter implicações significativas na função genética, na evolução e na saúde humana. As variações estruturais diferem de mutações pontuais, que afetam apenas um ou alguns nucleotídeos, e incluem mudanças mais substanciais que podem envolver milhares a milhões de bases.[8,14]

Deleções cromossômicas

Nas deleções cromossômicas, um segmento de um cromossomo é perdido, resultando na ausência de certos genes na célula.

Essas deleções podem variar em tamanho, desde a perda de apenas uma pequena porção de DNA até a ausência de um grande segmento que pode incluir múltiplos genes.[6,8,11]

DELEÇÕES INTERSTICIAIS. Ocorrem dentro de um cromossomo, onde um segmento interno é perdido, e as partes restantes do cromossomo se religam. Esse tipo de deleção não afeta as extremidades do cromossomo.

DELEÇÕES TERMINAIS. Ocorrem quando o segmento perdido inclui o terminal do cromossomo. Isso resulta na perda de uma extremidade do cromossomo, o que pode afetar a função celular.

MICRODELEÇÕES. Pequenas deleções, geralmente envolvendo menos de 5 milhões de pares de bases (Mb), que podem não ser detectáveis por cariotipagem convencional e frequentemente requerem técnicas de alta resolução, *microarrays*, para serem identificadas.

DELEÇÕES HOMOZIGÓTICAS. Ocorrem quando ambos os cromossomos homólogos têm uma deleção na mesma região. Isso pode resultar em uma perda completa de função dos genes afetados.

Consequentemente, as deleções cromossômicas podem ocasionar perda de função gênica e levar a deficiências em processos celulares importantes, resultando em doenças genéticas, síndromes genéticas (perda de genes críticos durante o desenvolvimento pode resultar em malformações ou outras características fenotípicas específicas associadas a síndromes conhecidas), haploinsuficiência (quando um dos dois alelos de um gene é deletado, a quantidade de produto gênico pode não ser suficiente para manter a função normal) e risco aumentado de infertilidade ou de transmitir deleções para seus descendentes, o que pode resultar em doenças genéticas nas crianças.[8,11]

Duplicações cromossômicas

Um segmento do DNA é duplicado, resultando em uma cópia extra desse segmento no cromossomo. Esse tipo de variação pode ter efeitos variados na função gênica e na saúde, dependendo do tamanho e da localização da duplicação, bem como dos genes envolvidos.[8,11,14]

DUPLICAÇÕES EM TANDEM. A cópia duplicada da região cromossômica está localizada adjacente ao segmento original. Isso resulta em duas ou mais repetições consecutivas de um trecho de DNA.

DUPLICAÇÕES INTERCALADAS. A cópia duplicada é inserida em um local diferente do cromossomo, longe do segmento original, ou em um cromossomo diferente.

DUPLICAÇÕES PARACÊNTRICAS. A duplicação ocorre dentro do braço de um cromossomo e não envolve o centrômero.

DUPLICAÇÕES PERICÊNTRICAS. A duplicação envolve o centrômero e afeta tanto o braço curto quanto o longo do cromossomo.

Inversões cromossômicas

São inversões em que um segmento de um cromossomo se inverte, ou seja, o segmento é quebrado em dois pontos, gira 180° e é religado no cromossomo. Esse rearranjo altera a ordem dos genes, mas não envolve perda ou ganho de material genético. No entanto, as inversões podem ter impactos significativos na função gênica e na estabilidade cromossômica.

INVERSÕES PARACÊNTRICAS. Quando o segmento invertido não inclui o centrômero, apenas um braço do cromossomo é afetado.

INVERSÕES PERICÊNTRICAS. Quando o segmento invertido inclui o centrômero, e ambos os braços do cromossomo, curto e longo, são afetados).[11,14,17]

Translocações

São um tipo de variação estrutural em que segmentos de DNA são trocados entre cromossomos diferentes. Esse rearranjo pode ter consequências variadas para a célula, dependendo de como os segmentos são trocados, quais genes são afetados, e se há ganho ou perda de material genético. A troca de segmentos entre cromossomos diferentes pode ser recíproca ou robertsoniana.

RECÍPROCA. Quando dois cromossomos não homólogos trocam segmentos entre si, é uma translocação recíproca equilibrada, não há ganho ou perda de material genético, mas os segmentos são reorganizados.

ROBERTSONIANA. Envolve a fusão de dois cromossomos acrocêntricos, o que resulta na perda dos braços curtos dos cromossomos envolvidos e na formação de um cromossomo único que contém os braços longos dos dois cromossomos originais.[11,14,17]

Um exemplo clássico de translocação é o que desencadeia a leucemia mieloide crônica (LMC). A doença causada por uma translocação recíproca entre os cromossomos 9 e 22, conhecida como cromossomo Filadélfia. Essa translocação cria um gene de fusão chamado *BCR-ABL*, que codifica uma proteína quimérica com atividade de tirosina quinase constitutiva, levando à proliferação celular descontrolada. O cromossomo Filadélfia é um marcador diagnóstico importante para LMC e é alvo de terapias específicas, como o uso de inibidores de tirosina quinase.[18,19]

Cerca de 4% dos casos de síndrome de Down são causados por uma translocação Robertsoniana envolvendo o cromossomo 21; nesse caso, o cromossomo 21 se funde com outro cromossomo acrocêntrico (como o cromossomo 14), resultando em uma cópia extra do material genético do cromossomo 21. Crianças com essa forma de síndrome de Down têm o mesmo quadro clínico que aquelas com trissomia 21 padrão, mas a condição pode ser transmitida de um dos pais portador da translocação.[20,21]

Variações numéricas

As variações numéricas dos cromossomos, também conhecidas como aneuploidias e poliploidias, são alterações no número normal de cromossomos em uma célula. Em humanos, o número normal de cromossomos é 46, distribuídos em 23 pares. Variações numéricas podem resultar na presença de cromossomos extras ou na ausência de cromossomos, o que pode ter impactos significativos no desenvolvimento, na saúde e na reprodução.[6,8,14] Na Tabela 1.1, podem ser observados exemplos e impactos de algumas variações numéricas.

Aneuploidia

Refere-se à presença de um número anormal de cromossomos, em que há ganho ou perda de um ou mais cromossomos. Em vez de 46 cromossomos, um indivíduo com aneuploidia pode ter 45, 47 ou outro número.

MONOSSOMIA. Falta de um cromossomo em um par (2n − 1). Exemplo: Síndrome de Turner (45, X), em que falta um cromossomo X.

TRISSOMIA. Presença de um cromossomo extra em um par (2n + 1). Exemplo: Síndrome de Down (Trissomia 21), em que há uma cópia extra do cromossomo 21.

Poliploidia

Refere-se à presença de mais de dois conjuntos completos de cromossomos. Em humanos, isso resultaria em 69 (triploidia) ou 92 (tetraploidia) cromossomos, em vez de 46.

TRIPLOIDIA. 3n, ou três conjuntos completos de cromossomos (69 cromossomos).

TETRAPLOIDIA. 4n, ou quatro conjuntos completos de cromossomos (92 cromossomos).

Polimorfismos genéticos

Polimorfismos genéticos são variações no DNA que ocorrem com uma frequência significativa em uma população, geralmente considerada maior que 1%. Essas variações podem ocorrer em qualquer região do genoma e são uma das principais fontes de diversidade genética entre indivíduos de uma espécie. Os polimorfismos genéticos podem ter efeitos variados, desde neutros até influenciar a susceptibilidade a doenças, a resposta a medicamentos, e outras características fenotípicas.[8,22]

Polimorfismo de nucleotídeo único

Um polimorfismo de nucleotídeo único (SNP) é uma variação em uma única base do DNA que

Tabela 1.1 Exemplos e impactos de algumas variações numéricas.

Exemplo de síndrome	Descrição	Característica
Síndrome de Down (Trissomia 21)	Causada por uma cópia extra do cromossomo 21. É a aneuploidia mais comum entre os nascidos vivos	Atraso no desenvolvimento, características faciais distintas, hipotonia muscular e um risco aumentado de doenças cardíacas e outras condições médicas
Síndrome de Turner (Monossomia X)	Afeta mulheres que possuem apenas um cromossomo X em vez de dois (45, X)	Baixa estatura, infertilidade, desenvolvimento incompleto das características sexuais secundárias e risco aumentado de certos problemas de saúde, como doenças cardíacas
Síndrome de Klinefelter (XXY)	Homens com um cromossomo X extra, resultando em um cariótipo 47, XXY	Testículos pequenos, infertilidade, desenvolvimento de algumas características femininas, como seios, e possível atraso no desenvolvimento da linguagem e aprendizagem
Triploidia	Ocorre quando há três conjuntos completos de cromossomos (69 cromossomos) em vez de dois. Na maioria das vezes, é uma condição letal, e os fetos afetados geralmente não sobrevivem ao nascimento	Pode ocorrer em decorrência de fertilização de um óvulo por dois espermatozoides (dispermia) ou por um óvulo ou espermatozoide com um conjunto extra de cromossomos
Síndrome de Patau (Trissomia 13)	Resulta de uma cópia extra do cromossomo 13	Atraso severo no desenvolvimento, defeitos cardíacos, anomalias cerebrais, polidactilia (dedos extras) e frequentemente expectativa de vida muito curta
Síndrome de Edwards (Trissomia 18)	Causada por uma cópia extra do cromossomo 18	Atraso no crescimento intrauterino, defeitos cardíacos congênitos, anomalias cerebrais e faciais, e expectativa de vida reduzida, com muitos afetados falecendo no primeiro ano de vida

ocorre em uma posição específica no genoma. Para ser considerado um SNP, a variação deve estar presente em pelo menos 1% da população. Ocorre quando um único nucleotídeo — adenina (A), timina (T), citosina (C) ou guanina (G) — em uma sequência de DNA é substituído por outro nucleotídeo. Uma mudança de A para T em uma determinada posição do DNA, por exemplo, seria um SNP. Os SNPs podem ser encontrados em qualquer parte do genoma, incluindo regiões codificantes (éxons), regiões não codificantes (íntrons), regiões reguladoras, e até mesmo em DNA intergênico.[8,17,22]

Os SNPs que ocorrem em uma sequência codificadora de um gene sem alterar o aminoácido resultante são denominados **sinônimos** (ou silenciosos) e, geralmente, não têm efeito funcional, mas podem influenciar a expressão do gene. Os **não sinônimos** alteram a sequência de aminoácidos de uma proteína, o que pode ocasionar efeitos significativos na função da proteína, podendo estar associados a doenças. Podem ser: **missense** (substituição de um aminoácido por outro) ou **nonsense** (criação de um códon de parada prematuro, resultando em uma proteína truncada). Os SNPs em regiões regulatórias da expressão gênica (como promotores ou *enhancers*) podem afetar a quantidade de proteína produzida.[8,11,22]

Os SNPs que ocorrem em regiões não codificantes são: **intrônicos** (podem afetar o *splicing* do RNA mensageiro, levando a isoformas proteicas diferentes); **regulatórios** (podem alterar a ligação de fatores de transcrição e, portanto, a expressão gênica); ou **UTRs** (do inglês *untranslated regions* – SNPs nas regiões 5′ e 3′ não traduzidas podem influenciar a estabilidade do mRNA, a sua localização e a eficiência da tradução).[8,11,22]

Polimorfismos de repetição em tandem

- Microssatélites ou STRs (do inglês *short tandem repeats*): são sequências curtas de DNA (2 a 6 pares de bases) repetidas em tandem

(uma após a outra). Por exemplo, a sequência "AGAT" pode ser repetida várias vezes em uma região específica do DNA[8,22]
- Minissatélites: sequências um pouco maiores que microssatélites, variando de 10 a 60 pares de bases, repetidas em tandem.[8,22]

Polimorfismos de inserção/deleção (indels)

Consistem na inserção ou na deleção de um ou mais nucleotídeos em uma sequência de DNA. Indels podem ser pequenos, envolvendo apenas um nucleotídeo, ou maiores. Podem causar mudanças na leitura dos códons durante a tradução, levando a alterações significativas na proteína codificada, possivelmente resultando em uma proteína disfuncional ou truncada.[11,22]

Funções e importância dos SNPs

Marcadores genéticos

SNPs são amplamente utilizados como marcadores genéticos em estudos de associação genética. Eles ajudam a identificar regiões do genoma associadas a doenças ou outras características fenotípicas. Os SNPs são especialmente valiosos em estudos de associação do genoma inteiro (GWAS), que buscam correlacionar variantes genéticas com doenças complexas, como diabetes, câncer e doenças cardiovasculares.[22,23]

Predisposição a doenças

Certos SNPs podem estar associados a um risco aumentado ou reduzido de desenvolver certas doenças. SNPs no gene *APOE*, por exemplo, estão associados ao risco de desenvolver a doença de Alzheimer. No entanto, um único SNP geralmente tem um efeito muito pequeno, e é a combinação de múltiplos SNPs que pode determinar o risco para doenças complexas.[11,13]

Resposta a medicamentos

SNPs podem influenciar como um indivíduo metaboliza e responde a medicamentos, um campo conhecido como farmacogenômica. Variantes genéticas podem determinar se uma pessoa terá uma resposta eficaz a um medicamento ou sofrerá efeitos colaterais adversos. SNPs no gene *CYP2C9*, por exemplo, afetam o metabolismo de varfarina, um anticoagulante, o que pode exigir ajustes na dosagem.[8,11,22,23]

Evolução e diversidade populacional

SNPs contribuem para a diversidade genética entre populações humanas e podem ser utilizados para estudar a história evolutiva e as migrações humanas. Diferentes frequências de SNPs entre populações podem refletir adaptações a diferentes ambientes.[8,22]

Detecção e análise de SNPs

Técnicas de genotipagem

- PCR (do inglês *polymerase chain reaction*): amplificação específica de sequências contendo SNPs
- Sequenciamento de nova geração (NGS): permite a identificação de SNPs em todo o genoma
- Microarranjos de DNA: detectam milhares de SNPs simultaneamente usando sondas específicas.[22,23]

Análise bioinformática

- Base de dados de SNPs: recursos como dbSNP (Banco de Dados de Polimorfismos de Nucleotídeo Único) fornecem informações sobre a localização e a frequência de SNPs em populações diferentes
- Ferramentas de predição funcional: avaliam o impacto potencial dos SNPs na função gênica e no fenótipo.[22,23]

Haplótipos

Os haplótipos são um conceito central na genética e desempenham um papel fundamental na compreensão da herança genética e da variação genética em populações. Por definição, haplótipos são conjuntos de alelos ou variantes de DNA herdados juntos de um único progenitor. Eles são sequências de nucleotídeos em uma região específica do genoma que tendem a ser transmitidos como um bloco, sem muito rearranjo, ao longo das gerações. Esse fenômeno ocorre porque essas variantes estão fisicamente próximas umas das outras no cromossomo, o que reduz a probabilidade de separação durante o processo de *crossing-over* na meiose.[8,11]

Um haplótipo pode incluir variantes de um único gene, vários genes ou até mesmo uma região inteira do cromossomo. As variantes incluídas em um haplótipo podem ser SNPs (polimorfismos de nucleotídeo único), inserções, deleções ou outras variações. Em uma região do cromossomo com três SNPs, por exemplo, os alelos C-T-G poderiam formar um haplótipo, enquanto outra combinação, como A-C-A, poderia formar um haplótipo diferente na mesma região.[8,22,23]

Os haplótipos são influenciados pelo desequilíbrio de ligação, que é a não aleatoriedade na associação de alelos em diferentes *loci*. O desequilíbrio de ligação ocorre quando dois ou mais alelos em *loci* diferentes são transmitidos juntos com mais frequência do que seria esperado pelo acaso. Isso reflete a proximidade física dos *loci* no cromossomo e a ausência de recombinação entre eles.[8,11,23]

Características dos haplótipos

- Blocos de haplótipos: as regiões do genoma que têm alto grau de ligação (LD, *linkage disequilibrium*) e são herdadas como um bloco. Esses blocos de haplótipos podem variar em tamanho e são intercalados por regiões de recombinação mais frequente[8,11]
- Recombinação e haplótipos: a recombinação genética pode quebrar haplótipos ao longo do tempo, mas regiões com baixa taxa de recombinação tendem a manter os haplótipos por gerações.[8,11]

Importância dos haplótipos

- Mapeamento genético: haplótipos são usados em estudos de associação genética para identificar regiões do genoma associadas a características fenotípicas ou doenças. Por serem co-herdados, os haplótipos podem ser rastreados em famílias e populações para localizar genes de interesse[11,22,23]
- Estudos de Associação Ampla do Genoma (GWAS): utilizam haplótipos para identificar SNPs que estão associados a doenças complexas. Haplótipos fornecem maior poder estatístico em estudos de associação em comparação a SNPs individuais, pois levam em conta a herança conjunta de múltiplas variantes[11,22,23]
- Diversidade genética e evolução: a análise de haplótipos pode fornecer *insights* sobre a história evolutiva e a estrutura populacional. Haplótipos específicos podem ser indicativos de eventos históricos, como migrações populacionais ou seleção natural.[11,22,23]

Aplicações práticas dos haplótipos

- Genética médica: haplótipos podem ser usados para prever a predisposição genética a certas doenças e a resposta a tratamentos farmacológicos (farmacogenômica). Determinados haplótipos, por exemplo, podem estar associados a uma resposta positiva ou negativa a um medicamento[11,23]
- Ancestralidade e genealogia: haplótipos são utilizados em testes de DNA para determinar a ancestralidade e as relações genealógicas. Certos haplótipos são mais comuns em determinadas populações, permitindo a inferência de origens geográficas[11,23]
- Seleção de linhagens em agricultura: na seleção de plantas e animais, haplótipos são usados para identificar linhagens com características desejáveis e para rastrear a herança de genes específicos em programas de melhoramento genético.[11,23]

Os haplótipos são fundamentais para a compreensão da genética humana e da variação genética em geral. Eles fornecem uma maneira poderosa de estudar a herança genética, a diversidade populacional e as associações genéticas com doenças. Um exemplo clássico de haplótipos em estudo é a análise dos haplótipos do complexo maior de histocompatibilidade (MHC) em humanos. O MHC é uma região altamente polimórfica do genoma associada à resposta imunológica. A compreensão dos haplótipos do MHC tem sido crucial para o transplante de órgãos, em que a compatibilidade de haplótipos entre doador e receptor pode influenciar a rejeição ou a aceitação do transplante. Destacamos, portanto, a importância dos haplótipos e suas aplicações práticas, desde a pesquisa básica até a medicina personalizada e a agricultura.[11,22,23]

Equilíbrio de Hardy-Weinberg

O equilíbrio de Hardy-Weinberg é um princípio fundamental na genética de populações que descreve a distribuição das frequências alélicas e genotípicas em uma população idealizada. Esse princípio é essencial para entender como as forças evolutivas atuam sobre as populações. O equilíbrio de Hardy-Weinberg postula que, em uma população ideal, em que não ocorrem forças evolutivas (seleção natural, mutação, migração, deriva genética) e há acasalamento aleatório, as frequências alélicas e genotípicas permanecerão constantes de geração em geração.[6,8,11]

Condições para o equilíbrio de Hardy-Weinberg

Para que uma população esteja em equilíbrio de Hardy-Weinberg, devem ser atendidas cinco condições principais:

1. População grande (sem deriva genética): a população deve ser suficientemente grande para que as frequências alélicas não sejam alteradas por flutuações aleatórias.
2. Ausência de mutação: as taxas de mutação de um alelo para outro devem ser insignificantes.
3. Ausência de seleção natural: todos os genótipos devem ter igual probabilidade de sobrevivência e reprodução.
4. Acasalamento aleatório: os indivíduos devem se acasalar de maneira aleatória em relação aos seus genótipos.
5. Ausência de migração (*gene flow*): não deve haver entrada ou saída de alelos da população decorrente de migração.

Fórmulas do equilíbrio de Hardy-Weinberg

A fórmula básica do equilíbrio de Hardy-Weinberg é:

$$p^2 + 2pq + q^2 = 1; \text{ onde:}$$

p = frequência do alelo dominante

q = frequência do alelo recessivo

p^2 = frequência do genótipo homozigoto dominante (AA)

$2pq$ = frequência do genótipo heterozigoto (Aa)

q^2 = frequência do genótipo homozigoto recessivo (aa)

Algumas implicações do equilíbrio de Hardy-Weinberg

- Ponto de referência: o equilíbrio de Hardy-Weinberg serve como um ponto de referência para detectar forças evolutivas. Se as frequências observadas dos genótipos diferem significativamente das frequências esperadas, isso sugere que pelo menos uma das condições do equilíbrio está sendo violada
- Predição das frequências genotípicas: permite a previsão das frequências genotípicas a partir das frequências alélicas em uma população. Isso é útil em estudos de genética de populações e em genética médica
- Detecção de seleção natural: diferenças entre as frequências genotípicas observadas e esperadas podem indicar a presença de seleção natural atuando sobre a população
- Estimação da frequência de portadores: em doenças genéticas recessivas, o equilíbrio de Hardy-Weinberg pode ser usado para estimar a frequência de portadores heterozigotos na população.

Teste do equilíbrio de Hardy-Weinberg

Para testar se uma população está em equilíbrio de Hardy-Weinberg, podemos usar o teste qui-quadrado (χ^2). Esse teste compara as frequências genotípicas observadas com as esperadas, conforme a seguinte fórmula:

$$\chi^2 = \Sigma (O_f - E_f)2 \div E_f$$

Onde:

O_f: frequências genotípicas observadas.

E_f: frequências genotípicas esperadas com base no equilíbrio de Hardy-Weinberg.

Se o valor de χ^2 obtivemos para maior do que o valor crítico da tabela qui-quadrado para o grau de liberdade correspondente, rejeitamos a hipótese nula de que a população esteja em equilíbrio. Caso contrário, não há provas suficientes para afirmar que a população está fora do equilíbrio de Hardy-Weinberg.

Podemos concluir que o equilíbrio de Hardy-Weinberg é um modelo teórico essencial para a genética de populações, fornecendo uma base para entender como as frequências alélicas e genotípicas são transmitidas de geração em geração na ausência de forças evolutivas. Ele serve como uma ferramenta crucial para detectar e medir as forças evolutivas que estão agindo em uma população real.

Considerações finais

Neste capítulo, evidenciamos o quanto os conceitos discutidos são fundamentais para a compreensão da diversidade biológica. Compreendemos que as mutações, os polimorfismos genéticos e outras variações estruturais são fatores determinantes para a variabilidade fenotípica e para a suscetibilidade e modulação de doenças. Adicionalmente, avanços em áreas como epigenética e genômica funcional têm mostrado que a expressão gênica é influenciada não apenas pela sequência de DNA, mas também por fatores ambientais e comportamentais.

O conhecimento sobre as mutações, SNPs e outros tipos de variações genéticas permite o desenvolvimento de abordagens personalizadas na área da nutrição, visando à intervenção mais eficaz e adaptada ao perfil genético individual.

Os estudos no campo da genética de populações destacam a importância de entender como as frequências alélicas se mantêm ou mudam ao longo das gerações, um fenômeno explicado pelo princípio de Hardy-Weinberg.

Por fim, as aplicações práticas desses conhecimentos permitem avaliações nutricionais mais precisas e intervenções mais eficientes, além de fornecer bases para pesquisas futuras nas áreas de nutrigenômica e nutrigenética.

Referências bibliográficas

1. National Human Genome Research Institute. Deoxyribonucleic Acid (DNA). NIH [cited 2025 jan. 13]. Available from: https://www.genome.gov/genetics-glossary/Deoxyribonucleic-Acid-DNA.
2. National Human Genome Research Institute. Nucleosoma. NIH [cited 2025 jan. 13]. Available from: https://www.genome.gov/es/genetics-glossary/Nucleosoma.
3. Bergström A, McCarthy SA, Hui R, Almarri MA, Ayub Q, Danecek P et al. Insights into human genetic variation and population history from 929 diverse genomes. Sci. 2020: 20;367(6484):eaay5012.
4. Claussnitzer M, Cho JH, Collins R, Cox NJ, Dermitzakis ET, Hurles ME et al. A brief history of human disease genetics. Nature. 2020;577(7789):179-89.
5. Liu Y, Mao X, Krause J, Fu Q. Insights into human history from the first decade of ancient human genomics. Sci. 2021:24;373(6562):1479-84.
6. Strachan T, Read A. Genética molecular humana. 4. ed. Porto Alegre: Artmed; 2016.
7. Hollox EJ, Zuccherato LW, Tucci S. Genome structural variation in human evolution. Trends Genet. 2022;38(1):45-58.
8. Krebs JE, Goldstein ES, Kilpatrick ST. Lewin's genes XII. Burlington (MA): Jones & Bartlett Learning; 2017.
9. Lopes A, Dantas MT, Ladeia AMT. Prevalência das complicações cardiovasculares nos indivíduos com anemia falciforme e outras hemoglobinopatias: uma revisão sistemática. Arq Bras Cardiol. 2022;119(6):893-9.
10. Obeagu EI, Obeagu GU. Telomere dynamics in sickle cell anemia: unraveling molecular aging and disease progression. J Blood Med. 2024;313-23.
11. Jorde LB, Carey JC, Bamshad MJ. Genética médica. 11. ed. Rio de Janeiro: Elsevier; 2020.
12. Campos FRP, Silva FG, Oliveira MS, Souza JR, Andrade CA. Distrofia muscular de Duchenne: uma análise abrangente dos avanços diagnósticos, abordagens terapêuticas e desafios contemporâneos. Rev Ibero-Am Humanid Ciênc Educ. 2024;10(8):1931-7.
13. McInnes RR, Willard HF, Nussbaum R. Thompson & Thompson genética médica. 8. ed. Rio de Janeiro: Elsevier Brasil; 2016.
14. Schaefer GB, Thompson J. Genética médica: uma abordagem integrada. 6. ed. Porto Alegre: AMGH Editora; 2015.
15. Cariman MOR, Negreiro CC, Sesti LFC. Aspectos genéticos, clínicos e possível tratamento da doença de Huntington. In: Ciências biológicas e da saúde: integrando saberes em diferentes contextos. Curitiba: Editora Científica Digital; 2022. p. 80-94.
16. De Paiva DPL, Silva AO, Lima T, Costa SM, Ferreira G, Martins D, et al. Características gerais da doença de Huntington e os desafios com a vida cotidiana: uma revisão da literatura. J Health Biol Sci. 2022;10(1):1-11.

17. Alberts B, Johnson A, Lewis J, Raff M, Roberts K, Walter P. Essential cell biology. 4th ed. New York: Garland Science; 2015.
18. Dos Santos Ferreira AM, Ferreira KF, Cardoso BM. Leucemia mielóide crônica atípica BCR-ABL negativa: uma revisão integrativa de literatura. Braz J Dev. 2020;6(1):4485-506.
19. Piedra Santana JS. Revisión sistemática en la detección del gen BCR/ABL1 t (9; 22) transcritos (b2a2 y b3a2) en individuos con leucemia mieloide crónica de Ecuador y América Latina. 2023.
20. Silva CRS, Moreira L, Cruz F, Oliveira M, Camargo M, Souza D, et al. Differential expression of inflammation related genes in children with Down syndrome. Mediators Inflamm. 2016;2016:6985903.
21. Ferrari M, Stagi S. Autoimmunity and genetic syndromes: a focus on Down syndrome. Genes. 2021;12(2):268.
22. Visscher PM, Wray NR, Zhang Q, Sklar P, McCarthy MI, Yang J. 10 years of GWAS discovery: biology, function, and translation. Am J Hum Genet. 2017;101(1):5-22.
23. Siviero F. Métodos de pesquisas em biologia celular e molecular. 1st ed. São Paulo: Junqueira & Carneiro; 2023. p. 399.

Expressão Gênica e Mecanismos de Regulação

2

Jhonatas Cley Santos Porto ♦ José Ivo Araújo Beserra Filho ♦
Maria Luísa Lima Barreto do Nascimento ♦ Rayran Walter Ramos de Sousa ♦
Victor Alves de Oliveira ♦ João Marcelo de Castro e Sousa ♦
Paulo Michel Pinheiro Ferreira

Introdução

Expressão gênica engloba os diferentes e complexos eventos moleculares que estão envolvidos na produção de um produto funcional (RNA ou proteína) a partir de uma sequência específica do DNA, na qual é denominada gene. Esse processo é responsável pela formação e pela manutenção dos diferentes tipos celulares e deve ser finamente regulado. Em eucariotos, esse processo ocorre tanto a nível nuclear quanto citoplasmático, envolvendo diferentes moléculas e organelas, e sendo influenciado por fatores intrínsecos, como tipo celular, e fatores extrínsecos, como meio ambiente e condições nutricionais. Neste capítulo, serão discutidos os processos de transcrição e tradução, detalhando os mecanismos regulatórios envolvidos desde a formação do RNA (controle transcricional), seu processamento até a formação do produto funcional (controle pós-transcricional).

Transcrição e tradução

Em 1958, Francis Crick desenvolveu um modelo que explicava como as informações genéticas contidas na molécula de DNA resultam em uma proteína. Esse modelo ficou conhecido como Dogma Central da Biologia Molecular. Conforme esse modelo, as sequências de bases localizadas em regiões específicas do DNA (genes) são transcritas em moléculas de RNA, no qual serão processadas para síntese de proteínas, processo conhecido como tradução.[1] Todos os processos que resultam na formação de um produto funcional ou estrutural a partir de um gene é denominado "expressão gênica".[2,3] A Figura 2.1 representa as etapas-chave da transcrição e da tradução, destacando os diferentes fatores que interferem na síntese e na estabilidade de um mRNA que será usado na síntese de uma proteína.

Para entender os processos inerentes à expressão gênica, é fundamental que se compreenda a estrutura do DNA. Essa molécula é um filamento composto de duas fitas antiparalelas e complementares unidas por ligações químicas não covalentes do tipo pontes de hidrogênio. Cada fita é formada por vários monômeros denominados "nucleotídeos"; cada nucleotídeo é constituído de uma base nitrogenada e um grupamento fosfato ligados a uma pentose, que será uma ribose nas moléculas de RNA e desoxirribose no DNA. Os nucleotídeos são unidos por meio da interação química de um grupamento fosfato de um nucleotídeo com os átomos de carbono 5′ e 3′ das desoxirriboses dos nucleotídeos adjacentes, caracterizando um tipo de ligação química covalente conhecida por ligação fosfodiéster. Os grupamentos fosfatos localizados na porção externa da dupla fita de DNA é responsável por sua carga líquida negativa, contribuindo significativamente para a integração do DNA com as proteínas histonas, como discutido mais à frente.[2]

As duas fitas são unidas por meio das bases nitrogenadas. Estas podem ser classificadas em: purinas (adenina e guanina) e pirimidinas (timina e citosina). Cada base nitrogenada é representada pela inicial de seu nome: adenina – A; guanina – G; timina – T e citosina – C. A ligação dessas bases nitrogenadas se faz obrigatoriamente entre uma adenina e uma timina ou entre uma guanina e uma citosina. Nos dois casos, a união é feita por ligações hidrogeniônicas, duas ligações entre A e T e três entre C e G. Por isso, afirma-se que as duas fitas do DNA são complementares.[3]

A molécula de DNA apresenta conformidade helicoidal gerada a partir das interações químicas interfitas (pontes de hidrogênio) e intrafitas (ligações fosfodiéster). Essas interações também resultam na formação de dois sulcos na estrutura do DNA: um sulco menor, localizado entre as fitas, e um sulco maior, que surge entre as voltas da hélice devido ao enovelamento. No entanto, o formato dessa molécula varia conforme a necessidade da célula, podendo variar profusamente no seu nível de compactação. Essa variação na estrutura da molécula de DNA é vital para a manutenção da integridade da informação genética.[4] Na Figura 2.2, é possível visualizar a relação entre nível de compactação do DNA e o processo de transcrição, bem como a estrutura da dupla fita de DNA.

Durante a divisão celular, processo essencial para o desenvolvimento do organismo e a manutenção das funções celulares, a molécula de DNA sofre inicialmente uma gradual e acentuada condensação que o encurta intensamente. No início da condensação, o DNA associa-se a proteínas chamadas "histonas" formando estruturas globulares denominadas "nucleossomos", cuja junção é formar polinucleossomos. O encurtamento das longas moléculas de DNA que compõem os cromossomos dos organismos ocorre aos poucos à medida que o processo de divisão celular vai avançando.[5] O grau máximo de condensação do DNA é atingido na fase de mitose, denominada "metáfase", e é exatamente nesse período que o grau de enovelamento do DNA atinge o formato estrutural denominado "cromossomo". O enovelamento do DNA é fundamental na vida celular, permitindo a distribuição equitativa dos cromossomos para as células-filhas no processo de divisão celular.[6] A condensação do DNA, em alto grau, bloqueia a entrada de elementos ativadores de transcrição, impedindo que o gene produza uma proteína (ver Figura 2.2).[7]

O nível de compactação do DNA varia com o grau de diferenciação celular. Em células muito diferenciadas, como cardiomiócitos e algumas células do sistema nervoso central, o DNA está em um nível muito menor de compactação quando comparado a células em estágios iniciais de diferenciação. Este estado conformacional do DNA nas células neuronais possibilita o desenvolvimento de uma resposta rápida a um estímulo. Entretanto, a maioria das células do nosso corpo está em um nível intermediário de diferenciação e, portanto, apresentam regiões do DNA com maior nível de compactação e outras menos compactadas,[8] como evidenciado na Figura 2.1. Nesse sentido, fica evidente a importância do estado conformacional da molécula de DNA para o processo de transcrição.

O processo transcricional ocorre no núcleo da célula e engloba os eventos iniciais da expressão gênica, gerando uma molécula de RNA a partir de uma fita molde de DNA por intermédio de uma enzima denominada "RNA polimerase" (ver Figura 2.1). Atualmente, existem cinco tipos de RNA polimerases identificadas e caracterizadas, as quais são enumeradas de I a V. Nos mamíferos, apenas os tipos I, II e III estão presentes.[2]

A transcrição gênica é uma resposta a um estímulo intra ou extracelular. Esse estímulo ativará uma série de proteínas que reconhecerão regiões do DNA localizadas a dezenas ou centenas de pares de bases (pb) de distância da região a ser transcrita (gene). Essas proteínas podem desempenhar um papel ativador (*enhancers*) ou repressor da transcrição, sendo denominadas "fatores ativadores" ou "repressores" da transcrição, respectivamente,[9] os quais são descritos mais adiante neste capítulo.

A partir da ativação dos fatores de transcrição, ocorrerá uma série de modificações na compactação do DNA, expondo a região que

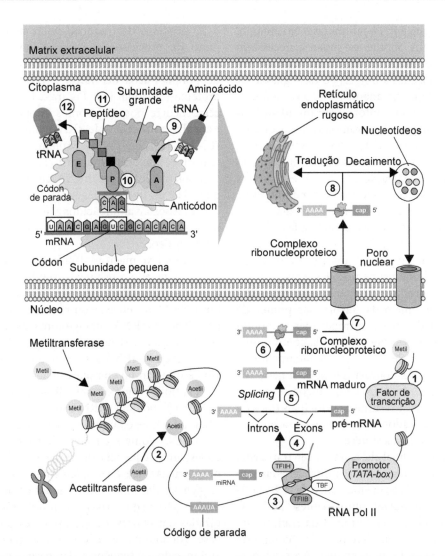

Figura 2.1 Aspectos gerais da expressão gênica a nível transcricional e traducional. (1) Um estímulo ativa diferentes fatores de transcrição que atuarão em regiões regulatórias distantes do sítio de transcrição, promovendo (2) alterações conformacionais nas histonas (como acetilação) e resultando na descompactação do DNA com (3) subsequente exposição de regiões promotoras (como *TATA-box*) ao complexo transcricional formado pela RNA polimerase II e outros fatores de transcrição basais (TBF) e ativadores (TFIIH e TFIIB). Esse complexo romperá as ligações de hidrogênio do DNA e iniciar a transcrição até chegar ao código de parada. (4) Ao transcrito gerado, será adicionado *cap* e realizada a poliadenização, aumentando sua estabilidade. (5) Regiões não codificantes do transcrito serão retiradas gerando mRNA maduro, que irá interagir com proteínas para formar o complexo ribonucleoproteico (6). Este complexo migrará para o meio citoplasmático (7), onde será degradado a nucleotídeos ou será direcionado para a tradução (8). A tradução ocorre em um complexo macromolecular constituído por rRNA e outras proteínas (ribossomos), em que o tRNA com anticódon e associado a um aminoácido interage com o sítio A deste complexo (9), decodifica a mensagem contida no códon do mRNA (10) e promove a ligação peptídica no sítio P, gerando polipeptídeos (11). O tRNA sem o aminoácido é liberado do complexo pelo sítio E (12). tRNA: RNA transportador; mRNA: RNA mensageiro; A, P e E: sítios aceptor, peptidil e *exit* do ribossomo, respectivamente.

contém o gene à RNA polimerase. No entanto, antes da RNA polimerase atuar, é necessário que ela reconheça sequências de bases específicas localizadas a poucas pb da região a ser transcrita (aproximadamente 25pb), denominadas "região promotora". Foram identificadas várias sequências promotoras, das quais a mais conhecida é a *TATA-box* (discutida mais adiante). Um fator de transcrição denominado "TBF" (fator de ligação ao TATA) reconhece a região TATA, recrutando a RNA polimerase e outros fatores transcricionais (ver Figura 2.1). Essa primeira etapa corresponde à fase de iniciação da transcrição.[8]

A segunda etapa da transcrição é denominada "fase de alongamento". Nessa fase, a RNA polimerase promove a separação da dupla fita de DNA por meio da quebra das pontes de hidrogênio das bases nitrogenadas, expondo uma fita do DNA que será usada como molde para a geração de um RNA. Notadamente, as diferentes RNAs polimerases podem gerar diferentes tipos de RNA com funções específicas.[2] A Tabela 2.1 resume os principais tipos de RNAs identificados, suas funções e a enzima responsável por sua síntese.

Próximo ao final da região a ser transcrita, existem sequências de bases nitrogenadas que indicam o fim da ação enzimática da RNA polimerase e consequente fim da síntese de RNA, caracterizando a fase terminal da transcrição. Essas sequências são denominadas "código de parada", e uma das mais comuns é a sequência AAUAAA. O produto inicial do RNA, a partir do DNA, é denominado pré-RNA ou transcrito, o qual contém sequências codificantes (éxons) e não codificantes (íntrons), além de moléculas como *cap* e sequência de poliadenilação que protegem o transcrito da degradação por nucleases. O pré-RNA sofre um processamento conhecido como *splicing* (detalhado adiante), liga-se a outras proteínas para formar um complexo ribonucleoproteico, o qual será direcionado para o espaço citoplasmático. No citoplasma, esse complexo será degradado a nucleotídeos ou será direcionado para síntese de proteínas nos ribossomos, processo conhecido como tradução (ver Figura 2.1).[2]

O processo de tradução refere-se ao conjunto de processos que possibilita a transformação do mRNA mensageiro em cadeias de polipeptídeos de modo a produzir uma proteína funcional (ver Figura 2.1). Esse processo ocorre nos ribossomos citoplasmáticos e envolve outros tipos de RNAs, como o tRNA e rRNA, além de outras proteínas. O tRNA tem duas funções principais: (1) identificar a mensagem contida no mRNA por meio da sequência e do tipo de suas bases nitrogenadas e (2) transportar aminoácidos para o complexo macromolecular, no qual são produzidos os polipeptídeos.[2]

O complexo macromolecular é formado por rRNA associado a proteínas, sendo composto de uma subunidade grande (contendo em torno de 34 proteínas) e outra pequena com 21 proteínas. O mRNA interage com o rRNA através de três sítios denominados: "sítio A (aceptor)", em que o tRNA associado a um aminoácido é inserido no complexo macromolecular; "P (peptidil)", onde ocorre a ligação peptídica; e "E (*exit*)", no qual o tRNA sem o aminoácido é liberado deste complexo (ver Figura 2.1).[10]

O tRNA contém em uma de suas extremidades uma sequência de três pares de bases nitrogenadas que é complementar a uma das sequências das bases nitrogenadas contidas no mRNA. Diz-se que as bases do mRNA são organizadas em trincas, ou seja, em três pares de bases (denominadas "códon"), que geram um aminoácido. A sequência das bases do tRNA que reconhece este códon é denominada "anticódon" (ver Figura 2.1). Uma vez que existem quatro bases diferentes nas moléculas de RNA (A, U, C e G), um cálculo probabilístico nos revela que há 64 possibilidades de combinações diferentes para gerar apenas 20 aminoácidos. Portanto, códons diferentes podem gerar um mesmo aminoácido; por isso, afirma-se que a informação genética contida no RNA é redundante.[11]

Semelhantemente ao que ocorre no final da transcrição, o final da tradução também é definido por sequências específicas de bases nitrogenadas, como UAA, UAG e UGA. Essas sequências são denominadas "códons de

Capítulo 2 ◆ Expressão Gênica e Mecanismos de Regulação 21

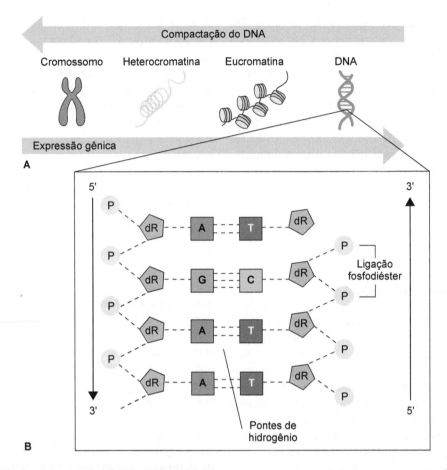

Figura 2.2 A. A expressão gênica é inversamente proporcional ao nível de compactação do DNA. **B.** Representação esquemática da estrutura do DNA, destacando as ligações fosfodiéster unindo os nucleotídeos e as pontes de hidrogênio entre as bases nitrogenadas, mantendo as duas fitas unidas. A: adenina; T: timina; C: citosina; T: timina; P: grupamento fosfato; dR: desoxirribose.

Tabela 2.1 Principais RNAs encontrados em mamíferos, sua função e RNA polimerase responsável por sua síntese.

Tipo de RNA	Função	RNA polimerase
RNA mensageiro (mRNA)	Codifica proteínas	II
RNA ribossômico (rRNA)	Síntese proteica	I e III
RNA transportador (tRNA)	Transporte de aminoácidos para a tradução	III
Micro-RNA (microRNA)	Regulação da expressão gênica	II e III
RNA nuclear pequeno (snRNA)	*Splicing*	II e III
RNA nucleolar pequeno (snoRNA)	Processamento e modificação dos rRNA	II e III
RNA não codificadores longos (lncRNA)	Regulação da expressão gênica	II e III
Pequeno RNA de interferência (siRNA)	Formação da cromatina e degradação de alguns RNAs	II

Adaptada de Junqueira et al.[2]

terminação" e são igualmente reconhecidos em quase todos os organismos. No entanto, a frequência desses códons em um mRNA e/ou a preferência por outro código de terminação é definida pelo tipo de organismo.[10]

Vários elementos reguladores codificados por DNA exercem um papel proeminente no destino do mRNA. Estudos recentes mostraram que vários desses elementos podem impactar tanto a transcrição quanto a tradução, contribuindo assim para sua coordenação e acoplamento. Eles são de particular interesse, pois demonstram a capacidade de unidades reguladoras geneticamente codificadas de coordenar níveis distintos de expressão gênica.[11]

Controle transcricional

Todo processo que ocorre na célula tem de ser extremamente controlado para evitar qualquer tipo de comprometimento. Com o processo transcricional não seria diferente: por ser uma etapa com conexão direta ao material genético, diversos mecanismos de controle podem ser utilizados para certificar a transcrição da região, o momento e os fatores que se conectarão ao material genético. Alguns dos quais são citados a seguir.

Acessibilidade ao genoma

Em todo processo no organismo eucarioto sempre há uma sequência lógica dos atos, o que acaba gerando uma interligação entre a finalização de um processo e a inicialização de outro subsequentemente. Na transcrição, por ser um processo controlado e que utiliza apenas porções do material genético, algumas vezes a maquinaria celular pode utilizarse do desenovelamento e da descondensação da cromatina que ocorre durante a replicação para facilitar o acesso de todos os fatores, proteínas e promotores essenciais para a sua realização.[12,13]

Promotores gênicos e fatores transcricionais

Dentre as sequências promotoras, a *TATA-box* é a mais conhecida. Consiste em uma sequência de adenina/timina extremamente conservada, de onde se deriva o seu nome. A sua localização pode variar de 25 a 30 pares de bases antes do iniciador transcricional.[14,15]

Outra região altamente conservada em diversas espécies é a CAT-box, que corresponde à sequência CCAAT. Também é muito utilizada por uma variedade de genes, sendo a segunda região promotora mais comum. O terceiro promotor mais frequente está presente em genes que necessitam ser transcritos com mais frequência, os promotores ilhas CpG, que se ligam a fatores transcricionais bem específicos.[14,15] Além dessa função, as ilhas CpG também podem ser utilizadas como ponto onde podem e/ou devem ocorrer modificações no material genético. Essas modificações podem ser as metilações, que acabam por modificar a expressão dos genes, como podem ocorrer durante os processos de *imprinting* gênico.[16]

Devido ao fato de alguns genes transcritos serem grandes, algumas porções não codificantes podem estar presentes, essas regiões são conhecidas como UT5′. Elas correspondem à porção entre esses promotores gênicos e uma região de éxon; além disso, são transcritas, porém não são traduzidas, já que não carregam informações. Essas regiões podem ser utilizadas para ligação de algumas proteínas e/ou fatores, dentre eles os fatores de ligação utilizados na região.[17,18]

Responsáveis pelo início do processo de transcrição, os fatores transcricionais reconhecem e determinam o tamanho e o momento que determinada porção do gene deve ser utilizada para produção de um RNA mensageiro. Essa ação ocorre principalmente pela interação dos fatores transcricionais com proteínas reguladoras da transcrição, tendo em alguns casos proteínas específicas para determinados genes.[17]

Esses fatores têm como função realizar a conexão entre o DNA e a RNA polimerase tipo II (Pol II). Essa interligação é denominada "complexo de pré-iniciação da transcrição". Para a formação desse complexo, um conjunto de associações é necessário entre o fator de transcrição, suas subunidades e proteínas associadas. Dentre as principais, tem-se o fator geral de transcrição IID (TFIID), molécula trilobada que se junta às proteínas ligadas à *TATAbox* (TBP). Essas proteínas TBP apresentam subunidades evolutivamente conservadas (TAF1 à TAF13) que se associam a um dos lobos da TFIID (A, B e C) e assim formam o complexo pré-transcricional propriamente dito, permitindo assim a ligação da RNA polimerase à fita de DNA.[19]

Proteínas ativadoras e repressoras

São proteínas intercalantes de DNA que conseguem correr pela cromatina e auxiliam na ativação e na inativação de genes a serem replicados. Essas proteínas trabalham em harmonia: enquanto as ativadoras promovem o processo de replicação, as proteínas repressoras impedem que a RNA polimerase tenha acesso às regiões de interesse.[17,20]

Os seus mecanismos de ação consistem diretamente na influência da interação entre o DNA e a RNA polimerase. Enquanto as ativadoras promovem a exposição da porção de interesse e podem auxiliar na formação do complexo basal de transcrição, as proteínas repressoras tendem a se ligar às regiões promotoras, como as regiões operadoras de óperon; outra forma de atuação seria a inserção de uma sequência consecutiva na região promotora impedindo o reconhecimento e assim a ligação da polimerase.[17]

Importante ressaltar que essas interações de ativação e inibição da replicação gênica são essenciais para a manutenção do equilíbrio celular e do organismo, já que esses processos estão vinculados a ações vitais, como o controle da divisão celular.

Remodelação da cromatina e modificação das histonas

A remodelação da cromatina é um dos processos que regula a expressão gênica, diante da exposição da molécula de DNA que pode ser modulada por alguns fatores.[21] Isso se deve à estrutura do octâmero, que tem o DNA enrolado em seu entorno e o mantém compactado (e inativo). Contudo, modificações na estrutura das histonas podem alterar tal organização do nucleossomo, remodelar a cromatina, interferir diretamente nessa afinidade e, assim, expor o gene de interesse para a RNA polimerase II.[22]

Um exemplo consiste na acetilação das histonas, realizada por enzimas histonas acetilases (HAT) que transferem grupos acetil para os resíduos de lisina da cauda N-terminal da histona, que contribui para o processo transcricional, uma vez que tal processo afrouxa (remodela) o nucleossomo, ou seja, há uma redução da afinidade da histona pelo DNA, permitindo a acessibilidade de complexos transcricionais a essas regiões do DNA. Mais detalhadamente, o processo envolve modificação das cargas que viabilizam a atração entre as histonas (carga positiva) e o DNA (carga negativa). Com a modificação, as histonas têm alteração de suas cargas, o que influi na perda da afinidade.[23] Mais adiante, a compactação/condensação da cromatina, e consequente repressão da transcrição gênica, pode ser realizada por enzimas denominadas "histonas desacetilases".[24]

Outros processos também estão implicados no controle da expressão gênica por intermédio das modificações pós-traducionais das histonas, como reações de fosforilação, metilação, deaminação, sumoilação, ubiquitinação, entre outros, que modulam a organização da estrutura do nucleossomo.[22] Mais recentemente, descobriu-se que a oxidação das histonas constitui um novo mecanismo de controle metabólico sobre a expressão gênica, visto que tal processo (ocorrendo em resíduos cisteína, metionina e tirosina) altera a estrutura da cromatina e permite a transcrição.[25]

Metilação do DNA

Outra modificação que afeta diretamente a transcrição gênica é a metilação do DNA, reação capaz de alterar a estrutura da cromatina. A metilação da molécula de DNA consiste na modificação química desta por meio da adição de grupo metil, catalisada pela enzima DNA metiltransferase, ao carbono 5 da citosina (formando a 5-metilcitosina), o que altera as ligações covalentes entre os nucleotídeos e as histonas, alterando, assim, a estrutura da cromatina, tornando-a mais condensada (inativa).[26,27] Por conta disso, as regiões que deveriam passar pela transcrição ficam indisponíveis e, além desta modificação, atraem proteínas repressoras e inibem a ligação de fatores de transcrição na região promotora.[28]

A metilação do DNA ocorre em diferentes regiões do genoma e pode, conforme o local, influenciar nas atividades genéticas; por exemplo, existem diversas regiões intergênicas que não são transcritas em decorrência da repressão induzida pela hipermetilação destas sequências; caso fossem transcritas, poderiam ser prejudiciais. Outras regiões, as chamadas ilhas CpG (compostas de 50% de bases nitrogenadas citosina e guanina), são geralmente associadas com promotores e sofrem processo de metilação para controle da expressão gênica.[27]

Controle pós-transcricional

Após o DNA ser transcrito em RNA, vários eventos moleculares ocorrem sincronicamente com o objetivo de manter uma resposta adequada ao estímulo inicial, tendo em vista que a molécula de RNA representa a necessidade pontual da célula. Os eventos moleculares constituem os denominados "controles pós-transcricionais", sendo o *splicing* um dos mais conhecidos. Adicionalmente, uma série de descobertas recentes revelou que RNAs não codificadores são ainda mais prevalentes do que pensado anteriormente, desempenhando amplas funções na regulação da expressão gênica e na proteção do genoma contra vírus e elementos transponíveis. A seguir são descritos os eventos que caracterizam o *splicing* e o papel de alguns RNAs não codificantes na eficiência da expressão gênica.

Splicing

Para o processo de transcrição processar toda a fração do DNA, regiões codificantes e não codificantes são passadas para essa primeira molécula de RNA mensageiro. Todavia, para que proteínas sejam sintetizadas por meio do processo traducional descrito acima, essas regiões não codificantes (íntrons) devem ser retiradas para que assim permaneçam apenas as porções codificantes (éxons), as quais são reconectadas para formar uma fita contínua novamente (ver Figura 2.1). Esse processo é denominado *splicing*.[29]

Todo esse processo é realizado pelo complexo spliceossomo, formado por cinco ribonucleoproteínas nucleares, U1, U2, U4, U5 e U6. Esse complexo é responsável por identificar e fazer a retirada das porções necessárias. Além da remoção dos íntrons do mRNA, o *splicing* também consegue editá-los, alterando quais éxons serão traduzidos, além de ampliar as possíveis proteínas derivadas de um mesmo mRNA, criando isoformas variadas do mRNA que gerarão proteínas distintas.[30,31]

miRNAs

Mais de mil micro-RNAs (miRNAs) diferentes são produzidos pelo genoma humano, e eles parecem regular pelo menos um terço de todos os genes codificadores de proteínas. Uma vez produzidos, os miRNAs pareiam com mRNAs específicos e modulam a tradução e a estabilidade destes.[9] Os precursores dos miRNAs são sintetizados pela RNA polimerase II e são submetidos à adição de quepe e poliadenilados. Eles, então, sofrem um tipo especial de processamento, após o qual o miRNA (geralmente com 19 a 25 nucleotídeos de comprimento) é montado com um conjunto de proteínas para formar um complexo de silenciamento induzido por RNA (RISC, do inglês RNA-*induced silencing complex*),[32] como mostra a Figura 2.3.

Uma vez formado, o RISC procura pelos seus mRNAs-alvo buscando por sequências nucleotídicas complementares. Essa procura é bastante facilitada pela proteína Argonauta, um componente do RISC que encaixa a região 5′ do miRNA de forma que ela seja posicionada de maneira otimizada para o pareamento com outra molécula de RNA. Nos animais, a extensão do pareamento normalmente é de ao menos sete pares de nucleotídeos e ocorre com mais frequência na UTR 3′ do mRNA-alvo. Uma vez que um mRNA tenha se ligado a um miRNA, várias situações são possíveis.[33,34]

Se o pareamento é extenso, o que é incomum em humanos, o mRNA é clivado pela proteína Argonauta, removendo de forma efetiva a

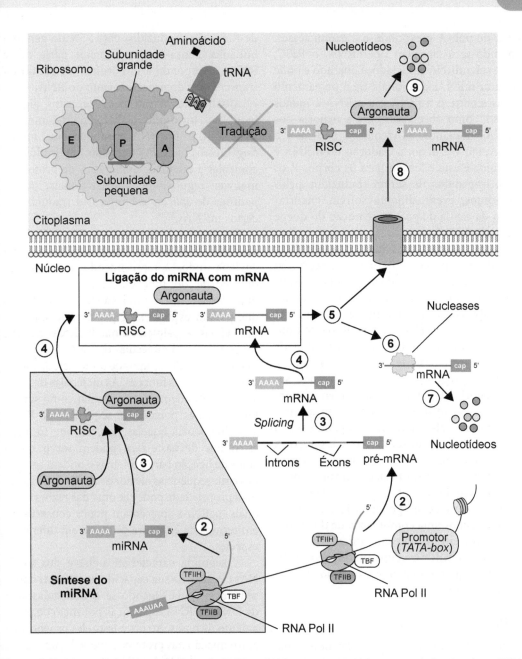

Figura 2.3 Mecanismo regulatório do micro-RNA na transcrição e na tradução do mRNA. O miRNA é sintetizado pela RNA polimerase II com adição de *cap* e poliadenilação (2). O mRNA se associa com outras proteínas, como a Argonauta, para formar um complexo ribonucleoproteico denominado RISC (complexo de silenciamento induzido por RNA) (3), o qual irá interagir com o mRNA previamente sintetizado (1 a 4). Nesse momento, o miRNA pode eliminar a sequência de poliadeninas da extremidade 3' do mRNA, permitindo a ação de nucleases (6) com subsequente degradação do mRNA em nucleotídeos (7). Adicionalmente, o complexo miRNA + mRNA pode ser direcionado para o citoplasma (8); no entanto, o miRNA impedirá a interação do mRNA com o ribossomo, impedindo a tradução e resultando na degradação do mRNA em nucleotídeos (9).

cauda de poli-A e expondo-a a exonucleases. Seguindo-se à clivagem do mRNA, o RISC, com o seu miRNA associado, é liberado e pode procurar mRNAs adicionais. Se o pareamento de bases entre o miRNA e o mRNA é menos extenso, como observado para a maioria dos miRNAs humanos, a Argonauta não fatia o mRNA; em vez disso, a tradução do mRNA é reprimida e este é levado para os corpos P, os quais, impedidos de serem traduzidos pelos ribossomos, eventualmente sofrem encurtamento da cauda de poli-A, remoção do quepe e degradação.[35,36]

Muitas características tornam os miRNAs reguladores especialmente úteis na expressão gênica. Primeiro, um único miRNA pode regular um conjunto inteiro de mRNAs diferentes se os mRNAs carregarem uma sequência curta comum em suas UTRs. Essa situação é comum em humanos, em que um único miRNA pode controlar centenas de mRNAs diferentes. Segundo, a regulação por miRNA pode ser combinatória. Quando o pareamento entre o miRNA e o mRNA falha em desencadear a clivagem, miRNAs adicionais ligando-se ao mesmo mRNA conduzem a reduções maiores na sua tradução. Como discutido antes para os reguladores transcricionais, o controle combinatório expande bastante as possibilidades disponíveis para a célula por interligar a expressão gênica com uma combinação de diferentes reguladores em vez de um único regulador. Terceiro, um miRNA ocupa um espaço relativamente pequeno no genoma quando comparado a uma proteína.[2,9,32]

lncRNA

Existem muitos RNAs não codificadores cuja função permanece desconhecida. Muitos RNAs de função desconhecida pertencem a um grupo conhecido como RNA não codificador longo (lncRNA). Esses são definidos arbitrariamente como RNAs maiores que 200 nucleotídeos que não codificam proteínas. A maioria dos lncRNAs são transcritos pela RNA polimerase II e têm quepe 5′ e caudas poli-A, e, em muitos casos, sofrem *splicing*. Tem sido difícil anotar lncRNAs, porque hoje se sabe que baixos níveis de RNA são produzidos para 75% do genoma humano. Pensa-se que a maior parte desse RNA corresponda a um "ruído" de fundo da transcrição e do processamento do RNA.[2]

Atualmente já são bem descritos alguns lncRNAs, incluindo o RNA na telomerase, RNA Xist, e um RNA envolvido em *imprinting*. Outros lncRNAs têm sido implicados em controlar a atividade enzimática de proteínas, inativar reguladores transcricionais, afetar padrões de *splicing* e bloquear a tradução de certos mRNAs.[37,38]

Em termos de função biológica, o lncRNA deve ser considerado como um termo que engloba tudo, compreendendo uma grande diversidade de funções. Entretanto, existem duas características unificadoras dos lncRNAs que podem explicar seus papéis diversificados nas células. A primeira é que lncRNAs podem funcionar como moléculas de RNA de suporte, mantendo unidos grupos de proteínas, de forma a coordenar suas funções. As moléculas de RNA são bastante adequadas para atuar como suportes: pequenas porções de sequência de RNA, com frequência aquelas porções que formam estruturas de haste-alça, podem servir como sítios de ligação para proteínas e podem ser atadas com sequências aleatórias de RNA no meio. Essa propriedade pode ser uma das razões pelas quais lncRNAs apresentam pouca conservação em termos de estrutura primária em diferentes espécies.[39,40]

A segunda característica-chave dos lncRNAs consiste na sua capacidade de servir como sequências-guia, ligando-se a moléculas-alvo de DNA ou RNA específicas por meio de pareamento de bases. Ao fazer isso, eles provocam a aproximação das proteínas que se ligam a essas sequências de DNA e RNA.[9,41]

Em alguns casos, os lncRNAs atuam simplesmente por pareamento de bases, sem trazer consigo enzimas ou outras proteínas; por exemplo, uma série de genes de lncRNA estão embebidos dentro de genes codificadores de proteínas, mas são transcritos na "direção errada". Esses RNAs antissensos podem formar pareamentos entre bases complementares com o mRNA (transcrito na direção "correta") e bloqueiam a tradução em proteína. Outros lncRNAs antissensos pareiam com pré-mRNAs à medida que são sintetizados e mudam o padrão de *splicing* do RNA, mascarando as sequências dos sítios de *splicing*. Outros atuam como "esponjas", pareando com miRNAs e, dessa forma, reduzindo seus efeitos.[38,42,43]

Finalmente, observa-se que alguns lncRNAs podem atuar somente em cis; ou seja, eles afetam somente o cromossomo a partir do qual são transcritos. Isso ocorre prontamente quando o RNA transcrito ainda não foi liberado pelas RNA polimerases. Ainda que os lncRNAs mais bem compreendidos existam dentro do núcleo, muitos são encontrados no citosol. As funções – se existir alguma – da maioria desses lncRNAs citosólicos permanecem desconhecidas.[38,44]

Considerações finais

A expressão gênica corresponde a diferentes e complexos eventos moleculares que ocorrem no nível citoplasmático e nuclear em resposta a um estímulo, resultando em um produto funcional como proteínas. Ela é diretamente proporcional ao grau de diferenciação celular e inversamente proporcional ao nível de compactação do DNA; isto é, células mais diferenciadas, como neurônios, apresentam maiores regiões do DNA descompactadas e acessíveis ao complexo transcricional, possibilitando uma resposta mais rápida ao estímulo.

Embora o transcrito central seja o mRNA, uma vez que a sua sequência de bases resultará em um conjunto de peptídeos e posteriormente uma proteína, diferentes tipos de RNAs não codificantes têm sido identificados e importantes funções regulatórias e estruturais têm sido incorporadas a esses RNAs. Nesse sentido, a investigação sobre a relevância funcional dos RNAs não codificantes para a expressão gênica é um campo de pesquisa em crescimento e com potencial de descobertas para diferentes aplicabilidades, como na imunoterapia ou na terapia personalizada.

Referências bibliográficas

1. Crick F. Central dogma of molecular biology. Nat. 1970; 227(5258):561-3.
2. Junqueira LC, Carneiro J. Biologia Celular e Molecular. 10. ed. Rio de Janeiro: GEN; 2023.
3. Pavani R, Tripathi V, Vrtis KB, Zong D, Chari R, Callen E et al. Structure and repair of replication-coupled DNA breaks. Sci. 2024;385(6710):eado3867.
4. Miller AD, Tanner JA. Essentials of chemical biology: Structures and dynamics of biological macromolecules *in vitro* and *in vivo*. 2. ed. Nashville: John Wiley & Sons; 2024.
5. Hu Y, Stillman B. Origins of DNA replication in eukaryotes. Mol Cell. 2023; 83(3):352-72.
6. Petsalaki E, Zachos G. DNA damage response proteins regulating mitotic cell division: double agents preserving genome stability. FEBS J. 2020;287(9):1700-21
7. Kulaeva OI, Nizovtseva EV, Polikanov YS, Ulianov SV, Studitsky VM. Distant activation of transcription: mechanisms of enhancer action. Mol Cell Biol. 2012;32(24):4892-7.
8. Cramer P. Organization and regulation of gene transcription. Nat. 2019;573(7772):45-54.
9. Alberts, Bruce. Biologia Molecular da Célula. 4. ed. Porto Alegre: Grupo A; 2017.
10. Jackson RJ, Hellen CUT, Pestova TV. Termination and post-termination events in eukaryotic translation. Adv Protein Chem Struct Biol. 2012;86:45-93.
11. Slobodin B, Dikstein R. So close, no matter how far: multiple paths connecting transcription to mRNA translation in eukaryotes. EMBO Rep. 2020;21(9):e50799.
12. Bell O, Tiwari VK, Thomä NH, Schübeler D. Determinants and dynamics of genome accessibility. Nat Rev Genet. 2011;12(8):554-64.
13. Stewart-Morgan KR, Reverón-Gómez N, Groth A. Transcription restart establishes chromatin accessibility after DNA replication. Mol Cell. 2019;75(2):408-14.
14. Depicker A, Stachel S, Dhaese P, Zambryski P, Goodman HM. Nopaline synthase: transcript mapping and DNA sequence. J Mol Appl Genet. 1982;1(6):561-73.
15. Zhang L, Zhang L-L, Kang L-N. Promoter cloning of PuLOX2S gene from "Nanguo" pears and screening of transcription factors by Y1H technique. J Food Biochem. 2022;46(10):e14278.
16. Patiño-Parrado I, Gómez-Jiménez Á, López-Sánchez N, Frade JM. Strand-specific CpG hemimethylation, a novel epigenetic modification functional for genomic imprinting. Nucleic Acids Res. 2017;45(15):8822-34.
17. Johnson P. Eukaryotic Transcriptional Regulatory Proteins. Annu Rev Biochem. 1989;58(1):799-839.
18. Leppek K, Das R, Barna M. Functional 5′ UTR mRNA structures in eukaryotic translation regulation and how to find them. Nat Rev Mol Cell Biol. 2018;19(3):158-74.
19. Patel AB, Louder RK, Greber BJ, Grünberg S, Luo J et al. Structure of human TFIID and mechanism of TBP loading onto promoter DNA. Sci. 2018;362(6421):eaau8872.

20. Berest I, Arnold C, Reyes-Palomares A, Palla G, Rasmussen KD, Giles H et al. Quantification of differential transcription factor activity and multiomics-based classification into activators and repressors: diffTF. Cell Rep. 2019;29(10):3147-159.e12.
21. Nair RR, Pataki E, Gerst JE. Transperons: RNA operons as effectors of coordinated gene expression in eukaryotes. Trends Genet. 2022;38(12):1217-27.
22. Cabral ALB, Lima EJ. Regulação gênica por conformação da cromatina. Science in Health. 2015;6(1): 50-61.
23. Gonçalves TM, Karasawa MMG. Modelo didático de baixo custo da compactação do DNA e mecanismos epigenéticos da cromatina eucariótica. Res Soc Dev. 2022;11(12):e378111234574.
24. Siqueira CM. Caracterização da histona desacetilase 2 (TGHDAC2) de Toxoplasma gondii. [dissertação]. Curitiba: Instituto Carlos Chagas – Fiocruz; 2018.
25. Gantner BN, Palma FR, Kayzuka C, Lacchini R, Foltz DR, Backman V et al. Histone oxidation as a new mechanism of metabolic control over gene expression. Trends Genet. 2024;40(9):739-46.
26. Morel JB, Mourrain P, Béclin C, Vaucheret H. DNA methylation and chromatin structure affect transcriptional and post-transcriptional transgene silencing in Arabidopsis. Curr Biol. 2000;10(24):1591-4.
27. Jin J, Lian T, Gu C, Yu K, Gao YQ, Su X-D. The effects of cytosine methylation on general transcription factors. Sci Rep. 2016;6(1):29119.
28. Mattei AL, Bailly N, Meissner A. DNA methylation: a historical perspective. Trends Genet. 2022;38(7):676-707.
29. Wang Y, Liu J, Huang BO, Xu YM, Li J, Huang LF, Lin J et al. Mechanism of alternative splicing and its regulation. Biomed Rep. 2015;3(2):152-8.
30. Lee Y, Rio DC. Mechanisms and regulation of alternative pre-mRNA splicing. Annu Rev Biochem. 2015;84:291-323
31. Wilkinson ME, Charenton C, Nagai K. RNA splicing by the spliceosome. Annu Rev Biochem. 2020;89(1):359-88.
32. Stavast CJ, Erkeland SJ. The non-canonical aspects of MicroRNAs: Many roads to gene regulation. Cells 2019;8(11):1465.
33. Tenoever BR. RNA viruses and the host microRNA machinery. Nat Rev Microbiol. 2013;11(3):169-80.
34. Zhang N, Hu G, Myers TG, Williamson PR. Protocols for the analysis of microRNA expression, biogenesis, and function in immune cells. Curr Protoc Immunol. 2019;126(1):e78.
35. Meister G. Argonaute proteins: functional insights and emerging roles. Nat Rev Genet. 2013;14(7):447-59.
36. Kakumani PK. AGO-RBP crosstalk on target mRNAs: Implications in miRNA-guided gene silencing and cancer. Transl Oncol. 2022;21(101434):101434.
37. Rinn JL, Chang HY. Genome regulation by long noncoding RNAs. Annu Rev Biochem. 2012;81(1):145-66.
38. Wang W, Min L, Qiu X, Wu X, Liu C, Ma J et al. Biological function of long non-coding RNA (LncRNA) Xist. Front Cell Dev Biol. 2021;9:645647.
39. Ulitsky I, Bartel DP. lincRNAs: genomics, evolution, and mechanisms. Cell 2013;154(1):26-46.
40. Vafadar A, Shabaninejad Z, Movahedpour A, Mohammadi S, Fathullahzadeh S, Mirzaei HR et al. Long non-coding RNAs as epigenetic regulators in cancer. Curr Pharm Des. 2019;25(33):3563-77.
41. Yoon J-H, Kim J, Gorospe M. Long noncoding RNA turnover. Biochimie. 2015;117:15-21.
42. Guttman M, Rinn JL. Modular regulatory principles of large non-coding RNAs. Nat. 2012;482(7385):339-46.
43. Porto FW, Daulatabad SV, Janga SC. Long non-coding RNA expression levels modulate cell-type-specific splicing patterns by altering their interaction landscape with RNA-binding proteins. Genes (Basel). 2019;10(8):593.
44. Cech TR, Steitz JA. The noncoding RNA revolution-trashing old rules to forge new ones. Cell. 2014;157(1):77-94.

Conceitos Básicos em Nutrigenética

3

Rafaella Cristhine Pordeus Luna

Introdução

A partir dos anos 2000, com o avanço das tecnologias de sequenciamento de DNA e a finalização do Projeto Genoma em 2003, a revolução no estudo das ciências moleculares abriu caminho para o surgimento das ciências ômicas, como a genômica, transcriptômica, proteômica e metabolômica. Essas abordagens científicas permitem investigar as interações entre genes, nutrientes e compostos bioativos, no nível molecular, proporcionando uma compreensão mais ampla dos processos metabólicos. Os resultados obtidos a partir do estudo no nível molecular apresentam o potencial de aumentar a precisão da avaliação clínica e a previsão do início e do desenvolvimento de doenças.[1]

A nutrigenética é a área da genômica nutricional que estuda a interação entre os genes e a dieta buscando entender como as variações genéticas individuais, principalmente polimorfismos de nucleotídeo único (SNPs), podem influenciar a resposta do organismo aos nutrientes e como isso afeta a saúde e a suscetibilidade a doenças. A relação entre genes, dieta e doenças foi inicialmente observada quando a fenilcetonúria foi identificada.[2] O caso da fenilcetonúria é um exemplo clássico de como a nutrigenética pode identificar os riscos de doenças e possibilitar o desenvolvimento de estratégias nutricionais personalizadas, baseadas no perfil genético individual.[3]

A fenilcetonúria é um erro inato do metabolismo de aminoácidos causado por mutações no gene da fenilalanina hidroxilase. Essa enzima catalisa a conversão da fenilalanina em tirosina, porém a deficiência ou a ausência da enzima, causada por mutação, prejudica esse processo. Como resultado, a fenilalanina se acumula no sangue em concentrações tóxicas para o cérebro, causando deficiências intelectuais irreversíveis. O tratamento da fenilcetonúria envolve a restrição de alimentos ricos em fenilalanina, além do uso de suplementos alimentares que contenham tirosina e outros nutrientes essenciais. Esse tratamento foi desenvolvido graças à descoberta dos mecanismos moleculares por trás da doença, possibilitando um tratamento nutricional específico.[4]

Dentro do escopo das ciências ômicas, a genômica nutricional engloba várias disciplinas. Essa área de pesquisa pode ser dividida em algumas subáreas, como nutrigenética, nutrigenômica, epigenômica e metabolômica nutricional, que abordam as variações genéticas individuais, a influência dos nutrientes na expressão gênica, as modificações epigenéticas e metabólicas em resposta à dieta, respectivamente. O objetivo dessas áreas é identificar e compreender as interações entre os nutrientes e o genoma humano.[5]

Atualmente, a nutrigenética é uma área em crescimento, com muitos estudos sendo realizados para buscar entender a interação complexa entre os genes e a dieta e como esses resultados podem ser aplicados para promover a saúde e prevenir doenças. A nutrigenética, a nutrigenômica, a epigenômica e a metabolômica são áreas emergentes que estão contribuindo para o desenvolvimento de estratégias nutricionais personalizadas com base nas informações moleculares e genéticas individuais.

Desse modo, este capítulo tem como objetivo explorar os conhecimentos básicos sobre a nutrigenética e esclarecer como os polimorfismos genéticos, particularmente os SNPs, influenciam a nutrição e a saúde. Também será abordado como a presença desses SNPs pode levar a diferentes respostas às intervenções dietéticas. Ao explorar esses conceitos, este capítulo visa fornecer bases para o entendimento da nutrigenética e suas implicações práticas.

Polimorfismos genéticos: efeitos na nutrição e na saúde

Os polimorfismos genéticos são variações no DNA que ocorrem com frequência, identificados em pelo menos 1% da população. Essas variações podem ser tão simples, como a substituição de um único nucleotídeo, conhecidas como polimorfismos de nucleotídeo único SNPs (SNPs, do inglês *single nucleotide polymorphisms*), ou podem ser complexas, envolvendo inserções, deleções e duplicações de segmentos de DNA. O genoma humano contém aproximadamente 88 milhões de variantes, das quais 84,7 milhões foram representadas por SNPs e 3,6 milhões por inserção e deleção (Indels), de acordo com o Projeto 1.000 genomas, concluído em 2015.[6,7] SNPs estão catalogados sob um número de registro ("rs") e detalhes podem ser pesquisados em um banco de dados público disponível em http://www.ncbi.nlm.nih.gov/snp/.[8]

Os SNPs são o tipo de variação mais comum encontrado no genoma (cerca de 90% de todas as variações).[7] As variações genéticas, em sua maior parte, não causam doenças, mas contribuem para a diversidade genética e predisposição a determinadas doenças. A variante é definida como uma diferença na sequência de DNA em um local específico entre pessoas, ou seja, são diferenças encontradas na sequência do DNA quando o comparamos ao genoma de diferentes pessoas (Figura 3.1).[9]

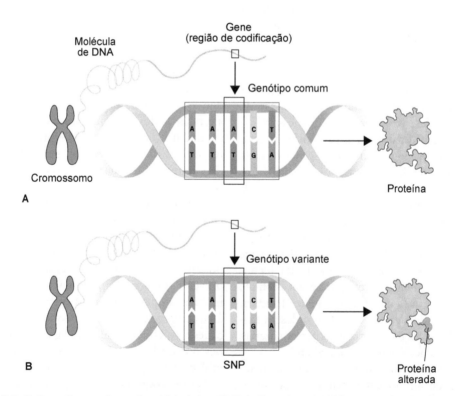

Figura 3.1 Polimorfismos de nucleotídeo único (SNPs) são pequenas diferenças de sequência dentro de genes, em que as sequências de DNA de muitos indivíduos variam por uma única base; nem todos os SNPs resultam em mudanças estruturais de proteínas. Algumas pessoas, por exemplo, podem ter um cromossomo com um A em um local específico onde outras têm um cromossomo com um G. (Adaptada de Camp et al.[12])

O impacto dos SNPs depende de vários fatores, incluindo a posição em que ocorre a troca do nucleotídeo. Uma troca na região codificadora do gene (éxon) pode ou não alterar a proteína produzida. Se a troca ocorrer na região promotora do gene, pode afetar a expressão gênica, seja de forma positiva ou negativa. Alguns SNPs presentes em regiões codificadoras do DNA podem, portanto, comprometer a síntese e a função proteica, alterando o metabolismo e o requerimento de nutrientes.[10,11]

SNPs também estão relacionados a vantagens adaptativas, preferências e sensibilidades alimentares.[13] A dieta tem o potencial de compensar ou acentuar os efeitos dos polimorfismos genéticos; assim, as consequências de uma dieta específica dependem do estado de saúde, das condições de doença e da composição genética de um indivíduo.[14]

Utilizando como exemplo o SNP rs1801133 presente na enzima metilenotetrahidrofolato redutase (MTHFR) descrito como C677T, estão listadas algumas possibilidades de nomenclatura (Figura 3.2):

a) C677T ou 677C>T: significa que existe a troca de nucleotídeos, com a substituição de uma citosina (C) por uma timina (T) na posição 677.
b) Val222Ala: demonstra a troca de aminoácidos produzida em consequência da troca de nucleotídeos (C>T), gerando, portanto, nesse caso, a codificação do aminoácido valina em vez da alanina, no códon 222.

O SNP C677T em MTHFR é um exemplo de polimorfismo genético que afeta a proteína produzida.[17] A enzima MTHFR está envolvida na conversão do 5,10-metilenotetrahidrofolato em 5-metiltetrahidrofolato, sendo essencial para o metabolismo do ácido fólico e da homocisteína. A presença do alelo T nesse gene resulta em uma diminuição da atividade da MTHFR, o que pode levar a uma acumulação de homocisteína, redução dos níveis de folato e metionina e aumento do risco de doença cardiovascular.[18] Indivíduos com o genótipo MTHFR 677T/T, que possuem os dois alelos variantes, parecem necessitar de uma ingestão maior de folato, em comparação àqueles com os genótipos C/T ou C/C, para alcançar concentrações plasmáticas semelhantes de homocisteína.[17,19] No entanto, até o momento, as evidências científicas são insuficientes para modificar a recomendação atual de folato apontada pelas recomendações dietéticas de referência (DRI, do inglês *Dietary Reference Intake*).[12]

A maioria das recomendações dietéticas é estratificada de acordo com o sexo e a idade, mas estes não são os únicos fatores que devem ser considerados no que diz respeito à ingestão de nutrientes.[20] É importante mencionar que, embora existam evidências consideráveis de que o genótipo influencia a resposta às

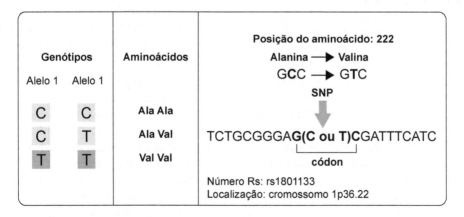

Figura 3.2 Polimorfismo de nucleotídeo único (SNP) em metilenotetrahidrofolato redutase (MTHFR). (Adaptada de Wan et al.[15] e Peace-Brewer.[16])

intervenções dietéticas de certos indivíduos ou subgrupos populacionais, os valores de referência dietéticos projetados para a população em geral não são otimizados para subgrupos genéticos específicos.[11]

A persistência da lactase é um exemplo clássico de como um polimorfismo genético pode ter uma vantagem adaptativa em certas condições ambientais e culturais. SNPs em genes reguladores da enzima lactase, comuns em populações que historicamente praticaram a domesticação de animais leiteiros e o consumo de leite, permitem a expressão contínua da lactase na idade adulta, conhecido como fenótipo persistente da lactase.[21]

Outro exemplo bem conhecido em nutrigenética é a relação entre a sensibilidade à cafeína e o gene do citocromo P450 1A2 (*CYP1A2*). Esse gene é responsável por aproximadamente 95% do metabolismo da cafeína e tem ampla variabilidade interindividual no que diz respeito à sua atividade.[22] O SNP rs762551 resulta na substituição de uma adenina (A) por citosina (C) na posição 163, diminuindo a atividade da metilxantina, o que resulta em hipersensibilidade à cafeína. Assim, indivíduos com os genótipos CA ou CC metabolizam a cafeína mais lentamente do que aqueles com o genótipo AA. A eliminação mais lenta da cafeína da corrente sanguínea, combinada a um consumo elevado, está associada ao aumento do risco de diversos problemas de saúde, incluindo infarto do miocárdio.[23]

As variações genéticas afetam nossa capacidade de perceber qualidades gustativas como doçura, amargor e umami, influenciando assim nossas preferências alimentares. Indivíduos com SNPs específicos podem apresentar maior sensibilidade a certos perfis de sabor, o que impacta seus comportamentos alimentares.[24] SNPs nos genes *TAS1R2* e *TAS1R3*, por exemplo, que codificam receptores de sabor doce, estão associados a uma maior preferência e ingestão de alimentos doces.[25] Polimorfismos em determinados genes podem aumentar a probabilidade de desenvolver intolerâncias, sensibilidades ou alergias. Variações nos genes do complexo de antígenos leucocitário humano (HLA, do inglês *Human Leucocyte Antigen*) podem ser utilizadas para classificar indivíduos em grupos de risco para a intolerância ao glúten.[24]

Polimorfismos genéticos têm impacto significativo no desenvolvimento de diversas doenças crônicas, como obesidade, dislipidemias e doenças cardiovasculares. As respostas individuais às modificações no estilo de vida variam, em parte, em decorrência desses fatores genéticos.[14] SNPs no gene associado à massa gorda e à obesidade (*FTO*) foram relatados como tendo a correlação mais forte com a obesidade. O gene *FTO* é altamente expresso na região do hipotálamo, que está envolvida na regulação do apetite. Foi postulado que algumas variantes genéticas do *FTO* podem influenciar o risco de ganho de peso ao aumentar a quantidade de alimentos consumidos ou afetar a regulação do apetite e da saciedade.[26] Em relação ao risco cardiovascular, há grande destaque para as variações genéticas presentes em apolipoproteínas, principalmente a apolipoproteína E (APOE), que desempenha importantes funções no metabolismo lipídico, como a captação de lipoproteínas contendo triacilglicerol e participação no transporte reverso do colesterol.[27]

Na Tabela 3.1, observam-se alguns SNPs e seus efeitos na nutrição e na saúde.

Em relação ao genótipo, cada indivíduo possui duas cópias de cada cromossomo, o que significa que, para cada variante do DNA, ele pode ter duas variantes de risco (chamadas "alelos"), duas variantes protetoras, ou uma de cada tipo (sendo relativos, neste caso, os termos risco e proteção).[7,9] Assim, por exemplo, o SNP em *FTO* rs9939609, localizado no cromossomo 16 (posição 53786615), tem os possíveis genótipos:

- Genótipo T/T: presença de timina em ambas as cópias do cromossomo
- Genótipo A/T: presença de adenina em uma cópia do cromossomo e de timina na outra; representando, no caso desse SNP, um alelo de risco (A) e outro protetor (T)
- Genótipo A/A: presença de adenina em ambas as cópias do cromossomo; nesse SNP, a presença do alelo A configura a variante de risco que está associada a maior predisposição à adiposidade corporal.[22]

Tabela 3.1 Exemplos de polimorfismos de nucleotídeo único (SNPs) e seus efeitos na nutrição e na saúde.

Gene	SNP	Envolvimento	Genótipo		
CYP1A2	rs762551	Metabolismo da cafeína	C/C Metabolizador lento	A/C Metabolizador lento	A/A Metabolizador rápido
ADH1B	rs1229984 rs2066702	Metabolismo do álcool	G/G –	A/G Aumento do metabolismo do etanol	A/A Aumento do metabolismo do etanol
PNPLA3	rs738409	Doença hepática gordurosa não alcoólica	C/C –	G/C Aumento do acúmulo de gordura	G/G Aumento do acúmulo de gordura
FTO	rs9939609	Apetite e obesidade	T/T –	A/T Aumento da adiposidade	A/A Aumento da adiposidade
APOE	rs7412 rs429358	Doença cardiovascular e doença de Alzheimer	T/T Menor risco para doença de Alzheimer	C/T –	C/C Aumento do risco para doença de Alzheimer
MTHFR	rs1801133	Metabolismo do folato	C/C –	T/C Diminuição da atividade enzimática	T/T Diminuição da atividade enzimática
GC	rs7041 rs4588	Transporte de vitamina D	T/T C/C –	T/G C/A –	GG Menores níveis séricos de 25(OH)D AA Menores níveis séricos de 25(OH)D
FADS1	rs174537	Biossíntese de ácidos graxos de cadeia longa	G/G Mais eficiente	T/G Eficiência variada	T/T Ineficiente

ADH1B: desidrogenase alcoólica 1B; *APOE*: apolipoproteína E; *CYP1A2*: Citocromo P450 1A2; *FADS*: dessaturase de ácidos graxos; *FTO*: gene associado à massa gorda e à obesidade; *GC*: GC-globulina; *MTHFR*: metilenotetrahidrofolato redutase; *PNPLA3*: domínio de fosfolipase semelhante à patatina contendo 3. (Adaptada de Mullins et al.[22])

Estudos de associação em nutrigenética, *score* poligênico e risco de doenças crônicas

Diferentemente das doenças raras, causadas por alterações em um único par de nucleotídeos, frequentemente denominadas "mutações" (termo agora evitado e substituído por "variante"), doenças crônicas como obesidade, diabetes e doenças cardiovasculares geralmente têm um caráter poligênico. Isso significa que milhares de variantes no DNA contribuem para o risco genético dessas condições.[10,28]

Assim, quando se afirma que doenças comuns são poligênicas, isso significa que todos nós temos algumas variantes de risco em nosso DNA para várias doenças. No entanto, aqueles que possuem uma quantidade maior de variantes de risco para uma doença específica têm um risco mais elevado de desenvolver essa doença.[9]

Os casos de obesidade monogênica e poligênica são exemplos que destacam a diferença do componente genético no risco da doença.

Mutações ou variações em um único gene, como no caso do gene da leptina (*LEP*), do receptor de leptina (*LEPR*) ou do receptor de melanocortina (*MC4R*), desencadeiam uma forma mais severa e rara da doença, caracterizada como obesidade monogênica, desenvolvida normalmente na infância. Por outro lado, na obesidade comum, caracterizada como poligênica, centenas de variantes em muitos genes contribuem para o risco da doença, e cada variação apresenta um pequeno impacto, e, nesse caso, o ambiente, como os fatores de estilo de vida, tem uma ampla influência.[10]

Na Figura 3.3, observam-se genes importantes nos quais variações genéticas podem estar associadas ao maior risco do desenvolvimento de obesidade.

Até o momento, foram identificados cerca de 23.715 SNPs nas regiões potenciadoras de linhagens celulares relacionadas à obesidade, e vários genes, como *LEP*, *LEPR* (receptor da leptina), *NPY* (neuropeptídeo Y), *ADIPOQ* (adiponectina), *FTO* (gene associado à massa gorda e à obesidade), *MC4R*, *PCSK1* (proproteína convertase subtilisina/quexina tipo 1) e *POMC* (proopiomelanocortina), estão implicados e têm um papel direto na obesidade. Dentre esses genes, o *FTO* é considerado o primeiro e mais importante relacionado com a obesidade em várias populações de diferentes países.[29,30]

Os estudos de associação ampla do genoma (GWAS, do inglês *genome-wide association studies*) são uma das ferramentas mais comuns

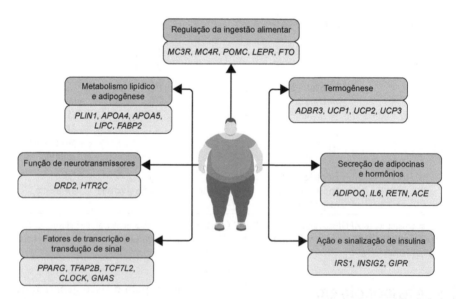

Figura 3.3 Genes que apresentam polimorfismos de nucleotídeo único (SNPs) associados ao risco de obesidade. *MC3R*: Receptor de melanocortina 3; *MC4R*: receptor de melanocortina 4; *POMC*: pró-opiomelanocortina; *LEPR*: receptor de leptina; *FTO*: gene associado à massa gorda e à obesidade; *ADRB3*: receptores beta-adrenérgicos 3; *UCP1*: proteína desacopladora 1; *UCP2*: proteína desacopladora 2; *UCP3*: proteína desacopladora 3; *ADIPOQ*: adiponectina; *IL6*: interleucina 6; *RETN*: resistina; ACE: enzima conversora de angiotensina; *IRS1*: substrato do receptor de insulina 1; *INSIG2*: gene 2 induzido por insulina; *GIPR*: receptor de polipeptídeo inibitório gástrico; *PLIN1*: perilipina 1; *APOA4*: apolipoproteína A-IV; *APOA5*: apolipoproteína A-V; *LIPC*: lipase hepática; *FABP2*: proteína de ligação a ácidos graxos intestinais 2; *DRD2*: receptor de dopamina D2; *HTR2C*: receptor de serotonina 2C; *PPARG*: receptor ativado por proliferador de peroxissoma gama; *TFAP2B*: fator de transcrição AP-2β; *TCF7L2*: fator de transcrição 7 do tipo 2; *CLOCK*: regulador circadiano; *GNAS*: proteína de ligação ao nucleotídeo guanina, alfa-estimulante. (Adaptada de Duarte et al.[5])

para a identificação de variantes genéticas que estão associadas a uma doença ou característica. Nesses estudos, um grande número de participantes é genotipado, escaneando milhões de marcadores, geralmente SNPs, por todo o genoma. As relações entre esses marcadores e a característica de interesse são examinadas, permitindo a identificação de novas variantes genéticas e *loci* genômicos.[25]

Diversos SNPs no gene *FTO* e outros genes, por exemplo, têm sido identificados e associados a variações no índice de massa corporal (IMC) e risco de obesidade, no controle do consumo alimentar, bem como em preferências alimentares e resposta à perda de peso[31-33] (ver Figura 3.2). No caso da variante em *FTO* rs9939609, que é uma das mais estudadas, cada cópia adicional do alelo de risco está associada ao aumento do IMC de ~0,4 kg/m^2.[26,34] No contexto da cirurgia bariátrica, Perez-Luque et al.[35] observaram que, 6 anos após a cirurgia, o peso pós-operatório foi maior nos portadores dos genótipos de risco para *FTO* rs9939609 e rs1421085. Insulina e HOMA-IR também foram maiores em pacientes com três polimorfismos em *FTO* (rs9939609, rs9930506, e rs1421085).[35]

Embora as mutações do gene *MC4R* sejam uma das formas mais comuns de obesidade monogênica, SNPs nesses receptores também têm sido associados ao aumento do risco de obesidade. Os *MC4Rs* são expressos em várias regiões do cérebro, incluindo o hipotálamo, o prosencéfalo e o rombencéfalo, e estão envolvidos na regulação do equilíbrio energético central. A ativação dos *MC4Rs*, como parte do sistema da melanocortina, aumenta o gasto energético, a sensibilidade à insulina e desempenha papel na regulação da ingestão alimentar.[36] Alguns ensaios clínicos que estudaram variações em *MC4R* mostraram maiores apetite e desejo por comida (alelo A em *MC4R* rs7227255),[37] além de maior acumulação de tecido adiposo visceral (GG em *MC4R* rs1350341).[36]

Os estudos de GWAS identificaram diversos SNPs associados à variabilidade das concentrações de colesterol no sangue em jejum. Individualmente, esses SNPs podem ter efeitos pequenos e pouco significativos, por outro lado, o desenvolvimento de *scores* de risco genético (SRG) ou *scores* de risco poligênico (SRP), que agregam informações de vários SNPs, oferece uma abordagem valiosa para explicar uma maior porcentagem da variabilidade nos perfis de colesterol no sangue em comparação à análise de SNPs individuais.[38]

As pontuações do SRP têm como objetivo quantificar a predisposição genética a doenças e características comuns, representando o conjunto de fatores genéticos que contribuem para o seu desenvolvimento. Normalmente, os SRP são calculados como uma soma ponderada dos alelos de risco dos SNPs.[39] Mais detalhes sobre esses *scores* podem ser encontrados nos estudos de Corella et al.,[7] Wray et al.,[9] Janssens[39] e D'Urso e Hwang.[40]

No estudo de Guevara-Cruz et al.,[41] os pesquisadores desenvolveram um *score* de predisposição genética para identificar indivíduos que responderiam a uma intervenção dietética, ou seja, que aumentariam o HDL-C ao consumir uma dieta baixa em gordura saturada e restrita em calorias. Para o desenvolvimento do SRG, foram utilizados 6 SNPs presentes em genes associados a alterações no metabolismo do colesterol HDL ou à sua resposta à dieta. Nos indivíduos com baixo SRG, observou-se um aumento significativo de 3 mg/dℓ na concentração de HDL-C, ao passo que aqueles com alto SRG apresentaram uma diminuição significativa de 3 mg/dℓ no HDL-C. Portanto, os autores referem que o desenvolvimento do SRG é uma ferramenta que pode facilitar a previsão de respondedores e não respondedores a intervenções dietéticas específicas.[41]

Marcotte et al.[42] desenvolveram um SRG utilizando um total de 31 SNPs associados ao metabolismo de triglicerídeos. Apresentar um número crescente de alelos de risco, desses 31 SNPs, conferiu um risco maior de não responder à suplementação de ácidos graxos ômega-3. Assim, o perfil genético parece ser um determinante importante da resposta plasmática de triglicerídeos frente à suplementação com ácidos graxos ômega-3 e pode ser utilizado para identificar indivíduos com maior probabilidade de obter benefício clínico.[42]

Embora os fatores ambientais desempenhem um papel importante na eficácia da perda de peso, a genética também pode influenciar seu sucesso. No estudo de Dashti et al.,[43] adultos com sobrepeso e obesidade participantes de um programa de perda de peso que estavam entre os 10% de maior risco genético perderam, em média, 60 g a menos (por semana) em comparação àqueles entre os 10% de menor risco genético.[43]

A relação entre um determinado SNP e um traço ou doença observado(a) em uma população específica nem sempre se aplica a outras populações com ancestralidade diferente. Isso ocorre porque o desequilíbrio de ligação (do inglês *linkage disequilibrium*) pode variar entre grupos populacionais devido a eventos de recombinação ao longo da evolução.[22]

O desequilíbrio de ligação ocorre quando variantes próximas são transmitidas juntas por meio de linhagens humanas; por exemplo, o SNP rs1558902 apresenta forte desequilíbrio de ligação com outras variantes no gene *FTO*, como o rs9939609. Isso significa que a presença de um alelo em um lócus pode prever a presença de um alelo específico em outro lócus.[44] Portanto, é importante considerar a ancestralidade ao investigar associações genéticas, pois elas podem não ser generalizáveis entre populações distintas.

No contexto da nutrigenética, a poligenicidade, a pleiotropia e a epistasia complicam a tradução da pesquisa genética em recomendações dietéticas:[22]

- Poligênica: característica fenotípica resultante de pequenas contribuições de muitos genes (p. ex., obesidade)
- Pleiotropia: única mutação genética resulta em intensas diferenças interindividuais na gravidade da doença (p. ex., anemia falciforme)
- Epistasia: o efeito de uma variante depende da presença de outras variantes genéticas.

Características fenotípicas, como obesidade, níveis de colesterol ou triglicerídeos plasmáticos, são influenciadas por múltiplos genes, cada um com seu próprio efeito relativamente pequeno. Consequentemente, é difícil prever o impacto exato das combinações dessas variantes ou como uma única variante pode alterar as complexas interações entre genes, dieta e outras associações.[22]

Com o aumento da disponibilidade de dados públicos provenientes de GWAS, a abordagem de randomização mendeliana (RM) tem sido cada vez mais explorada para investigar relações causais entre múltiplos fatores de exposição e desfechos em saúde.[45] A RM é uma técnica epidemiológica que utiliza variáveis genéticas como variáveis instrumentais para substituir exposições na avaliação de desfechos. Esse método é menos suscetível a vieses de confusão ou causalidade reversa em comparação aos estudos observacionais convencionais.[46,47]

Polimorfismos e respostas da interação com a dieta

SNPs associados à obesidade

Os estudos em nutrigenética vêm demonstrando que os efeitos de variantes genéticas, como os SNPs, podem ser atenuados por modificações na dieta.[48] Nas interações entre dieta e o gene *FTO*, por exemplo, diversos fatores dietéticos estão possivelmente associados à modulação de SNPs nesse gene. A ingestão de proteínas tem sido um dos fatores explorados nos estudos envolvendo essas interações.

A proteína dietética (fontes de aminoácidos) parece modificar o efeito da variante genética em *FTO* (rs9939609) por meio da regulação da expressão desse gene.[49] De acordo com um ensaio clínico randomizado, indivíduos que apresentam o alelo de risco A para o SNP rs9939609 em *FTO* parecem se beneficiar de uma dieta hipocalórica rica em proteína (25%), em comparação à dieta média em proteína (15%), com resultados favoráveis na redução do apetite e do desejo por comida, redução do peso e da distribuição de gordura.[49] Em contraste, os indivíduos com os genótipos

TT ou TA não mostraram diferença na perda de massa gorda com uma dieta menor em proteínas em comparação a uma dieta rica em proteínas.[50]

Os portadores do alelo de risco (A) SNP rs1558902 em *FTO* apresentaram maior redução no peso, na composição corporal e na distribuição de gordura em resposta a uma dieta rica em proteínas (25%), ao passo que um efeito oposto foi observado em resposta a uma dieta com 15% em proteínas.[44]

Os indivíduos que possuem alelos de risco no gene *FTO* e que também consomem uma proporção elevada de energia na forma de gordura apresentaram aumento exacerbado no risco de obesidade em comparação àqueles sem os alelos de risco.[51] No estudo de Daily e Park,[52] uma dieta baseada em vegetais foi o fator mais significativo para a melhora do risco de obesidade em participantes com alto risco genético. Outrossim, uma dieta rica em proteínas pareceu minimizar o efeito para uma maior massa gorda entre os indivíduos com um alto risco genético.[52]

Zheng et al.[53] verificaram que indivíduos com o genótipo de risco em *FTO* (rs1121980) apresentaram maior redução nos parâmetros antropométricos, colesterol total e LDL-C, em comparação aos indivíduos sem risco após intervenção dietética baseada nos perfis antropométricos, nutricionais, sanguíneos e genéticos (relacionados com nutrição) do indivíduo.[53]

Uma meta-análise recente relatou que indivíduos portadores do alelo predisponente à obesidade (genótipo AA ou AT) no rs9939609 apresentaram maior perda de peso devido a intervenções dietéticas e de estilo de vida, em comparação àqueles com o genótipo TT.[54] Em um outro estudo, participantes adolescentes do grupo intervenção com genótipo AA/AG para o rs rs9930506 em *FTO*, e não aqueles portadores do genótipo GG, tiveram uma redução significativamente maior no IMC (−1,21 vs. 1,87 kg/m^2) em comparação ao grupo controle.[55]

Apesar de ser um gene bastante estudado, a associação entre o gene *FTO* e os fatores dietéticos ainda não é clara, havendo necessidade de investigar as interações entre os fatores de risco ambientais e genéticos, bem como seus papéis no desenvolvimento e no tratamento da obesidade.[26]

A atividade de fatores de transcrição, como o receptor ativado por proliferador de peroxissoma gama (PPARG, do inglês *peroxisome proliferator-activated receptor gamma*), pode ser afetada pela presença de SNPs. Os PPARGs são fatores de transcrição pertencentes à família dos receptores nucleares e podem controlar a expressão de genes envolvidos na diferenciação de adipócitos e na homeostase glicídica e lipídica, sendo considerados um dos genes mais relacionados com o desenvolvimento da obesidade.[56]

O gene *PPARG2* tem sido associado a um maior IMC e pode ser responsável pela variabilidade na perda de peso e nas interações com nutrientes. Um exemplo dessa interação pode ser verificado no estudo de Rodrigues et al.,[57] no qual uma intervenção dietética com azeite extravirgem promoveu mudanças na composição corporal de indivíduos com obesidade grave portadores do alelo Ala do polimorfismo PPARG Pro12Ala (rs1801282). Após 12 semanas, esses indivíduos apresentaram redução no percentual de gordura corporal e aumento da massa magra, mesmo sem perda de peso.[57]

Os receptores PPARG são os principais reguladores da adiponectina, que é expressa por adipócitos e regula a sensibilidade à insulina e o metabolismo de gorduras. Após uma dieta mediterrânea hipocalórica com alto teor de gordura poli-insaturada, indivíduos com obesidade e genótipo AA da variante *ADIPOQ* rs3774261 apresentaram aumento significativo nos níveis séricos de adiponectina, na relação adiponectina/leptina, e uma diminuição do LDL-C, triglicerídeos e proteína C reativa (PCR).[58]

SNPs relacionados com o metabolismo lipídico

Intervenções dietéticas destinadas a reduzir as concentrações de colesterol circulante, como aquelas que limitam a ingestão de gordura trans de alimentos processados ou que substituem ácidos graxos saturados por ácidos graxos insaturados, por exemplo, são recomendações bem estabelecidas para reduzir o risco de doença cardiovascular, independentemente da genética do indivíduo. No entanto, em genes relacionados com o controle do colesterol sanguíneo, indivíduos com certos genótipos podem responder muito melhor do que outros a uma intervenção dietética, possivelmente levando a um melhor resultado na saúde cardiovascular.[38]

O estudo de Ordovas et al.[59] foi um dos primeiros a indicar que mudanças na dieta podem compensar os efeitos genéticos que influenciam as concentrações de colesterol no sangue. Foi demonstrado que os efeitos do SNP na apoliproteína A-I (*APOA1*), o rs670 (−75G>A), poderiam ser modulados pela ingestão de ácidos graxos poli-insaturados (AGPI) (o sinal de menos indica que o SNP ocorre na região promotora do gene).

APOA-I é o principal componente proteico da HDL e desempenha um papel cardiovascular protetor. Os portadores do alelo A para esse SNP exibiram concentrações mais altas de HDL-C quando consumiram uma dieta rica em ácidos graxos poli-insaturados (PUFA).[48,59] Em um estudo randomizado, Luis et al.[60] verificaram que indivíduos com obesidade portadores do alelo A no SNP rs670 obtiveram melhora dos níveis de colesterol HDL após dieta hipocalórica com baixo teor de gordura em comparação à dieta hipocalórica com alto teor de gordura.[60]

Outro exemplo que reforça que o conhecimento do contexto genético de um indivíduo pode melhorar os resultados de uma intervenção dietética é o caso de SNP na apolipoproteína A-E. Griffin et al.[61] verificaram que os portadores de APOE rs429358 e rs7412 ε4 respondem melhor a uma dieta baixa em gordura (*low fat*) ou de baixo índice glicêmico, a fim de obter maiores reduções no colesterol total e na Apo B. Os portadores do genótipo ε2 se beneficiaram de uma dieta de baixo índice glicêmico para reduzir o colesterol total.[61] Estudos explorando a combinação de diferentes SNPs poderá melhor prever as respostas lipídicas individuais frente a uma intervenção dietética.[38]

SNPs relacionados com diabetes

O gene *TCF7L2* (fator de transcrição – 7 do tipo 2) produz uma proteína que participa da produção e do processamento da insulina; dessa forma, SNPs presentes nesse gene têm sido particularmente associados ao diabetes *mellitus* tipo 2 (DM2), conferindo maior risco genético para o desenvolvimento da doença.[62-64] A interação entre SNPs em *TCF7L2* e a dieta pode afetar o risco de DM2, porém a avaliação do efeito dessa interação é complicada, pois diferentes SNPs podem levar a resultados diferentes, mesmo quando os indivíduos têm dietas semelhantes. Talvez essa interação regule o metabolismo molecular, resultando assim na modulação do risco de DM2.[64]

Corella e Ordovás[65] descreveram que a dieta mediterrânea (MedDiet) poderia modular os efeitos do polimorfismo *TCF7L2* rs7903146 C>T na incidência de acidente vascular encefálico (AVE), por meio de um estudo controlado randomizado. A intervenção com a MedDiet, segundo os autores, parece neutralizar o risco genético de AVE em indivíduos homozigotos para o alelo variante (T). Também foi mencionado que as interações entre a dieta e o SNP *TCF7L2* rs7903146, em relação aos fatores de risco cardiovascular, consideram o efeito sinérgico dos alimentos representado pelo padrão MedDiet.[65]

No estudo desenvolvido por Sotos-Prieto et al.,[66] porto-riquenhos com os genótipos de risco em *TCF7L2* (rs7903146 e rs12255372) apresentaram melhores perfis antropométricos (embora ainda elevados) ao aderir a MedDiet, sugerindo que essa dieta pode compensar a predisposição genética desfavorável em *TCF7L2*. A análise dos haplótipos, com base em dois alelos de risco combinados, ampliou as associações para aqueles com maior risco genético, que apresentaram menor IMC, peso e circunferência da cintura apenas quando aderiram à MedDiet.[66]

SNPs relacionados com o metabolismo do folato

Determinados SNPs podem influenciar a atividade enzimática e, consequentemente, afetar diversos processos metabólicos no organismo. O status subótimo (abaixo do ideal) das vitaminas do complexo B, como folato, riboflavina, piridoxal 5'-fosfato (PLP) e cobalamina, que atuam como cofatores nutricionais para as principais enzimas na via do carbono único, demonstrou anteriormente resultar em níveis elevados de homocisteína em adultos. Esse efeito é particularmente observado em indivíduos com SNP em *MTHFR* 677TT.[67]

Ribeiro et al.[17] observaram redução nos níveis de homocisteína para o genótipo TT em resposta a uma intervenção com 191 mg/dia de folato fornecido por vegetais com o objetivo de alcançar as recomendações dietéticas diárias de folato (400 μg/dia). A alta oxidação de homocisteína e o acúmulo de gordura corporal podem levar à inflamação mediada por citocinas e ao aumento do estresse oxidativo, assim os dados indicam a importância da ingestão de folato por indivíduos portadores desse polimorfismo para melhorar os níveis de marcadores do estresse oxidativo. Posteriormente, esses autores também observaram que a intervenção proporcionou melhora em marcadores inflamatórios, como TNF-α, IL-6 e IL-1β.[68]

Rooney et al.[67] observaram que as concentrações plasmáticas dos metabólitos de um carbono, S-adenosilmetionina (SAM) e cistationina, aumentam significativamente em resposta à suplementação de riboflavina em indivíduos adultos com genótipo TT para o SNP *MTHFR* C677T. Após a intervenção, as concentrações de SAM aumentaram para níveis semelhantes aos observados em adultos com genótipo CC no início do estudo.[67]

A Tabela 3.2 sumariza alguns exemplos de SNPs discutidos neste capítulo e respostas às intervenções nutricionais.

Tabela 3.2 Polimorfismos de nucleotídeo único (SNPs) e respostas às intervenções nutricionais.

Gene	SNP	Alelo	Dieta	Resposta
FTO	rs9939609	A	Alta em proteína	Maior redução no desejo por comida e no apetite[49]
FTO	rs1558902	A	Alta em proteína	Maior perda de peso[44]
APOA1	rs670	A	Baixa em gordura	Aumento do HDL-C[59]
APOA5	rs964184	CG e GG	Baixa em gordura	Redução do colesterol total e LDL-C[14]
APOE	rs429358 e rs7412	E4	Baixa em gordura ou baixo índice glicêmico	Reduções no colesterol total e APOB[61]
PPARG	rs1801282	Ala	Rica em azeite extravirgem	Maior redução no percentual de gordura e massa livre de gordura[57]
ADIPOQ	rs3774261	AA	Alta em AGPI MedDiet	Aumento de adiponectina, redução de LDL-C, TRIG e PCR[58]
TCF7L2	rs7903146	T	Alta aderência à MedDiet	Normalização de glicose, colesterol e triglicerídeos[65]
TCF7L2	rs7903146 rs12255372	T	Alta aderência à MedDiet	Menor IMC e CC[66]
MTHFR	rs1801133	T	Consumo de 191 μg/dia de folato a partir de vegetais	Reduções de homocisteína, TNF-α, IL-6 e IL-1β[17,68]
MTHFR	rs1801133	T	Suplementação de riboflavina (1,6 mg/dia)	Redução de homocisteína, aumento de SAM e cistationina[67]

ADIPOQ: adiponectina; *AGPI*: ácidos graxos poli-insaturados; *APOA1*: apolipoproteína A1; *APOA5*: apolipoproteína A5; *APOE*: apolipoproteína E; CC: circunferência da cintura; *FTO*: gene associado à massa gorda e à obesidade; HDL-C: colesterol de lipoproteína de alta densidade; IL6: interleucina-6; IMC: índice de massa corporal; LDL-C: colesterol de lipoproteína de baixa densidade; MedDiet: dieta do Mediterrâneo; *MTHFR*: metilenotetrahidrofolato redutase; PCR: proteína C-reativa; *PPARG*: receptor gama ativado por proliferadores de peroxissomas; *TCF7L2*: fator de transcrição 7 tipo 2; TNF-α: fator de necrose tumoral α; TRIG: triglicerídeos. (Adaptada de Ramos-Lopez et al.[13] e Pérez-Beltrán et al.[14])

Considerações finais

Cada vez mais, pesquisas estão sendo desenvolvidas na área da nutrigenética, aumentando a compreensão de como as variações genéticas influenciam a resposta dos indivíduos às intervenções nutricionais e como modificam o requerimento de nutrientes. Com isso, torna-se evidente que a nutrigenética pode contribuir significativamente para o tratamento e o acompanhamento nutricional, proporcionando resultados mais personalizados e eficientes.

No entanto, a aplicação da nutrigenética na prática clínica apresenta diversos desafios. Muitos profissionais ainda não se sentem qualificados para integrar as informações de estudos de nutrigenética em sua prática. Outros obstáculos são a baixa reprodutibilidade entre os estudos e a falta de evidências de ensaios clínicos randomizados bem desenhados e de acompanhamento prolongado dos indivíduos. Seria necessário individualizar as recomendações de ingestão dietética de referência de acordo com o genótipo; no entanto, atualmente, não há informações substanciais que apoiem essa aplicação em termos populacionais.

Pesquisas futuras, incluindo ensaios de intervenção, devem explorar padrões combinatórios de variabilidade genética para maior compreensão do impacto das interações gene-dieta. O desafio é identificar quais indivíduos e populações provavelmente responderão a intervenções dietéticas específicas. Uma melhor compreensão da resposta de um indivíduo a nutrientes específicos ajudará os profissionais de saúde a fornecerem recomendações nutricionais mais precisas e eficazes.

Referências bibliográficas

1. Singh V. Current challenges and future implications of exploiting the 'OMICS' data into nutrigenetics and nutrigenomics for personalized diagnosis and nutrition-based care. Nutr. 2023;110:112002.
2. Lagoumintzis G, Patrinos GP. Triangulating nutrigenomics, metabolomics and microbiomics toward personalized nutrition and healthy living. Hum Genomics. 2023;17(1):109.
3. Meiliana A, Wijaya A. Nutrigenetics, Nutrigenomics and Precision Nutrition. InaBJ. 2020;12(3):189-200.
4. Bokayeva K, Jamka M, Walkowiak D et al. Vitamin Status in Patients with Phenylketonuria: A Systematic Review and Meta-Analysis. Int J Mol Sci. 2024;25(10):506.
5. Duarte MKRN, Leite-Lais L, Agnez-Lima LF et al. Obesity and Nutrigenetics Testing: New Insights. Nutr. 2024;16(5): 607.
6. 1000 Genomes Project Consortium. A global reference for human genetic variation. Nat. 2016;526(7571): 68-74.
7. Corella D, Ordovas JM. Basic Concepts in Molecular Biology Related to Genetics and Epigenetics [Conceptos básicos en biología molecular relacionados con la genética y la epigenética]. 2017;70(9):744-53.
8. Cominetti C, Horst MA, Rogero MM. Brazilian Society for Food and Nutrition position statement: nutrigenetic tests. Nutrire. 2017;42(1):10.
9. Wray NR, Lin T, Austin J et al. From Basic Science to Clinical Application of Polygenic Risk Scores. JAMA Psychiatry. 2021;78(1):101-9.
10. Ulusoy-Gezer HG, Rakıcıoğlu N. The Future of Obesity Management through Precision Nutrition: Putting the Individual at the Center. Curr Nutr Rep. 2024.
11. Bordoni L, Gabbianelli R. Primers on nutrigenetics and nutri(epi)genomics: Origins and development of precision nutrition. Biochimie. 2019;160:156-71.
12. Camp KM, Trujillo E. Position of the academy of nutrition and dietetics: Nutritional genomics. J Acad Nutr Diet. 2014;114(2):299-312.
13. Ramos-Lopez O, Milagro FI, Allayee H et al. Guide for Current Nutrigenetic, Nutrigenomic, and Nutriepigenetic Approaches for Precision Nutrition Involving the Prevention and Management of Chronic Diseases Associated with Obesity. J Nutrigenet Nutrigenomics. 2017;10:43-62.
14. Pérez-Beltrán YE, Rivera-Iñiguez I, Gonzalez-Becerra K et al. Personalized Dietary Recommendations Based on Lipid-Related Genetic Variants: A Systematic Review. Front Nutr. 2022;9.
15. Wan L, Li Y, Zhang Z et al. Methylenetetrahydrofolate reductase and psychiatric diseases. Transl Psychiatry. 2018;8.
16. Peace-Brewer, A L. Methylation Panel. Genova Diagnostics; 2024.
17. Ribeiro MR, Lima RPA, Lisboa JV de C et al. Influence of the C677T Polymorphism of the MTHFR Gene on Oxidative Stress in Women With Overweight or Obesity: Response to a Dietary Folate Intervention. J Am Coll Nutr. 2018.
18. Raghubeer S, Matsha TE. Methylenetetrahydrofolate (Mthfr), the one-carbon cycle, and cardiovascular risks. Nutrients. 2021;13(12).
19. Kohlmeier M. How Nutrients Are Affected by Genetics. In: Nutrigenetics Elsevier; 2013; pp. 103-221.
20. Ferguson LR, De Caterina R, Görman U et al. Guide and Position of the International Society of Nutrigenetics/Nutrigenomics on Personalised Nutrition: Part 1 - Fields of Precision Nutrition. J Nutrigenetics and Nutrigenomics 2016;9(1):12-27.
21. Porzi M, Burton-Pimentel KJ, Walther B et al. Development of Personalized Nutrition: Applications in

Lactose Intolerance Diagnosis and Management. Nutrients. 2021;13(5).
22. Mullins VA, Bresette W, Johnstone L et al. Genomics in personalized nutrition: Can you "eat for your genes"? Nutrients. 2020;12(10):1-23.
23. Vanderhout SM, Panah MR, Garcia-Bailo B et al. Nutrition, genetic variation and male fertility. Transl Androl Urol. 2021;10(3):1410-31.
24. Medori MC, Dhuli K, Bonetti G et al. Nutrigenomics: SNPs correlated to Food Preferences and Susceptibilities. La Clinica terapeutica 2023;174(6):214-26.
25. Robino A, Concas MP, Catamo E et al. A Brief Review of Genetic Approaches to the Study of Food Preferences: Current Knowledge and Future Directions. Nutrients. 2019;11(8):1735.
26. Czajkowski P, Adamska-Patruno E, Bauer W et al. The impact of FTO genetic variants on obesity and its metabolic consequences is dependent on daily macronutrient intake. Nutrients. 2020; 12(11):1-25.
27. Norwitz NG, Saif N, Ariza IE et al. Precision nutrition for alzheimer's prevention in apoe4 carriers. Nutrients. 2021;13(4).
28. Torkamani A, Wineinger NE, Topol EJ. The personal and clinical utility of polygenic risk scores. Nat Rev Genet. 2018;19(9):581-90.
29. Yin D, Li Y, Liao X et al. FTO: a critical role in obesity and obesity-related diseases. Br J Nutr. 2023;130(10):1657-64.
30. Bineid MM, Ventura EF, Samidoust A et al. A Systematic Review of the Effect of Gene–Lifestyle Interactions on Metabolic-Disease-Related Traits in South Asian Populations. 2024;00:1-22.
31. Mera-Charria A, Nieto-Lopez F, Francès MP et al. Genetic variant panel allows predicting both obesity risk, and efficacy of procedures and diet in weight loss. Front Nutr. 2023;10:1274662.
32. Park H-G, Choi J-H. Genetic variant rs9939609 in FTO is associated with body composition and obesity risk in Korean females. BMJ Open Diabetes Research and Care. 2023;11(6):e003649.
33. Kim OY, Park J, Lee J et al. Minor alleles in the FTO SNPs contributed to the increased risk of obesity among Korean adults: meta-analysis from nationwide big data-based studies. Nutr Res Pract. 2023;17(1):62-72.
34. Zhou Y, Hambly BD, McLachlan CS. FTO associations with obesity and telomere length. J Biomed Sci. 2017;24(1):65.
35. Perez-Luque E, Daza-Hernandez ES, Figueroa-Vega N et al. Interaction Effects of FTO and MC4R Polymorphisms on Total Body Weight Loss, Post-Surgery Weight, and Post-Body Mass Index after Bariatric Surgery. Genes. 2024;15(4):391.
36. Adamska-Patruno E, Goscik J, Czajkowski P et al. The MC4R genetic variants are associated with lower visceral fat accumulation and higher postprandial relative increase in carbohydrate utilization in humans. Eur J Nutr. 2019;58(7):2929-41.
37. Huang T, Zheng Y, Hruby A et al. Dietary Protein Modifies the Effect of the MC4R Genotype on 2-Year Changes in Appetite and Food Craving: The POUNDS Lost Trial. Journal Nutr. 2017;147(3):439-44.
38. Abdullah MMH, Vazquez-Vidal I, Baer DJ et al. Common Genetic Variations Involved in the Inter-Individual Variability of Circulating Cholesterol Concentrations in Response to Diets: A Narrative Review of Recent Evidence. Nutrients. 2021;13(2):695.
39. Janssens AC. Validity of polygenic risk scores: are we measuring what we think we are? Hum Mol Genet. 2019.
40. D'Urso S, Hwang L-D. New Insights into Polygenic Score–Lifestyle Interactions for Cardiometabolic Risk Factors from Genome-Wide Interaction Analyses. Nutrients. 2023;15(22):4815.
41. Guevara-Cruz M, Medina-Vera I, Flores-López A et al. Development of a Genetic Score to Predict an Increase in HDL Cholesterol Concentration After a Dietary Intervention in Adults with Metabolic Syndrome. J Nutr. 2019;149(7):1116-21.
42. Marcotte BV, Guénard F, Lemieux S et al. Fine mapping of genome-wide association study signals to identify genetic markers of the plasma triglyceride response to an omega-3 fatty acid supplementation. Am J Clin Nutr. 2019;109(1):176-85.
43. Dashti HS, Scheer FAJL, Saxena R et al. Impact of polygenic score for BMI on weight loss effectiveness and genome-wide association analysis. Int J Obes. 2024;48(5):694-701.
44. Zhang X, Qi Q, Zhang C et al. FTO genotype and 2-year change in body composition and fat distribution in response to weight-loss diets: the POUNDS LOST Trial. Diabetes. 2012;61(11):3005-11.
45. Xia M, Zhong Y, Peng Y et al. Breakfast skipping and traits of cardiometabolic health: A mendelian randomization study. Clin Nutr ESPEN. 2024;59:328-33.
46. Qiu S, Liu Z, Wang C et al. The potential protective effect of 3-Hydroxybutyrate against aortic dissection: a mendelian randomization analysis. Nutr Metabol. 2024;21(1):75.
47. Davies NM, Holmes MV, Smith GD. Reading Mendelian randomisation studies: a guide, glossary, and checklist for clinicians. BMJ 2018.362:k601.
48. Vazquez-Vidal I, Desmarchelier C, Jones PJH. Nutrigenetics of Blood Cholesterol Concentrations: Towards Personalized Nutrition. Curr Cardiol Rep. 2019;21(5).
49. Huang T, Qi Q, Li Y et al. FTO genotype, dietary protein, and change in appetite: the Preventing Overweight Using Novel Dietary Strategies trial. Am J Clin Nutr. 2014;99(5):1126-30.
50. Pray L, Forum F, Board N et al. Nutrigenomics and the Future of Nutrition. (Pray L. ed). National Academies Press: Washington, D.C.; 2018..
51. San-Cristobal R, Navas-Carretero S, Martínez-González MÁ et al. Contribution of macronutrients to obesity: implications for precision nutrition. Nat Rev Endocrinol. 2020;16(6):305-20.
52. Daily JW, Park S. Association of Plant-Based and High-Protein Diets with a Lower Obesity Risk Defined by Fat Mass in Middle-Aged and Elderly Persons with a High Genetic Risk of Obesity. Nutrients. 2023;15(4):1063.
53. Zheng J, Wang F, Guo H et al. Gut microbiota modulates differential lipid metabolism outcomes associated with FTO gene polymorphisms in response to personalized nutrition intervention. Front Nutr. 2022;9:985723.

54. Xiang L, Wu H, Pan A et al. FTO genotype and weight loss in diet and lifestyle interventions: a systematic review and meta-analysis. American J Clin Nutr. 2016;103(4):1162-70.
55. Roumi Z, Salimi Z, Mahmoudi Z et al. Efficacy of a Comprehensive Weight Reduction Intervention in Male Adolescents With Different FTO Genotypes. Endocrinol Diabetes Metab. 2024;7(3):e00483.
56. Cortes de Oliveira C, Nicoletti CF, Pinhel MA de S et al. Influence of expression of UCP3, PLIN1 and PPARG2 on the oxidation of substrates after hypocaloric dietary intervention. Clin Nutr. 2018;37(4):1383-8.
57. Rodrigues APS, Rosa LPS, Silveira EA. PPARG2 Pro-12Ala polymorphism influences body composition changes in severely obese patients consuming extra virgin olive oil: a randomized clinical trial. Nutr Metabol. 2018;15(1):52.
58. de Luis Roman DA, Primo D, IZaola O et al. Adiponectin Gene Variant rs3774261, Effects on Lipid Profile and Adiponectin Levels after a High Polyunsaturated Fat Hypocaloric Diet with Mediterranean Pattern. Nutrients. 2021;13(6):1811.
59. Ordovas JM, Corella D, Cupples LA et al. Polyunsaturated fatty acids modulate the effects of the APOA1 G-A polymorphism on HDL-cholesterol concentrations in a sex-specific manner: the Framingham Study. Am J Clin Nutr. 2002;75(1):38-46.
60. de Luis D, Izaola O, Primo D et al. Role of rs670 variant of APOA1 gene on metabolic response after a high fat vs. a low fat hypocaloric diets in obese human subjects. J Diabetes Complications. 2019;33(3):249-54.
61. Griffin BA, Walker CG, Jebb SA et al. APOE4 Genotype Exerts Greater Benefit in Lowering Plasma Cholesterol and Apolipoprotein B than Wild Type (E3/E3), after Replacement of Dietary Saturated Fats with Low Glycaemic Index Carbohydrates. Nutrients. 2018;10(10).
62. Corella D, Coltell O, Sorlí JV et al. Polymorphism of the Transcription Factor 7-Like 2 Gene (TCF7L2) Interacts with Obesity on Type-2 Diabetes in the PREDIMED Study Emphasizing the Heterogeneity of Genetic Variants in Type-2 Diabetes Risk Prediction: Time for Obesity-Specific Genetic Risk Scores. Nutrients. 2016;8:793.
63. Adams JD, Vella A. What Can Diabetes-Associated Genetic Variation in TCF7L2 Teach Us about the Pathogenesis of Type 2 Diabetes? Metabol Syndr Relat Disord. 2018;16(8):383-9.
64. Zhang Z, Xu L, Xu X. The role of transcription factor 7-like 2 in metabolic disorders. Obes Rev. 2020.
65. Corella D, Ordovás JM. How does the Mediterranean diet promote cardiovascular health? Current progress toward molecular mechanisms. BioEssays. 2014;36(5):526-37.
66. Sotos-Prieto M, Smith CE, Lai C-Q et al. Mediterranean Diet Adherence Modulates Anthropometric Measures by TCF7L2 Genotypes among Puerto Rican Adults. J Nutr. 2019.
67. Rooney M, Bottiglieri T, Wasek-Patterson B et al. Impact of the MTHFR C677T polymorphism on one-carbon metabolites: Evidence from a randomised trial of riboflavin supplementation. Biochimie. 2020;173:91-9
68. Lisboa JVC, Ribeiro MR, Luna RCP et al. Food intervention with folate reduces TNF-α and interleukin levels in overweight and obese women with the MTHFR C677T polymorphism: A randomized trial. Nutrients. 2020;12(2).

Nutrigenética e Micronutrientes 4

Maria Paula de Paiva ◆ Maria Thayná Bernardo Ferreira da Silva ◆
Maria da Conceição Rodrigues Gonçalves ◆ Kátia Rau de Almeida Callou

Introdução

A nutrigenética é o ramo da ciência que estuda os efeitos da variação genética sobre as respostas nutricionais e sobre a função dos nutrientes. Estudos recentes apontam que determinadas variações genéticas estão associadas a maior risco de desenvolvimento de doenças crônicas.[1-3]

As interações gene-dieta podem influenciar: o metabolismo dos micronutrientes, sua distribuição nos tecidos corporais, bem como a atividade de enzimas e proteínas dependentes desse micronutriente; vias de inflamação; a necessidade nutricional do nutriente e seu aproveitamento no organismo.[2,4,5]

Os avanços nos estudos de nutrigenética contribuem para o tratamento e a redução do risco de doenças crônicas, uma vez que a nutrigenética é capaz de predizer o risco do indivíduo, explicar a etiologia da doença e possibilitar o manejo nutricional personalizado. Nesse sentido, a nutrição de precisão pode ser utilizada para personalizar dietas, adequando-as conforme a variação genética do indivíduo.[1,6,7]

O tipo mais comum de polimorfismo é originado de uma mutação simples, em que ocorre a troca de um nucleotídeo por outro, sendo denominado "polimorfismo de um único nucleotídeo" (SNP, do inglês *single nucleotide polymorphism*). Os SNPs são alterações em uma base do DNA (alelo variante de um gene no lócus do cromossomo), onde o alelo menos frequente ocorre em 1% ou mais de indivíduos normais em uma população. Quando essa alteração na sequência de nucleotídeos leva à formação de um aminoácido diferente, é possível que haja mudança conformacional na estrutura da proteína e, consequentemente, em sua função. Na região promotora ou em éxons, os polimorfismos levam mais facilmente a mudanças funcionais nas células e, desse modo, aumentam o risco e/ou a resistência ao desenvolvimento de doenças crônicas não transmissíveis.[8]

Neste capítulo, abordaremos SNPs de importância nutricional para desfechos clínicos relacionados com os minerais (selênio e zinco) e as vitaminas B_6, B_9, B_{12} e vitamina D.

Selênio

O selênio é um metaloide descoberto em 1817 pelo químico sueco Jöns Jacob Berzelius[9] e, em meados da década de 1950, foi identificado como um micronutriente essencial ao bom funcionamento do organismo,[10] atuando no sítio ativo de enzimas antioxidantes e outras selenoproteínas.[11-13]

A primeira reserva de selênio a ser metabolizada é dependente do *turnover* proteico da metionina. O selênio ingerido na forma de selenometionina é armazenado em músculos, esqueleto, fígado, rins, estômago, cérebro, pele e mucosa gastrointestinal; esse estoque é utilizado para a manutenção do bom funcionamento do organismo. O segundo estoque do mineral encontra-se no fígado, na forma da glutationa peroxidase. Em caso de deficiência de selênio, a síntese de selenoproteínas pode ser afetada, incluindo a da glutationa peroxidase (GPx). Já o terceiro estoque é o da selenoproteína P plasmática (SePP), bastante sensível às necessidades corporais de selênio.[10,14]

A função antioxidante do selênio é atribuída à atividade das GPx, responsáveis por neutralizar as espécies reativas de oxigênio

(EROs).[11,12,15] O selênio também tem sido envolvido no metabolismo da tireoide, sendo importante na conversão do T4 para sua forma ativa (T3) e na conversão do T3 reverso inativo em di-iodotironina.[16,17]

No sistema nervoso, a deficiência em selênio parece estar relacionada com o declínio cognitivo,[18,19] doença de Alzheimer,[20] Parkinson,[18] entre outras.[18] Variações genéticas podem influenciar o estado nutricional relativo ao selênio,[11,21] sua ação antioxidante, distribuição para os tecidos periféricos e síntese de selenoproteínas.[11,14] Desse modo, abordaremos a influência de SNPs no gene *GPX1* e no gene da selenoproteína P (*SELENOP*).

SNPs da GPX1 (rs1050450, rs8179169, rs3811699, rs1800668)

A GPx1 é a principal isoforma envolvida na redução da concentração de peróxidos de hidrogênio em água e é sensível a variações do estado nutricional relativo ao selênio (Se). A GPx1 é um biomarcador adequado em casos de baixo *status* de Se (concentração plasmática < 60 mg/ℓ), uma vez que a atividade dessa enzima não pode atingir seu nível máximo nessa faixa de concentração de Se.[10,11] Esse biomarcador também é eficaz e sensível para avaliar a suplementação desse mineral devido a sua rápida resposta, observada em um período de 1 a 2 semanas. Após 4 semanas de intervenção, a atividade eritrocitária da GPX1 permaneceu elevada, comparada ao momento inicial do estudo.[1]

As frequências genotípicas do SNP Pro198Leu (rs 1050450, C>T) da GPX1, em diferentes localidades do país e estados de saúde, estão apresentadas na Tabela 4.1.

A presença do polimorfismo Pro198Leu tem sido associada à etiologia de diversos tipos de câncer,[3] incluindo câncer de mama, fígado, bexiga,[3,22,23] alteração da expressão gênica da GPX1[11,24] e comprometimento do estado nutricional relativo ao selênio e do estado redox celular, em diferentes populações.[25-29] No Brasil, a presença do SNP Pro198Leu em indivíduos com Alzheimer influenciou a concentração de Se eritrocitário e a atividade da GPx.[20-29]

Tabela 4.1 Frequências genotípicas do SNP Pro-198Leu no gene da GPx1 em estudos brasileiros.

Pesquisas	População do estudo	*Pro/Pro (%)	Pro/Leu (%)	Leu/Leu (%)
Almondes et al.[27] n = 347	Adulta saudável (Piauí)	52,2	39,1	8,7
Cominetti et al.[25] n = 37	Adulta com obesidade (São Paulo)	49,0	38,0	13,0
Cardoso[29] n = 35	Idosos com Alzheimer (São Paulo)	75,0	14,0	11,0
Donadio[26] n = 116	Adulta saudável (São Paulo)	47,9	47,9	4,2

Pro: prolina; Leu: leucina.

Considerando as infecções virais, sabe-se que indivíduos homozigotos para o SNP Pro198Leu apresentaram maior gravidade de fibrose hepática e hepatite C.[30] Ademais, a presença de polimorfismos que afetam a concentração de nutrientes antioxidantes e a atividade de enzimas antioxidantes pode comprometer o funcionamento do sistema imune e agravar o estado infeccioso e inflamatório. Desse modo, o suporte nutricional adicional deve ser incentivado para melhorar o estado redox celular e promover a eficácia do tratamento. Esse fato é relevante especialmente em situações de infecção aguda, a exemplo da síndrome aguda respiratória causada pelo coronavírus.[30]

O estudo realizado por Donadio et al.[26] mostrou a influência do sexo e de diferentes SNPs no gene da GPX1 sobre biomarcadores de selênio. A pesquisa foi realizada na cidade de São Paulo com indivíduos saudáveis, de ambos os sexos e com idades entre 20 e 50 anos. Considerando o grupo total de indivíduos estratificados por genótipo, não foram observadas diferenças quanto à concentração de selênio plasmática e à atividade da GPX entre os diferentes perfis de SNPs da GPX1 (rs1050450, rs8179169, rs3811699, rs1800668) e GPX4 (rs713041).

Entretanto, as concentrações de selênio eritrocitário diferiram entre os genótipos do SNP da GPX1 rs8179169. Menores valores foram obtidos para o genótipo GC, indicando que a presença do alelo variante afetou negativamente o estado nutricional relativo ao mineral. Esses resultados permitem inferir que a mudança da prolina para arginina na posição 5 da proteína do SNPs da GPX1 rs8179169 reduz o selênio eritrocitário, em ambos os sexos. Não foram observados efeitos dos outros SNPs e do sexo sobre a concentração do selênio eritrocitário. Apesar disso, a atividade da GPX eritrocitária diferiu entre os sexos, sendo superior no grupo das mulheres com o genótipo comum para os quatro SNPs (rs1050450, rs3811699, rs1800668 e rs713041) e para mulheres com o genótipo GC rs8179169. Valores aumentados da atividade da GPX eritrocitária em mulheres estão de acordo com estudo prévio realizado,[31] o que provavelmente se deve aos altos níveis de estrogênio e ao uso de contraceptivos hormonais.

Ravn-Haren et al.[32] verificaram que a presença do SNP rs1050450 reduz a atividade da GPx1 em 5% em mulheres com câncer e sem diagnóstico da doença. A redução da atividade da GPX1 também foi relacionada com o SNP rs5845 no gene da selenoproteína F (*SELENOF*) e com o rs3877899 no gene da *SELENOP* em pesquisas realizadas no Brasil[21] e na Nova Zelândia.[28]

A suplementação da castanha-do-brasil (1 noz diária = 350 μg de selênio) foi eficaz em melhorar os biomarcadores de selênio, e essa resposta à suplementação foi afetada por diferentes variações genéticas no gene da GPX1. Indivíduos com o alelo variante T para rs1050450 no gene *GPX1* tiveram menor atividade de GPx1.[21] Esse resultado é consistente com estudos prévios e aponta que a troca do aminoácido prolina por leucina altera a estrutura secundária da proteína, o que pode ocasionar efeitos em sua atividade e estabilidade. Uma outra explicação é que a presença de três SNPs (rs1050450, rs3811699 e rs1800668) influenciou o processo transcricional e, desse modo, a atividade resultante da GPX1 ficou comprometida.[11,21]

SELENOP (rs3877899, rs7579 e rs9686343)

A selenoproteína P (SELENOP) é essencial para o fornecimento de selênio ao cérebro. Sua concentração tende a aumentar com o avançar da idade, o que aponta para a função crucial do selênio contra o estresse oxidativo.[18] Ademais, tem ação antioxidante no compartimento extracelular, sendo especialmente importante no endotélio vascular.[3,11,33,34]

A concentração de SELENOP plasmática é reconhecida como um importante biomarcador para a avaliação do estado nutricional de selênio a curto prazo.[11,13,14] Essa selenoproteína está envolvida no transporte de selênio para os tecidos periféricos, constituindo de 40 a 60% do teor de selênio no plasma sanguíneo. A otimização de sua atividade ocorre quando as concentrações de selênio plasmática atingem 120 μg/ℓ;[11] é influenciada pela etnia[11,35] e índice de massa corporal.[11] Valores reduzidos de SELENOP foram observados em indivíduos afroamericanos.[35]

O polimorfismo rs7579 da SEPP está localizado em uma região correspondente à 3'-UTR,[34,36] onde um códon UGA é lido como um códon de selenocisteína (Sec) durante a síntese de selenoproteínas.[13,18,36] Esse SNP pode alterar a eficiência da incorporação de Sec na SePP.[11,18] Já o polimorfismo rs3877899 está localizado na região codificadora do gene da SEPP e pode regular a estabilidade da proteína SePP e a captação celular de SePP.[11,36]

Em estudos conduzidos no Brasil, na Inglaterra e nos EUA, os valores reduzidos de selênio plasmático foram associados à presença de 3 polimorfismos: *SELENOP* rs3877899 e rs7579, *SELENOF* rs5845. A presença de SNPs rs3877899 e rs7579 no gene da SELENOP foi associada às atividades antioxidantes reduzidas das GPX1 e GPX3, respectivamente. Esses SNPs também parecem interferir na resposta do indivíduo à suplementação com selênio, influenciando no padrão das isoformas de SELENOP e na atividade de outras selenoproteínas em linfócitos, eritrócitos e plasma.[11]

O estudo SUBRANUTR, pesquisa realizada por Donadio et al.,[21] buscou avaliar o impacto de variantes genéticas nos genes de selenoproteínas sobre os biomarcadores de selênio em resposta à suplementação com castanha-do-brasil em 130 indivíduos adultos saudáveis. O SNP rs7579 no gene *SELENOP* influenciou não apenas a concentração plasmática de SePP, mas também a expressão de mRNA SELENOP. As concentrações da SePP encontravam-se elevadas em indivíduos carreadores do alelo variante A, na fase pré-suplementação e após o período de intervenção, quando comparados aos indivíduos de genótipo selvagem.

Já em indivíduos idosos com declínio cognitivo, o SNPs no gene *SELENOP* rs7579 não influenciou o *status* de Se, nem os parâmetros de estresse oxidativo.[19] Esse resultado difere do encontrado por Donadio et al.;[21] pesquisa em que consistiu de um maior número amostral, população adulta e saudável. Uma possível explicação é que características intrínsecas da doença e a idade avançada dos participantes com declínio cognitivo (77 anos) tenham contribuído para a discrepância dos resultados.

Estudos anteriores mostraram que indivíduos idosos e idosos com declínio cognitivo apresentam maior concentração de SEPP e GPX4 em tecido cerebral devido a funções de combate ao estresse oxidativo no órgão.[18]

Existe também uma hierarquia para a síntese de selenoproteínas, em que a GPX4 e a SePP estão nas primeiras colocações na ordem de prioridade, em relação à GPX1. Desse modo, entende-se que a presença do SNP no gene da SELENOP afeta positivamente a expressão da proteína, direcionando o selênio para as selenoproteínas no topo da hierarquia, o que conduz a uma diminuição da expressão da GPX1.[13,14,36,37]

Ademais, o estudo de revisão recente realizado por Sharma e Khetarpal[38] mostrou que o polimorfismo no gene da SELENOP rs9686343 aumentou o risco de desenvolvimento de síndrome do ovário policístico (SOP) em indivíduos carreadores do alelo C.

Zinco

O zinco é um mineral essencial para a saúde humana. Sua essencialidade foi descoberta em 1960 e associada ao comprometimento do crescimento e do desenvolvimento de características sexuais secundárias em crianças e adolescentes, respectivamente.[39] Suas fontes alimentares principais incluem frutos do mar, carnes vermelhas, nozes e sementes; outrossim, está presente em quantidades menores em leguminosas, cereais e derivados, leites, frutas, hortaliças, tubérculos e raízes.[4,40]

O zinco apresenta função antioxidante, sendo importante para a atividade da superóxido dismutase (SOD) e para o funcionamento de mais de 300 enzimas, relacionadas com cicatrização de feridas, funcionamento cerebral, assim como com o controle da síntese de DNA, estabilidade de proteínas, redução do risco de doenças crônicas não transmissíveis e função imunológica.[4,41]

A presença de variações genéticas funcionais pode comprometer o estado nutricional de zinco,[4,41-43] bem como a homeostase do mineral, elevando o risco de doenças crônicas na população.[43,44] Diversos SNPS identificados impactam o metabolismo e a homeostase do zinco[4], o que influencia o risco de desenvolver deficiência desse mineral. Essa influência ocorre como resultado da presença de SNPs em genes envolvidos em transporte,[41] absorção e utilização do zinco no corpo.[4,41-44]

SNPs nos transportadores de zinco

Os transportadores de zinco são codificados por duas famílias de genes, nomeados como transportador ligado ao soluto (SLC): SLC30 ou ZnT (transportador de zinco) e a SLC39 ou ZIP. A família SLC30 ou ZnT está envolvida no transporte do zinco do citoplasma celular para o interior da organela ou do citoplasma para o meio extracelular. Já a SLC39 ou ZIP é responsável por aumentar a concentração citosólica de zinco, atuando tanto no transporte de zinco do meio extracelular quanto das organelas para o citoplasma.[44]

SLC30A3 (rs11126936 e rs73924411)

O estudo realizado por Fujihara et al.[41] analisou a presença de 20 SNPs em 10 genes que codificam para os transportadores de zinco e o efeito sobre a concentração sanguínea deste mineral em indivíduos japoneses (n=101). Dos 20 SNPs identificados, três deles (SLC30A3 rs11126936, SLC39A8 rs233804 e SLC39A14 rs4872479) foram associados com a concentração de zinco. Indivíduos com esses SNPs podem apresentar maior suscetibilidade genética à deficiência de zinco. Os autores apontam ainda que o efeito combinado dos 3 SNPs pode afetar fortemente o estado nutricional relativo ao zinco.[41] Resultados semelhantes também foram encontrados por Da Rocha et al.[45] em indivíduos brasileiros acima de 50 anos. A presença do SNP SLC30A3 rs11126936 apresentou correlação negativa com a concentração de zinco.

Estudos prévios demonstraram haver associação entre polimorfismos genéticos, cognição e ingestão de zinco.[6,46] Indivíduos carreadores do alelo T do gene transportador de zinco SLC30A3 (rs73924411) e isoforma ε4 da ApoE (rs7412 no NCBI), respectivamente, poderiam se beneficiar com uma menor ingestão de zinco e menores concentrações de zinco plasmática. A concentração de zinco plasmática considerada ideal (Zn > 0,70 mg/ℓ = 0,01 mmol/ℓ) pode acarretar neurotoxicidade para os indivíduos carreadores do referido polimorfismo. Uma possível explicação é que os indivíduos com o alelo variante apresentariam um melhor desempenho cognitivo com ingestão de zinco inferior à recomendada. No entanto, são necessários mais estudos para confirmar essa associação.

SLC30A38

O estudo de Day et al.[6] objetivou revisar sistematicamente a literatura para identificar SNPs de importância funcional para o estado nutricional de zinco e relacionar com doenças crônicas. O transportador de Zinco SLC30A8 (rs13266634) é um gene expresso nas células β-pancreáticas secretoras de insulina e tem sido associado ao maior risco de diabetes *mellitus* tipo 2 (DMT2).[47-49]

Quando o efeito da ingestão de zinco foi investigado nos carreadores do alelo T para o SNP SLC30A8 (rs13266634), Shan et al.[50] mostraram uma relação inversa entre a concentração de zinco plasmática elevada e o risco de DMT2. A suplementação de zinco por 14 dias em indivíduos carreadores do alelo T levou ao aumento da glicemia em 15 e 14%, após 5 minutos e 10 minutos de administração de glicose, respectivamente, quando comparados aos indivíduos CC para o SNP rs13266634.

As células β-pancreáticas necessitam do zinco e o zinco intracelular é importante para os receptores de insulina. A identificação da existência da relação entre variantes genéticas de transportadores de zinco e DMT2 aponta que a ingestão de zinco pode afetar as concentrações de insulina e o metabolismo da glicose.[47,49]

O metabolismo de glicose é também influenciado por outra variante genética. A revisão sistemática realizada por Kanoni et al.[51] demonstrou uma associação inversa entre a ingestão total de zinco e a glicemia de jejum em indivíduos carreadores do alelo A SLC30A8 (rs11558471). A redução de 0,024 mmol/ℓ de glicose é bem interessante, mas não considerada de importância efetiva para a prática clínica, em razão de seu limitado efeito na glicemia.[6]

A presença do SNP rs11558471 no gene *SLC30A8* não se relacionou com a glicemia em mulheres acima de 54 anos, apesar de existir associação com maior índice de massa corporal.[52] Apesar de estudos prévios terem apresentado a influência desse SNP sobre a glicemia,[6,49,51,53] as mulheres na pós-menopausa fisicamente bem ativas apresentaram um adequado estado nutricional de zinco.[52]

O estudo recente realizado por Da Costa,[52] em mulheres na pós-menopausa, objetivou ainda avaliar o efeito do SNP rs11558471 (ZNT8) sobre marcadores lipídicos, considerados fatores importantes para o risco cardiovascular. Os resultados mostraram que indivíduos categorizados no grupo AG+GG apresentaram menores concentrações de perfil lipídico (colesterol total [CT]; lipoproteína de baixa densidade [LDL-C]) quando comparados aos carreadores homozigotos para o alelo A.

Importante mencionar ainda que esses valores não foram influenciados pelo uso de medicamentos e suplementos vitamínico-minerais e exercício físico. O aumento da atividade do ZNT8 pelo polimorfismo favoreceu a liberação de insulina e do zinco para o sangue. A insulina, por sua vez, favorece a redução do LDL-C, por meio de dois mecanismos: inibição da síntese hepática de VLDL-c e aumento da expressão e da atividade do receptor do LDL-c. Esses dados mostram que o alelo variante do SNP rs11558471 no gene *SLC30A8* está associado a menores concentrações de LDL-c, apontando para um risco reduzido de desenvolvimento de doenças cardiovasculares em mulheres na pós-menopausa.

O risco de desenvolvimento do transtorno depressivo maior foi inferior nos indivíduos com 2 alelos variantes (TT) do SNP rs11126936 do gene *ZNT3 SLC30A3*, quando comparados às outras duas categorias (GG+GT). A proteína3 transportadora de zinco, codificada pelo gene *ZNT3*, mantém a homeostase do zinco-glutamato nas sinapses glutamatérgicas. A ocorrência parental de depressão no grupo GG+TT e o conhecimento de que a referida doença é multicausal e afetada por outros polimorfismos genéticos podem ter influenciado na resposta obtida. São necessários mais estudos para confirmar a associação entre as variáveis.[54]

Vitamina D

A vitamina D é um nutriente essencial que desempenha papel crucial na manutenção da saúde óssea e no funcionamento do sistema imunológico. Existem duas formas principais de vitamina D: a D2 (ergocalciferol) e a D3 (colecalciferol). A D3 é a forma mais eficaz e é produzida pela pele em resposta à exposição à luz solar, ao passo que a D2 é obtida principalmente a partir da ingestão de alimentos vegetais. Uma das funções mais conhecidas da vitamina D é a regulação do metabolismo do cálcio e do fósforo. Ela promove a absorção desses minerais no intestino, garantindo que sejam utilizados na formação e na manutenção da densidade óssea, prevenindo condições como osteoporose e raquitismo.[55]

O receptor de vitamina D (VDR) é uma proteína nuclear que se liga à forma ativa da vitamina D, o calcitriol. O VDR está presente em vários tecidos do corpo, incluindo ossos, rins, intestino e células do sistema imunológico. Quando o calcitriol se liga ao VDR, forma-se um complexo que pode se ligar a regiões específicas do DNA, regulando a expressão de diversos genes. Esse processo modula uma variedade de funções biológicas, desde a absorção de cálcio até a resposta imune.[56,57]

Além de favorecer a saúde óssea, a vitamina D e o VDR também têm implicações em outras áreas da saúde. Pesquisas indicam que níveis adequados de vitamina D podem estar relacionados com a redução do risco de doenças autoimunes, como esclerose múltipla, e a algumas condições crônicas, como DMT2 e doenças cardiovasculares.[56-58] O VDR, ao mediar essas funções, destaca-se como um importante alvo de estudo para terapias potenciais em diversas condições de saúde.

Com a ascensão das ferramentas moleculares, foi possível evidenciar SNPs que modificam a sequência de bases de nucleotídeos dos diversos genes no corpo humano, sendo importante compreender o contexto em que o polimorfismo ocorre e sua interação com outros fatores genéticos e ambientais para determinar seu impacto fisiológico completo.[59]

O gene *VDR* é localizado no cromossomo 8 e codifica o receptor de calcitriol, que faz parte da família dos receptores nucleares de hormônios esteroides e tireoidianos e componente crucial do sistema biológico humano. Dentre os polimorfismos mais estudados estão: Taq I, Apa I, Fok I e BsmI. Eles associam-se com o aumento do risco de várias doenças autoimunes, incluindo câncer, lúpus eritematoso sistêmico e diabetes *mellitus* do tipo 1 (DMT1) (Figura 4.1).[60-64]

BsmI

O polimorfismo BsmI (rs1544410) está localizado no íntron oito, do cromossomo 8, posição 63980, e resulta da substituição adenina-guanina

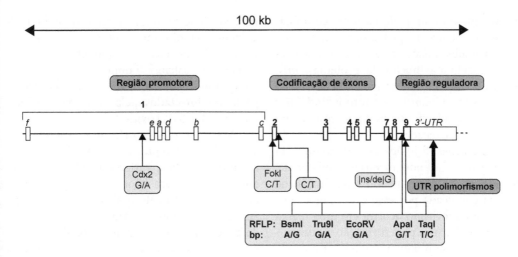

Figura 4.1 Localização dos polimorfismos do gene *VDR*. A: adenina; bp: pares de base; C: citosina; Cdx2: análise de sequência de uma área polimorfismo; G: guanina; Ins/del: inserção/deleção; T: tiamina; RFLP: técnica de análise genética (do inglês *restriction fragment length polymorphism*); UTR: região não codificante/não traduzida. (Adaptada de Uitterlinden et al.[64])

(A-G), situase na região 3' do gene do VDR, não relacionado com a codificação da proteína e sua estrutura, mas envolvido possivelmente na estabilidade do RNAm devido à proximidade da cauda poli A, podendo apresentar genótipos BB, Bb e bb.[64]

Um estudo com adolescentes mostrou que a variante rs1544410 apresentou uma relação significativa com os níveis de glicemia, com adolescentes com genótipo BB apresentando maior risco de glicemia elevada, ao passo que aqueles com genótipo bb tinham maior probabilidade de níveis glicêmicos mais baixos.[65]

Estudos com idosos mostraram que a frequência de homozigose bb foi significativamente associada a menores concentrações séricas de colesterol total e colesterol LDL em comparação a Bb, porém esse efeito era cessado quando a insuficiência ou deficiência de vitamina D estava presente.[66]

Além disso, a suplementação com megadose de vitamina D3 reduziu os marcadores inflamatórios e aumentou a capacidade antioxidante total em mulheres idosas com insuficiência de vitamina D. Os níveis de 2(OH) D, paratormônio (PTH), proteína C-reativa ultrassensível (PCR-us) e α-1 glicoproteína ácida (A1GPA) de pacientes idosos com o genótipo BB/Bb foram mais responsivos à suplementação em comparação àqueles com o genótipo bb.[67]

Em um estudo com 50 crianças portadoras de diabetes *mellitus* (DM) mostrou-se que os genótipos bb/Bb eram significativamente mais frequentes naquelas com DM, com risco 9 vezes maior do que no grupo BB.[68] Em um outro estudo com adolescentes a presença do polimorfismo BsmI não influenciou diretamente o perfil de metilação, mas evidenciou que os níveis séricos baixos de vitamina D podem influenciar negativamente os marcadores de estresse oxidativo, malondialdeído (MDA) e α-1 glicoproteína ácida (A1GPA).[69] A melhora dos níveis de vitamina D pode ajudar a reduzir os danos causados por estresse oxidativo e inflamação em pacientes idosos com genótipos Bb.[70]

TaqI

Esse polimorfismo se localiza no éxon nove do cromossomo 8, e as principais mudanças de bases nucleotídicas que geralmente ocorrem envolvem a substituição de uma base por outra, como adenina (A) por timina (T), citosina (C) por guanina (G), ou qualquer outra combinação de troca entre as quatro bases nitrogenadas. Essas substituições podem ser silenciosas (sem impacto na função da proteína), *missense* (mudança de um aminoácido específico na proteína) ou *nonsense* (introduzindo um códon de parada prematura que resulta em uma proteína truncada).

As alterações fisiológicas decorrentes do polimorfismo TaqI podem variar amplamente, dependendo do gene afetado e da função da proteína codificada por esse gene; por exemplo, se o polimorfismo ocorrer em uma região do gene que é crítica para formação ou funcionamento de uma proteína, pode levar a doenças ou condições fisiológicas. Variações em genes associados ao metabolismo, por sua vez, podem influenciar a resposta do organismo a determinados medicamentos ou a predisposição a doenças metabólicas.

A variante TaqI (rs731236) em homens com o genótipo heterozigoto (Tt) ou homozigoto (tt) se relacionou a um risco aumentado de desenvolvimento de câncer colorretal (OR = 6,18, RR = 4, P < 0,0001; OR = 3, RR = 2,4, P = 0,02, respectivamente).[61] O risco aumentado também foi encontrado em neonatos, em que se observou uma associação entre SNP TaqI e sepse neonatal para o genótipo (CT) *versus* CC+TT (OR = 1,95) e (TT) *versus* CT+CC (OR = 0,40).[71]

Já em um estudo brasileiro observou-se que as variações TaqI (rs731236) e ApaI (rs7975232) estavam associadas a um efeito protetor em pacientes com hanseníase, evitando a piora da sintomatologia com a evolução do quadro de multibacilar.[72]

ApaI

O polimorfismo ApaI é uma variação genética no gene *VDR* caracterizada pela substituição de uma citosina (C) por uma adenina (A) na região 3' não traduzida. Isso não resulta em uma alteração direta na sequência de aminoácidos da proteína VDR, mas pode influenciar a expressão do gene e a estabilidade do mRNA.

Alterações fisiológicas relacionadas com o polimorfismo ApaI podem incluir variações na densidade mineral óssea,[73] suscetibilidade a doenças autoimunes, como a esclerose múltipla,[63] e influências em parâmetros do metabolismo do cálcio.[74] Também é sugerido que esse polimorfismo aumenta a mortalidade em pacientes infectados pelas variantes Delta e Ômicron BA.5 da covid-19.[75]

Além disso, o polimorfismo ApaI pode estar associado a diferentes respostas inflamatórias e imunes, como a variante rs7975232 (C/A), que parece ser um fator de risco para obesidade,[76] especialmente o alelo A e o genótipo AA; outros estudos mostraram maior risco no desenvolvimento de alguns tipos de cânceres e doenças cardiovasculares.[77,78] Uma recente meta-análise evidencia que os polimorfismos ApaI no modelo dominante, FokI no modelo recessivo e TaqI em todos os modelos genéticos estão associados à vulnerabilidade à SOP.[79]

FokI

Para o polimorfismo FokI, a mudança ocorre na posição inicial do gene *VDR*, onde uma timina (T) é substituída por uma citosina (C), resultando nas duas variantes principais conhecidas como F e f. Essa alteração na sequência de nucleotídeos provoca uma mudança na proteína codificada pelo gene. O alelo F (sem restrição pelo FokI) leva à produção de uma versão mais curta do receptor de vitamina D, ao passo que o alelo f (com restrição pelo FokI) resulta em uma versão mais longa do receptor. Essa variação no comprimento da proteína pode influenciar a eficiência de funcionamento do receptor na regulação dos níveis de cálcio e fósforo no corpo.

Do ponto de vista fisiológico, o polimorfismo FokI pode influenciar diversas condições de saúde. Variações no gene *VDR*, por exemplo, têm sido associadas a diferenças na densidade mineral óssea,[56,57] suscetibilidade a doenças autoimunes[80,81] e até mesmo aumento do risco de desenvolver tuberculose.[82] Além disso, pessoas com diferentes genótipos para o polimorfismo FokI (FF, Ff, ff) podem ter respostas variáveis à suplementação de vitamina D e exposição ao sol, influenciando a saúde óssea e imunológica.[83,84]

O polimorfismo FokI é, portanto, um exemplo claro de como pequenas mudanças na sequência de nucleotídeos podem ter efeitos significativos na função proteica e nas características fisiológicas, destacando a importância da genética na saúde e na resposta a tratamentos.

Vitamina B$_6$

A vitamina B$_6$ pode ser encontrada em diferentes formas, sendo a piridoxina a mais comum nos suplementos, enquanto o piridoxal-5-fosfato (PLP) é uma forma ativa no corpo. É considerada um nutriente essencial para o metabolismo humano, uma vez que atua como cofator enzimático em diversos processos metabólicos, incluindo o metabolismo de aminoácidos, a síntese de neurotransmissores, o metabolismo de carboidratos e gorduras, a formação de glóbulos vermelhos, o sistema imunológico e o desenvolvimento do cérebro.[85] Uma dieta equilibrada e variada geralmente fornece a quantidade adequada de vitamina B$_6$. Em casos de deficiência ou necessidades aumentadas, a suplementação pode ser recomendada.

Os polimorfismos relacionados com a vitamina B$_6$, especialmente aqueles que afetam o metabolismo da piridoxina (uma forma inativa da vitamina B$_6$), podem influenciar diversas funções biológicas, já que essa vitamina atua como coenzima em várias interações enzimáticas importantes.[86]

Alguns estudos mostram que polimorfismos da vitamina B$_6$ ocorrem no gene *ALPL*, como o rs4654748. O gene *ALPL* localiza-se no cromossomo 1 e sua principal função é a codificação da enzima fosfatase alcalina, que é importante na conversão da vitamina B$_6$ em sua forma ativa (PLP) (Figura 4.2). Polimorfismos nesse gene podem reduzir a conversão de vitamina B$_6$, levando a níveis mais baixos de PLP no sangue. Isso pode estar associado a distúrbios metabólicos e problemas relacionados com o desenvolvimento ósseo, já que a fosfatase alcalina também é importante na mineralização óssea.[87,88]

A variação genética rs4654748 relaciona-se com a alteração das bases nitrogenadas C>A / C>G / C>T no lócus ALPL, sendo associada a menores níveis de B$_6$, indicando um papel potencial desse gene na regulação do metabolismo da vitamina B$_6$ e na comunicação entre o sistema nervoso central e o sangue periférico.[89,90]

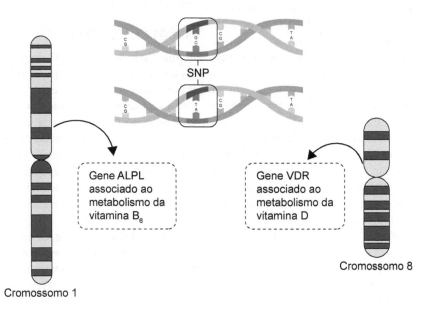

Figura 4.2 Localização de genes associados ao metabolismo de vitaminas.

Alterações na codificação e na atividade da fosfatase alcalina causam o acúmulo de compostos fosforilados (hipofosfatasia), caracterizada por uma deficiência ou ausência de atividade da enzima, doença que pode acarretar fraquezas ósseas extremas, deformidades esqueléticas, fraturas frequentes e, em casos mais graves, pode ser letal no período perinatal. Em formas mais leves (adulto), os principais sintomas são a perda dentária precoce, osteomalácia (amolecimento dos ossos), além de dores ósseas e articulares.[91]

Vitaminas B_9 e B_{12}

As vitaminas do complexo B, particularmente B_9, B_{12} e B_6, são fundamentais para as reações do ciclo de um carbono.[91] A vitamina B_9, ou folato, refere-se a um grupo de moléculas envolvidas no metabolismo de um carbono, presentes naturalmente em leguminosas, vegetais folhosos verdes, ovos e nozes. O ácido fólico é a forma sintética e solúvel em água desta vitamina, encontrada em suplementos e alimentos enriquecidos, como as farinhas.[55]

Tanto o folato quanto o ácido fólico são metabolizados em 5-metiltetra-hidrofolato (5-MTHF), o principal metabólito biologicamente ativo, responsável pela síntese de DNA e RNA, bem como pela metabolização de aminoácidos. A deficiência desse metabólito pode levar à elevação dos níveis séricos de homocisteína.[92]

A vitamina B_{12}, ou cobalamina, é essencial para a homeostase metabólica. Ela é predominantemente encontrada em alimentos de origem animal, como carne de ruminantes, vísceras, peixes e laticínios, mas também está presente em leveduras nutricionais. Sua absorção ocorre no íleo terminal, e, para que esse processo ocorra de maneira eficaz, ela deve se ligar ao fator intrínseco, uma glicoproteína secretada pelas células parietais do estômago.[55]

A cobalamina atua como cofator de duas enzimas importantes: a metionina sintase, responsável pela conversão da homocisteína em metionina, no ciclo de um carbono,[91] e a metilmalonil-CoA mutase, que converte a metilmalonil-CoA em succinil CoA, no ciclo do ácido cítrico.[55] Assim, a vitamina B_{12} desempenha papéis cruciais em hematopoiese, síntese de DNA, reações de metilação, produção de neurotransmissores e manutenção da integridade da bainha de mielina, além de contribuir para o equilíbrio da resposta imune e da função antioxidante.[93]

Variantes genéticas envolvidas no metabolismo das vitaminas B_9 e B_{12} têm sido relatadas na literatura. As mais estudadas são os SNPs em genes que codificam enzimas nos ciclos do folato e da metionina, como o gene metileno tetra-hidrofolato redutase (*MTHFR*), localizado no cromossomo 1, e o gene metionina sintase redutase (*MTRR*), localizado no cromossomo 5.[94-96]

A enzima MTHFR, que utiliza como cofator dinucleotídeos de flavina adenina (FAD), é responsável pela conversão do 5,10-metileno tetra-hidrofolato (5,10-MTHF) em 5-MTHF. Esta molécula doa um grupo metil para a conversão da homocisteína em metionina, processo mediado pela enzima metionina sintase (MS), que utiliza como cofator essencial a vitamina B_{12}. A enzima MTRR atua regenerando a cobalamina, favorecendo, assim, a atividade da MS (Figura 4.3).[91]

rs1801133 (C677T)

O polimorfismo rs1801133 do gene *MTHFR* é caracterizado pela substituição da citosina por timina na posição 677 no éxon 4. Isso promove a troca da alanina por valina, o que resulta em uma redução na atividade enzimática e em uma menor afinidade pelo cofator FAD.[92] A prevalência desse polimorfismo varia conforme a etnia e a localização geográfica. Contudo, estima-se que a sua prevalência mundial seja de 24%, com a maior frequência observada na população caucasiana.[96]

Baixos níveis séricos de folato e vitamina B_{12} têm sido associados a esse polimorfismo.[95,97] Um estudo recente demonstrou que a presença desse polimorfismo em mães egípcias é um fator de risco para a ocorrência de defeitos do tubo neural em seus filhos.[98]

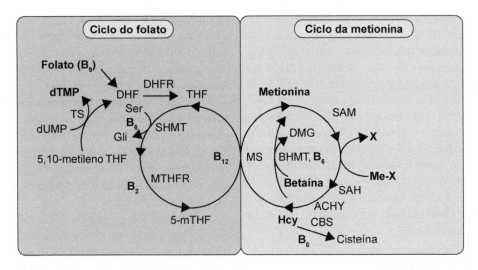

Figura 4.3 Ciclos do folato e da metionina. ACHY: S-Adenosil-homocisteína hidrolase; BHMT: betaína homocisteína S-metiltransferase; CBS: cistationina beta sintase; DHFR: di-hidrofolato redutase; DHF: di-hidrofolato; dUMP: monofosfato de desoxiuridina; DMG: dimetilglicina; dTMP: monofosfato de deoxitimidina; Gli: glicina; Hcy: Homocisteína; 5-mTHF: 5-metiltetrahidrofolato; MS: metionina sintase; MTHFR: metilenotetra-hidrofolato redutase; TS: timidilato sintase; THF: tetra-hidrofolato; SAH: S-adenosil-homocisteína; SAM: S-adenosilmetionina; Ser: serina; SHMT: serina hidroximetiltransferase. (Adaptada de Lyon et al.[91])

Além disso, o impacto desse polimorfismo na infertilidade também tem sido relatado. A presença do alelo mutante T em homens iranianos foi associada à oligospermia e à azoospermia.[99] Ademais, os genótipos CT e TT foram associados a um risco mais elevado para aborto espontâneo recorrente em mulheres asiáticas.[100]

Uma consequência metabólica para indivíduos portadores desse polimorfismo é a hiper-homocisteinemia, considerada um fator de risco para doenças cardiovasculares e neurodegenerativas.[92,101] Um estudo com espanhóis com doença de Parkinson demonstrou que os pacientes com genótipo homozigoto mutante (TT) apresentavam níveis mais elevados de homocisteína.[102] Um outro estudo com brasileiros evidenciou que os indivíduos com genótipos CT e TT apresentavam níveis significativamente maiores de homocisteína em comparação aos portadores do genótipo CC.[103]

Ademais, a presença do alelo mutante tem sido associada a um risco mais elevado para doenças cardiovasculares, hipertensão e transtorno do espectro autista.[92,104,105]

rs1801131 (A1298C)

O polimorfismo rs1801131 é uma variante do gene *MTHFR*, caracterizado pela substituição da adenina pela citosina no éxon 8, com consequente troca do glutamato pela alanina. Como resultado, também ocorre uma redução da atividade enzimática da MTHFR.[106] Os níveis séricos de B_{12} e folato parecem não estar associados a esse polimorfismo.[95,102,106,107] A associação entre essa variante genética e o aumento dos níveis de homocisteína, no entanto, é controversa na literatura. Estudos com populações chinesas e indianas não observaram associações com a hiper-homocisteinemia.[106-108] De fato, a redução da atividade enzimática ocasionada por esse polimorfismo é inferior à observada no C677T, o que pode ocasionar um impacto menor no metabolismo da homocisteína.[106]

Entretanto, um estudo de base populacional com chineses evidenciou uma associação significativa do alelo C com níveis mais elevados de homocisteína.[109] Além disso, outro estudo mostrou que mulheres com os genótipos AC e CC tinham níveis de homocisteína mais elevados que aquelas com o genótipo AA, sendo essa elevação mais acentuada no genótipo homozigoto mutante (CC).[110]

Ainda assim, essa variante genética foi associada a risco cardiovascular. Em uma população chinesa, o genótipo CC foi relacionado com predisposição à hipertensão arterial, com um risco aproximadamente 8,5 vezes maior de desenvolver essa condição.[111] Além disso, a variante A1298C também foi considerada um fator de risco para câncer de mama, câncer de bexiga e vitiligo.[112-114]

rs1801394 (A66G)

O polimorfismo rs1801394 é uma variante do gene metionina sintase redutase (*MTRR*), responsável por codificar a enzima MTRR, que desempenha papel crucial nos ciclos do folato e da metionina. Ele é caracterizado pela substituição da adenina por guanina, resultando na troca da isoleucina pela metionina. A frequência mundial do alelo G é de 49,4%, com a menor frequência sendo encontrada na América do Sul e a maior, na Ásia.[115]

A variante do gene *MTRR* reduz a atividade enzimática e perturba o ciclo do folato, comprometendo os processos de síntese e metilação do DNA. O alelo G foi significativamente associado ao risco de síndrome de Down em uma população indiana e de doenças cardíacas congênitas em asiáticos.[116,117]

Além disso, os genótipos AG e GG foram associados a maiores níveis de homocisteína em coreanos e chineses, respectivamente, o que confere a esse polimorfismo uma contribuição na elevação do risco cardiovascular nessas populações.[110,118]

Na Tabela 4.2, encontra-se o resumo dos principais polimorfismos discutidos nesse capítulo e suas repercussões metabólicas.

Tabela 4.2 Resumo dos principais polimorfismos e suas repercussões metabólicas.

Micronutriente	Gene	SNP	Repercussões metabólicas
B_9 e B_{12}	MTHFR	rs1801133 (C677T)	• Baixos níveis séricos de folato e vitamina B_{12} (genótipo TT)[95,97] • Associação com o aumento da homocisteína sérica (genótipos CT e TT)[92,102,103] • Fator de risco para defeitos do tubo neural na prole de gestantes egípcias (genótipos CT e TT)[98] • Associação com a oligospermia e a azoospermia em homens iranianos (genótipos CT e TT)[99] • Risco aumentado para aborto espontâneo recorrente em mulheres asiáticas (genótipos CT e TT)[100] • Fator de risco para hipertensão em chineses (genótipos CT e TT)[105] • Fator de risco para doenças cardiovasculares (genótipo TT)[92] • Associado à suscetibilidade ao transtorno do espectro autista na população caucasiana (genótipos CT e TT)[104]
		rs1801131 (A1298C)	• Associação com níveis mais elevados de homocisteína em chineses (genótipos AC e CC)[109,110] • Fator de risco para hipertensão em chineses (genótipo CC)[105] • Associação com o aumento do risco de câncer de mama (genótipo CC)[112] • Associação com o aumento do risco de câncer de bexiga (genótipos AC e CC)[113] • Associação com o aumento do risco de vitiligo na população asiática (genótipo CC)[114]
	MTRR	rs1801394 (A66G)	• Associação com níveis mais elevados de homocisteína em chineses e coreanos (genótipos AG e GG)[110,118] • Associação com o risco de síndrome de Down em uma população indiana (genótipos AG e GG)[116] • Associação com o risco de doenças cardíacas congênitas em asiáticos (genótipos AG e GG)[117]
B_6	ALPL	rs4654748	• Baixos níveis séricos de Vitamina B_6[89,90] • Principais sintomas de perda dentária, osteomalácia, dores ósseas e articulares[91]

(continua)

Tabela 4.2 Resumo dos principais polimorfismos e suas repercussões metabólicas. (Continuação)

Micronutriente	Gene	SNP	Repercussões metabólicas
Vitamina D	VDR	BsmI (rs1544410) (A/G)	• Mudanças no metabolismo glicêmico[64,65] • Alterações nos níveis de colesterol total e LDL[66] • ↓ Nos marcadores de estresse oxidativo (MDA) e inflamação (A1GPA)[69]
		TaqI (rs731236) (A/T), (C/G)	• ↑ Risco de desenvolvimento de câncer colorretal em homens[61] • ↑ Risco de sepse neonatal[71] • Efeito protetor para a progressão da forma grave de hanseníase[72]
		ApaI (C/A)	• Variações na densidade mineral óssea • ↑ Suscetibilidade a doenças autoimunes • Influências negativas no metabolismo do cálcio • ↑ Da mortalidade em pacientes com covid-19
		FokI (T/C)	• Variações na densidade mineral óssea[73] • ↑ Suscetibilidade a doenças autoimunes[63,79] • ↑ Risco de desenvolvimento de tuberculose[82]
Selênio	GPX1	rs1050450	• Risco aumentado de câncer de mama, bexiga e fígado[3,22,23] • Comprometimento do estado nutricional de selênio e do estado redox celular[25-29] • Afeta negativamente a atividade da GPx[20,29,32] e eleva biomarcador de dano ao DNA em mulheres obesas[25] • Associa-se ao agravamento de fibrose hepática, hepatite C e pode comprometer o funcionamento do sistema imune e agravar o estado infeccioso e inflamatório[30]
		rs8179169	• Concentrações reduzidas do selênio eritrocitário em indivíduos saudáveis com o alelo variante[21] e idosos com Alzheimer[20] • Atividade da GPx inalterada[20]
	SEPP	rs3877899	• Em indivíduos adultos saudáveis • Valores reduzidos de selênio plasmático[11] • Atividade antioxidante reduzida da GPX1[11] • Alteração na resposta à suplementação com selênio[11]
		rs7579	• Em indivíduos adultos saudáveis • Atividade antioxidante reduzida da GPX3[11,21] • Alteração da expressão do gene da SEPP[11,21] • Valores elevados de SEP plasmáticos em indivíduos com alelo variante, quando comparados aos indivíduos de genótipo selvagem[21] • Em idosos com declínio cognitivo • Sem influência sobre o *status* de selênio e estresse oxidativo[20]
		rs 9686343	• Risco de desenvolvimento de síndrome do ovário policístico[38]
Zinco	SLC30A3	rs 11126936	• Maior suscetibilidade genética à deficiência de zinco[41] • Associação inversa com a concentração de zinco sanguínea[45] • Risco diminuído de transtorno depressivo maior em indivíduos carreadores dos dois alelos variantes[54]
		rs73924411	• Risco aumentado de neurotoxicidade de zinco plasmático superior a 0,70 mg/ℓ[6,46] • Indivíduos com o alelo variante apresentam, possivelmente, melhor desempenho cognitivo com ingestão de zinco inferior à recomendada[6,46]
	SLC30A8	rs13266634	• Maior risco de DMT2[47-49] • Valores aumentados de glicemia em carreadores do alelo variante, comparados ao genótipo selvagem[50]
		rs11558471	• Influência no metabolismo de carboidratos[6,49,51,53] • Associação inversa entre a ingestão total de zinco e a glicemia de jejum em indivíduos carreadores do alelo A[51] • Não há associação do SNP com a glicemia, em mulheres após a menopausa e fisicamente muito ativas[52] • Aumento da atividade do transportador *ZNT8*[52] • Alelo variante do SNP está associado A menores concentrações de LDL-c[52] • Risco reduzido de desenvolvimento de doenças cardiovasculares em mulheres na pós-menopausa[52]

Considerações finais

Em conclusão, o estudo da nutrigenética, especialmente em relação aos SNPs, destaca a complexidade das interações gene-dietas e suas implicações para a saúde. Variações genéticas como os SNPs em genes que influenciam o metabolismo de minerais (p. ex., selênio e zinco), bem como de vitaminas (p. ex., B_6, B_9, B_{12} e D), demonstram que fatores genéticos podem afetar significativamente a absorção, distribuição, o estado nutricional relativo a esses nutrientes e a atividade de enzimas antioxidantes no organismo.

Esses avanços abrem caminho para a personalização de estratégias nutricionais com base no perfil genético, permitindo intervenções mais eficazes na prevenção e no tratamento de doenças crônicas, como câncer, doenças cardiovasculares e neurodegenerativas. A nutrigenética reforça a importância da nutrição de precisão, visando otimizar a saúde por meio de abordagens que consideram as necessidades genéticas individuais.

Referências bibliográficas

1. Kiani AK, Bonetti G., Donato K., et al. Polymorphisms, diet and nutrigenomics. J Prev Med Hyg. 2022;63(2 Suppl 3):E125–E141.
2. Hughes DJ, Schomburg L, Jenab M, et al. Status pré-diagnóstico de selênio, variantes do gene da selenoproteína e associação com risco de câncer de mama em um estudo de coorte europeu. Free Radic Biol Med. 2023;209:381-93.
3. Ferreira RR, Carvalho RV, Coelho LL, et al. Current Understanding of Human Polymorphism in Selenoprotein Genes: A Review of Its Significance as a Risk Biomarker. Int J Mol Sci. 2024;25(3):1402.
4. Dhuli K, Medori M, Bonetti G. Nutrigenomics: SNPs correlated to minerals' deficiencies. LA CLINICA TERAPEUTICA [Internet]. 2023;(SUPPL.2 (6)):193-9.
5. Bonetti G, Kiani AK, Donato K, et al. Polymorphisms, diet and nutrigenomics. J Prev Med Hyg. 2022;63(2S3):E125.
6. Day K, Adamski M, Dordevic A, Murgia C. Genetic Variations as Modifying Factors to Dietary Zinc Requirements – A Systematic Review. Nutr. 2017;9(2):148.
7. The 1000 Genomes Project Consortium, Corresponding authors, Auton A, Abecasis et al. A global reference for human genetic variation. Nature [Internet]. 1º de outubro de 2015 [citado 9 de outubro de 2024];526(7571):68-74. Disponível em: https://www.nature.com/articles/nature15393.
8. Singh V. Current challenges and future implications of exploiting the omics data into nutrigenetics and nutrigenomics for personalized diagnosis and nutrition-based care. Nutr. 2023 110:112002. Disponível em: https://linkinghub.elsevier.com/retrieve/pii/S0899900723000321
9. Ortuño JEA. Importancia nutricional del selenio. Arch Latioam Nutr. 1997;47(1):6-13.
10. Combs GF Jr. Biomarkers of Selenium Status. Nutr. 20157(4):2209-36.
11. Donadio JLS, Duarte GBS, Borel P, Cozzolino SMF, Rogero MM. The influence of nutrigenetics on biomarkers of selenium nutritional status. Nutr Rev. 2021;79(11):1259-73.
12. Fairweather-Tait SJ, Broadley MR, Collings R, et al. Selenium in Human Health and Disease. Antioxid Redox Signal. 2011;14(7):1337-83.
13. Hesketh J. Nutrigenomics and Selenium: Gene Expression Patterns, Physiological Targets, and Genetics. Annu Rev Nutr. 2008;28(1):157-77.
14. Burk RF, Hill KE. Regulation of Selenium Metabolism and Transport. Annu Rev Nutr. 2015;35(1):109-34.
15. Brigelius-Flohé R, Flohé L. Selenium and redox signaling. Arch Biochem Biophys. 2017;617:48-59.
16. Li Y, Clark C, Abdulazeeme HM, Salehisahlabadi A, Rahmani J, Zhang Y. The effect of Brazil nuts on selenium levels, Glutathione peroxidase, and thyroid hormones: A systematic review and meta-analysis of randomized controlled trials. J King Saud Univ Sci. 2020;32(3):1845-52.
17. Duntas LH, Benvenga S. Selenium: an element for life. Endocr. 2015;48(3):756-75.
18. Cardoso BR, Roberts BR, Bush AI, Hare DJ. Selenium, selenoproteins and neurodegenerative diseases. Metallomics. 2015;7(8):1213-28.
19. Cardoso RB, Apolinário D, Da Silva Bandeira V, et al. Effects of Brazil nut consumption on selenium status and cognitive performance in older adults with mild cognitive impairment: a randomized controlled pilot trial. Eur J Nutr. 2016;55(1):107-16.
20. Cardoso BR, Ong TP, Jacob-Filho W, et al. Glutathione Peroxidase 1 Pro198Leu Polymorphism in Brazilian Alzheimer's Disease Patients: Relations to the Enzyme Activity and to Selenium Status. Lifestyle Genom. 2012;5(2):72-80.
21. Donadio JLS, Rogero MM, Guerra-Shinohara EM, et al. Genetic variants in selenoprotein genes modulate biomarkers of selenium status in response to Brazil nut supplementation (the SU.BRA.NUT study). Clin Nutr. 2019;38(2):539-48.
22. Ravn-Haren G, Olsen A, Tjønneland A, et al. Associations between GPX1 Pro198Leu polymorphism, erythrocyte GPX activity, alcohol consumption and breast cancer risk in a prospective cohort study. Carcinog. 2006;27(4):820-5.
23. Ratnasinghe D, Tangrea JA, Andersen MR, et al. Glutathione peroxidase codon 198 polymorphism variant increases lung cancer risk. Cancer Res. 2000;60(22):6381-3.
24. Donadio J, Rogero M, Cockell S, Hesketh J, Cozzolino S. Influence of Genetic Variations in Selenoprotein Genes on the Pattern of Gene Expression after Supplementation with Brazil Nuts. Nutr. 2017;9(7):739.

25. Cominetti C, De Bortoli MC, Purgatto E, et al. Associations between glutathione peroxidase-1 Pro198Leu polymorphism, selenium status, and DNA damage levels in obese women after consumption of Brazil nuts. Nutr. 2011;27(9):891-6.
26. Donadio J, Guerra-Shinohara E, Rogero M, Cozzolino S. Influence of Gender and SNPs in GPX1 Gene on Biomarkers of Selenium Status in Healthy Brazilians. Nutr. 2016;8(5):81.
27. Almondes KGS, Cardoso BR, Cominetti C, et al. The redox balance of healthy Brazilian adults is associated with GPX1 Pro198Leu and -602A/G polymorphisms, selenium status, and anthropometric and lifestyle parameters. Food Funct. 2018;9(10):5313-22.
28. Karunasinghe N, Han DY, Zhu S, et al. Serum selenium and single-nucleotide polymorphisms in genes for selenoproteins: relationship to markers of oxidative stress in men from Auckland, New Zealand. Genes Nutr. 2012;7(2):179-90.
29. Cardoso BR, Busse AL, Hare DJ, et al. Pro198Leu polymorphism affects the selenium status and GPx activity in response to Brazil nut intake. Food Funct. 2016;7(2):825-33.
30. Birk R. Nutrigenetics of antioxidant enzymes and micronutrient needs in the context of viral infections. Nutr Res Rev. 2021;34(2):174-84.
31. Massafra C, Gioia D, De Felice C, Muscettola M, Longini M, Buonocore G. Gender-related differences in erythrocyte glutathione peroxidase activity in healthy subjects. Clin Endocrinol. 2002;57(5):663-7.
32. Ravn-Haren G, Krath BN, Overvad K, et al. Effect of long-term selenium yeast intervention on activity and gene expression of antioxidant and xenobiotic metabolising enzymes in healthy elderly volunteers from the Danish Prevention of Cancer by Intervention by Selenium (PRECISE) Pilot Study Br J Nutr. 2008;99(6):1190-8.
33. Yang SJ, Hwang SY, Choi HY, et al. Serum Selenoprotein P Levels in Patients with Type 2 Diabetes and Prediabetes: Implications for Insulin Resistance, Inflammation, and Atherosclerosis. J Clin Endocrinol Metabol. 2011;96(8):E1325-9.
34. Burk RF, Hill KE. Selenoprotein P—Expression, functions, and roles in mammals. Biochim Biophys Acta Gen Subj. 2009;1790(11):1441-7.
35. Hargreaves MK, Liu J, Buchowski MS, et al. Plasma Selenium Biomarkers in Low Income Black and White Americans from the Southeastern United States. Ran Q, organizador. PLoS ONE. 2014;9(1):e84972.
36. Méplan C, Crosley LK, Nicol F, et al. Genetic polymorphisms in the human selenoprotein P gene determine the response of selenoprotein markers to selenium supplementation in a gender-specific manner (the SELGEN study). FASEB J. 2007;21(12):3063-74.
37. Hesketh J, Méplan C. Transcriptomics and functional genetic polymorphisms as biomarkers of micronutrient function: focus on selenium as an exemplar. Proc Nutr Soc. 2011;70(3):365-73.
38. Sharma P, Khetarpal P. Genetic Determinants of Selenium Availability, Selenium-Response, and Risk of Polycystic Ovary Syndrome. Biol Trace Elem Res. 2024;202(11):4843-57.
39. Roohani N, Hurrell R, Kelishadi R, Schulin R. Zinc and its importance for human health: An integrative review. J Res MedSci. 2013;18(2):144-57.
40. TBCA. Tabela Brasileira de Composição de Alimentos. [Internet]. [citado 3 de janeiro de 2025]. Disponível em: https://www.tbca.net.br/
41. Fujihara J, Yasuda T, Kimura-Kataoka K, Takinami Y, Nagao M, Takeshita H. Association of SNPs in genes encoding zinc transporters on blood zinc levels in humans. Leg Med. 2018;30:28-33.
42. Wei Y, Wang L, Lin C, et al. Association between the rs2106261 polymorphism in the zinc finger homeobox 3 gene and risk of atrial fibrillation: Evidence from a PRISMA-compliant meta-analysis. Med. 2021;100(49):e27749.
43. Evans DM, Zhu G, Dy V, et al. Genome-wide association study identifies loci affecting blood copper, selenium and zinc. Human Molecular Genet. 2013;22(19):3998-4006.
44. Da Rocha TJ, Korb C, Schuch JB, et al. SLC30A3 and SEP15 gene polymorphisms influence the serum concentrations of zinc and selenium in mature adults. Nutr Res. 2014;34(9):742-8.
45. Da Rocha TJ, Blehm CJ, Bamberg DP, Fonseca TL, Tisser LA, de Oliveira Junior AA, de Andrade FM, Fiegenbaum M. The effects of interactions between selenium and zinc serum concentration and SEP15 and SLC30A3 gene polymorphisms on memory scores in a population of mature and elderly adults. Genes Nutr. 2014;9(1):377-84.
46. Adlard P.A.; Parncutt J.; Lal, V. et al. Metal chaperones prevent zinc-mediated cognitive decline. Neurobiol. Dis. 2015; 81:196–202.
47. Sladek R, Rocheleau G, Rung J, et al. A genome-wide association study identifies novel risk loci for type 2 diabetes. Nat. 2007;445(7130):881-5.
48. Scott LJ, Mohlke KL, Bonnycastle LL, et al. A Genome-Wide Association Study of Type 2 Diabetes in Finns Detects Multiple Susceptibility Variants. Sci New. 2007;316(5829):1341-5.
49. Scott RA, Scott LJ, Mägi R, et al. An Expanded Genome-Wide Association Study of Type 2 Diabetes in Europeans. Diabetes. 2017;66(11):2888-902.
50. Shan Z, Bao W, Zhang Y, et al. Interactions Between Zinc Transporter-8 Gene (SLC30A8) and Plasma Zinc Concentrations for Impaired Glucose Regulation and Type 2 Diabetes. Diabetes. 2014;63(5):1796-803.
51. Kanoni S, Nettleton JA, Hivert MF, et al. Total Zinc Intake May Modify the Glucose-Raising Effect of a Zinc Transporter (SLC30A8) Variant. Diabetes. 2011;60(9):2407-16.
52. Da Costa SKS, Almeida JA, Pires LV, et al. Relationship Between the Single Nucleotide Polymorphism rs11558471 in the SLC30A8/ZnT8 Gene and Cardiometabolic Markers in Postmenopausal Women. Biol Trace Elem Res. 2023;201(5):2183-90.
53. DIAGRAM Consortium, GIANT Consortium, Global BPgen Consortium, et al. New genetic loci implicated in fasting glucose homeostasis and their impact on type 2 diabetes risk. Nat Genet. 2010;42(2):105-16.
54. Lye MS, Shahbudin AF, Tey YY, et al. Zinc transporter-3 [SLC30A3 (rs11126936)] polymorphism is associated

with major depressive disorder in Asian subjects. Neurosci Res Notes. 2019;2(3):208.
55. Berger MM, Shenkin A, Schweinlin A, et al. ESPEN micronutrient guideline. Clin Nutr. 2022;41(6):1357-424.
56. Abbas MA. Physiological functions of Vitamin D in adipose tissue. J Steroid Biochem Mol Biol. 2017;165(Pt B):369-81.
57. Al-Ghafari AB, Balamash KS, Al Doghaither HA. TaqI and ApaI Variants of Vitamin D Receptor Gene Increase the Risk of Colorectal Cancer in a Saudi Population. Saudi J Med Med Sci. 2020;8(3):188-95.
58. Rosas-Peralta M, Holick MF, Borrayo-Sánchez G, et al. Dysfunctional immunometabolic effects of vitamin D deficiency, increased cardiometabolic risk. Endocrinol Diabetes Nutr. 2017;64(3):162-73.
59. Zhao J, Wang H, Zhang Z, et al. Vitamin D deficiency as a risk factor for thyroid cancer: A meta-analysis of case-control studies. Nutr. 2019;57:5-11.
60. Cauci S, Migliozzi F, Trombetta CS, et al. Low back pain and FokI (rs2228570) polymorphism of vitamin D receptor in athletes. BMC Sports Sci Med Rehabil. 2017;9(4).
61. Köstner K, Denzer N, Müller CS, et al. The relevance of vitamin D receptor (VDR) gene polymorphisms for cancer: a review of the literature. Anticancer Res. 2009;29(9):3511-36.
62. Zhang YJ, Zhang L, Chen SY, et al. Association between VDR polymorphisms and multiple sclerosis: systematic review and updated meta-analysis of case-control studies. Neurol Sci. 2018;39(2):225-34.
63. Ahmed El-Abd A, Hala M Sakhr, Mohammed H Hassan, et al. Vitamin D receptor rs7975232, rs731236 and rs1544410 single nucleotide polymorphisms, and 25-hydroxyvitamin D levels in Egyptian children with type 1 diabetes mellitus: effect of vitamin D co-therapy. Diabetes Metabol Syndr Obes Targ Ther. 2019;12:703-716.
64. Uitterlinden AG, Fang Y, Van Meurs JB, et al. Genetics and biology of vitamin D receptor polymorphisms. Gene. 2004;338(2):143-56.
65. Hong-Bi S, Yin X, Xiaowu Y, et al. Alta prevalência de deficiência de vitamina D em mulheres grávidas e sua relação com resultados adversos da gravidez em Guizhou, China. J Int Med Res. 2018;46(11):4500-05.
66. Neves JPR, Queiroz DJM, Araújo EPDS, et al. Variants rs1544410 and rs2228570 of the vitamin D receptor gene and glycemic levels in adolescents from Northeast Brazil. Nutr Hosp. 2020;37(1):21-7.
67. Issa CT, Silva AS, Toscano LT, et al. Relationship between cardiometabolic profile, vitamin D status and BsmI polymorphism of the VDR gene in non-institutionalized elderly subjects. Experimental Gerontology. 2016;81:56-64.
68. Syed F, Latif MSZ, Ahmed I, et al. Deficiência de vitamina D na população paquistanesa: visão geral crítica de 2008 a 2018. Nutr Food Sci. 2020;50(1):105-15.
69. Lacerda de Lucena L, Silva AS, Nascimento RAFD, et al. Relationship between BsmI polymorphism and VDR gene methylation profile, gender, metabolic profile, oxidative stress, and inflammation in adolescents. Nutr Hosp. 2021;38(5):911-8.
70. Queiroz DJM, Silva AS, Silva Júnior CCD, et al. Vitamin D levels and their association with oxidative stress and inflammation markers in patients with cystic fibrosis. Nutr Hosp. 2023;40(2):280-85.
71. Darnifayanti D, Rizki DR, Amirah S, et al. Association between vitamin D receptor gene variants and neonatal sepsis: A systematic review and meta-analysis. J Infect Public Health. 2024;17(3):518-26.
72. Paz JLP, Silvestre MDPSC, Moura LS, et al. Association of the polymorphism of the vitamin D receptor gene (VDR) with the risk of leprosy in the Brazilian Amazon. Biosci Rep. 2021;41(7).
73. Pabalan N, Tabangay L, Jarjanazi H, et al. Association Between the FokI and ApaI Polymorphisms in the Vitamin D Receptor Genc and Intervertebral Disc Degeneration: A Systematic Review and Meta-Analysis. Genet Test Mol Biomarkers. 2017;21(1):24-32.
74. Elkama A, Orhan G, Karahalil B. Association of vitamin D receptor polymorphisms with vitamin D and calcium levels in Turkish multiple sclerosis patients. Neurodegener Dis Manag. 2022;12(6):323-31.
75. Al-Gharrawi ANR, Anvari E, Fateh A, et al. Association of ApaI rs7975232 and BsmI rs1544410 in clinical outcomes of COVID-19 patients according to different SARS-CoV-2 variants. Sci Rep. 2023;13(1):3612.
76. Rashidi F, Ostadsharif M. Association of VDR gene ApaI polymorphism with obesity in Iranian population. Biomed. 2021;41(4):651-9.
77. Köstner K, Denzer N, Müller CS, et al. The relevance of vitamin D receptor (VDR) gene polymorphisms for cancer: a review of the literature. Anticancer Res. 2009;29(9):3511-36.
78. Hajj A, Chedid R, Chouery E, et al. Relationship between vitamin D receptor gene polymorphisms, cardiovascular risk factors and adiponectin in a healthy young population. Pharmacogenomics. 2016;17(15):1675-86.
79. Shahmoradi A, Aghaei A, Ghaderi K, et al. A meta-analysis of the association of ApaI, BsmI, FokI, and TaqI polymorphisms in the vitamin D receptor gene with the risk of polycystic ovary syndrome in the Eastern Mediterranean Regional Office population. Int J Reprod Biomed. 2022;20(6):433-46.
80. Liu JL, Zhang SQ, Zeng HM, et al. ApaI, BsmI, FokI and TaqI polymorphisms in the vitamin D receptor (VDR) gene and the risk of psoriasis: a meta-analysis. J Eur Acad Dermatol Venereol. 2013;27(6):739-46.
81. Agliardi C, Guerini FR, Zanzottera M, et al. The VDR FokI (rs2228570) polymorphism is involved in Parkinson's disease. J Neurol Sci. 2021;428:117606.
82. Cao Y, Wang X, Cao Z, et al. Vitamin D receptor gene FokI polymorphisms and tuberculosis susceptibility: a meta-analysis. Arch Med Sci. 2016;12(5):1118-34.
83. Tuncel G, Temel SG, Ergoren MC. Strong association between VDR FokI (rs2228570) gene variant and serum vitamin D levels in Turkish Cypriots. Mol Biol Rep. 2019;46(3):3349-55.
84. Elneam AI, Al-Dhubaibi MS, Bahaj SS, et al. The CDX2 G allele and the FoKI F allele of the VDR gene are more prevalent and related to changes in vitamin D levels in patients with psoriasis vulgaris: A pilot study. Skin Res Technol. 2023;29(11).
85. Yang X, Ru J, Li Z, et al. Lower vitamin D levels and VDR FokI variants are associated with susceptibility to sepsis: a hospital-based case-control study. Biomark. 2022;27(2):188-95.

86. Muhamed AN, Chekole B, Tafesse FE, et al. Quality of Life among Ethiopian Cancer Patients: A Systematic Review of Literatures. SAGE Open Nurs. 2023;9.
87. Loohuis LM, Albersen M, de Jong S, et al. The Alkaline Phosphatase (ALPL) Locus Is Associated with B6 Vitamer Levels in CSF and Plasma. Genes. 2018;10(1):8.
88. Tanaka T, De Luca LM. Therapeutic potential of "rexinoids" in cancer prevention and treatment. Cancer Res. 2009;69(12),4945-47.
89. Farman MR, Rehder C, Malli T, et al. The Global ALPL gene variant classification project: Dedicated to deciphering variants. Bone. 2024;178:116947.
90. Naureen Z, Miggiano GAD, Aquilanti B, et al. Genetic test for the prescription of diets in support of physical activity. Acta Biomed. 2020;91(13-S).
91. Lyon P, Strippoli V, Fang B, et al. B Vitamins and One-Carbon Metabolism: Implications in Human Health and Disease. Nutr. 2020;12(9):1-16.
92. Zarembska E, Ślusarczyk K, Wrzosek M. A implicação de um polimorfismo no gene da metilenotetraidrofolato redutase no metabolismo da homocisteína e doenças relacionadas à civilização. International J Mol Sci. 2024;25(1):193.
93. Batista KS, Cintra VM, Lucena PAF, et al. The role of vitamin B12 in viral infections: A comprehensive review of its relationship with the muscle–gut–brain axis and implications for SARS-CoV-2 infection. Nutr Rev. 2022;80(3):561-78.
94. Raghubeer S, Matsha TE. Methylenetetrahydrofolate (MTHFR), the One-Carbon Cycle, and Cardiovascular Risks. Nutr. 2021;13(12):1-18.
95. Surendran S, Adaikalakoteswari A, Saravanan P, et al. An update on vitamin B12-related gene polymorphisms and B12 status. Genes Nutr. 2018;13:2.
96. Yadav U, Kumar P, Gupta S, Rai V. Distribution of MTHFR C677T Gene Polymorphism in Healthy North Indian Population and an Updated Meta-analysis. Indian J Clin Biochem. 2017;32(4):399-410.
97. Hiraoka M, Kagawa Y. Genetic polymorphisms and folate status. Congenit Anom. 2017;57(5):142-9.
98. Hassan MH, Raslan MA, Tharwat M, et al. Metabolic Analysis of Methylenetetrahydrofolate Reductase Single Nucleotide Polymorphisms (MTHFR 677C<T and MTHFR 1298A<C), Serum Folate and Vitamin B12 in Neural Tube Defects. Indian J Clin Biochem. 2023;38(3):305-15.
99. Najafipour R, Moghbelinejad S, Aleyasin A, et al. Effect of B9 and B12 vitamin intake on semen parameters and fertility of men with polymorphisms. Androl. 2017;5(4):704-10.
100. Zhao X, Zhao Y, Ping Y et al. Association between gene polymorphism of folate metabolism and recurrent spontaneous abortion in Asia: A Meta-analysis. Medicine (Baltimore). 2020;99(40):e21962.
101. Nguyen VP, Collins AE, Hickey JP, et al. Sex Differences in the Level of Homocysteine in Alzheimer's Disease and Parkinson's Disease Patients: A Meta-Analysis. Brain Sci. 2023;13(1):1-16.
102. Periñán MT, Macías-García D, Jesús S, et al. Homocysteine levels, genetic background, and cognitive impairment in Parkinson's disease. J Neurol. 2023;270(1):477-85.
103. Steluti J, Carvalho AM, Carioca AAF, et al. Genetic Variants Involved in One-Carbon Metabolism: Polymorphism Frequencies and Differences in Homocysteine Concentrations in the Folic Acid Fortification Era. Nutr. 2017;9(6):539.
104. Li Y, Qiu S, Shi J, et al. Association between MTHFR C677T/A1298C and susceptibility to autism spectrum disorders: a meta-analysis. BMC Pediatr. 2020;20(1):449.
105. Liu Y, Xu C, Wang Y, et al. Association analysis of MTHFR (rs1801133 and rs1801131) and MTRR (rs1801394) gene polymorphisms towards the development of hypertension in the Bai population from Yunnan, China. Clin Exp Hypertens. 2023;45(1):2206066.
106. Shivkar RR, Gawade GC, Padwal MK, et al. Association of MTHFR C677T (rs1801133) and A1298C (rs1801131) Polymorphisms with Serum Homocysteine, Folate and Vitamin B12 in Patients with Young Coronary Artery Disease. Indian J Clin Biochem. 2022;37(2):224-31.
107. Chen L, Wu C, Dong Z, et al. Methylenetetrahydrofolate reductase polymorphisms and elevated plasma homocysteine levels in small vessel disease. Brain Behav. 2023;13(5).
108. Paradkar MU, Padate B, Shah SAV, et al. Association of Genetic Variants with Hyperhomocysteinemia in Indian Patients with Thrombosis. Indian J Clin Biochem. 2020;35(4):465-73.
109. Ma T, Sun XH, Yao S, et al. Genetic Variants of Homocysteine Metabolism, Homocysteine, and Frailty – Rugao Longevity and Ageing Study. J Nutr Health Aging. 2020;24(2):198-204.
110. Feng W, Zhang Y, Pan Y, et al. Association of three missense mutations in the homocysteine-related MTHFR and MTRR gene with risk of polycystic ovary syndrome in Southern Chinese women. Reprod Biol Endocrinol. 2021;19:1-10.
111. Liu Y, Xu C, Wang Y, et al. Association analysis of MTHFR (rs1801133 and rs1801131) and MTRR (rs1801394) gene polymorphisms towards the development of hypertension in the Bai population from Yunnan, China. Clin Exp Hypertens. 2023;45(1):2206066.
112. Rezaee M, Akbari H, Momeni-Moghaddam MA, et al. Association of C677T (rs1081133) and A1298C (rs1801131) Methylenetetrahydrofolate Reductase Variants with Breast Cancer Susceptibility Among Asians: A Systematic Review and Meta-Analysis. Biochem Genet. 2021;59(2):367-97.
113. Xu S, Zuo L. Association between methylenetetrahydrofolate reductase gene rs1801131 A/C polymorphism and urinary tumors' susceptibility. Hereditas. 2020;157(1):16.
114. Zhang HZ, Wu JH, Huang Q, et al. Associations of methylenetetrahydrofolate reductase gene (MTHFR) rs1801131 and rs1801133 polymorphisms with susceptibility to vitiligo: A meta-analysis. J Cosmet Dermatol. 2021;20(7):2359-2368.
115. Yadav U, Kumar P, Rai V. Distribution of Methionine Synthase Reductase (MTRR) Gene A66G Polymorphism in Indian Population. Indian J Clin Biochem. 2021;36(1):23-32.

116. Chatterjee M, Saha T, Maitra S, et al. Folate System Gene Variant rs1801394 66A>G may have a Causal Role in Down Syndrome in the Eastern Indian Population. Int J Mol Cell Med. 2020;9(3):215-24.
117. Xu A, Wang W, Jiang X, et al. The roles of MTRR and MTHFR gene polymorphisms in congenital heart diseases: A meta-analysis. Biosci Rep. 2018;38(6).
118. Cho SH, Kim JH, An HJ, et al. Association of methionine synthase (rs1805087), methionine synthase reductase (rs1801394), and methylenetetrahydrofolate dehydrogenase 1 (rs2236225) genetic polymorphisms with recurrent implantation failure. Hum Fertil. 2021;24(3):161-8.

Conceitos Básicos de Nutrigenômica

Jennifer Beatriz Silva Morais • Stéfany Rodrigues de Sousa Melo • Rafaella Cristhine Pordeus Luna

Introdução

A nutrigenômica é a ciência que estuda as interações entre os nutrientes e o genoma humano, buscando entender como essas interações afetam a saúde e podem ser usadas para prevenir ou tratar doenças. Esse campo inovador permite a personalização das dietas com base nas características genéticas individuais, promovendo uma nutrição de precisão.[1] O impacto da nutrigenômica na prática clínica é imenso, pois oferece o potencial de ajustar recomendações dietéticas para cada indivíduo, otimizando a prevenção de doenças crônicas e melhorando a qualidade de vida.[2]

A importância da nutrigenômica vai além da individualização de dietas, pois ela também abre caminhos para o entendimento dos mecanismos moleculares que ligam a alimentação à saúde. A pesquisa em nutrigenômica permite identificar genes que podem ser modulados pela dieta, e vice-versa, o que ajuda a formular intervenções nutricionais mais eficazes.[3] Sabe-se, por exemplo, que uma dieta rica em ácidos graxos ômega-3 pode modular a expressão de genes envolvidos na inflamação, o que pode ajudar a prevenir doenças crônicas.[4]

O campo da nutrigenômica surgiu no final do século XX, logo após o mapeamento do genoma humano no início dos anos 2000. Esse marco permitiu aos cientistas analisar como variações genéticas influenciam a resposta do corpo a diferentes nutrientes.[5] Desde então, muitos estudos têm se concentrado em entender como a nutrição pode interagir com genes específicos, abrindo novas perspectivas na prevenção e no tratamento de doenças, especialmente as doenças crônicas não transmissíveis, como diabetes e obesidade.[6]

A nutrigenômica evoluiu paralelamente ao desenvolvimento de tecnologias de sequenciamento genético, que possibilitaram a análise de grandes volumes de dados genéticos de forma rápida e acessível. A descoberta de polimorfismos de nucleotídeo único (SNPs), pequenas variações no DNA que podem influenciar como as pessoas metabolizam nutrientes, foi um dos avanços que permitiu o crescimento dessa área.[7] Esses avanços transformaram a nutrigenômica em uma ferramenta poderosa para a personalização de estratégias alimentares.

A relação entre genética, nutrição e saúde é complexa e multifatorial. A nutrigenômica explora como as variações genéticas podem modificar a maneira como os indivíduos respondem a diferentes nutrientes e como a dieta pode influenciar a expressão gênica. Estudos mostram que as respostas individuais à dieta variam de acordo com o perfil genético, o que explica, por exemplo, porque algumas pessoas são mais propensas a ganhar peso com dietas ricas em carboidratos, ao passo que outras não apresentam o mesmo risco.[8,9]

Além disso, a nutrigenômica investiga como a alimentação pode influenciar a predisposição genética para o desenvolvimento de doenças. Um exemplo é a relação entre o gene *FTO* e o risco de obesidade. Pessoas com uma variante específica desse gene têm maior propensão a ganhar peso, mas esse efeito pode ser atenuado por uma dieta adequada e hábitos de vida saudáveis.[10] Isso demonstra o potencial da nutrigenômica em criar abordagens mais personalizadas para a prevenção de doenças.

Genoma humano e sua interação com a dieta

Genoma humano e sua variabilidade

O genoma humano contém cerca de 20 mil a 25 mil genes, mas o que diferencia cada indivíduo é a presença de variações genéticas, como os SNPs. Essas pequenas diferenças genéticas podem influenciar a forma como os nutrientes são metabolizados e utilizados pelo corpo.[11] A identificação dessas variações é crucial para a nutrigenômica, pois permite determinar como diferentes pessoas reagem a certos tipos de dieta e nutriente.

A variação genética no genoma humano está associada a diversas características fenotípicas, incluindo a predisposição a doenças metabólicas, como a obesidade e o diabetes tipo 2. Além disso, a variabilidade genética também afeta a absorção de micronutrientes, como vitaminas e minerais, o que pode resultar em diferenças na resposta ao consumo de alimentos.[12] A partir dessas informações, a nutrigenômica busca desenvolver recomendações nutricionais específicas para cada perfil genético.

Genes envolvidos no metabolismo de nutrientes

Os genes envolvidos no metabolismo de nutrientes desempenham papéis fundamentais no processamento de alimentos e na regulação de funções metabólicas. Alguns genes codificam enzimas que são responsáveis pela digestão, absorção e pelo metabolismo de macronutrientes, como carboidratos, proteínas e lipídios.[13] O gene *LCT*, que codifica a lactase, determina a capacidade de uma pessoa de digerir lactose. Indivíduos com variantes que reduzem a expressão desse gene podem sofrer de intolerância à lactose.[14]

Outro gene amplamente estudado na nutrigenômica é o *MTHFR*, que está relacionado com o metabolismo do folato. Variações nesse gene podem afetar a capacidade do corpo de metabolizar o folato de forma eficaz, o que pode aumentar o risco de deficiências nutricionais e doenças, como doenças cardiovasculares e defeitos do tubo neural em recém-nascidos.[15] Isso exemplifica como variações genéticas podem influenciar o risco de doenças nutricionais e como a nutrigenômica pode ajudar a ajustar as recomendações dietéticas.

Polimorfismos genéticos e sua influência na resposta individual aos nutrientes

Os polimorfismos genéticos são variações na sequência do DNA que ocorrem com frequência na população. Eles podem influenciar como os indivíduos respondem a diferentes nutrientes, afetando desde a absorção até a utilização e o armazenamento desses nutrientes.[7] Polimorfismos no gene *APOE*, por exemplo, têm sido associados ao metabolismo lipídico e ao risco de desenvolver doenças cardiovasculares.[16]

Um exemplo clássico de interação entre polimorfismos e nutrientes é a relação entre o gene *FTO* e o risco de obesidade. Pessoas com determinadas variantes desse gene são mais propensas a ganhar peso, especialmente em dietas ricas em gordura e carboidratos refinados.[17] No entanto, estudos mostram que a adoção de uma dieta equilibrada e rica em fibras pode mitigar os efeitos desse polimorfismo, demonstrando o potencial da nutrigenômica em criar abordagens preventivas e terapêuticas.[18]

Epigenética e nutrição: modificações epigenéticas induzidas pela dieta

A epigenética refere-se a mudanças na expressão gênica que não envolvem alterações na sequência de DNA. Essas modificações podem ser influenciadas por fatores ambientais, incluindo a dieta. Os principais mecanismos epigenéticos incluem a metilação do DNA, a modificação de histonas e a regulação por microRNAs.[19] A dieta tem um papel crucial na modulação desses mecanismos, o que pode afetar a saúde a longo prazo.[20]

A metilação do DNA, por exemplo, é influenciada pela disponibilidade de nutrientes como o folato, a vitamina B_{12} e a colina, que são necessários para a doação de grupos metil. Uma dieta pobre nesses nutrientes pode levar a padrões anormais de metilação, o que tem sido associado ao aumento do risco de câncer e outras doenças.[20] Assim, a nutrição pode não apenas influenciar a expressão gênica de maneira imediata, mas também deixar marcas epigenéticas duradouras que afetam a saúde de gerações futuras.

Microbioma intestinal e sua interação com o genoma e a dieta

O microbioma intestinal é composto de trilhões de microrganismos que habitam o trato gastrointestinal. Ele desempenha um papel fundamental na digestão de alimentos, na produção de vitaminas e na regulação do sistema imunológico.[21] A interação entre o microbioma e o genoma humano é um campo de crescente interesse na nutrigenômica, pois o microbioma pode influenciar a expressão gênica e a resposta do corpo à dieta.[22]

Estudos sugerem que a composição do microbioma intestinal pode ser modulada pela dieta e, por sua vez, modular a resposta do corpo aos nutrientes. Dietas ricas em fibras, por exemplo, promovem a proliferação de bactérias benéficas que produzem ácidos graxos de cadeia curta, como o butirato, que tem efeitos anti-inflamatórios e pode modular a expressão gênica.[23,24] A interação entre microbioma, dieta e genoma humano é complexa, mas oferece novas oportunidades para intervenções nutricionais personalizadas.

Nutrientes e compostos bioativos como moduladores da expressão gênica

As interações entre nutrientes e genes ocorrem em diferentes níveis moleculares, influenciando a expressão gênica, a função proteica e o metabolismo. Os nutrientes podem atuar como sinalizadores que modulam a ativação de vias metabólicas, interagindo com receptores celulares e fatores de transcrição que controlam a transcrição de genes específicos.[25] Um exemplo clássico é a interação dos ácidos graxos com os receptores ativados por proliferadores de peroxissomas (PPARs), que regulam genes envolvidos no metabolismo de lipídios e na inflamação.[26]

Além disso, os nutrientes podem influenciar o processo de metilação do DNA e modificação de histonas, ambos componentes epigenéticos que afetam a acessibilidade do DNA para transcrição. Por meio dessas interações, a dieta pode regular a expressão de genes-chave associados ao metabolismo energético, ao estresse oxidativo e à inflamação.[27] Essas interações mostram como a nutrição tem um impacto direto nos processos genéticos e, consequentemente, na saúde.

Os nutrientes têm a capacidade de modular a expressão gênica de diversas maneiras. Alguns nutrientes, como os ácidos graxos e as vitaminas, atuam diretamente na regulação da atividade de genes ao se ligarem a receptores nucleares, como os PPARs ou o receptor de vitamina D (VDR).[28] Outros nutrientes modulam indiretamente a expressão gênica por meio de mudanças no estado energético da célula, como a ativação de vias de sinalização mediadas pela AMPK (proteína quinase ativada por AMP).[29]

A nutrigenômica está revolucionando a abordagem de doenças complexas, como câncer, diabetes tipo 2 e doenças cardiovasculares, ao identificar como os nutrientes podem interagir com genes associados a essas condições. O consumo excessivo de carboidratos refinados, por exemplo, pode aumentar o risco de diabetes em indivíduos com variantes genéticas no gene *TCF7L2*, que está associado à homeostase da glicose.[22,30] Além disso, estudos mostram que dietas ricas em antioxidantes e compostos bioativos, como os polifenóis, podem modular a expressão de genes envolvidos em vias inflamatórias e de defesa contra o estresse oxidativo, ajudando na prevenção de doenças crônicas.[31] Dessa forma, a nutrigenômica oferece a possibilidade de desenvolver estratégias dietéticas personalizadas para reduzir o risco de doenças complexas, com base na análise genética individual.

Vitamina D

A vitamina D é um nutriente essencial que, quando metabolizado pelo organismo, regula a expressão de muitos genes e participa de funções fisiológicas cruciais, como o metabolismo ósseo e a resposta imunológica. Esse nutriente é inicialmente convertido em 25-hidroxivitamina D no fígado, transformando-se em 1,25-di-hidroxivitamina D, sua forma ativa, nos rins. Quando a vitamina D ativa se liga ao receptor de vitamina D (VDR) em células de diferentes tecidos, ela forma um complexo que se liga ao DNA e modula a expressão de genes responsáveis por processos celulares, como a proliferação celular e a resposta imune (Figura 5.1).[28,32]

O VDR tem uma função central na imunidade inata, particularmente em células de defesa como monócitos e macrófagos, no qual modula genes que atuam no reconhecimento de patógenos, como os receptores Toll-like (TLRs). Esses receptores identificam microrganismos invasores, promovendo uma resposta que inclui a produção de peptídeos antimicrobianos, como a catelicidina, fundamental para combater bactérias intracelulares. A baixa concentração de vitamina D tem sido associada a maior vulnerabilidade a infecções respiratórias e urinárias.[34]

Além de combater infecções, a vitamina D desempenha papel essencial na regulação do sistema imunológico adaptativo, influenciando a atividade de células T e dendríticas. A ligação da vitamina D ao VDR contribui para o equilíbrio imunológico, prevenindo respostas inflamatórias excessivas e ajudando a reduzir a predisposição a doenças autoimunes e inflamatórias. Esse papel imunomodulador é particularmente importante em doenças como esclerose múltipla e artrite reumatoide, em que a regulação da resposta imunológica por meio da vitamina D pode ajudar a controlar a hiperatividade do sistema imunológico.[35,36]

A vitamina D é fundamental para a saúde óssea, pois o complexo vitamina D-VDR em células como os osteoblastos regula genes ligados ao metabolismo do cálcio e à mineralização óssea. No entanto, a eficácia da vitamina D varia de acordo com fatores genéticos, como polimorfismos no gene do VDR, o que pode influenciar a resposta individual à vitamina D

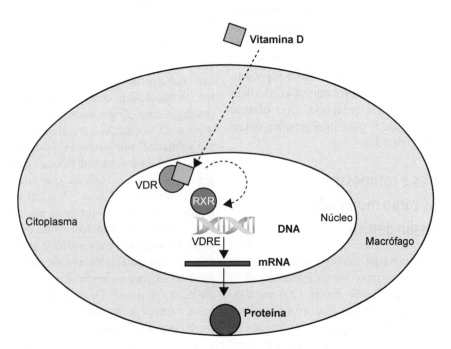

Figura 5.1 Mecanismo nutrigenômico direto mediado pelo calcitriol. (Adaptada de Cominetti et al.[33])

e a susceptibilidade a doenças ósseas. Dessa forma, compreender esses fatores genéticos é vital para um enfoque personalizado na suplementação de vitamina D.[28]

O impacto da vitamina D vai além da modulação direta de genes: alcança a estrutura da cromatina, facilitando o acesso a genes que regulam o metabolismo energético e o controle do estresse oxidativo. Esses efeitos epigenéticos ajudam a explicar a relação entre a deficiência de vitamina D e doenças crônicas, como diabetes e doenças cardiovasculares, e revelam a importância do papel do VDR na resposta do corpo ao estresse oxidativo.[28,37]

O avanço da nutrigenômica permite identificar como variantes genéticas, especialmente nos genes do VDR, influenciam a resposta à suplementação de vitamina D. Estudos indicam que essas variantes podem determinar a eficácia das intervenções para prevenir doenças e melhorar a imunidade. Esse conhecimento abre caminho para personalizar a suplementação de vitamina D, ajudando a prevenir doenças crônicas em indivíduos com diferentes perfis genéticos.[36,38]

Vitamina A

A vitamina A desempenha papel vital na expressão gênica por meio de sua forma ativa, o ácido retinoico (RA), que se liga a receptores nucleares específicos, o receptor do ácido retinoico (RAR) e o receptor X retinoide (RXR). Esses receptores, ao se ligarem a locais específicos no DNA, conhecidos como elementos de resposta ao retinoide (RAREs), ativam a transcrição de genes cruciais para funções como diferenciação celular, proliferação e apoptose, além da manutenção da integridade epitelial e da imunidade (Figura 5.2). Essa regulação é essencial para o desenvolvimento embrionário e para o funcionamento saudável do sistema imunológico.[39]

O ácido retinoico modula também a resposta imunológica e inflamatória, influenciando a produção de interleucinas, como a IL-22, que desempenham papel protetor contra infecções gastrointestinais. A deficiência de vitamina A foi associada à redução da produção de IL-22, o que compromete a capacidade do organismo de combater patógenos intestinais e promove a inflamação crônica. Essas interações entre a vitamina A e genes relacionados com a imunidade revelam sua importância na resistência a infecções e na homeostase intestinal, reforçando o papel da vitamina A em doenças inflamatórias.[40,41]

A vitamina A também participa na regulação epigenética, especialmente na metilação do DNA e nas modificações em histonas, que afetam a acessibilidade de genes específicos à transcrição. Esses efeitos epigenéticos são fundamentais durante o desenvolvimento, em que a vitamina A promove alterações duradouras na expressão gênica, especialmente em células do sistema imunológico e epitelial. Estudos sugerem que o ácido retinoico, além de atuar em células-tronco, induz a diferenciação celular, ajudando na manutenção de barreiras epiteliais como pele e intestino, fundamentais para a proteção contra agentes externos.[42,43]

Além de suas funções imunológicas, a vitamina A regula genes envolvidos na adaptação metabólica, influenciando o metabolismo de lipídios e a síntese de glicoproteínas. Esse efeito é particularmente importante em tecidos de alto consumo energético, como o fígado e o tecido adiposo, nos quais a vitamina A ajuda a manter o metabolismo equilibrado.

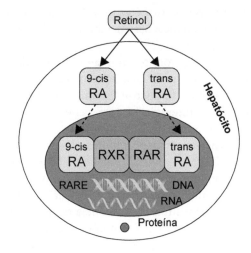

Figura 5.2 Mecanismo nutrigenômico direto mediado pelo ácido retinóico.

A deficiência dessa vitamina, combinada a predisposições genéticas, pode intensificar o risco de obesidade e diabetes, tornando essencial o consumo adequado de vitamina A para prevenir disfunções metabólicas.[39,44]

A vitamina A também interage com a microbiota intestinal, influenciando genes associados à resposta inflamatória. Pesquisas indicam que a carência de vitamina A modifica a composição da microbiota, prejudicando a imunidade intestinal e aumentando a suscetibilidade a patógenos. Em contrapartida, a suplementação adequada fortalece a imunidade ao equilibrar a microbiota e melhorar a integridade da barreira intestinal, exemplificando a ação bidirecional entre nutrientes e expressão gênica na manutenção da saúde do microbioma.[43,45]

Magnésio

O magnésio é essencial para diversas funções metabólicas, incluindo a sinalização e a função da insulina nas células β do pâncreas, onde influencia tanto a secreção quanto a ação da insulina. Indivíduos com deficiência de magnésio apresentam menor atividade dos receptores de insulina, resultando em uma captação de glicose prejudicada, o que contribui para a resistência à insulina. Estudos mostram que baixos níveis de magnésio estão correlacionados a uma bioatividade reduzida da insulina em pessoas com diabetes tipo 2, acentuando o risco de complicações metabólicas relacionadas com a glicose.[46,47]

Na nutrigenômica, o magnésio regula a expressão de proteínas relacionadas com o metabolismo da glicose e com a sinalização insulínica, interagindo com genes que controlam a homeostase de magnésio. Variações genéticas em transportadores de magnésio, como TRPM6 e TRPM7, afetam a absorção e a disponibilidade intracelular desse mineral, influenciando diretamente a eficácia da sinalização de insulina. A deficiência de magnésio em dietas modernas é um fator preocupante, especialmente para pessoas com predisposição genética a distúrbios metabólicos como diabetes.[48,49]

O magnésio desempenha papel fundamental na regulação da sinalização da insulina e na expressão de genes associados a essa via. Em ratos saudáveis, dietas deficientes em magnésio aumentaram a expressão do receptor de insulina no fígado, enquanto a suplementação em ratos diabéticos promoveu essa expressão no músculo esquelético, sugerindo um efeito diferenciado do magnésio entre tecidos e estados metabólicos.[50,51]

Além disso, esse mineral influencia a fosforilação de substratos de receptor de insulina 1 e 2 (IRS-1 e IRS-2) em tecidos como músculo e fígado, afetando a atividade da fosfatidilinositol 3-quinase (PI3K) e a fosforilação de Akt (proteína quinase B), fatores importantes na sinalização da insulina (Figura 5.3).[52] Esses efeitos favorecem a atividade da via da insulina, potencializando a resposta celular e contribuindo para a regulação glicêmica.

O magnésio também regula genes que impactam o metabolismo da glicose e a gliconeogênese. A suplementação de magnésio foi associada à redução na expressão do gene *FOXO1* e da atividade da G6Pase, enzima essencial para a gliconeogênese, ao passo que sua deficiência aumentou a expressão da G6Pase em tecidos de ratos saudáveis.[53] Além disso, o magnésio influencia a expressão da fosfofrutoquinase 1 (PFK-1) e do GLP-1, componentes da via glicolítica e da produção de insulina, respectivamente.[54]

O magnésio também desempenha papel na ativação de enzimas importantes para a sinalização celular, impactando o controle epigenético e ajudando a prevenir a resistência à insulina. O equilíbrio de magnésio no corpo é mantido principalmente pelos rins e pelo intestino; assim, variações genéticas nesses sistemas podem influenciar a absorção e os níveis de magnésio, modulando a resposta do organismo à insulina. Identificar essas interações é fundamental para desenvolver estratégias nutrigenômicas que visem otimizar a resposta insulínica e reduzir o risco de diabetes tipo 2 em populações com predisposição genética.[49,55]

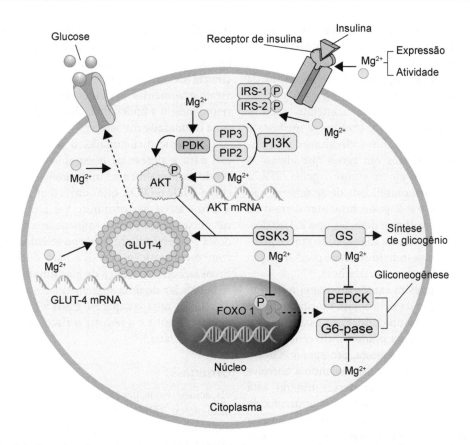

Figura 5.3 Prováveis mecanismos por meio dos quais a homeostase do magnésio pode influenciar a sensibilidade à insulina no fígado. Akt: proteína quinase B; AS160: substrato Akt de 160 kDa; IRS-1: substrato do receptor de insulina 1; IRS-2: substrato do receptor de insulina 2; GLUT4: proteína transportadora de glicose tipo 4; Mg2+: íon magnésio; PDK1: quinase-1 dependente de fosfoinositídeo; PEPCK: fosfoenolpiruvato carboxiquinase; PI3K: fosfoinositídeo 3-quinase; PIP2: fosfatidilinositol 4,5-bifosfato; PIP3: fosfatidilinositol (3,4,5)-trifosfato; PPAR-γ: receptor γ ativado por proliferador de peroxissoma; RI: receptor de insulina. (Adaptada de Soriano-Pérez et al.[52])

Zinco

O zinco é um mineral essencial que participa de diversos processos biológicos e atua em cerca de 300 enzimas que regulam a transcrição gênica, o metabolismo e o crescimento celular. Ele é um cofator fundamental para enzimas antioxidantes, como a superóxido dismutase (SOD), que protege as células dos danos oxidativos e reduz o risco de inflamação crônica e doenças associadas ao estresse oxidativo. O zinco desempenha papel importante na regulação do sistema imunológico, modulando a função de células T, *natural killers* e macrófagos, tornando-se essencial para a defesa contra infecções virais e bacterianas.[56,57]

Na nutrigenômica, o zinco regula diretamente a expressão gênica ao se ligar a proteínas chamadas "fatores de transcrição de dedos de zinco" (*zinc finger proteins*), que se conectam ao DNA e ativam ou reprimem genes essenciais para processos como desenvolvimento, proliferação e reparo celular. Além disso, o zinco tem efeitos epigenéticos, influenciando a metilação do DNA e modificações nas histonas, o que pode impactar a expressão de genes envolvidos na resposta inflamatória e na imunidade.

A deficiência de zinco afeta esses processos e está associada a condições inflamatórias e imunodeficiências.[43,58]

O zinco tem impacto no metabolismo da glicose, agindo como cofator para a enzima insulinomimética, o que contribui para a regulação dos níveis de insulina e melhora a sensibilidade a esta. Em indivíduos com polimorfismos genéticos em genes que afetam o metabolismo do zinco, como o gene *ZIP8*, a absorção e a disponibilidade desse mineral são prejudicadas, o que pode aumentar o risco de resistência à insulina e diabetes tipo 2. Isso destaca a importância da ingestão de zinco, principalmente para indivíduos com predisposição genética a desordens metabólicas.[59,60]

O zinco também exerce um papel relevante na manutenção da microbiota intestinal, que é crucial para a imunidade. Pesquisas sugerem que o zinco ajuda a manter a diversidade e a estabilidade da microbiota, protegendo contra patógenos intestinais e fortalecendo a barreira intestinal. A deficiência desse mineral está relacionada com a disbiose e o aumento da permeabilidade intestinal, que podem levar à inflamação crônica e agravar condições como a síndrome do intestino irritável (SII) e a doença inflamatória intestinal (DII).[61]

Selênio

O selênio é um mineral essencial que desempenha papéis importantes na saúde humana, principalmente como componente das selenoproteínas, incluindo a glutationa peroxidase (GPx), uma enzima antioxidante que protege as células contra o estresse oxidativo e danos do DNA. O selênio também contribui para a função da tioredoxina redutase, enzima vital para a regeneração de antioxidantes intracelulares, e é essencial para a produção de hormônios da tireoide, influenciando diretamente o metabolismo e o sistema imunológico.[62]

Na nutrigenômica, o selênio influencia a expressão gênica por meio das selenoproteínas, que regulam a transcrição de genes envolvidos na resposta imune e na defesa antioxidante. A deficiência de selênio afeta a função imunológica, reduzindo a atividade de células imunológicas, como linfócitos e neutrófilos, e prejudicando a capacidade de defesa contra infecções virais. Estudos indicam que a deficiência de selênio pode exacerbar infecções virais e aumentar a virulência de patógenos, reforçando a importância desse mineral para uma imunidade robusta.[63,64]

Conforme mencionado, o selênio é essencial para a síntese de hormônios da tireoide, sendo especialmente importante em genes como *DIO1* e *DIO2*, que convertem T4 em T3, a forma ativa do hormônio. Variações genéticas nesses genes podem influenciar a eficiência dessa conversão e a resposta ao selênio. Pessoas com predisposição genética para doenças da tireoide, como a doença de Hashimoto, podem se beneficiar de uma suplementação adequada de selênio, uma vez que ele ajuda a equilibrar a resposta imune e a reduzir o risco de inflamação tireoidiana.[65,66]

Ômega-3

Os ácidos eicosapentaenoico (EPA) e docosahexaenoico (DHA) podem ser liberados da membrana e transportados para o núcleo, onde podem modificar a expressão gênica por meio da interação com fatores de transcrição, como receptores ativados por proliferadores de peroxissomos (PPARs), modulando o metabolismo lipídico e as vias anti-inflamatórias. Os PPARs são fatores de transcrição ativados por ligantes, pertencentes à superfamília de receptores hormonais nucleares, em que o PPARγ é o regulador transcricional central do metabolismo lipídico.[67]

DHA e EPA estão relacionados com efeitos benéficos no curso de doenças crônicas não transmissíveis, como a obesidade, devido ao papel anti-inflamatório e à modulação de genes reguladores da obesidade, como o PPARγ e aqueles pertencentes à família ALOX.[68] Para além das ações de modulação do PPARγ, outros metabólitos derivados de ácidos graxos ômega-3 podem usar diferentes estratégias anti-inflamatórias independentes da ativação desse receptor. Assim, derivados do sistema P450 ou de enzimas ALOX, resolvinas, protectinas e maresinas, configuram-se como novas classes de potentes metabólitos anti-inflamatórios derivados de ômega-3.[69]

Na Figura 5.4, observa-se um exemplo de regulação dietética (da adiponectina) por ativadores diretos e indiretos de receptores hormonais nucleares, incluindo os ácidos graxos poli-insaturados.[70]

Compostos bioativos

Encontrados em alimentos, os compostos bioativos são substâncias que desempenham funções benéficas à saúde, podendo prevenir o desenvolvimento de doenças crônicas não transmissíveis e melhorar a expectativa de vida. Esses compostos não são considerados nutrientes essenciais, a exemplo das vitaminas e minerais, mas têm efeitos biológicos que podem influenciar positivamente o funcionamento do organismo.[71]

Destaca-se que os compostos bioativos abrangem um grupo de substâncias que pode incluir não apenas compostos de origem vegetal, mas também compostos bioativos presentes em alimentos de origem animal. Em particular, o termo "fitoquímicos" consiste em um subconjunto dos compostos bioativos e referem-se exclusivamente aos compostos químicos presentes nas plantas, que são responsáveis por muitas das cores, aromas e sabores dos produtos de origem vegetal.[72,73]

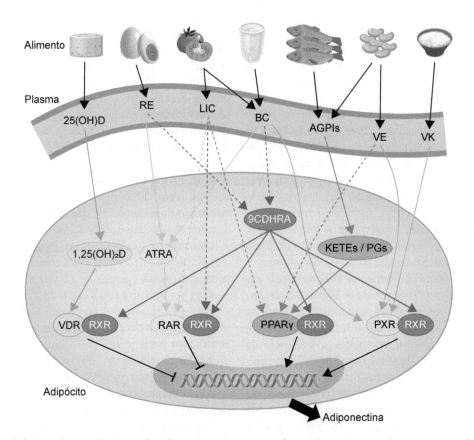

Figura 5.4 Regulação dietética da adiponectina por ativadores de receptores hormonais nucleares. 25(OH)D: 25-hidroxi vitamina D; 1,25(OH)2D: 1,25-di-hidroxi-vitamina D3 ; RE: retinol; ATRA: ácido all-trans retinóico; BC: β-caroteno; LIC: licopeno; AGPIs: ácidos graxos poli-insaturados; VE: derivados da vitamina E; VK: derivados da vitamina K; KETEs: ácido ceto-eicosatetraenóico; PGs: prostaglandinas; VDR, RAR, RXR, PXR e PPAR: receptores hormonais nucleares envolvidos no plasma e tecido adiposo. As *linhas sólidas* representam ações conhecidas e diretas, enquanto e as *linhas tracejadas* representam ações parcialmente desconhecidas e talvez indiretas. (Adaptada de Rühl et al.[70])

Esses compostos são conhecidos por exercer atividades antioxidantes, anti-inflamatórias, bem como também podem inibir mecanismos carcinogênicos e aterogênicos, dependendo da estrutura química e dos alimentos do qual são derivados. Assim, compostos pertencentes a uma mesma classe têm estrutura química em comum que possibilita ações biológicas semelhantes. Destaca-se que a classe de compostos bioativos mais vasta e associados à redução dessas desordens metabólicas são os fenólicos e carotenoides.[74,75]

Os flavonoides contemplam diversos compostos bioativos distribuídos em diversos alimentos, como: flavononas, presentes nas frutas cítricas; quercetina e kaempferol, presentes nos vegetais (cebola roxa, pimentas e brócolis); isoflavonas, em leguminosas (feijões e soja); bem como catequinas, presentes no chá verde e chá preto; e curcumina, presente nas ervas e especiarias.[76]

Esses flavonoides têm importante efeito na proteção de células contra radicais livres. É importante mencionar que o excesso de espécies reativas de oxigênio promove o estresse oxidativo e a inflamação crônica de baixo grau, que são desordens metabólicas comuns responsáveis por promover ou intensificar mecanismos de carcinogênese, resistência à ação da insulina, alterações no perfil lipídico, formação da placa aterosclerótica e disfunção do tecido adiposo.[74]

Nesse sentido, destaca-se o resveratrol, um composto fenólico presente nas uvas, amendoim e, em menores quantidades, com as antocianinas, na amora, framboesa e no mirtilo, cuja ação anti-inflamatória, por meio da inibição da via de sinalização do NF-κB (Figura 5.5), induz apoptose de células cancerígenas, em razão do aumento da expressão do gene *BAX*, bem como promove a liberação de fatores pró-apoptóticos como o citocromo C. A partir disso, ocorre a ativação de uma cascata de caspases (proteases), particularmente a caspase-9, que posteriormente ativa a caspase-3, levando à apoptose.[77,78]

É válido mencionar ainda os mecanismos de atuação do resveratrol como antioxidante: (1) ativação da sirtuína 1 (SIRT1), que regula a transcrição de genes que codificam para a superóxido dismutase e catalase; (2) ativação da via do fator nuclear eritroide 2-relacionado ao fator 2 (Nrf2), que sinaliza para a expressão de enzimas antioxidantes; (3) modulação da via AMPK (proteína quinase ativada por AMP), que aumenta a expressão gênica de *Nrf2*; e (4) redução das espécies reativas de oxigênio.[79-81]

Além disso, os efeitos benéficos no sistema biológico ainda podem incluir relações com o controle glicêmico e sensibilidade à insulina. No estudo de Bhatt, Thomas e Nanjan,[82] a ingestão diária de resveratrol (250 mg/dia) durante 3 meses por um grupo de pacientes com diabetes *mellitus* tipo 2 resultou em redução significativa da hemoglobina glicada quando comparado aos diabéticos que utilizaram apenas hipoglicemiantes orais. Nesse sentido, destaca-se que o resveratrol parece aumentar a expressão do transportador de glicose do tipo 4 (GLUT4), especialmente no tecido muscular e adiposo, e a ativação do fator de transcrição receptor ativado por proliferadores de peroxissomo gama (PPARγ), promovendo maior captação de glicose pelas células.[83]

Outro composto bioativo que tem efeitos no metabolismo do controle glicêmico consiste nas catequinas, uma vez que estas aumentam a expressão de IRS-1, IRS-2, Akt e GLUT4 nas células musculares e adiposas, essenciais para a captação de glicose por estas células, e suprimem a expressão gênica de TNF-α e IL-6, que podem prejudicar a sinalização da insulina.[84]

No que diz respeito aos compostos bioativos na redução do risco cardiovascular, a literatura tem evidenciado que a quercetina pode aumentar a expressão do receptor de LDL (LDLR) no fígado. A elevação na expressão de LDLR aumenta a captação de partículas dessa lipoproteína na circulação, o que contribui para a redução das concentrações plasmáticas de colesterol LDL, conhecido por ser um fator de risco para o desenvolvimento das doenças cardiovasculares.[85]

Além disso, flavonoides como a hesperidina podem ativar o receptor X do fígado (LXR), fator de transcrição que regula genes envolvidos no transporte reverso de colesterol, promovendo a

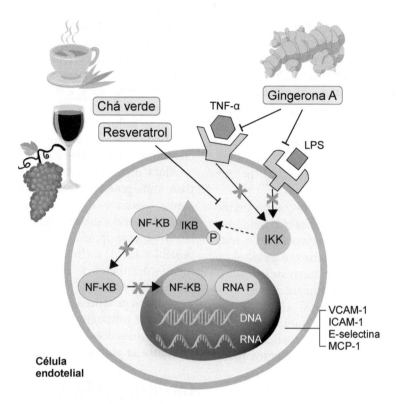

Figura 5.5 Mecanismos nutrigenômicos indiretos mediados por compostos bioativos. ICAM-1: molécula de adesão intercelular 1; IkB: inibidor kappa B; IKK: IkB kinase; MCP-1: proteína quimiotáxica de monócitos 1; NF-κB: fator nuclear kappa B; P: fosforilação; RNA P: RNA polimerase; VCAM-1: molécula de adesão celular vascular 1.

expressão gênica da proteína cassete de ligação ao ATP subfamília A membro 1 (ABCA1), que facilita o transporte de colesterol das células pelas partículas de colesterol HDL, diminuindo o risco de aterosclerose.[86]

Destaca-se também a ação das catequinas na redução da oxidação do colesterol LDL, diminuindo a formação de placas ateroscleróticas, além da epicatequina, também encontrada no chá verde, que inibe a expressão da enzima HMG-CoA redutase, levando a uma diminuição na produção de colesterol endógeno. Nesse sentido, os flavonoides regulam a expressão de genes envolvidos no metabolismo das lipoproteínas e, por conseguinte, reduzem o risco de doenças cardiovasculares. O consumo regular e a longo prazo de alimentos ricos em flavonoides contribui, portanto, para a saúde cardiovascular.[87]

Os carotenoides são compostos bioativos amplamente reconhecidos por suas propriedades antioxidantes e antiinflamatórias, sendo representados pelos alimentos de cores vermelho, laranja e amarelo de hortaliças, frutas e gema de ovo. Os carotenos, como α-caroteno, β-caroteno e licopeno e xantofilas, incluindo luteína, zeaxantina e β-criptoxantina, são os principais representantes dos carotenoides normalmente encontrados na dieta.[88] Em particular, é oportuno destacar o licopeno com ação na redução da expressão de citocinas pró-inflamatórias, como TNF-α, IL-6, e IL-1β, bem como no aumento da expressão de enzimas antioxidantes como superóxido dismutase (SOD) e catalase, que favorecem mecanismos de proteção contra danos oxidativos nos adipócitos.[89-91]

Nesse sentido, é importante ainda mencionar a atuação do β-caroteno na redução da adipogênese, uma vez que este composto atua na diminuição da expressão de PPARγ, fator de transcrição essencial na formação de adipócitos.[92] Ainda sobre esse aspecto, destaca-se a ação da astaxantina na regulação da expressão da proteína desacopladora 1 (UCP1), proteína responsável por promover a termogênese e contribuir para a redução de gordura corporal.[93]

Diante da capacidade desses compostos bioativos atuarem em diversos mecanismos biológicos que agregam na prevenção e no tratamento de desordens endócrinas e metabólicas, atualmente existe grande interesse na adição dos compostos biologicamente ativos (provenientes de fontes naturais) a formulações, seja na forma de alimentos funcionais, como produtos farmacêuticos, nutracêuticos, cosméticos, seja na forma de medicamentos para o tratamento de diversas patologias.[94]

Nutrigenômica e personalização nutricional

A nutrição personalizada constitui uma abordagem que utiliza informações genéticas, fenotípicas e ambientais para criar recomendações dietéticas individualizadas. Esse conceito baseia-se na premissa de que as necessidades nutricionais variam de pessoa para pessoa, dependendo de suas características genéticas.[95] A nutrigenômica desempenha um papel fundamental nesse processo, ao identificar como variações genéticas influenciam a resposta aos nutrientes e como a dieta pode ser ajustada para otimizar a saúde.[12]

Os principais benefícios da nutrição personalizada incluem a prevenção de doenças crônicas, o gerenciamento eficaz de condições como obesidade e diabetes, assim como a melhoria geral da saúde e bem-estar. Estudos mostram que intervenções dietéticas personalizadas, baseadas em análises genéticas, podem ser mais eficazes na promoção de perda de peso.[96,97]

Embora a nutrição personalizada baseada em nutrigenômica ofereça um enorme potencial, ela também enfrenta desafios significativos. Um dos maiores obstáculos é a complexidade genética e a falta de conhecimento completo sobre como diferentes variantes genéticas influenciam a resposta nutricional. Isso pode dificultar a tradução de descobertas científicas em diretrizes clínicas práticas.[98]

Além disso, os testes genéticos utilizados para nutrigenômica ainda não são amplamente acessíveis e podem ter um custo elevado, limitando sua aplicação em larga escala. No entanto, as oportunidades são vastas, com a possibilidade de melhorar a precisão das recomendações dietéticas e, consequentemente, a saúde populacional (Figura 5.6). À medida que mais dados genéticos forem coletados e as tecnologias se tornarem mais acessíveis, espera-se que a nutrigenômica desempenhe um papel crescente na prática clínica.[99]

Considerações finais

A nutrigenômica representa uma revolução no entendimento da relação entre genética e nutrição, oferecendo uma abordagem promissora para personalizar recomendações dietéticas de forma a otimizar a saúde individual. O potencial para integrar informações genéticas em diretrizes nutricionais personalizadas reflete avanços importantes na ciência da saúde, que agora reconhece a dieta como um elemento dinâmico na modulação da expressão gênica e na manutenção da homeostase metabólica. Assim, a nutrigenômica contribui para uma visão mais completa e eficaz da nutrição como uma ferramenta de promoção da saúde e longevidade.

Apesar dos avanços, desafios permanecem para que a nutrigenômica se torne amplamente aplicada na prática clínica. A complexidade das interações entre genes e nutrientes e a variabilidade individual na resposta aos alimentos exigem que mais estudos sejam realizados para entender completamente esses processos e, assim, validar protocolos genéticos específicos para diferentes populações.

Capítulo 5 ♦ Conceitos Básicos de Nutrigenômica 73

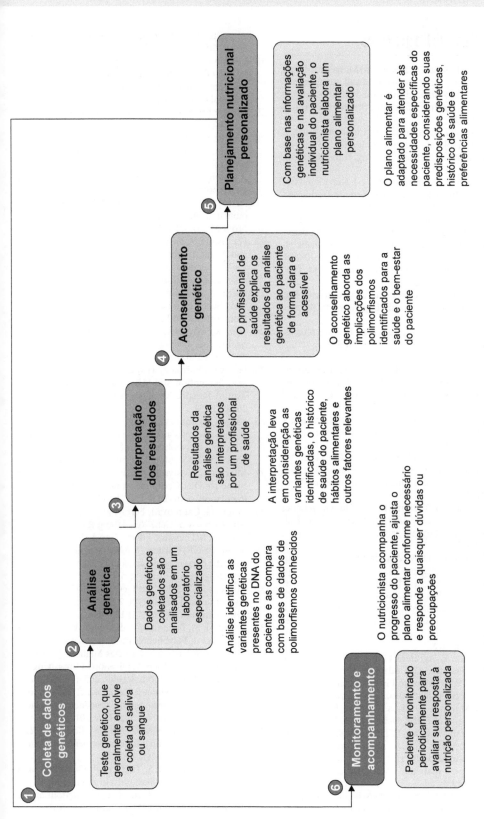

Figura 5.6 Fluxograma do processo de planejamento nutricional personalizado com base na nutrigenômica.

Referências bibliográficas

1. Mohd Nazri, Rahman A, Nor Hayati Muhammad. Precision nutrition: using nutrigenetic and nutrigenomic concepts in personalized nutrition.E-Proceedings of International Seminar on Islamic Studies 2023 (SEAPIS 2023); 2023.
2. Lagoumintzis G, Patrinos GP. Triangulating nutrigenomics, metabolomics and microbiomics toward personalized nutrition and healthy living. Hum Genomics. 2023;17(1).
3. Guasch-Ferré M, Dashti HS, Merino J. Nutritional Genomics and Direct-to-Consumer Genetic Testing: An Overview. Adv Nutr. 2018;9(2):128-135.
4. Heshmati J. Effect of omega-3 fatty acid supplementation on gene expression of inflammation, oxidative stress and cardiometabolic parameters: Systematic review and meta-analysis. J Funct Foods. 2021;85:104619.
5. Mathers JC. Nutrigenomics in the modern era. Proc Nutr Soc 2017;76(03):265-75.
6. Di Renzo L, Gualtieri P, Romano L et al. Role of Personalized Nutrition in Chronic-Degenerative Diseases. Nutr. 2019;11(8):1707.
7. Kiani AK, Bonetti G, Donato K et al. Polymorphisms, diet and nutrigenomics. J Prev Med Hyg 2022; 63(2S3):E125.
8. Höchsmann C, Yang S, Ordovás JM et al. The Personalized Nutrition Study (POINTS): evaluation of a genetically informed weight loss approach, a Randomized Clinical Trial. Nat Commun. 2023;14(1):6321.
9. Novelli G, Cassadonte C, Sbraccia P et al. Genetics: A Starting Point for the Prevention and the Treatment of Obesity. Nutr. 2023;15(12):2782.
10. Guevara-Ramírez P, Cadena-Ullauri S, Ruiz-Pozo VA et al. Genetics, genomics, and diet interactions in obesity in the Latin American environment. Front Nutr. 2022;9:1063286.
11. Naidoo N, Pawitan Y, Soong R et al. Human genetics and genomics a decade after the release of the draft sequence of the human genome. Hum Genomics. 2011;5(6):577.
12. Rakhad AA, Shareef OM, Abdulrahman JM et al. Nutrigenomics and nutrigenetics: Special emphasis on optimization of human health and animal performance. Int J Sci Technol Res Arch. 2024;6(1):167-76.
13. Bravo-Ruiz I, Medina MÁ, Martínez-Poveda B. From Food to Genes: Transcriptional Regulation of Metabolism by Lipids and Carbohydrates. Nutrients. 2021;30;13(5):1513.
14. Anguita-Ruiz A, Aguilera CM, Gil Á. Genetics of Lactose Intolerance: An Updated Review and Online Interactive World Maps of Phenotype and Genotype Frequencies. Nutr. 2020;12(9).
15. Vidmar GM, Šmid A, Karas KN et al. Folate Insufficiency Due to MTHFR Deficiency Is Bypassed by 5-Methyltetrahydrofolate. J Clin Med. 2020;9(9):2836.
16. Liu S, Liu J, Weng R et al. Apolipoprotein E gene polymorphism and the risk of cardiovascular disease and type 2 diabetes. BMC Cardiovasc Disord. 2019;19(1):213.
17. Ponce-Gonzalez JG, Martínez-Ávila Á, Velázquez-Díaz D et al. Impact of the FTO Gene Variation on Appetite and Fat Oxidation in Young Adults. Nutri. 2023;15(9):2037.
18. Czajkowski P, Adamska-Patruno E, Bauer W et al. The impact of FTO genetic variants on obesity and its metabolic consequences is dependent on daily macronutrient intake. Nutr. 2020;12(11):1-25.
19. Gibney ER, Nolan CM. Epigenetics and gene expression. Heredity. 2010;105(1):4-13.
20. Chávez-Hidalgo LP, Martín-Fernández-de-Labastida S, M De Pancorbo M et al. Influence of methyl donor nutrients as epigenetic regulators in colorectal cancer: A systematic review of observational studies. World J Gastroenterol. 2023;29(7):1219-34.
21. Afzaal M, Saeed F, Shah YA et al. Human gut microbiota in health and disease: Unveiling the relationship. Front Microbiol. 2022;13:999001.
22. Ferguson LR, De Caterina R, Görman U et al. Guide and Position of the International Society of Nutrigenetics/Nutrigenomics on Personalised Nutrition: Part 1 - Fields of Precision Nutrition. J Nutr. 2016;9(1):12-27.
23. Portincasa P, Bonfrate L, Vacca M et al. Gut Microbiota and Short Chain Fatty Acids: Implications in Glucose Homeostasis. Int J Mol Sci. 2022;23(3):1105.
24. Hou K, Wu Z-X, Chen X-Y et al. Microbiota in health and diseases. Signal Transduct Target Ther. 2022;7(1):135.
25. Lal MK, Sharma E, Tiwari RK et al. Nutrient-Mediated Perception and Signalling in Human Metabolism: A Perspective of Nutrigenomics. Int J Mol Sci. 2022;23(19).
26. Varga T, Czimmerer Z, Nagy L. PPARs are a unique set of fatty acid regulated transcription factors controlling both lipid metabolism and inflammation. Biochim Biophys Acta BBA - Mol Basis Dis. 2011;1812(8):1007-22.
27. Mierziak J, Kostyn K, Boba A et al. Influence of the Bioactive Diet Components on the Gene Expression Regulation. Nutr. 2021;13(11):3673.
28. Voltan G, Cannito M, Ferrarese M et al. Vitamin D: An Overview of Gene Regulation, Ranging from Metabolism to Genomic Effects. Genes. 2023;14(9):1691.
29. Steinberg GR, Carling D. AMP-activated protein kinase: the current landscape for drug development. Nat Rev Drug Discov. 2019;18(7):527-51.
30. Cornelis MC, Qi L, Kraft P et al. TCF7L2, dietary carbohydrate, and risk of type 2 diabetes in US women. Am J Clin Nutr. 2009;89(4):1256-62.
31. Krawczyk M, Burzynska-Pedziwiatr I, Wozniak LA et al. Impact of Polyphenols on Inflammatory and Oxidative Stress Factors in Diabetes Mellitus: Nutritional Antioxidants and Their Application in Improving Antidiabetic Therapy. Biomolecules. 2023;13(9):1402.
32. Holick MF. Ultraviolet B Radiation: The Vitamin D Connection. In: Advances in Experimental Medicine and Biology Springer New York LLC; 2017; pp. 137-154.
33. Cominetti C, Horst MA, Rogero MM. Brazilian Society for Food and Nutrition position statement: nutrigenetic tests. Nutrire. 2017;42(1):10.
34. Mehrani Y, Morovati S, Tieu S et al. Vitamin D Influences the Activity of Mast Cells in Allergic Manifestations and Potentiates Their Effector Functions against Pathogens. Cells. 2023;12(18):2271.

35. Bikle DD. Vitamin D metabolism, mechanism of action, and clinical applications. Chem Biol. 2014;21(3):319-29.
36. Bikle DD. Vitamin D Regulation of Immune Function. Curr Osteoporos Rep. 2022;20(3):186-93.
37. Haussler MR, Haussler CA, Jurutka PW. Chapter Ten - Genomically Anchored Vitamin D Receptor Mediates an Abundance of Bioprotective Actions Elicited by Its 1,25-Dihydroxyvitamin D Hormonal Ligand. In: Vitamins and Hormones. (Litwack G. ed). Hormone Receptors: Structures and Functions Academic Press; 2023; pp. 313-383.
38. Carlberg C. Nutrigenomics of Vitamin D. Nutri. 2019;11(3):676.
39. O'Connor C, Varshosaz P, Moise AR. Mechanisms of Feedback Regulation of Vitamin A Metabolism. Nutr. 2022;14(6):1312.
40. Wang Z-L, Pang S-J, Zhang K-W et al. Dietary vitamin A modifies the gut microbiota and intestinal tissue transcriptome, impacting intestinal permeability and the release of inflammatory factors, thereby influencing Aβ pathology. Front Nutr. 2024;11:1367086.
41. Oliveira LDM, Teixeira FME, Sato MN. Impact of Retinoic Acid on Immune Cells and Inflammatory Diseases. Mediators Inflamm. 2018;2018:1-17.
42. Bar-El Dadon S, Reifen R. Vitamin A and the epigenome. Crit Rev Food Sci Nutr. 2017;57(11):2404-11.
43. Iyer N, Vaishnava S. Vitamin A at the interface of host–commensal–pathogen interactions. Kline KA. ed. PLOS Pathog 2019;15(6):e1007750.
44. Chen G. The link between Hepatic Vitamin A Metabolism and Nonalcoholic Fatty Liver Disease. Curr Drug Targets. 2015;16(12): 1281-92.
45. Nan W, Si H, Yang Q et al. Effect of Vitamin A Supplementation on Growth Performance, Serum Biochemical Parameters, Intestinal Immunity Response and Gut Microbiota in American Mink (Neovison vison). Animals. 2021;11(6):1577.
46. Rodrigues AK, Melo AE, Domingueti CP. Association between reduced serum levels of magnesium and the presence of poor glycemic control and complications in type 1 diabetes mellitus: A systematic review and meta-analysis. Diabetes Metab Syndr Clin Res ver. 2020;14(2):127-34.
47. De Baaij JHF, Hoenderop JGJ, Bindels RJM. Regulation of magnesium balance: lessons learned from human genetic disease. Clin Kidney J. 2012;5(Suppl 1):i15-i24.
48. Hruby A, McKeown N, Song Y et al. Dietary Magnesium and Genetic Interactions in Diabetes and Related Risk Factors: A Brief Overview of Current Knowledge. Nutr. 2013;5(12):4990-5011.
49. Piuri G, Zocchi M, Porta MD et al. Magnesium in obesity, metabolic syndrome, and type 2 diabetes. Nutr. 2021;13(2):1-17.
50. Reis MAB, Reyes FGR, Saad MJA et al. Magnesium Deficiency Modulates the Insulin Signaling Pathway in Liver but Not Muscle of Rats. J Nutr. 2000;130(2):133-8.
51. Liu H, Li N, Jin M et al. Magnesium supplementation enhances insulin sensitivity and decreases insulin resistance in diabetic rats. Iran J Basic Med Sci. 2020;23(8).
52. Soriano-Pérez L, Aranda-Rivera AK, Cruz-Gregorio A et al. Magnesium and type 2 diabetes mellitus: Clinical and molecular mechanisms. Health Sci Rev. 2022;4:100043.
53. Barooti A, Kamran M, Kharazmi F et al. Effect of oral magnesium sulfate administration on blood glucose hemostasis via inhibition of gluconeogenesis and FOXO1 gene expression in liver and muscle in diabetic rats. Biomed Pharmacother. 2019;109:1819-25.
54. Sohrabipour S, Sharifi MR, Sharifi M et al. Effect of magnesium sulfate administration to improve insulin resistance in type 2 diabetes animal model: using the hyperinsulinemic-euglycemic clamp technique. Fundam Clin Pharmacol. 2018;32(6):603-16.
55. Kostov K. Effects of Magnesium Deficiency on Mechanisms of Insulin Resistance in Type 2 Diabetes: Focusing on the Processes of Insulin Secretion and Signaling. Int J Mol Sci. 2019;20(6):1351.
56. Jarosz M, Olbert M, Wyszogrodzka G et al. Antioxidant and anti-inflammatory effects of zinc. Zinc-dependent NF-κB signaling. Inflammopharmacology. 2017;25(1):11-24.
57. Hussain A, Jiang W, Wang X et al. Mechanistic Impact of Zinc Deficiency in Human Development. Front Nutr. 2022;9:717064.
58. Rakhra G, Rakhra G. Zinc finger proteins: insights into the transcriptional and post transcriptional regulation of immune response. Mol Biol Rep. 2021;48(7):5735-43.
59. Hara T, Takeda T, Takagishi T et al. Physiological roles of zinc transporters: molecular and genetic importance in zinc homeostasis. J Physiol Sci. 2017;67(2):283-301.
60. Chen B, Yu P, Chan WN et al. Cellular zinc metabolism and zinc signaling: from biological functions to diseases and therapeutic targets. Signal Transduct Target Ther. 2024;9(1):6.
61. Wan Y, Zhang B. The Impact of Zinc and Zinc Homeostasis on the Intestinal Mucosal Barrier and Intestinal Diseases. Biomolecules. 2022;12(7):900.
62. Zhang F, Li X, Wei Y. Selenium and Selenoproteins in Health. Biomolecules. 2023;13(5):799.
63. Birk R. Nutrigenetics of antioxidant enzymes and micronutrient needs in the context of viral infections. Nutr Res Rev. 2021;34(2):174-84.
64. Rayman MP. Selenium and human health. The Lancet 2012; 379(9822):1256-68.
65. Schomburg L. Selenium, selenoproteins and the thyroid gland: interactions in health and disease. Nat Rev Endocrinol. 2012;8(3):160-71.
66. Lee KW, Shin Y, Lee S et al. Inherited Disorders of Thyroid Hormone Metabolism Defect Caused by the Dysregulation of Selenoprotein Expression. Front Endocrinol. 2022;12:803024.
67. Mora I, Arola L, Caimari A et al. Structured Long-Chain Omega-3 Fatty Acids for Improvement of Cognitive Function during Aging. Int J Mol Sci. 2022;23(7):3472.
68. Sandoval C, Nahuelqueo K, Mella L et al. Role of long-chain polyunsaturated fatty acids, eicosapentaenoic and docosahexaenoic, in the regulation of gene expression during the development of obesity: a systematic review. Front Nutr. 2023;10:1288804.
69. Da Silva Batista E, Nakandakari SCBR, Ramos Da Silva AS et al. Omega-3 pleiad: The multipoint anti-inflammatory strategy. Crit Rev Food Sci Nutr. 2024;64(14):4817-32.

70. Rühl R, Landrier JF. Dietary regulation of adiponectin by direct and indirect lipid activators of nuclear hormone receptors. Mol Nutr Food Res. 2016;60(1):175-84.
71. González S. Dietary Bioactive Compounds and Human Health and Disease. Nutr. 2020;12(2):348.
72. Bellik Y, Boukraâ L, Alzahrani HA et al. Molecular mechanism underlying anti-inflammatory and anti-allergic activities of phytochemicals: an update. Mol Basel Switz. 2012;18(1):322-53.
73. Kumar A, P N, Kumar M et al. Major Phytochemicals: Recent Advances in Health Benefits and Extraction Method. Molecules. 2023;28(2):887.
74. Hasnat H, Shompa SA, Islam MM et al. Flavonoids: A treasure house of prospective pharmacological potentials. Heliyon 2024;10(6):e27533.
75. Sorrenti V, Burò I, Consoli V et al. Recent Advances in Health Benefits of Bioactive Compounds from Food Wastes and By-Products: Biochemical Aspects. Int J Mol Sci. 2023;24(3):2019.
76. Panche AN, Diwan AD, Chandra SR. Flavonoids: an overview. J Nutr Sci. 2016;5:e47.
77. Lin H-Y, Tang H-Y, Davis FB et al. Resveratrol and apoptosis. Ann N Y Acad Sci. 2011;1215:79-88.
78. Parsamanesh N, Asghari A, Sardari S et al. Resveratrol and endothelial function: A literature review. Pharmacol Res. 2021;170:105725.
79. Chan AYM, Dolinsky VW, Soltys C-LM et al. Resveratrol Inhibits Cardiac Hypertrophy via AMP-activated Protein Kinase and Akt. J Biol Chem. 2008;283(35):24194.
80. Huang Y, Zhu X, Chen K et al. Resveratrol prevents sarcopenic obesity by reversing mitochondrial dysfunction and oxidative stress via the PKA/LKB1/AMPK pathway. Aging. 2019;11(8):2217.
81. Zhang P, Li Y, Du Y et al. Resveratrol Ameliorated Vascular Calcification by Regulating Sirt-1 and Nrf2. Transplant Proc. 2016;48(10):3378-86.
82. Bhatt JK, Thomas S, Nanjan MJ. Resveratrol supplementation improves glycemic control in type 2 diabetes mellitus. Nutr Res N Y N. 2012;32(7):537-41.
83. Bahramzadeh A, Bolandnazar K, Meshkani R. Resveratrol as a potential protective compound against skeletal muscle insulin resistance. Heliyon. 2023;9(11):e21305.
84. Wen L, Wu D, Tan X et al. The Role of Catechins in Regulating Diabetes: An Update Review. Nutr. 2022;14(21):4681.
85. Moon J, Lee S-M, Do HJ et al. Quercetin up-regulates LDL receptor expression in HepG2 cells. Phytother Res PTR. 2012;26(11):1688-94.
86. Lio A, Ohguchi K, Linuma M et al. Hesperetin up-regulates ABCA1 expression and promotes cholesterol efflux from THP-1 macrophages. J Nat Prod. 2012;75(4):563-66.
87. Cuccioloni M, Mozzicafreddo M, Spina M et al. Epigallocatechin-3-gallate potently inhibits the in vitro activity of hydroxy-3-methyl-glutaryl-CoA reductase. J Lipid Res. 2011;52(5):897.
88. Koklesova L, Liskova A, Samec M et al. Carotenoids in Cancer Apoptosis-The Road from Bench to Bedside and Back. Cancers. 2020;12(9):2425.
89. Marcotorchino J, Romier B, Gouranton E, et al. Lycopene attenuates LPS-induced TNF-α secretion in macrophages and inflammatory markers in adipocytes exposed to macrophage-conditioned media. Mol Nutr Food Res. 2012;56(5):725-32.
90. Zhan J, Yan Z, Kong X et al. Lycopene inhibits IL-1β-induced inflammation in mouse chondrocytes and mediates murine osteoarthritis. J Cell Mol Med. 2021;25(7):3573-84.
91. Wang S, Wu H, Zhu Y et al. Effect of Lycopene on the Growth Performance, Antioxidant Enzyme Activity, and Expression of Gene in the Keap1-Nrf2 Signaling Pathway of Arbor Acres Broilers. Front Vet Sci. 2022;9:833346.
92. Lobo GP, Amengual J, Li HNM et al. Beta,beta-carotene decreases peroxisome proliferator receptor gamma activity and reduces lipid storage capacity of adipocytes in a beta,beta-carotene oxygenase 1-dependent manner. J Biol Chem. 2010;285(36):27891-99.
93. Nawaz A, Nishida Y, Takikawa A et al. Astaxanthin, a Marine Carotenoid, Maintains the Tolerance and Integrity of Adipose Tissue and Contributes to Its Healthy Functions. Nutr. 2021;13(12):4374.
94. Gomes AS, Magnus K. Riscos e benefícios do uso de nutraceuticos para a promocao da saude. Revista Saúde e Desenvolvimento 2017;11(9):57-75.
95. Shyam S, Lee KX, Tan ASW et al. Effect of Personalized Nutrition on Dietary, Physical Activity, and Health Outcomes: A Systematic Review of Randomized Trials. Nutr. 2022;14(19):4104.
96. German JB, Zivkovic AM, Dallas DC et al. Nutrigenomics and Personalized Diets: What Will They Mean for Food? Annu Rev Food Sci Technol. 2011;2(1):97-123.
97. Bermingham KM, Linenberg I, Polidori L et al. Effects of a personalized nutrition program on cardiometabolic health: a randomized controlled trial. Nat Med. 2024;30(7):1888-97.
98. de Toro-Martín J, Arsenault B, Després J-P et al. Precision Nutrition: A Review of Personalized Nutritional Approaches for the Prevention and Management of Metabolic Syndrome. Nutr. 2017;9(8):913.
99. Duarte MKRN, Leite-Lais L, Agnez-Lima LF et al. Obesity and Nutrigenetics Testing: New Insights. Nutr. 2024;16(5).

Conceitos Básicos em Epigenética

6

Beatriz Fernandes de Souza ♦ Bruno Rafael Virginio de Sousa ♦
Caroline Severo de Assis

Introdução

O termo "epigenética", cunhado em 1942 pelo biólogo e embriologista Conrad Waddington, descreve a interação entre fatores ambientais e genéticos no desenvolvimento dos organismos. A partir de experimentos com a mosca-da-fruta *Drosophila melanogaster*, Waddington formulou o conceito de "paisagem epigenética", uma metáfora que ilustra como células com o mesmo genoma podem seguir diferentes trajetórias de desenvolvimento em resposta a influências ambientais. Desde então, a compreensão dos mecanismos moleculares que regulam a expressão gênica avançou significativamente, abrangendo tanto a herança dessas modificações quanto sua plasticidade.[1,2]

Atualmente, o termo epigenética refere-se ao estudo das alterações na expressão gênica que ocorrem sem modificar a sequência subjacente do DNA. O conjunto dessas modificações, que inclui alterações no DNA, RNA e nas proteínas associadas, é conhecido como epigenoma.[1] As marcas epigenéticas podem ser globais ou específicas de tecidos e podem ser herdadas dos pais para os filhos por meio da linhagem celular germinativa.[3] Essas modificações desempenham papel fundamental na regulação da expressão gênica, garantindo que o DNA esteja corretamente empacotado e acessível no núcleo celular. Além disso, os padrões epigenéticos participam de processos como o envelhecimento e a suscetibilidade a câncer, depressão, obesidade, bem como a doenças cardiovasculares e metabólicas, refletindo a importância do epigenoma na saúde e no desenvolvimento do organismo.[3-8]

Este capítulo tem como objetivo apresentar os principais mecanismos epigenéticos que regulam a expressão gênica sem alterar a sequência de DNA. Serão explicadas as modificações de histonas, como acetilação, metilação e fosforilação, e seu impacto na estrutura da cromatina e na expressão dos genes. Além disso, serão discutidos a metilação de DNA como um mecanismo-chave de ativação ou silenciamento gênico e o papel dos RNAs não codificantes (ncRNAs) na regulação epigenética. Também serão exploradas as interações entre esses mecanismos e sua influência nos processos celulares e em doenças.

Mecanismos moleculares de regulação epigenética

A regulação da expressão gênica por meio de mecanismos epigenéticos pode ocorrer em dois níveis diferentes: transcricional e pós-transcricional. No primeiro caso, alterações bioquímicas, como a metilação do DNA e as modificações de histonas, silenciam a expressão de genes específicos, impedindo que essas sequências gênicas sejam acessadas, transcritas e traduzidas. Por sua vez, as alterações pós-transcricionais envolvem a degradação de produtos gênicos, a inibição de RNAs mensageiros (RNAm) ou a redução da velocidade de sua síntese, mediadas pela atividade de RNAs não codificantes (ncRNAs).[9]

Modificação de histonas

Em células de organismos eucariotos, o DNA precisa ser acomodado dentro do núcleo. Uma das principais funções das modificações epigenéticas em histonas é garantir não apenas o empacotamento eficiente do DNA, mas também a regulação e a manutenção da expressão de genes específicos em cada tipo celular. As histonas são proteínas associadas ao DNA que se ligam à dupla hélice, formando os nucleossomos, que dão origem a uma estrutura macromolecular complexa denominada "cromatina".[10] Os nucleossomos, considerados a unidade fundamental da cromatina, consistem em um octâmero formado por quatro tipos diferentes de histonas (H2A, H2B, H3 e H4), envolto por aproximadamente 147 pares de bases de DNA. Além disso, a proteína histona H1 auxilia na compactação, garantindo que a fita de DNA permaneça associada ao octâmero e servindo como suporte para os outros nucleossomos (Figura 6.1).[11]

As histonas são comumente encontradas associadas a regiões reguladoras específicas do genoma, como regiões potenciadoras (*enhancers*), promotoras e corpos de genes.[13] A capacidade de ligação entre a fita de DNA e o octâmero de histonas depende fortemente do potencial eletrostático da superfície do octâmero e das caudas das proteínas histonas. Na estrutura helicoidal do DNA, os grupos fosfato do esqueleto da dupla hélice têm uma carga negativa inerente, que é atraída pelos grupos amida da cadeia principal das proteínas histonas. Essa forte ligação entre os dois é capaz de gerar distorção substancial na macromolécula de DNA.[14]

As histonas são modificadas por uma ampla gama de alterações pós-traducionais (PTMs, do inglês *post translational modifications*), que ocorrem tanto nas extremidades N e C-terminais de suas caudas quanto nos domínios internos do octâmero (ver Figura 6.1).[9,15] A combinação dessas alterações é conhecida como "código de histonas" e determina como as histonas interagem com o DNA e como proteínas não histonas interagem com a cromatina.[16]

Entre as modificações mais comuns estão a acetilação, fosforilação, metilação (mono-, di- e trimetilação), SUMOilação,[a] ubiquitinação e lactilação, sendo essa última associada a doenças como o câncer (Tabela 6.1).[17,18] As reações químicas que resultam em modificações pós-traducionais das proteínas utilizam cofatores provenientes de diferentes vias metabólicas, como Acetil-Coenzima A (Acetil-CoA), S-adenosil-metionina (SAM) e Adenosina Trifosfato (ATP). Esses cofatores são essenciais para os processos de acetilação, metilação e fosforilação das histonas, respectivamente.[11]

Os diferentes tipos de modificações pós-traducionais (PTMs) das histonas exercem seus efeitos por meio de mecanismos diretos e indiretos. Mecanismos diretos, como a ativação da transcrição, induzem mudanças estruturais locais na cromatina. Já os mecanismos indiretos envolvem etapas intermediárias, como a ligação de proteínas efetoras ou complexos de remodelação da cromatina, ambos influenciando processos de remodelamento do DNA.[9] As PTMs podem, portanto, afetar três tipos de interações diferentes: histona-DNA, histona-histona e histona-chaperona.[20]

A configuração, manutenção e modulação do perfil de modificações pós-traducionais das histonas são orquestradas por complexas redes de sinalização interconectadas. Essas redes incluem: enzimas que catalisam a adição de PTMs específicas, denominadas "*writers*"; proteínas que reconhecem e se ligam a PTMs

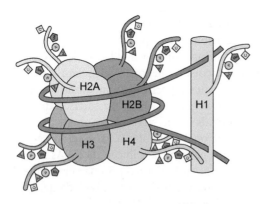

Figura 6.1 Estrutura do nucleossomo e as modificações epigenéticas nas caudas das histonas. Linha cinza-escuro: DNA; Ac: acetilação; H1, H2A, H2B, H3 e H4: histonas; Me: metilação; P: fosforilação; U: ubiquitinação. (Adaptada de Li et al.[12])

[a]SUMO: proteínas modificadoras do tipo ubiquitina (do inglês *small ubiquitin-like modifier*).

Tabela 6.1 Principais modificações pós-traducionais das histonas e seus efeitos na expressão gênica.

PTMs	Descrição	Efeito na expressão gênica
Acetilação	Adição de um grupo acetil ($-COCH_3$) às lisinas utilizando a molécula de acetil-CoA como cofator	Redução da interação entre histona e DNA, resultando no afrouxamento da cromatina e, consequentemente, no aumento da transcrição gênica
Fosforilação	Adição do grupo fosfato (PO_4) às serinas, treoninas e tirosinas das caudas das histonas	Resposta a danos no DNA, incluindo fosforilação de H2AX, modulação da compactação do DNA e interação com outras modificações pós-traducionais de histonas
Metilação	Adição covalente de um grupo metil do doador S-adenosil-metionina (SAM) aos átomos de nitrogênio da cadeia lateral dos resíduos de lisina e arginina	Os efeitos podem variar de acordo com o local onde a metilação acontece: arginina – ativação da transcrição; lisina – ativação ou inibição da transcrição, dependendo da lisina alvo e do número de grupos metil adicionado (mono-, di- ou trimetilação)
Ubiquitinação	Ligação covalente de uma (monoubiquitinação) ou mais (poliubiquitinação) cópias de uma proteína de 76 aminoácidos ao grupo amino de um resíduo de lisina	Regulação do início e do alongamento da transcrição
SUMOilação	Ligação covalente de SUMO, um peptídeo de aproximadamente 100 aminoácidos	Diminuição e interrupção da transcrição

PTMs: alterações pós-traducionais (do inglês *post translational modifications*); SAM: S-adenosil-metionina; SUMO: proteínas modificadoras do tipo ubiquitina (do inglês *small ubiquitin-like modifier*). (Adaptada de Lachat et al.[19])

particulares por meio de domínios específicos, conhecidas como "*readers*"; e enzimas responsáveis pela remoção dessas modificações, chamadas "*erasers*" (Figura 6.2).[9] Além disso, as múltiplas modificações pós-traducionais podem interagir entre si; esse fenômeno, conhecido como *crosstalk*, pode resultar em efeitos transcricionais mais complexos do que aqueles provocados por cada PTM isoladamente.[21-23]

Processos celulares, como controle da expressão gênica, replicação e reparo de DNA, e manutenção da integridade genômica, são regulados pela interação entre complexos modificadores de histonas e as alterações que eles promovem.[25] No contexto das doenças metabólicas crônicas, as modificações epigenéticas nas histonas influenciam a acessibilidade e a expressão dos genes envolvidos em processos metabólicos, como o metabolismo de glicose, lipídios e a sinalização de insulina.[26]

A disfunção nos padrões de acetilação e metilação pode contribuir para o desenvolvimento de doenças metabólicas, como obesidade, diabetes tipo 2 e doenças cardiovasculares.[27-29] Além disso, fatores não genéticos, como dieta e exposição ambiental, também influenciam essas modificações, afetando a saúde metabólica.[23] Como as modificações de histonas são reversíveis, elas representam alvos promissores para intervenções terapêuticas, oferecendo novas possibilidades para restaurar padrões normais de expressão gênica.

Metilação de DNA

Descoberta em 1948, a metilação do DNA é a modificação epigenética mais bem estudada.[30] Esse processo envolve a adição covalente de um grupo metil (CH_3) à posição C5 da citosina, resultando na formação de 5-metilcitosina (5mC). Sendo a modificação de DNA mais comum, a metilação tem o potencial de influenciar a expressão gênica por desempenhar um papel crucial em diversos processos durante o desenvolvimento humano e ao longo da vida, incluindo a regulação da transcrição, o *imprinting* genômico, o silenciamento de elementos retrovirais, a manutenção da inativação do cromossomo X e a estabilidade genômica.[14,30-32]

No genoma, a metilação do DNA apresenta distribuição não uniforme, sendo mais frequente em regiões de sequências repetitivas, como elementos transponíveis, regiões

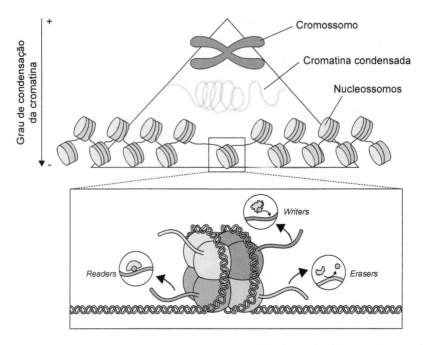

Figura 6.2 Esquema representativo da organização da cromatina de acordo com seu nível de condensação e atividade das enzimas que catalisam as mudanças pós-traducionais das histonas. (Adaptada de Chiara et al.[24])

centroméricas e pericentroméricas, além dos corpos gênicos.[33,34] A metilação ocorre predominantemente em locais onde uma citosina é adjacente a uma guanina, formando os dinucleotídeos CpG, que podem existir em um dos três estados: não metilados, hemimetilados (parcialmente metilados) ou completamente metilados.[35]

Embora o impacto da metilação do DNA na transcrição ainda não esteja completamente elucidado, sabe-se que ela pode exercer tanto efeitos positivos quanto negativos na expressão gênica, dependendo do contexto em que ocorre; por exemplo, a metilação de regiões *enhancers* pode facilitar a ligação de fatores de transcrição e aumentar a expressão de genes.[36-38] Evidências também sugerem que a metilação do DNA no corpo do gene está associada a um nível mais alto de expressão gênica em células em divisão.[39,40]

Três modelos principais têm sido propostos para explicar o efeito repressivo da metilação do DNA na expressão gênica.[41-43] O primeiro modelo sugere que a metilação do DNA altera a conformação da cromatina. Em regiões nas quais o DNA não está metilado, a cromatina tende a adotar uma estrutura aberta e acessível, facilitando a interação de proteínas não relacionadas à cromatina, como fatores de transcrição, com o DNA. Esse ambiente permite a ativação de genes, pois os fatores de transcrição podem se ligar aos seus sítios específicos e iniciar a transcrição. Por outro lado, a adição de grupos metil às citosinas resulta em uma cromatina mais compacta e menos acessível.[44] Nesses casos, a estrutura da cromatina torna-se mais densa, dificultando a entrada de fatores de transcrição e, consequentemente, a ativação dos genes. Assim, a presença de metilação pode atuar como um mecanismo de repressão transcricional, bloqueando a expressão de genes ao impedir o acesso dos fatores de transcrição às regiões promotoras do DNA.[45]

A segunda hipótese propõe que a metilação do DNA pode impedir a ligação de fatores de transcrição aos seus sítios de reconhecimento em sequências reguladoras de genes, em decorrência do bloqueio físico causado pelo radical metil. Fatores de transcrição como AP-2, c-MYC, E2F e NF-κB têm sua capacidade de reconhecer sequências CpG prejudicadas pela metilação.[41,46] Em contrapartida, fatores como Sp1 não são afetados pela presença de 5-metilcitosina em seus sítios de ligação.[47,48]

Por fim, um terceiro mecanismo potencial envolve proteínas que são atraídas, em vez de repelidas, por metil-CpG, ou seja, repressores transcricionais específicos ao DNA metilado. Dois complexos proteicos foram identificados como bons candidatos para esse tipo de repressão: as proteínas de ligação à metilcitosina 1 e 2 (MECP1 e MECP2).[49] Além disso, a metilação do DNA é reconhecida por três famílias de proteínas: MBD, UHRF e proteínas "dedo de zinco" (*zinc finger proteins*).[50]

Mecanismos de metilação do DNA

Os padrões, níveis e impactos da metilação do DNA são determinados pela ação de maquinarias enzimáticas específicas, classificadas em três categorias: *writers*, *erasers* e *readers*. As enzimas *writers* são responsáveis por catalisar a adição de grupos metil aos resíduos de citosina, estabelecendo a metilação. As *erasers* atuam na modificação e na remoção desses grupos metil. As *readers*, por sua vez, reconhecem e se ligam aos grupos metilados, influenciando a expressão gênica.[50]

As enzimas responsáveis pela adição de grupos metil (CH_3) ao DNA pertencem à família das DNA metiltransferases (DNMTs), que fazem parte da superfamília das metiltransferases (MTases) — proteínas capazes de transferir grupos metil para outras moléculas. Essas enzimas utilizam a S-adenosil-L-metionina (AdoMet ou SAM) como cofator.[51] As DNMTs compartilham uma estrutura comum composta de um grande domínio regulador N-terminal e um domínio catalítico C-terminal.[52,53]

Em humanos, existem três DNMTs cataliticamente ativas: DNMT1, DNMT3A e DNMT3B. A DNMT1 é responsável por manter os padrões de metilação já estabelecidos, ao passo que as DNMT3A e DNMT3B atuam na criação de novos padrões de metilação (Figura 6.3).[54] Essas enzimas são rigorosamente reguladas, e a desregulação de sua expressão ou atividade pode resultar em padrões anormais de metilação.[55]

Durante a replicação do DNA, a DNMT1 localiza-se na forquilha de replicação, onde metila o DNA recém-sintetizado para preservar o padrão original de metilação. Além disso, a DNMT1 é responsável por reparar a metilação do DNA, sendo essencial para a manutenção desse padrão em uma linhagem celular, motivo pelo qual é conhecida como a enzima de manutenção. Em contraste, as enzimas DNMT3A e DNMT3B, que são estruturalmente semelhantes, têm a capacidade de metilar o DNA em regiões sem marcas prévias de metilação, sendo, por isso, denominadas "DNMTs de novo". A principal diferença entre elas reside no padrão de expressão gênica: a DNMT3A é amplamente expressa, ao passo que a DNMT3B é restrita a tecidos específicos, como a tireoide, os testículos e a medula óssea.[54,57]

Mecanismos de desmetilação do DNA

A metilação é um processo ativo realizado por enzimas específicas, já a desmetilação do DNA pode ocorrer de forma passiva ou ativa.[54] A desmetilação passiva acontece durante a replicação do DNA: quando o DNA metilado é replicado e a proteína DNMT1 está inibida ou ausente na célula, a nova fita é sintetizada sem o padrão de metilação anterior. Ao ser replicada novamente, a fita recém-sintetizada, que não contém os grupos metil, serve como molde para a próxima geração de DNA, resultando na perda gradual dos grupos metil remanescentes, caracterizando um processo de desmetilação progressiva.[57]

Por outro lado, o processo ativo de desmetilação é um tópico controverso, pois envolve diversos mecanismos que ainda não estão bem estabelecidos na literatura.[57] Vários estudos propuseram diferentes vias pelas quais a desmetilação ativa do DNA pode ocorrer. Esses mecanismos incluem: remoção enzimática do grupo metil, embora as evidências desse

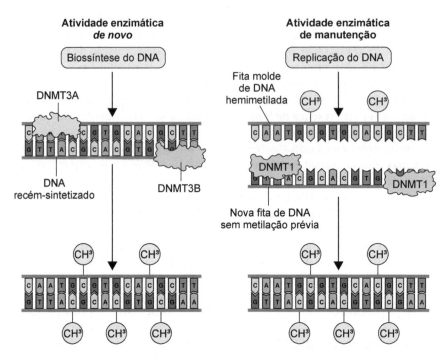

Figura 6.3 Atividade *de novo* e de manutenção das DNA metiltransferases (DNMTs). (Adaptada de Souza.[56])

mecanismo em mamíferos sejam controversas;[57,58] excisão direta da 5mC por meio do sistema de reparo por excisão de base (BER, do inglês *base excision repair*);[59] desaminação de 5meC para uma timina, seguida por BER decorrente da incompatibilidade nucleotídica T:G;[60,61] reparo por excisão de nucleotídeos (NER, do inglês *nucleotide excision repair*);[59] e desmetilação oxidativa.[57,62]

A desmetilação ativa pode ocorrer tanto em células em divisão quanto em células que não estão se dividindo, envolvendo reações enzimáticas que modificam a 5-metilcitosina (5mC), convertendo-a em citosina não metilada. Esse processo não rompe diretamente a ligação covalente entre a citosina e o grupo metil, mas modifica a 5mC por meio de desaminação e/ou oxidação (Figura 6.3).[63] A conversão de 5mC em 5-hidroximetilcitosina (5-hmC) é o primeiro passo na via de desmetilação do DNA. A descoberta de 5-hmC levou à identificação de 5-formilcitosina (5-fC) e 5-carboxilcitosina (5-caC), além de outras citosinas modificadas derivadas de 5mC, que também atuam como intermediários na via de desmetilação do DNA.[63,64]

A desmetilação ativa por meio da via de oxidação decorre da atividade das enzimas *ten eleven translocation* (TET), que podem hidroxilar a metilcitosina (5mC) para formar 5-hidroximetilcitosina (5hmC); a oxidação adicional produz 5-formilcitosina (5fC) e 5-carboxilcitosina (5caC). 5fC e 5caC podem ser removidas ativamente pelas DNA glicosilases (TDG, do inglês *thymine-DNA glycosylase*).[63] Além disso, uma suposta deformilase pode converter 5fC em C, e a descarboxilase pode converter 5caC em C.[57,58,64]

Por sua vez, na desmetilação ativa via desaminação, as enzimas da família AID/APOBEC podem desaminar 5mC ou 5hmC para formar timidina ou 5-hidroximetiluracil (5hmU). Esses intermediários são substituídos por citosina durante o BER mediado pela família uracil-DNA glicosilase (UDG), como TDG ou SMUG1 e MBD4, que reconhece especificamente timina e 5hmU.[63,65]

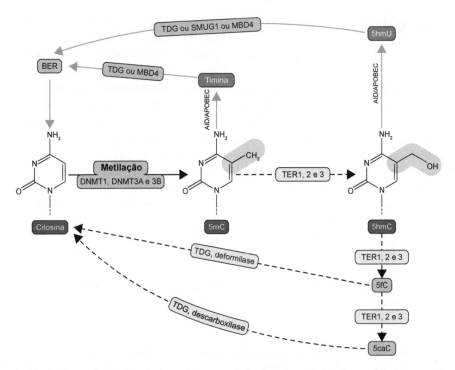

Figura 6.4 Desmetilação passiva e ativa do DNA. Seta preta: processo de metilação mediado pelas DNA metiltransferases (DNMTs); setas tracejadas: desmetilação via oxidação; setas cinza: desmetilação via desaminação. (Adaptada de Sadakierska-Chudy et al.[64])

Interação da metilação do DNA com outros mecanismos epigenéticos

Como mencionado, as alterações epigenéticas podem realizar *crosstalk*, gerando efeitos transcricionais mais complexos. A metilação do DNA pode atuar em conjunto com modificações de histonas e microRNAs (miRNAs) para regular a transcrição.[66-67]

As DNA metiltransferases (DNMTs) interagem diretamente com enzimas que regulam modificações de histonas envolvidas na repressão gênica. A DNMT1 e a DNMT3A ligam-se à histona metiltransferase SUV39H1, que restringe a expressão gênica por meio da metilação da histona H3. Além disso, a DNMT1 e a DNMT3B também se associam a desacetilases de histonas, promovendo a compactação do DNA e, consequentemente, limitando a transcrição. As modificações de histonas, por sua vez, influenciam os padrões de metilação do DNA: a trimetilação de H3K36 estimula a atividade da DNMT3A, ao passo que a trimetilação de H3K4 (H3K4me3) inibe essa atividade. A proteína CFP1 (do inglês *CXXC Zinc Finger Protein 1*) auxilia na manutenção da hipometilação em ilhas CpG, que apresentam altos níveis de H3K4me3. A acetilação de histonas pode promover a desmetilação do DNA, e o TET1, localizado nas ilhas CpG, pode contribuir para esse processo, embora essa conexão ainda precise ser confirmada.[49,52]

Por fim, a metilação do DNA também pode regular a expressão de microRNAs (miRNAs).[68] MiRNAs oncogênicos são altamente expressos quando há inibição das DNMTs ou ativação das TETs, ao passo que miRNAs supressores atuam diretamente sobre as DNMTs no câncer de mama. Tanto a metilação das regiões promotoras dos miRNAs quanto os efeitos regulatórios dos miRNAs sobre as DNMTs desempenham papéis cruciais no desenvolvimento do câncer de mama e na resistência a medicamentos.[69]

RNAS não codificantes

O sequenciamento do genoma humano revelou que apenas 2% dos nossos genes codificam proteínas; o restante, anteriormente considerado "DNA lixo", na verdade, produz milhares de moléculas de RNA.[70] Esses RNAs, conhecidos como RNAs não codificantes (ncRNAs), são moléculas que não codificam proteínas, mas desempenham papéis essenciais na regulação da expressão gênica e na manutenção da homeostase celular.[71] Com base em seu tamanho, os ncRNAs podem ser classificados em *long non-coding* RNAs (lncRNAs, >200 pb) e *short non-coding* RNAs (snRNAs, <200 pb).[72]

Ao contrário dos RNAs mensageiros (mRNAs), que são traduzidos em proteínas, os ncRNAs atuam em processos como regulação da transcrição, modulação da estabilidade do mRNA e controle da tradução.[73,74] De maneira geral, os ncRNAs são classificados principalmente em: RNAs não codificantes (*housekeeping*), conhecidos por serem genes expressos de forma estável que apoiam a atividade vital celular; e regulatórios, que participam da regulação de processos biológicos intracelulares.[75,76]

Além disso, com base nas diferenças de função, comprimento e estrutura, os ncRNAs podem ser subdivididos em diversas subcategorias (Tabela 6.2). Atualmente, os estudos estão focados principalmente no papel dos miRNAs, lncRNAs, piRNAs e circRNAs no crescimento e no desenvolvimento normais do corpo, nas funções fisiológicas e em processos patológicos.

Os ncRNAs desempenham funções importantes tanto no núcleo quanto no citoplasma, interagindo diretamente com genes e seus produtos.[77] No núcleo, eles regulam a transcrição por meio do controle da remodelação da cromatina,[77] mediando a interação entre fatores de transcrição e promotores genéticos,[78] e modulam o *splicing* ao interagir com fatores de *splicing*,[79,80] influenciando a seleção de isoformas de mRNA. Além disso, os ncRNAs estabilizam ou desestabilizam RNAs, modulam a passagem pelos poros nucleares e adicionam caudas poli(A) aos RNAs destinados ao citoplasma (Figura 6.5).[81]

No citoplasma, os ncRNAs regulam diversos processos biológicos por meio de interações com outros ncRNAs, mRNAs e proteínas. Um aspecto interessante dessas interações é o papel dos ncRNAs na formação de condensados celulares.[82]

Tabela 6.2 Classificação e função dos RNAs não codificantes (ncRNAs).

ncRNA	Tamanho	Principais atividades
tRNA	74~95 nt	O RNA de transferência é responsável por transferir aminoácidos para os ribossomos durante a síntese de proteínas
rRNA	121~5000 nt	O RNA ribossômico é um componente essencial dos ribossomos e está diretamente envolvido na síntese de proteínas
snRNA	100~300 nt	O RNA nuclear pequeno participa do processo de *splicing* e da maturação do precursor de mRNA
snoRNAs	100~300 nt	Os pequenos RNAs nucleolares orientam modificações químicas, como metilação e pseudourilação, em outros RNAs, como rRNAs, tRNAs e snRNAs
gRNAs	55~70 nt	Os "RNAs guia" atuam como guias para a endonuclease Cas, que corta o DNA de fita dupla e pode ser utilizado para edição de genes
miRNAs	19~23 nt	Os microRNAs regulam negativamente a expressão gênica, promovendo a degradação ou inibindo a tradução do mRNA
piRNAs	24~30 nt	Os RNAs que interagem com a proteína Piwi atuam silenciando transposons na linhagem celular germinativa e estão relacionados com processos carcinogênicos
siRNAs	21~25 nt	Os pequenos RNAs de interferência promovem o silenciamento de mRNAs complementares
lncRNAs	>200 nt	Os RNAs longos não codificantes localizam proteínas, remodelam a cromatina e regulam a expressão gênica
circRNAs	Circular	O RNA circulante regula os miRNAs por meio de sua captura e redução da atividade

nt: nucleotídeos. (Adaptada de Gao et al.[73])

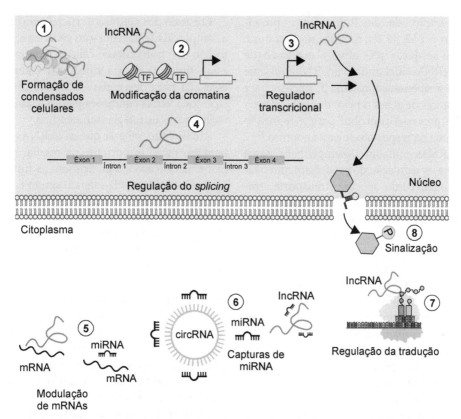

Figura 6.5 Diferentes modos como os RNAs não codificantes podem regular a expressão gênica. (Adaptada de Rincón-Riveros et al.[88])

Esses condensados são estruturas celulares sem membrana, como o nucléolo, grânulos de estresse, grânulos P e manchas nucleares, em que biomoléculas se concentram na célula.[83]

Nosso entendimento sobre os papéis dos ncRNAs em processos biológicos que afetam a saúde humana foi amplamente fundamentado em descobertas experimentais.[84,85] No entanto, a biologia computacional pode aprimorar significativamente esse conhecimento, oferecendo *insights* sobre as potenciais interações desses ncRNAs com outras moléculas. Essas interações podem, posteriormente, ser validadas por meio de estudos experimentais.[86,87]

Mecanismos de controle da regulação transcricional e epigenética

Compreender como os ncRNAs regulam a transcrição tornou-se uma área de intensa pesquisa. Acredita-se que os lncRNAs regulam a transcrição recrutando complexos de remodelação da cromatina, que promovem mudanças epigenéticas.[74] O complexo repressivo Polycomb (PcG), que inclui PRC1 e PRC2, é central para essas mudanças epigenéticas, sendo responsável por silenciar genes ao modificar histonas. O PcG pode ser guiado por lincRNAs (do inglês *large intergenic non-coding RNAs*), um subgrupo dos lncRNAs, como observado na inativação do cromossomo X, em que o ncRNA XIST desencadeia o silenciamento epigenético.[75]

Muitos lncRNAs também atuam como reguladores negativos da transcrição. Um exemplo é a regulação do gene da enzima di-hidrofolato redutase (DHFR), em que lncRNAs gerados a partir de um promotor secundário se ligam ao promotor principal e ao fator de transcrição IIB, resultando na dissociação do complexo de pré-iniciação e, consequentemente, no silenciamento da transcrição.[89]

A interação de lincRNAs com proteínas, como a p53, já foi descrita na literatura. Descobriu-se que a p53 ativa a expressão de vários lincRNAs, incluindo o lincRNA-p21, que direciona a ribonucleoproteína K nuclear para os promotores de genes reprimidos pela própria p53. Esse processo contribui para a repressão gênica e atua na resposta celular à apoptose.[90]

Os ncRNAs também desempenham papel importante na regulação do processamento pós-transcricional, como *splicing*, transporte, tradução e degradação de mRNAs. O mecanismo mais conhecido é a silenciação pós-transcricional mediada por siRNAs e miRNAs por meio da atividade de RNAi (interferência por RNA). Ambos os tipos de RNA regulam a expressão gênica influenciando a estabilidade ou tradução de mRNAs, mas diferem na especificidade: os siRNAs silenciam o lócus do qual são derivados, e os miRNAs regulam genes distintos.[91]

A atuação dos miRNAs pode ter um impacto biológico que se estende além do meio intracelular das células em que são produzidos. Eles são encontrados em vários biofluidos, como sangue, urina e líquido amniótico, onde são protegidos por interações com proteínas, lipídios, corpos apoptóticos e microvesículas excretoras, como exossomos.

A liberação de miRNAs em biofluidos pode ser desencadeada pela toxicidade tecidual e celular. Como alguns miRNAs são específicos para determinados tecidos, essas moléculas têm sido amplamente estudadas como potenciais biomarcadores para toxicidade de drogas e exposição ambiental. Além disso, esses miRNAs podem desempenhar um papel na comunicação entre células, atuando de forma parácrina e endócrina.[92]

A sinalização parácrina mediada por miRNA também foi recentemente identificada em um modelo de obesidade em ratos. Descobriu-se que exossomos derivados de macrófagos do tecido adiposo de camundongos obesos contêm níveis anormalmente elevados de miR-155, o que, a partir de uma série de experimentos, demonstrou influenciar a sensibilidade à insulina e a intolerância à glicose, ambas características de doenças metabólicas e diabetes.[93]

O estudo dos ncRNAs é crucial para entender a complexidade da regulação genética e a manutenção da homeostase celular. Compreender essas funções e suas diferentes categorias é essencial para desvendar os mecanismos subjacentes a várias condições patológicas e desenvolver novas estratégias terapêuticas.

Atualmente, sabe-se que os ncRNAs desempenham papel importante na regulação genética e na função celular. Embora as funções de muitos ncRNAs ainda estejam sendo esclarecidas, há evidências de que perfis celulares alterados após exposição a fármacos ou substâncias químicas, bem como durante os estágios iniciais e a progressão de doenças, desempenham papéis significativos nesses processos.

Em síntese, observamos que a atividade dos ncRNAs envolve várias camadas de regulação e interação com diferentes componentes celulares (ver Figura 6.5). Os ncRNAs desempenham papéis essenciais na regulação da expressão gênica e na manutenção da homeostase celular. Cada tipo de ncRNA tem funções características que contribuem para a complexidade do epigenoma. O estudo desses RNAs tem implicações significativas para a compreensão de mecanismos biológicos fundamentais e para o desenvolvimento de novas abordagens terapêuticas para doenças associadas a disfunções nos ncRNAs.

Considerações finais

Neste capítulo, discutimos os principais mecanismos epigenéticos, incluindo a modificação das histonas, a metilação do DNA e o papel dos RNAs não codificantes. Esses mecanismos desempenham funções essenciais na regulação da expressão gênica sem alterar a sequência do DNA, e suas interações complexas controlam processos biológicos fundamentais, como o desenvolvimento celular e a resposta a fatores ambientais.

A compreensão desses processos não apenas aprimora o nosso conhecimento sobre a biologia celular, mas também tem implicações diretas na pesquisa de doenças, em que as alterações epigenéticas são frequentemente observadas.

No entanto, desafios permanecem na caracterização completa dessas modificações e de suas consequências funcionais. Novos avanços tecnológicos e experimentais são essenciais para explorar as nuances das redes epigenéticas e identificar potenciais intervenções terapêuticas. À medida que a pesquisa avança, o campo da epigenética continuará a revelar oportunidades promissoras tanto no contexto científico quanto clínico, estabelecendo pontes entre o genoma e o ambiente.

Referências bibliográficas

1. Ospelt C. A brief history of epigenetics. Immunol Lett. 2022;249:1-4.
2. Peixoto P, Cartron PF, Serandour AA, Hervouet E. From 1957 to nowadays: a brief history of epigenetics. Int J Mol Sci. 202014;21(20):7571.
3. Ferguson BS. Nutritional epigenomics. Academic Press; 2019 Jul 20.
4. Mazzio EA, Soliman KF. Basic concepts of epigenetics: impact of environmental signals on gene expression. Epi. 2012;7(2):119-30.
5. Duygu B, Poels EM, Costa Martins PA. Genetics and epigenetics of arrhythmia and heart failure. Front Genet. 2013;4:219.
6. Cordero P, Li J, Oben JA. Epigenetics of obesity: beyond the genome sequence. Curr Opin Clin Nutr Metab Care. 2015;18(4):361-6.
7. Lockwood LE, Su S, Youssef NA. The role of epigenetics in depression and suicide: A platform for gene-environment interactions. Psychiatry Res. 2015;228(4):235-42.
8. Loche E, Ozanne SE. Early nutrition, epigenetics, and cardiovascular disease. Curr Opin Lipidol. 2016;27(5):449-58.
9. Millán-Zambrano G, Burton A, Bannister AJ, Schneider R. Histone post-translational modifications-cause and consequence of genome function. Nat Rev Genet. 2022;23(9):563-80.
10. Michael AK, Thomä NH. Reading the chromatinized genome. Cell. 2021;184(14):3599-611.
11. Zhang Y, Sun Z, Jia J, et al. Overview of histone modification. Adv Exp Med Biol. 2021;1283:1-16.
12. Li J, Ding Y, Zheng L. Histone-Mediated Transgenerational Epigenetics. InTransgenerational epigenetics 2014 Jan 1 (pp. 87-103). Academic Press.
13. Blackledge NP, Klose RJ. The molecular principles of gene regulation by Polycomb repressive complexes. Nat Rev Mol Cell Biol. 2021;22(12):815-33.
14. Tollefsbol TO. Handbook of epigenetics: the new molecular and medical genetics. London, United Kingdom: Academic Press, An Imprint Of Elsevier; 2022.
15. Sawan C, Herceg Z. Histone modifications and cancer. Adv Genet. 2010;70:57-85.
16. Esteller M. Epigenetics in cancer. N Engl J Med. 2008 Mar 13;358(11):1148-59.
17. Ramazi S, Allahverdi A, Zahiri J. Evaluation of post-translational modifications in histone proteins: A review on histone modification defects in developmental and neurological disorders. J Biosci. 2020;45(1):135.
18. Dai X, Lv X, Thompson EW, Ostrikov KK. Histone lactylation: epigenetic mark of glycolytic switch. Trends in Genetics. 2022 Feb 1;38(2):124-7.
19. Lachat C, Boyer-Guittaut M, Peixoto P, Hervouet E. Epigenetic regulation of EMT (epithelial to mesenchymal transition) and tumor aggressiveness: A view on paradoxical roles of KDM6B and EZH2. Epigenomes. 2018;3(1):1.
20. Tessarz P, Kouzarides T. Histone core modifications regulating nucleosome structure and dynamics. Nat Rev Mol Cell Biol. 2014;15(11):703-8.
21. Murr R. Interplay between different epigenetic modifications and mechanisms. Adv Genet. 2010;70:101-41.
22. Molina-Serrano D, Schiza V, Kirmizis A. Cross-talk among epigenetic modifications: lessons from histone arginine methylation. Biochem Soc Trans. 2013;41(3):751-9.
23. Molina-Serrano D, Kyriakou D, Kirmizis A. Histone modifications as an intersection between diet and longevity. Front Genet. 2019;10:192.
24. Chiara VD, Daxinger L, Staal FJ. The route of early T cell development: Crosstalk between epigenetic and transcription factors. Cells. 2021;10(5):1074.
25. Ludwig CH, Bintu L, Klein A, Treutlein B. Mapping chromatin modifications at the single cell level. Development. 2019;146(12).
26. Wu YL, Lin ZJ, Li CC, et al. Epigenetic regulation in metabolic diseases: mechanisms and advances in clinical study. Signal Transduct Targeted Ther. 2023;8(1):98.
27. Hu Q, Che G, Yang Y, Xie H, Tian J. Histone deacetylase 3 aggravates type 1 diabetes mellitus by inhibiting lymphocyte apoptosis through the microRNA-296-5p/Bcl-xl Axis. Front Genet. 2020;11:536854.
28. Prasher D, Greenway SC, Singh RB. The impact of epigenetics on cardiovascular disease. Biochem Cell Biol. 2020;98(1):12-22.
29. Pessoa Rodrigues C, Chatterjee A, Wiese M, et al. Histone H4 lysine 16 acetylation controls central carbon metabolism and diet-induced obesity in mice. Nat Commun. 2021;12(1):6212.
30. Hotchkiss RD. The quantitative separation of purines, pyrimidines, and nucleosides by paper chromatography. J Biol Chem. 1948;175(1):315-32.
31. Moore LD, Le T, Fan G. DNA methylation and its basic function. Neuropsychopharmacol. 2013;38(1):23-38.
32. Villicaña S, Bell JT. Genetic impacts on DNA methylation: research findings and future perspectives. Genome Biol. 2021;22(1):127.
33. Jansz N. DNA methylation dynamics at transposable elements in mammals. Essays Biochem. 2019;63(6):677-89.
34. Kaplun DS, Kaluzhny DN, Prokhortchouk EB, Zhenilo SV. DNA methylation: genomewide distribution, regulatory mechanism and therapy target. Acta Naturae. 2022;14(4):4.
35. Gershman A, Sauria ME, Guitart X, et al. Epigenetic patterns in a complete human genome. Sci. 20221;376(6588):eabj5089.

36. Angeloni A, Bogdanovic O. Enhancer DNA methylation: implications for gene regulation. Essays Biochem. 2019 Dec;63(6):707-15.
37. McCulley M. Epigenetics and Health. John Wiley & Sons; 2024.
38. Greenberg MV, Bourc'his D. The diverse roles of DNA methylation in mammalian development and disease. Nat Rev Mol Cell Biol. 2019;20(10):590-607.
39. Bird A. DNA methylation patterns and epigenetic memory. Genes Dev. 2002;16(1):6-21.
40. Armstrong L. Epigenetics. United Kingdom: Garland Science; 2013.
41. Bommarito PA, Fry RC. The role of DNA methylation in gene regulation. In Toxicoepigenetics 2019 Jan 1 (pp. 127-151). Academic Press.
42. Wagner JR, Busche S, Ge B, Kwan T, Pastinen T, Blanchette M. The relationship between DNA methylation, genetic and expression inter-individual variation in untransformed human fibroblasts. Genome Biol. 2014;15:1-7.
43. Buitrago D, Labrador M, Arcon JP, et al. Impact of DNA methylation on 3D genome structure. Nat Commun. 2021 May 28;12(1):3243.
44. Héberlé É, Bardet AF. Sensitivity of transcription factors to DNA methylation. Essays Biochem. 2019;63(6):727-41.
45. Höller M, Westin G, Jiricny J, Schaffner W. Sp1 transcription factor binds DNA and activates transcription even when the binding site is CpG methylated. Genes Dev. 1988;2(9):1127-35.
46. Mahmood N, Rabbani SA. DNA methylation readers and cancer: mechanistic and therapeutic applications. Front Oncol. 2019;9:489.
47. Gujar H, Weisenberger DJ, Liang G. The roles of human DNA methyltransferases and their isoforms in shaping the epigenome. Genes. 2019;10(2):172.
48. Dhar GA, Saha S, Mitra P, Nag Chaudhuri R. DNA methylation and regulation of gene expression: Guardian of our health. Nucleus. 2021;64(3):259-70.
49. Lyko F. The DNA methyltransferase family: a versatile toolkit for epigenetic regulation. Nat Rev Genet. 2018;19(2):81-92.
50. Loaeza-Loaeza J, Beltran AS, Hernández-Sotelo D. DNMTs and impact of CpG content, transcription factors, consensus motifs, lncRNAs, and histone marks on DNA methylation. Genes. 2020;11(11):1336.
51. Tajima S, Suetake I, Takeshita K, Nakagawa A, Kimura H, Song J. Domain structure of the Dnmt1, Dnmt3a, and Dnmt3b DNA methyltransferases. DNA Methyltransferases-Role and Function. 2022:45-68.
52. Qureshi MZ, Sabitaliyevich UY, Rabandiyarov M, Arystanbekuly AT. Role of DNA Methyltransferases (DNMTs) in metastasis. Cell Mol Biol. 2022;68(1):226-36.
53. Gujar H, Weisenberger DJ, Liang G. The roles of human DNA methyltransferases and their isoforms in shaping the epigenome. Genes. 2019;10(2):172.
54. Bhutani N, Burns DM, Blau HM. DNA demethylation dynamics. Cell. 2011;146(6):866-72.
55. Cervantes-Gracia K, Gramalla-Schmitz A, Weischedel J, Chahwan R. APOBECs orchestrate genomic and epigenomic editing across health and disease. Trends Genet. 2021;37(11):1028-43.
56. Souza BF. Análise de polimorfismos e metilação de DNA nos genes DNMT1, DNMT3A e DNMT3B em pacientes oncopediátricos com mucosite oral quimioinduzida. [Dissertation]. João Pessoa, UFPB; 2023.
57. Lee HT, Oh S, Yoo H, Kwon YW. The key role of DNA methylation and histone acetylation in epigenetics of atherosclerosis. J Lipid Atheroscler. 2020;9(3):419.
58. Wu SC, Zhang Y. Active DNA demethylation: many roads lead to Rome. Nat Reviews Mol Cell Biol. 2010;11(9):607-20.
59. Bhattacharya SK, Ramchandani S, Cervoni N, Szyf M. A mammalian protein with specific demethylase activity for mCpG DNA. Nat. 1999;397(6720):579-83.
60. Sancar A, Lindsey-Boltz LA, Ünsal-Kaçmaz K, Linn S. Molecular mechanisms of mammalian DNA repair and the DNA damage checkpoints. Annu Rev Biochem. 2004;73(1):39-85.
61. Navaratnam N, Morrison JR, Bhattacharya SH, et al. The p27 catalytic subunit of the apolipoprotein B mRNA editing enzyme is a cytidine deaminase. J Biol Chem. 1993;268(28):20709-12.
62. Teng B, Burant CF, Davidson NO. Molecular cloning of an apolipoprotein B messenger RNA editing protein. Sci. 1993;260(5115):1816-9.
63. Falnes PØ, Johansen RF, Seeberg E. AlkB-mediated oxidative demethylation reverses DNA damage in Escherichia coli. Nat. 2002;419(6903):178-82.
64. Sadakierska-Chudy A, Kostrzewa RM, Filip M. A comprehensive view of the epigenetic landscape part I: DNA methylation, passive and active DNA demethylation pathways and histone variants. Neurotox Res. 2015;27:84-97.
65. Prasad R, Yen TJ, Bellacosa A. Active DNA demethylation—The epigenetic gatekeeper of development, immunity, and cancer. Adv Genet. 2021;2(1):e10033.
66. Fuso A, Raia T, Orticello M, Lucarelli M. The complex interplay between DNA methylation and miRNAs in gene expression regulation. Biochim. 2020;173:12-6.
67. Ma L, Li C, Yin H, et al. The mechanism of DNA methylation and miRNA in breast cancer. Int J Mol Sci. 2023;24(11):9360.
68. Slack FJ, Chinnaiyan AM. The role of non-coding RNAs in oncology. Cell. 2019;179(5):1033-55.
69. Peschansky VJ, Wahlestedt C. Non-coding RNAs as direct and indirect modulators of epigenetic regulation. Epigenetics. 2014;9(1):3-12.
70. Woolard E, Chorley BN. The role of noncoding RNAs in gene regulation. In Toxicoepigenetics. 2019 Jan 1 (pp. 217-235). Academic Press.
71. Mercer TR, Dinger ME, Mattick JS. Long non-coding RNAs: insights into functions. Nat Rev Genet. 2009;10(3):155-9.
72. Ao X, Ding W, Li X, et al. Non-coding RNAs regulating mitochondrial function in cardiovascular diseases. J Mol Med. 2023;101(5):501-26.
73. Gao J, Xu W, Wang J, Wang K, Li P. The role and molecular mechanism of non-coding RNAs in pathological cardiac remodeling. Int J Mol Sci. 2017;18(3):608.
74. Ponting CP, Oliver PL, Reik W. Evolution and functions of long noncoding RNAs. Cell. 2009;136(4):629-41.
75. Kaikkonen MU, Lam MT, Glass CK. Non-coding RNAs as regulators of gene expression and epigenetics. Cardiovasc Res. 2011;90(3):430-40.

76. Hombach S, Kretz M. Non-coding RNAs: Classification, Biology and Functioning. Adv Exp Med Biol. 2016;937:3-17
77. Liu H, Lei C, He Q, Pan Z, Xiao D, Tao Y. Nuclear functions of mammalian MicroRNAs in gene regulation, immunity and cancer. Mol Cancer. 2018;17:1-4.
78. Yu B, Shan G. Functions of long noncoding RNAs in the nucleus. Nucleus. 2016 25;7(2):155-66.
79. Chen J, Liu Y, Min J, et al. Alternative splicing of lncRNAs in human diseases. American journal of cancer research. 2021;11(3):624.
80. Romero-Barrios N, Legascue MF, Benhamed M, Ariel F, Crespi M. Splicing regulation by long noncoding RNAs. Nucleic Acids Res. 2018;46(5):2169-84.
81. Palazzo AF, Lee ES. Sequence determinants for nuclear retention and cytoplasmic export of mRNAs and lncRNAs. Front Genet. 2018;9:440.
82. Garcia-Jove Navarro M, Kashida S, Chouaib R, et al. RNA is a critical element for the sizing and the composition of phase-separated RNA-protein condensates. Nat Commun. 2019;10(1):3230.
83. Sanchez-Burgos I, Joseph JA, Collepardo-Guevara R, Espinosa JR. Size conservation emerges spontaneously in biomolecular condensates formed by scaffolds and surfactant clients. Sci Rep. 2021;11(1):15241.
84. Fritah S, Muller A, Jiang W, et al. Temozolomide-induced RNA interactome uncovers novel lncRNA regulatory loops in glioblastoma. Cancers. 2020;12(9):2583.
85. Teppan J, Barth DA, Prinz F, Jonas K, Pichler M, Klec C. Involvement of long non-coding RNAs (lncRNAs) in tumor angiogenesis. Non-coding RNA. 2020 Sep 25;6(4):42.
86. Dai Q, Guo M, Duan X, Teng Z, Fu Y. Construction of complex features for computational predicting ncRNA-protein interaction. Front Genet. 2019;10:18.
87. Zhan ZH, Jia LN, Zhou Y, Li LP, Yi HC. BGFE: a deep learning model for ncRNA-protein interaction predictions based on improved sequence information. Int J Mol Sci. 2019;20(4):978.
88. Rincón-Riveros A, Morales D, Rodríguez JA, Villegas VE, López-Kleine L. Bioinformatic tools for the analysis and prediction of ncRNA interactions. Int J Mol Sci. 2021;22(21):11397.
89. Martianov I, Ramadass A, Serra Barros A, Chow N, Akoulitchev A. Repression of the human dihydrofolate reductase gene by a non-coding interfering transcript. Nat. 2007;445(7128):666-70.
90. Huarte M, Guttman M, Feldser D, et al. A large intergenic noncoding RNA induced by p53 mediates global gene repression in the p53 response. Cell. 2010;142(3):409-19.
91. Siomi H, Siomi MC. On the road to reading the RNA-interference code. Nat. 2009;457(7228):396-404.
92. Turchinovich A, Samatov TR, Tonevitsky AG, Burwinkel B. Circulating miRNAs: cell-cell communication function?. Front Genet. 2013;4:119.
93. Ying W, Riopel M, Bandyopadhyay G, et al. Adipose tissue macrophage-derived exosomal miRNAs can modulate in vivo and in vitro insulin sensitivity. Cell. 2017;171(2):372-84.

Epigenética e Fatores Ambientais nas Doenças Crônicas

7

Caroline Severo de Assis ◆ Bruno Rafael Virginio de Sousa ◆
Beatriz Fernandes de Souza ◆ Rafaella Cristhine Pordeus Luna

Introdução

A epigenética e o ambiente desempenham papéis cruciais no desenvolvimento de doenças crônicas não transmissíveis (DCNTs). Modificações epigenéticas, como a acetilação das histonas e a metilação do DNA, podem ser influenciadas por diversos fatores ambientais, afetando a expressão gênica e o desenvolvimento dessas doenças.[1,2] A exposição precoce a desequilíbrios nutricionais pode ter efeitos duradouros sobre o risco de doenças por meio de mecanismos epigenéticos, tornando as marcas epigenéticas potenciais biomarcadores diagnósticos e alvos terapêuticos.[3]

Compreender como os hábitos de vida e as intervenções direcionadas podem modular as marcas epigenéticas é fundamental no gerenciamento das DCNTs, destacando a importância de abordagens nutricionais personalizadas desde os estágios iniciais da vida a fim de mitigar os riscos de doenças. Este capítulo tem como objetivos explorar os mecanismos epigenéticos que apresentam relação com o desenvolvimento de DCNTs e compreender os impactos de fatores ambientais nesse contexto.

Mecanismos epigenéticos e genes associados à obesidade

A obesidade está fortemente ligada a fatores que desempenham papel determinante em seu desenvolvimento, como alterações epigenéticas, que podem levar a mudanças duradouras na expressão gênica, além da interação entre fatores genéticos e ambientais na regulação gênica e nas respostas metabólicas.[4-6] Essas alterações epigenéticas são influenciadas por fatores ambientais como dieta, estilo de vida e exposição a desreguladores endócrinos, contribuindo para a epidemia global de obesidade.[7] Compreender a relação entre epigenética e obesidade não apenas ilumina a origem complexa da doença, mas também abre novas possibilidades para estratégias de prevenção e intervenções terapêuticas voltadas ao controle da obesidade e suas complicações associadas.[6] Assim, começa-se a evidenciar o papel central da epigenética no desenvolvimento da obesidade.

A obesidade ainda pode ser evitada por um estilo de vida que priorize decisões cotidianas repetidas relacionadas a nutrição de qualidade, exercícios físicos e outras modificações de estilo de vida, como qualidade de sono e diminuição de níveis de estresse. Essas variáveis podem modificar a transcrição do DNA e, consequentemente, influenciar a expressão dos genes, em um processo conhecido como epigenética. Esse processo inclui mudanças moleculares potencialmente moduláveis que refletem a interação do corpo com seu ambiente.[8] Como primeiro passo para abordar o problema da obesidade, é fundamental compreender o impacto das mudanças no estilo de vida e das intervenções terapêuticas no controle epigenético do gasto energético na obesidade.

Um estudo pioneiro sobre mecanismos epigenéticos investigou a influência da epigenética na obesidade usando o modelo de camundongo

Agouti. Esse modelo apresenta uma mutação no gene Amarelo Agouti (Avy), que regula a coloração da pelagem e é frequentemente modificado por metilação do DNA. A hipometilação desse gene resulta na expressão anormal de sua proteína, que interfere na função do receptor de melanocortina 4 (MC4R) no hipotálamo, levando à obesidade hiperfágica. No entanto, a obesidade foi reduzida na prole de camundongos que receberam uma dieta rica em doadores de grupos metil, como folato e metionina, sugerindo que alterações epigenéticas podem ser revertidas por fatores dietéticos. A restauração da metilação do DNA por meio da dieta melhorou o peso corporal e a sensibilidade à insulina, evidenciando a relação entre obesidade e modificações epigenéticas induzidas pelo ambiente.[9]

Os genes da leptina (*LEP*) e adiponectina (*ADIPOQ*) são frequentemente associados à obesidade. Esses hormônios são produzidos, em sua grande maioria, pelo tecido adiposo e regulam o equilíbrio energético e o metabolismo. Em adultos obesos, foi constatada uma associação negativa entre a hipometilação do DNA na região promotora do gene *LEP* e o peso corporal, o metabolismo prejudicado da glicose, a redução da sensibilidade à insulina e um perfil lipídico alterado.[10] Além disso, a metilação do gene *ADIPOQ* foi positivamente correlacionada com o índice de massa corporal (IMC).[11] A hipótese é que haja associação entre obesidade e o estado de metilação de *LEP* e *ADIPOQ*, o que poderia contribuir para resistência à insulina e distúrbios metabólicos relacionados[12-14]

Como doença crônica e multifatorial, é esperado que a obesidade compartilhe genes que também estão comumente atrelados a outras condições, a exemplo de alterações na insulina. A metilação do DNA também regula genes envolvidos na sinalização da insulina, como a insulina (*INS*),[15] o substrato 1 do receptor de insulina (*IRS1*)[16] e a subunidade reguladora da fosfatidilinositol 3-quinase (*PIK3R1*).[17] O *status* de metilação desses genes esteve alterado quando foram investigados em populações com obesidade e doença metabólica, nos quais maior metilação no promotor de *IRS1* e menor expressão gênica foram encontradas em indivíduos obesos, em uma coorte de 146 obesos avaliados por meio de tecidos adiposos viscerais. No mesmo estudo foi encontrada associação entre metilação do promotor *IRS1* com peso corporal, circunferência da cintura e índices de metabolismo de glicose prejudicados.[18] Além disso, a metilação do DNA no gene *PIK3R1* (importante para sinalização de insulina) esteve reduzida e sua expressão aumentada após cirurgia bariátrica.[17]

Vários outros genes envolvidos na patogênese da obesidade são regulados pela metilação do DNA. Desses, o gene coativador 1 alfa do receptor γ ativado por proliferador de peroxissoma (*PGC1A*), um fator transcricional crítico para o gasto de energia, e o gene fator de crescimento semelhante à insulina 2 (*IGF-2*), que medeia processos celulares vitais, como crescimento, diferenciação e metabolismo. A metilação desses dois genes foi interrompida na obesidade, diabetes gestacional e alimentação rica em gordura, mas foi restaurada em resposta à restrição calórica.[19-21] O pro-opiomelanocortina (*POMC*) e o neuropeptídeo Y (*NPY*) são dois genes reguladores do apetite cuja metilação se encontra alterada na obesidade; *POMC* promove saciedade, enquanto *NPY* estimula a ingestão de alimentos. Ganhadores de peso e indivíduos resistentes a intervenções para perda ponderal apresentaram níveis mais altos de metilação de *POMC* e níveis mais baixos de metilação de *NPY*.[22]

A metilação aberrante dos genes fator induzível por hipóxia 3a (*HIF3A*), fator de necrose tumoral (*TNF*), interleucina 6 (*IL6*) e fator de transcrição mitocondrial A (*TFAM*) foi encontrada associada a hipóxia e inflamação em indivíduos com obesidade.[23-27] Em resumo, esses achados apontam que a obesidade foi associada a padrões alterados de metilação de DNA, que podem servir como biomarcadores e alvos terapêuticos.

Outro componente associado ao desenvolvimento de doenças crônicas são as modificações em histonas, que são proteínas globulares essenciais para o empacotamento do DNA na forma de cromatina. A acetilação das histonas facilita a transcrição gênica ao relaxar a interação entre DNA e histonas, enquanto a metilação pode ativar ou reprimir genes, dependendo do contexto e localização dos resíduos metilados.[28] Enzimas como histonas desacetilases (HDACs), histonas acetiltransferases (HATs), histonas desmetilases (HDMs) e histonas metiltransferases (HMTs) são responsáveis por essas modificações epigenéticas. Em condições como a obesidade, alterações nessas enzimas foram associadas a mudanças na expressão de genes relacionados à adiposidade e ao metabolismo.[29] Por exemplo, HDACs e Jhdm2a têm sido implicados na progressão da obesidade por meio da modificação das histonas.[30,31] Essas modificações também influenciam diretamente a expressão de genes-chave na adipogênese, como *C/EBPB*, *C/EBPA*, *Pref-1*, *aP2* e *PPARG*.[32] Além da metilação do DNA, a acetilação de histonas regula a expressão gênica dos genes reguladores do apetite *POMC* e *NPY*. A acetilação reduzida de H3K9 no *POMC* e a acetilação aumentada do mesmo resíduo no gene *NPY* foram associadas à obesidade induzida por dieta rica em gordura.[33]

O aumento da acetilação de H3K9 e H3K18 nos genes *TNF* e *CCL2* (proteína quimiotática de monócitos 1) também foi observado nos fígados de animais alimentados com dieta rica em gordura, e provavelmente é responsável pela inflamação induzida.[33] Por outro lado, a restrição calórica e as intervenções para perda ponderal reverteram esse padrão e elevaram a acetilação de H4 e, portanto, a expressão do transportador de glicose 4 (*GLUT4*) nos tecidos adiposos.[34] Essas descobertas implicam que as alterações das histonas estão envolvidas na regulação epigenética da adipogênese e podem desempenhar um papel no desenvolvimento e na progressão da obesidade.

Outro componente epigenético que merece atenção são os RNAs não codificantes, com destaque para os microRNAs (miRNAs) e os RNAs não codificantes longos (lncRNAs). Essas classes de RNAs não são traduzidas em proteínas, mas têm impacto regulatório na expressão genética. A saber, os microRNAs são pequenas moléculas de RNA com aproximadamente 22 nucleotídeos que exercem sua função por meio da regulação pós-transcricional da expressão genética, e diversos deles têm sido associados à obesidade.[35]

Os microRNAs *miR-30*, *miR-26b*, *miR-199a* e *miR-148a*, que desempenham papéis na adipogênese, estão elevados em indivíduos obesos e em camundongos com dieta rica em gordura. Além disso, *miR-17-5p* e *miR-132* estão aumentados nos tecidos adiposos viscerais de adultos obesos, correlacionando-se com IMC, hemoglobina glicada e metabolismo alterado de glicose e lipídios.[35]

Os lncRNAs *GYG2P1*, *lncRNAp21015* e *lncRNA-p5549* apresentaram níveis de expressão reduzidos em indivíduos obesos e foram correlacionados adversamente com IMC, circunferência da cintura, insulina em jejum e triglicerídeos.[36,37] O *RP11-20G13.3* está entre os lncRNAs necessários para manter os níveis de *PPAR*, *C/EBP* e *ADIPOQ* durante a adipogênese e é expresso diferencialmente na obesidade.[3] Outros lncRNAs, como *lnc-dPrm16* e *MIST*, mostraram-se influentes na adipogênese marrom, na inflamação e no metabolismo lipídico.[38,39] Esses achados revelam que os lncRNAs também contribuem para a obesidade, aumentando a evidência crescente do papel dos RNAs não codificantes na obesidade.

A maioria das mutações em genes relacionados à obesidade requer duas cópias disfuncionais do gene em forma homozigótica ou heterozigótica composta para manifestar o fenótipo. Um resumo dos genes relacionados à obesidade monogênica pode ser encontrado na Tabela 7.1.

Fatores ambientais e respostas epigenéticas

Os mecanismos epigenéticos são dinâmicos e suscetíveis a modificações em resposta a fatores ambientais e estilos de vida, possibilitando a adaptação a estímulos externos e a restauração dos perfis epigenéticos normais após a remoção desses estímulos. A seção a seguir abordará exemplos de exposições ambientais, fatores de

Tabela 7.1 Genes únicos conhecidos envolvidos com a obesidade.

Nome	Gene	Modo de herança	Posição cromossômica
Leptina	LEP	AR	7q32.1
Receptor de leptina	LEPR	AR	1p31.2
Pro-opiomelanocortina	POMC	AR	2p23.2
Receptor de melanocortina 4	MC4R	AD/AR	18q21.32
Homólogo-1 de *Drosophila* de mente única	SIM1	AD	6q16.3
Receptor de tirosina quinase nurotrófico tipo 2	NTRK2	AD	9q21.33
Supressor de cinase de Ras2	KSR2	AD	12q24.22-q24.23
Carboxipeptidase	CPE	AD	4q32.3
Proconvertase 1	PCSK1	AR	5q15
Fator neurotrópico derivado do cérebro	BDNF	AD	11p14.1
Proteína adaptadora SH2B	SH2B1	AD	16p11.2
Tubby, homólogo de rato	TUB	AR	11p15.4

AD: autossômico dominante; AR: autossômico recessivo. (Adaptada de Thaker.[73])

estilo de vida e intervenções terapêuticas que demonstraram influenciar os mecanismos epigenéticos envolvidos na obesidade.

Estudos sobre a influência do estilo de vida no desenvolvimento da obesidade investigam a exposição a diversos desreguladores endócrinos, como pesticidas organofosforados, bisfenol A (BPA), solventes, produtos químicos e metais pesados.[40] Esses agentes são atualmente identificados como obesogênicos ambientais, que promovem o acúmulo de gordura ao interferir nos mecanismos naturais que regulam o controle de peso.[41]

Um dos obesogênicos ambientais mais estudados é o BPA, que quando encontrado em níveis plasmáticos mais altos leva a maior risco de desenvolvimento de obesidade visceral, resistência à insulina e distúrbios metabólicos.[42] Esse material é comumente encontrado em recipientes que acondicionam água e outros líquidos, e seus altos níveis foram encontrados em crianças expostas ainda no útero, repercutindo em maior IMC e metilação diferencial no gene do receptor do fator de crescimento da insulina 2 (*IGF2R*).[43] Em camundongos *Agouti* expostos ao BPA, foi encontrada hipometilação do promotor e expressão aumentada do gene *Agouti*.[9]

Outro composto químico que se destaca por seu efeito na desregulação endócrina é o ftalato, presente em produtos plásticos, instrumentos médicos e brinquedos infantis. A desregulação endócrina associada aos ftalatos foi evidenciada pela correlação entre os níveis de ftalatos na urina e a presença de obesidade e resistência à insulina. No contexto dos mecanismos epigenéticos, observou-se uma alteração na metilação de genes envolvidos no metabolismo, como o *PPARG*, o fator de crescimento de insulina 2 (*IGF2*) e as proteínas de ligação ao elemento regulador de esterol (*SREBPs*).[44] Além disso, os ftalatos promovem a expressão do *miR-34a-5p* e reduzem a expressão de seus genes-alvo, a nicotinamida fosforibosiltransferase (*NAMPT*) e a Sirtuina 1 (*Sirt1*), ambos essenciais para a homeostase energética.[45] O lncRNA *H19* e sua via a jusante associada à sinalização da insulina também foram alterados em resposta à exposição aos ftalatos.[46]

Outro agente prejudicial significativo é representado pelos pesticidas organoclorados e organofosforados, que se acumulam nos tecidos adiposos e exercem efeitos adversos sobre as vias metabólicas, incluindo a sinalização do PPARγ, a adenilil ciclase hepática/AMP cíclico, e citocinas inflamatórias, por mecanismos que envolvem hipometilação global e metilação aberrante da histona H3K27.[47] Evidências epidemiológicas em crescimento sustentam a contribuição desses pesticidas para o aumento global dos índices de obesidade e diabetes.[48] Na Figura 7.1 podem ser observados fatores de herança transgeracional epigenética induzida ambientalmente.

Os fatores dietéticos desempenham um papel significativo na desregulação dos mecanismos epigenéticos associados à obesidade. Dieta rica em lipídios tem sido correlacionada com redução na metilação global do DNA, conforme evidenciado pelos níveis de metilação do elemento nucleotídico intercalado longo-1 (*LINE-1*) no sangue de mulheres que consomem refeições com elevado teor de gordura, em comparação com aquelas que seguem dietas mais equilibradas.[50,51] Adicionalmente, genes como o da *LEP* nos tecidos adiposos e o *MC4R* no cérebro têm sido associados à modulação da metilação do DNA. Em indivíduos submetidos a dietas hipercalóricas e ricas em lipídios, esses genes, que estão envolvidos no metabolismo e na regulação do apetite, demonstram alterações na metilação.[52]

Além disso, as histonas desacetilases HDAC5 e HDAC8 têm sido implicadas na regulação de genes associados à desregulação do metabolismo energético e à regulação do apetite.[31]

A ingestão crônica de uma dieta rica em lipídios também demonstrou induzir a expressão da *HDAC9*, que interfere na diferenciação dos adipócitos, resultando em adipócitos mal diferenciados, com baixos níveis de adiponectina e ineficazes no armazenamento de lipídios.[53] Foi demonstrado que o impacto epigenético de uma dieta rica em lipídios é, pelo menos em parte, mediado pela *HDAC11*, um gene que atua como repressor da termogênese e regula negativamente a expressão da termogenina/UCP1, PGC1A e proteína contendo bromodomínio (*BRD2*). Animais deficientes em *HDAC11* mostraram redução no peso corporal e na massa de gordura, além de um aumento na capacidade termogênica, na taxa metabólica e na atividade física, quando alimentados com dieta rica em lipídios, em comparação com seus controles selvagens.[54] Na Tabela 7.2 é possível observar a influência de diversos genes e polimorfismos de nucleotídeo único (SNPs) associados ao processo de obesogênese.

Tóxicos ambientais	
Fungicidas agrícolas (vinclozolina)	Repelentes de insetos (permetrina e DEET)
Pesticidas agrícolas (metoxicloro)	Pesticidas (DDT)
Contaminantes industriais (dioxina/TCDD)	Tóxicos industriais e biocidas (tributilestanho)
BPA e ftalatos (compostos plásticos)	Hidrocarbonetos (combustível de jato JP8)
Herbicidas (atrazina e glifosato)	Metais pesados (mercúrio)

Outros tipos de exposição	
Nutrição (alta restrição calórica ou de gordura)	Fumo e álcool
Temperatura e seca (saúde da planta e floração)	Estresse e trauma (comportamental)

 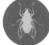

Plantas   Moscas   Vermes   Peixes   Pássaros   Roedores   Porcos   Humanos

Figura 7.1 Fatores de herança transgeracional epigenética induzida ambientalmente. (Adaptada de King et al.[49])

Tabela 7.2 Compilação de genes, polimorfismos de nucleotídeo único associados a obesogênese e o tipo de associação específica descrita relacionada ao lócus.

Gene associado	Polimorfismos de nucleotídeo único	Tipo de associação ao(s) alelo(s) obesogênico(s)
APOA-2	265 > C	Alteração da ingesta de ácidos graxos saturados
ATP2A1	rs7495665	Mais 0,45 kg/m^2/genótipo homozigoto
BCDIN3D, FAIM2	rs7138803	Mais 0,54 kg/m^2/genótipo homozigoto
BDNF	rs6265; rs2030323; rs107676641; rs4923461; rs1401635; rs1488830; rs925946	Alteração da ingestão calórica
BDNF	rs6265 (v66m)	Mais 0,67 kg/m^2/genótipo homozigoto
BDNF	rs10767664	Explica até 7% da variação do IMC e adiciona 0,19 kg/m^2/alelo
CD36	rs1761667	Alteração da ingesta de calorias e gorduras
CHST8, KCTD15	rs29941 rs1084753	Mais 0,46 kg/m^2/genótipo homozigoto Mais 0,06 kg/m^2/genótipo homozigoto
ETV5/SFRS10	rs9816226; rs7647305	Alteração da ingesta calórica
FGF21	rs838133; rs838147	Alteração ingesta de carboidratos e ácidos graxos
FTO	rs9939609; rs1421085; rs8050136; rs10163409; rs3751812; rs9922708; rs9935401; rs1121980	Alteração da ingesta de energia total, carboidrato e gorduras
FTO	rs9926289; rs9939609; rs8050136; rs9930501; rs9930506; rs17817449; rs9940646; rs9940128; rs1421085; rs8043757; rs1292170; rs12446047	Alteração do consumo alimentar Alteração do consumo de carboidratos e proteínas em crianças Alteração da ingesta de proteína
FTO	rs8050136; rs9939639; rs1421085	Mais 1,07 kg/m^2/genótipo homozigoto Mais 0,4 e 0,33 kg/m^2/alelo 0,097 Mais 0,112 kg/m^2/alelo
FTO	rs9935401; rs9928094 rs99303333; rs8061518 rs1558902	Obesidade em criança Baixa leptina no plasma Variação do IMC de 32% e adiciona 0,39 kg/m^2/alelo
FTO	rs1421085	Termogênese
GNPDA2	rs10938397; rs12641981	Alteração da ingesta calórica
GNPDA2	rs10939307	Mais 0,19 mais 0,26 kg/m^2/alelo
GNPDA2	rs109938397	Explica a variação do IMC de 8% e adiciona 0,18 kg/m^2/alelo
GPR120	R270H	Aumento de risco de obesidade na população europeia
KCTD15	rs11084753; rs368794 rs29941	Associação com escore de gordura Associação com ingesta de carboidratos
MAF	rs1424233	Mais 0,091 kg/m^2/alelo em criança
MAP2K5	rs16951275	Acúmulo de gordura visceral e subcutânea
MC4R	rs9939609; rs2229616; rs571312; rs17700633 rs17700144	Alteração da ingesta de energia diária e de carboidratos e ácidos graxos Alteração da ingesta calórica
MC4R	rs17782313 rs12970134	Mais 0,22 e 0,097 kg/m^2/alelo Mais 0,36 kg/m^2/genótipo homozigoto
MC4R	V103I	Hiperfagia e anormalidades endócrinas; risco 31% superior de obesidade
MC4R40	rs571312	Variação de peso corporal de 10% e adiciona 0,23 kg/m^2/alelo
NEGR1	rs2815752; rs10789336	Associação com ingesta calórica e carboidratos

(continua)

Tabela 7.2 Compilação de genes, polimorfismos de nucleotídeo único associados a obesogênese e o tipo de associação específica descrita relacionada ao lócus. *(Continuação)*

Gene associado	Polimorfismos de nucleotídeo único	Tipo de associação ao(s) alelo(s) obesogênico(s)
NEGR1	rs2568958 rs2568958	Mais 0,10 kg/m²/alelo Mais 0,43 kg/m²/genótipo homozigoto
NEGR1	rs2815752	Explica até 4% da variação do IMC e adiciona 0,13kg/m²/alelo
PCSK1	rs6232 rs6235	Risco de obesidade 1,32 vezes maior Risco de obesidade 1,22 vez maior
PPARγ	rs1801282	Alteração da ingesta de gorduras
PRL	rs4712652	Mais 0,031 kg/m²/alelo em crianças
PTER	rs10508503	Mais 0,144 kg/m²/alelo em crianças

Adaptada de Gasques et al.[74]

Mecanismos epigenéticos, diabetes e doenças cardiovasculares

Outra doença que merece destaque no contexto da epigenética é o diabetes *mellitus* (DM). O DM é uma DCNT multifatorial caracterizada por hiperglicemia persistente decorrente da produção insuficiente de insulina pelas células beta do pâncreas ou de falha na sua ação, ou ambos os mecanismos.[55] Essa condição pode ser classificada principalmente em dois tipos: diabetes *mellitus* tipo 1 (DM1), que geralmente resulta de um processo autoimune que destrói as células beta pancreáticas, e diabetes *mellitus* tipo 2 (DM2), frequentemente associado à resistência à insulina e influenciado por fatores genéticos e ambientais, como obesidade e sedentarismo. Os sintomas iniciais geralmente incluem polidipsia, poliúria, polifagia e, eventualmente, perda ponderal.[56]

O DM1 é uma doença autoimune que resulta na destruição das células beta do pâncreas, onde as ilhotas de Langerhans são atacadas pelos linfócitos T ativados, caracterizando os pacientes como insulinodependentes. Já o DM2 é a forma mais comum da doença, representando cerca de 95% de todos os casos de DM, causado pela interação de fatores genéticos e ambientais.[57]

Do ponto de vista epidemiológico, segundo dados da International Diabetes Federation (IDF) em 2021, a estimativa de pessoas entre 20 e 79 anos afetadas com DM foi de aproximadamente 536,6 milhões (10,5%) em todo o mundo. A estimativa é que em 2045 aumentará para 783,2 milhões (12,2%) de pessoas.[55] No Brasil, segundo dados da IDF, nos últimos 10 anos houve um aumento de 26,61% no número de pacientes diabéticos e, atualmente, o país ocupa a sexta posição no *ranking* mundial, com 15,7 milhões de diabetes, com previsão de chegar a 23,2 milhões em 2045.[58]

No contexto do diabetes, a epigenética tem se mostrado fundamental para entender como variações em fatores ambientais, como dieta, estilo de vida sedentário, interrupção do sono, mudanças sazonais de temperatura e envelhecimento, podem modificar o epigenoma celular. Essas mudanças podem ocorrer nas modificações de histonas, nos padrões de metilação do DNA, na acessibilidade da cromatina e na expressão de RNA não codificante, como *lncRNAs* e miRNAs.[59] A desregulação epigenética em resposta a condições ambientais adversas resulta em alterações transcricionais em diversos tecidos, incluindo as células beta produtoras de insulina e órgãos sensíveis à insulina, como fígado, músculos e tecido adiposo.[60]

Um estado metabólico alterado pode, portanto, afetar o epigenoma e o fenótipo de diferentes órgãos e contribuir para o desenvolvimento do DM2 e suas múltiplas complicações periféricas, como alterações epigenéticas nas células vasculares, nos rins, na retina, nos neurônios e nas células imunes, podendo causar diversas complicações micro e macrovasculares do diabetes. Mudanças epigenéticas em resposta a condições ambientais adversas também podem ocorrer na linha germinativa e ser transmitidas à prole, contribuindo para a herança do risco de DM2.[61]

As modificações epigenéticas desempenham papel fundamental na patogênese do DM2, influenciando tanto a resistência à insulina quanto a secreção de insulina. Entre as modificações epigenéticas, a metilação do DNA é uma das mais estudadas. Enzimas como as metiltransferases de DNA (DNMTs) catalisam a adição de grupos metil as citosinas em ilhas CpG, resultando na repressão da transcrição gênica. Por exemplo, a hipermetilação dos promotores de genes críticos para a ação da insulina, como o *PPARG* e o *IRS1*, tem sido associada à resistência à insulina em órgãos como o fígado e tecidos como o músculo esquelético e o tecido adiposo. Além disso, genes envolvidos na secreção de insulina nas ilhotas pancreáticas, como o *INS* e o *PDX1*, mostram diminuição na expressão em virtude da metilação aumentada, contribuindo para a disfunção das células beta pancreáticas no DM2.[62]

Outro mecanismo epigenético importante é a modificação das histonas, que pode influenciar a estrutura da cromatina e, consequentemente, a expressão gênica. Modificações como a acetilação e desacetilação das histonas regulam a acessibilidade do DNA para os complexos de transcrição. A acetilação das histonas geralmente leva à ativação da expressão gênica, enquanto a desacetilação está associada à repressão gênica. No contexto do DM2, foi observado que a desacetilação da histona H3K9, mediada pela *HDAC6*, reduz a expressão do *IRS2*, exacerbando a resistência à insulina. Além disso, a acetilação do gene *FOXO1*, que regula o *PDX1*, afeta o desenvolvimento das células beta e a homeostase da glicose.[63]

Os microRNAs (*miRNAs*) também são cruciais na regulação epigenética do DM2. Esses pequenos RNAs não codificantes podem se ligar a RNAm específicos, levando à repressão da tradução ou degradação do mRNA alvo. miRNAs como *miR-375* e *miR-124a* impactam diretamente a secreção de insulina, enquanto miRNAs como *miR-29* e *miR-223* regulam vias de sinalização de insulina, influenciando a resistência à insulina. A expressão diferencial de miRNAs, como níveis elevados de *miR-28-3p* e reduzidos de *miR-15a*, *miR-29b*, *miR-126* e *miR-223*, tem sido correlacionada com maior risco de desenvolvimento de DM2, indicando seu papel potencial como biomarcadores e alvos terapêuticos na gestão da doença.[64]

A Figura 7.2 resume as principais modificações epigenéticas no DM2 e suas implicações fisiopatológicas.

Uma revisão recente destacou que a resistência à insulina (RI) é frequentemente o primeiro fator desencadeante para o desenvolvimento do DM2. Inicialmente, o organismo compensa essa condição com um aumento significativo na liberação de insulina. No entanto, com o tempo, a demanda excessiva sobrecarrega as células beta do pâncreas, resultando em sua falência e na progressão do DM2. Vários estudos abordados nesta revisão apontam para o papel crucial da epigenética tanto na resistência à insulina quanto na falência das células beta. Observou-se, por exemplo, que a metilação global do DNA em linfócitos e no tecido adiposo visceral está positivamente correlacionada com a resistência à insulina.[66]

Além disso, a revisão destaca um estudo de associação epigenômica abrangente, que identificou cinco locais CpG inversamente relacionados à resistência à insulina: três no gene da proteína de interação com tiorredoxina (*TXNIP*), um no gene membro 7 da família 11 de carreadores de solutos (*SLC7A11*) e outro no gene *ZSCAN26*.[67] Os genes receptor de glicina alfa 1 (*GLRA1*), membro 1 da família de proteínas ligadas à Ras por GTP (*RASD1*), gene de classificação de proteínas vacuolares 14 (*VAC14*), transportador de soluto família 5 membro A1 (*SLCO5A1*) e receptor nicotínico de acetilcolina subunidade alfa 5 (*CHRNA5*) em células de ilhotas pancreáticas humanas também exibem alterações na metilação do DNA após exposição a altos níveis de glicose.[68] Esses estudos mostram que a pesquisa epigenética oferece o potencial de melhorar a prevenção e o tratamento do DM2, apresentando novos mecanismos moleculares responsáveis pela progressão da doença e suas complicações associadas.

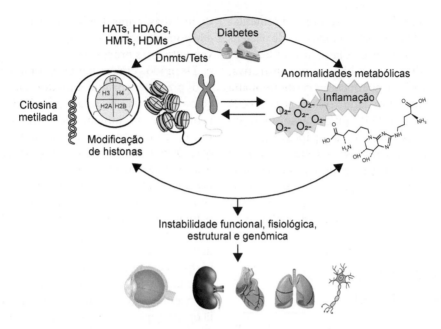

Figura 7.2 Modificações epigenéticas no diabetes *mellitus* tipo 2 e suas implicações fisiopatológicas. (Adaptada de Suárez et al.[65])

Diversos estudos têm evidenciado que a metilação do DNA exerce papéis significativos na fisiopatologia das doenças cardiovasculares. Nos últimos anos, constatou-se que a expressão de genes candidatos associados a enfermidades como doença arterial coronariana, insuficiência cardíaca, hipertensão arterial e outras condições cardiovasculares estão intimamente relacionadas à metilação do DNA. A alteração no padrão de metilação desses genes candidatos está envolvida tanto no mecanismo subjacente quanto na progressão dessas doenças, e é, portanto, potencialmente útil como biomarcador para a avaliação da evolução das patologias cardiovasculares.[69]

Um estudo realizou análise detalhada de conjuntos de dados de metilação do DNA e expressão de mRNA em diferentes momentos de infarto agudo do miocárdio (IAM) em um modelo murino. Os resultados indicaram que o período mais crítico para o IAM ocorre em 6 horas após o evento, momento em que um número significativo de locais de metilação do DNA apresenta alterações. Cinco genes (*Ptpn6*, *Csf1r*, *Col6a1*, *Cyba* e *Map3k14*) foram identificados como participantes do processo de IAM atuando na regulação da metilação do DNA. Esses genes têm potencial para se tornarem biomarcadores metilados no diagnóstico precoce de IAM no futuro.[70]

Adicionalmente, o estudo de coorte de metilação do DNA conduzido na prole de Framingham identificou quatro fatores subjacentes independentes (9, 19, 21, 27) relacionados a doenças cardiovasculares, todos influenciados pela metilação do DNA. Além disso, três genes associados ao fator 27 (*CDC42BPB*, *MAN2A2* e *RPTOR*) também foram vinculados a fatores de risco para infarto do miocárdio. Abordagens multifatoriais recentes, que integram dados de metilação do DNA e expressão gênica, oferecem novas perspectivas sobre a patogênese das doenças cardiovasculares.[71]

Glezeva et al.[72] identificaram 195 regiões com metilação diferencial em uma coorte que investigava insuficiência cardíaca, abrangendo principalmente cardiomiopatia hipertrófica obstrutiva, cardiomiopatia dilatada e cardiomiopatia isquêmica. Além disso, constatou-se que cinco genes (*HEY2*, *MSR1*, *MYOM3*,

COX17 e *miRNA-24-1*) estavam hipermetilados em tecidos do septo ventricular de pacientes com insuficiência cardíaca, incluindo aqueles com cardiomiopatia hipertrófica obstrutiva, cardiomiopatia isquêmica e cardiomiopatia dilatada. Por outro lado, três genes (*CTGF*, *MMP2* e *miRNA-155*) apresentaram hipometilação. Este estudo reforça o papel da metilação do DNA na regulação de genes associados à insuficiência cardíaca em diferentes contextos clínicos, sugerindo que esses genes diferencialmente metilados podem servir como novos marcadores para a detecção e o diagnóstico de insuficiência cardíaca.

Mecanismos epigenéticos e influência da dieta

Nutrientes e compostos bioativos dos alimentos desempenham um papel essencial na modulação das modificações epigenéticas e têm grande influência na promoção da saúde e na prevenção de doenças. Nesse contexto, a epigenômica nutricional é uma área de estudo promissora, voltada à análise do impacto dos componentes da dieta nos eventos epigenéticos.

O epigenoma, ao contrário do genoma, é dinâmico, o que permite que esses eventos sejam modulados e, em consequência, potencialmente responsivos a influências ambientais. Na metilação do DNA e de histonas, a transferência de grupos metil é regulada pelo metabolismo do um-carbono. Nesse ciclo, nutrientes como folato, vitamina B_{12}, vitamina B_6, vitamina B_2, colina e betaína atuam como doadores de metil ou coenzimas.[75] O ciclo do um-carbono e a influência dos nutrientes no processo de metilação do DNA são descritos em detalhes no Capítulo 16, *Nutrição de Precisão e Vitaminas do Complexo B*.

Além disso, alguns nutrientes e compostos bioativos, como folato, vitamina B_{12}, curcumina (açafrão-da-terra), resveratrol (uvas) e epigalocatequina-3-galato (chá-verde), podem modular a atividades de enzimas envolvidas nas reações de metilação e nas modificações de histonas, como DNMTs, histona acetilases e histona desacetilases, impactando significativamente esses processos.[76,77]

De modo geral, numerosos compostos bioativos presentes em alimentos de origem vegetal, como sulforafanos, polifenóis, ácido elágico, genisteína, curcumina, hidroxitirosol, resveratrol, compostos organossulfurados, ácido oleanólico e alcaloides, têm despertado grande interesse devido ao potencial de induzir modificações epigenéticas que regulam a expressão gênica.[78] Diversos compostos derivados de plantas demonstraram capacidade de atuar sobre modificações epigenéticas anormais, incluindo apigenina (acetilação de histona), berberina (metilação de DNA), curcumina (acetilação de histona e epi-miRs), genisteína (acetilação de histona e metilação de DNA), licopeno (epi-miRs), quercetina (metilação de DNA e epi-miRs) etc.[79]

A atividade aberrante das DNMTs, ou seja, sua expressão ou atividade anormal, pode resultar em repressão ou superativação da expressão gênica, levando à desregulação celular e contribuindo para a instabilidade e o desenvolvimento de tumores.[80] Assim, a modulação por compostos bioativos é especialmente relevante na prevenção e no tratamento do câncer, oferecendo uma abordagem terapêutica inovadora ao reativar genes supressores de tumor e silenciar oncogenes. Ao direcionar e reverter alterações epigenéticas, os fitoquímicos (compostos bioativos encontrados nas plantas) mostram-se promissores no avanço de estratégias preventivas e terapêuticas integradas em diversas condições crônicas.[78,81,82]

O azeite de oliva extravirgem e seus compostos fenólicos têm recebido crescente atenção devido ao seu papel na regulação da expressão gênica e de alvos moleculares envolvidos em diversos processos metabólicos. Evidências indicam, por exemplo, que a oleuropeína (OL) atua como um regulador epigenético no câncer, enquanto o hidroxitirosol (HT) modula a expressão de miRNAs associados ao desenvolvimento de câncer, doenças cardiovasculares e neurodegenerativas.[83] Além disso, metabólitos intestinais derivados da dieta, especialmente os ácidos graxos de cadeia curta (AGCC), também são capazes de induzir alterações epigenéticas, reforçando o papel da nutrição na regulação da expressão gênica e na modulação de processos metabólicos essenciais.

Considerações finais

A epigenética emerge como um elo fundamental na compreensão das principais DCNT, incluindo obesidade, diabetes *mellitus* e doenças cardiovasculares. Estudos recentes têm destacado esses mecanismos epigenéticos como fundamentais na regulação de genes envolvidos em condições patológicas, evidenciando seu papel tanto na iniciação quanto na progressão dessas condições. Além disso, as descobertas sugerem que as alterações epigenéticas podem servir como biomarcadores promissores para o diagnóstico precoce e como potenciais alvos terapêuticos. Assim, a epigenética oferece uma nova perspectiva para o entendimento integrado e o manejo clínico dessas doenças inter-relacionadas, contribuindo para estratégias de intervenção mais eficazes e personalizadas.

Referências bibliográficas

1. Gómez de Cedrón M, Moreno Palomares R, Ramírez de Molina A. Metabolo-epigenetic interplay provides targeted nutritional interventions in chronic diseases and ageing. Front Oncol. 2023;13:1169168.
2. Park SH, Lee J, Hwang JT, Chung MY. Physiologic and epigenetic effects of nutrients on disease pathways. Nutr Res Pract. 2023;17(1):13-31.
3. Siddeek B, Simeoni U. Epigenetics provides a bridge between early nutrition and long-term health and a target for disease prevention. Acta Paediatr. 2022;111(5):927-34.
4. Trang K, Grant SF. Genetics and epigenetics in the obesity phenotyping scenario. Rev Endocr Metab Disord. 2023;24(5):775-93.
5. Suárez R, Chapela SP, Álvarez-Córdova L, et al. Epigenetics in obesity and diabetes mellitus: new insights. Nutrients. 2023;15(4):811.
6. Wu FY, Yin RX. Recent progress in epigenetics of obesity. Diabetol Metab Syndr. 2022;14(1):171.
7. Mahmoud AM. An overview of epigenetics in obesity: the role of lifestyle and therapeutic interventions. Int J Mol Sci. 2022;23(3):1341.
8. Park YJ, Han SM, Huh JY, Kim JB. Emerging roles of epigenetic regulation in obesity and metabolic disease. J Biol Chem. 2021;297(5):101296.
9. Dolinoy DC. The agouti mouse model: an epigenetic biosensor for nutritional and environmental alterations on the fetal epigenome. Nutr Rev. 2008;66(suppl 1):S7-11.
10. Modi A, Khokhar M, Sharma P, et al. Leptin DNA methylation and its association with metabolic risk factors in a northwest Indian obese population. J Obes Metab Syndr. 2021;30(3):304-11.
11. Houde AA, Légaré C, Biron S, et al. Leptin and adiponectin DNA methylation levels in adipose tissues and blood cells are associated with BMI, waist girth and LDL-cholesterol levels in severely obese men and women. BMC Med Genet. 2015;16:1-29.
12. Houshmand-Oeregaard A, Hansen NS, Hjort L, et al. Differential adipokine DNA methylation and gene expression in subcutaneous adipose tissue from adult offspring of women with diabetes in pregnancy. Clin Epigenetics. 2017;9:1-2.
13. Ott R, Stupin JH, Melchior K, et al. Alterations of adiponectin gene expression and DNA methylation in adipose tissues and blood cells are associated with gestational diabetes and neonatal outcome. Clin Epigenetics. 2018;10:1-2.
14. Kim AY, Park YJ, Pan X, et al. Obesity-induced DNA hypermethylation of the adiponectin gene mediates insulin resistance. Nat Commun. 2015;6(1):7585.
15. Kuroda A, Rauch TA, Todorov I, et al. Insulin gene expression is regulated by DNA methylation. PloS One. 2009;4(9):e6953.
16. Nilsson E, Jansson PA, Perfilyev A, et al. Altered DNA methylation and differential expression of genes influencing metabolism and inflammation in adipose tissue from subjects with type 2 diabetes. Diabetes. 2014;63(9):2962-76.
17. Pinhel MA, Noronha NY, Nicoletti CF, et al Changes in DNA methylation and gene expression of insulin and obesity-related gene PIK3R1 after Roux-en-Y gastric bypass. Int J Mol Sci. 2020;21(12):4476.
18. Rohde K, Klös M, Hopp L, et al. IRS1 DNA promoter methylation and expression in human adipose tissue are related to fat distribution and metabolic traits. Sci Rep. 2017;7(1):12369.
19. Gemma C, Sookoian S, Alvariñas J, et al. Maternal pregestational BMI is associated with methylation of the PPARGC1A promoter in newborns. Obesity. 2009;17(5):1032-9.
20. Brøns C, Jacobsen S, Nilsson E, et al. Deoxyribonucleic acid methylation and gene expression of PPARGC1A in human muscle is influenced by high-fat overfeeding in a birth-weight-dependent manner. J Clin Endocrinol Metab. 2010;95(6):3048-56.
21. Perkins E, Murphy SK, Murtha AP, et al. Insulin-like growth factor 2/H19 methylation at birth and risk of overweight and obesity in children. J Pediatr. 2012;161(1):31-9.
22. Crujeiras AB, Campion J, Díaz-Lagares A, et al. Association of weight regain with specific methylation levels in the NPY and POMC promoters in leukocytes of obese men: a translational study. Regul Pept. 2013;186:1-6.
23. Dick KJ, Nelson CP, Tsaprouni L, et al. DNA methylation and body-mass index: a genome-wide analysis. Lancet. 2014;383(9933):1990-8.

24. Pan H, Lin X, Wu Y, et al. HIF3A association with adiposity: the story begins before birth. Epigenomics. 2015;7(6):937-50.
25. Na YK, Hong HS, Lee WK. Increased methylation of interleukin 6 gene is associated with obesity in Korean women. Mol Cells. 2015;38(5):452-6.
26. Ali MM, Naquiallah D, Qureshi M, et al. DNA methylation profile of genes involved in inflammation and autoimmunity correlates with vascular function in morbidly obese adults. Epigenetics. 2022;17(1):93-109.
27. Ali MM, Hassan C, Masrur M, Bianco FM, Naquiallah D, Mirza I, Frederick P, Fernandes ET, Giulianotti CP, Gangemi A, Phillips SA. Adipose tissue hypoxia correlates with adipokine hypomethylation and vascular dysfunction. Biomedicines. 2021;9(8):1034.
28. Castillo J, López-Rodas G, Franco L. Histone post-translational modifications and nucleosome organisation in transcriptional regulation: some open questions. Adv Exp Med Biol. 2017;966:65-92.
29. Yang H, Yang K, Gu H, Sun C. Dynamic post-translational modifications in obesity. J Cell Mol Med. 2020;24(3):2384-7.
30. Funato H, Oda S, Yokofujita J, Igarashi H, Kuroda M. Fasting and high-fat diet alter histone deacetylase expression in the medial hypothalamus. PloS One. 2011;6(4):e18950.
31. Tateishi K, Okada Y, Kallin EM, Zhang Y. Role of Jhdm2a in regulating metabolic gene expression and obesity resistance. Nature. 2009;458(7239):757-61.
32. Zhang Q, Ramlee MK, Brunmeir R, Villanueva CJ, Halperin D, Xu F. Dynamic and distinct histone modifications modulate the expression of key adipogenesis regulatory genes. Cell Cycle. 2012;11(23):4310-22.
33. Mikula M, Majewska A, Ledwon JK, Dzwonek A, Ostrowski J. Obesity increases histone H3 lysine 9 and 18 acetylation at Tnfa and Ccl2 genes in mouse liver. Int J Mol Med. 2014;34(6):1647-54.
34. Wheatley KE, Nogueira LM, Perkins SN, Hursting SD. Differential effects of calorie restriction and exercise on the adipose transcriptome in diet-induced obese mice. J Obes. 2011;2011(1):265417.
35. Landrier JF, Derghal A, Mounien L. MicroRNAs in obesity and related metabolic disorders. Cells. 2019;8(8):859.
36. Liu Y, Ji Y, Li M, et al. Integrated analysis of long noncoding RNA and mRNA expression profile in children with obesity by microarray analysis. Sci Rep. 2018;8(1):8750.
37. Sun J, Ruan Y, Wang M, et al. Differentially expressed circulating LncRNAs and mRNA identified by microarray analysis in obese patients. Sci Rep. 2016;6(1):35421.
38. Ding C, Lim YC, Chia SY, et al. De novo reconstruction of human adipose transcriptome reveals conserved lncRNAs as regulators of brown adipogenesis. Nat Commun. 2018;9(1):1329.
39. Stapleton K, Das S, Reddy MA, et al. Novel long noncoding RNA, macrophage inflammation-suppressing transcript (MIST), regulates macrophage activation during obesity. Arterioscler Thromb Vasc Biol. 2020;40(4):914-28.
40. Baillie-Hamilton PF. Chemical toxins: a hypothesis to explain the global obesity epidemic. J Altern Complement Med. 2002;8(2):185-92.
41. Grün F, Blumberg B. Environmental obesogens: organotins and endocrine disruption via nuclear receptor signaling. Endocrinology. 2006;147(6):s50-5.
42. Savastano S, Tarantino G, D'Esposito V, et al. Bisphenol-A plasma levels are related to inflammatory markers, visceral obesity and insulin-resistance: a cross-sectional study on adult male population. J Transl Med. 2015;13:1-7.
43. Choi YJ, Lee YA, Hong YC, et al. Effect of prenatal bisphenol A exposure on early childhood body mass index through epigenetic influence on the insulin-like growth factor 2 receptor (IGF2R) gene. Environ Int. 2020;143:105929.
44. Dutta S, Haggerty DK, Rappolee DA, Ruden DM. Phthalate exposure and long-term epigenomic consequences: a review. Front Genet. 2020;11:405.
45. Meruvu S, Zhang J, Choudhury M. Butyl benzyl phthalate promotes adipogenesis in 3T3-L1 cells via the miRNA-34a-5p signaling pathway in the absence of exogenous adipogenic stimuli. Chem Res Toxicol. 2021;34(11):2251-60.
46. Zhang J, Choudhury M. Benzyl butyl phthalate induced early lncRNA H19 regulation in C3H10T1/2 stem cell line. Chem Res Toxicol. 2021;34(1):54-62.
47. Janesick A, Blumberg B. Minireview: PPARγ as the target of obesogens. J Steroid Biochem Mol Biol. 2011;127(1-2):4-8.
48. Slotkin TA. Does early-life exposure to organophosphate insecticides lead to prediabetes and obesity? Reprod Toxicol. 2011;31(3):297-301.
49. King SE, Skinner MK. Epigenetic Transgenerational Inheritance of Obesity Susceptibility. Trends Endocrinol Metab. 2020;31(7):478-94.
50. Maugeri A, Barchitta M. How dietary factors affect DNA methylation: lesson from epidemiological studies. Medicina. 2020;56(8):374.
51. Piyathilake CJ, Badiga S, Kabagambe EK, Azuero A, Alvarez RD, Johanning GL, Partridge EE. A dietary pattern associated with LINE-1 methylation alters the risk of developing cervical intraepithelial neoplasia. Cancer Prev Res. 2012;5(3):385-92.
52. Widiker S, Kärst S, Wagener A, Brockmann GA. High-fat diet leads to a decreased methylation of the Mc4r gene in the obese BFMI and the lean B6 mouse lines. J App Genet. 2010;51:193-7.
53. Chatterjee TK, Basford JE, Yiew KH, Stepp DW, Hui DY, Weintraub NL. Role of histone deacetylase 9 in regulating adipogenic differentiation and high fat diet-induced metabolic disease. Adipocyte. 2014;3(4):333-8.
54. Bagchi RA, Ferguson BS, Stratton MS, et al. HDAC11 suppresses the thermogenic program of adipose tissue via BRD2. JCI Insight. 2018;3(15):e120159.
55. American Diabetes Association. Standards of Medical Care in Diabetes – 2019 Abridged for Primary Care Providers. Clin Diabetes. 2019;37(1):11-34.
56. Ortiz-Martínez M, González-González M, Martagón AJ, Hlavinka V, Willson RC, Rito-Palomares M. Recent developments in biomarkers for diagnosis and screening of type 2 diabetes mellitus. Curr Diab Rep. 2022;22(3):95-115.
57. Ogurtsova K, Guariguata L, Barengo NC, et al. IDF diabetes Atlas: Global estimates of undiagnosed dia-

betes in adults for 2021. Diabetes Res Clin Practice. 2021;183:109118.
58. Sun H, Saeedi P, Karuranga S, et al. IDF diabetes Atlas: Global, regional and country-level diabetes prevalence estimates for 2021 and projections for 2045. Diabetes Res Clin Practice. 2021;183:109119.
59. Dhawan S, Natarajan R. Epigenetics and Type 2 Diabetes Risk. Curr Diab Rep. 2019;19(8):47.
60. Breton CV, Landon R, Kahn LG, et al. Exploring the evidence for epigenetic regulation of environmental influences on child health across generations. Commun Biology. 2021;4(1):769.
61. Arzate-Mejía RG, Mansuy IM. Epigenetic Inheritance: Impact for Biology and Society – recent progress, current questions and future challenges. Environ Epigenet. 2022;8(1):dvac021.
62. Mannar V, Boro H, Patel D, Agstam S, Dalvi M, Bundela V. Epigenetics of the Pathogenesis and Complications of Type 2 Diabetes Mellitus. touchREVIEWS Endocrinol. 2023;19(1):46-53.
63. Ling C, Bacos K, Rönn T. Epigenetics of type 2 diabetes mellitus and weight change – a tool for precision medicine? Nat Rev Endocrinol. 2022;18(7):433-8.
64. Weronika Kraczkowska, Stachowiak L, Andrzej Pławski, Jagodziński PP. Circulating miRNA as potential biomarkers for diabetes mellitus type 2: should we focus on searching for sex differences? J App Genet. 2022;63(2):293-303.
65. Suárez R, Chapela SP, Álvarez-Córdova L, et al. Epigenetics in obesity and diabetes mellitus: new insights. Nutrients. 2023;15(4):811.
66. Cham Jazieh, Tarek Ziad Arabi, Asim Z, et al. Unraveling the epigenetic fabric of type 2 diabetes mellitus: pathogenic mechanisms and therapeutic implications. Front Endocrinol. 2024;15:1295967.
67. Fragoso-Bargas N, Elliott HR, Sindre Lee-Ødegård. Cross-ancestry DNA methylation marks of insulin resistance in pregnancy: An integrative epigenome-wide association study. Diabetes. 2023;72(3):415-26.
68. Hall E, Dekker Nitert M, Volkov P, et al. The effects of high glucose exposure on global gene expression and DNA methylation in human pancreatic islets. Mol Cell Endocrinol. 2018;472:57-67.
69. Shi Y, Zhang H, Huang S, et al. Epigenetic regulation in cardiovascular disease: mechanisms and advances in clinical trials. Signal Transduct Target Ther. 2022;7(1):200.
70. Luo X, Hu Y, Shen J, et al. Integrative analysis of DNA methylation and gene expression reveals key molecular signatures in acute myocardial infarction. Clin Epigenetics. 2022;14(1):46.
71. Palou-Márquez G, Subirana I, Nonell L, Fernández-Sanlés A, Elosua R. DNA methylation and gene expression integration in cardiovascular disease. Clin Epigenetics. 2021;13(1):75.
72. Glezeva N, Moran B, Collier P, et al. Targeted DNA methylation profiling of human cardiac tissue reveals novel epigenetic traits and gene deregulation across different heart failure patient subtypes. Circ Heart Fail. 2019;12(3):e005765.
73. Thaker VV. Genetic and epigenetic causes of obesity. Adolesc Med State Art Rev. 2017;28(2):379-405.
74. Gasques LS, Abrão RM, Diegues ME, Gonçalves TS. Obesidade genética não sindrômica: histórico, fisiopatologia e principais genes. Arq Ciências Saúde UNIPAR. 2022;26(2):159-74.
75. Zhu J, Saikia G, Zhang X, et al. One-Carbon Metabolism Nutrients, Genetic Variation, and Diabetes Mellitus. Diabetes Metab J 2024;48(2):170-183.
76. Nicoletti CF, Assmann TS, Souza LL, et al. DNA Methylation and Non-Coding RNAs in Metabolic Disorders: Epigenetic Role of Nutrients, Dietary Patterns, and Weight Loss Interventions for Precision Nutrition. Lifestyle Genomics 2024;17(1):151-165.
77. Hridayanka KSN, Duttaroy AK, Basak S. Bioactive Compounds and Their Chondroprotective Effects for Osteoarthritis Amelioration: A Focus on Nanotherapeutic Strategies, Epigenetic Modifications, and Gut Microbiota. Nutrients 2024;16(21):3587.
78. Hossain MdS, Wazed MA, Asha S, et al. Dietary Phytochemicals in Health and Disease: Mechanisms, Clinical Evidence, and Applications – A Comprehensive Review. Food Sci Nutr 2025;13(3):e70101.
79. Khan A, Khan A, Khan MA, et al. Phytocompounds targeting epigenetic modulations: an assessment in cancer. Front Pharmacol 2024;14:1273993.
80. Aanniz T, Bouyahya A, Balahbib A, et al. Natural bioactive compounds targeting DNA methyltransferase enzymes in cancer: Mechanisms insights and efficiencies. Chem Biol Interact 2024;392:110907.
81. Villagrán-Andrade KM, Núñez-Carro C, Blanco FJ, et al. Nutritional Epigenomics: Bioactive Dietary Compounds in the Epigenetic Regulation of Osteoarthritis. Pharmaceuticals 2024;17(9):1148.
82. Thiruvengadam M, Venkidasamy B, Subramanian U, et al. Bioactive Compounds in Oxidative Stress-Mediated Diseases: Targeting the NRF2/ARE Signaling Pathway and Epigenetic Regulation. Antioxid Basel Switz 2021;10(12):1859.
83. del Saz-Lara A, López de las Hazas M-C, Visioli F, et al. Nutri-Epigenetic Effects of Phenolic Compounds from Extra Virgin Olive Oil: A Systematic Review. Adv Nutr 2022;13(5):2039-60.

Programação Fetal e Doenças Crônicas

8

Ana Paula de Mendonça Falcone ♦ Larissa Maria Gomes Dutra ♦
Juliana Késsia Barbosa Soares

Introdução

A programação fetal foi estabelecida, inicialmente, com a "Hipótese de Baker" (programação fetal de doenças adultas),[1,2] posteriormente fundamentada na hipótese das Origens do Desenvolvimento da Saúde e da Doença (DOHaD),[3] sugerindo que a exposição intrauterina a estímulos ambientais e os hábitos de vida e saúde, como desequilíbrios nutricionais e patologias maternas, impactam diretamente na saúde do novo ser. Desde antes da concepção, durante o desenvolvimento e crescimento intrauterino e até no curso da vida adulta há uma modulação do controle fisiológico e da homeostase do ambiente por interferência epigenética dada por uma plasticidade fenotípica, sem alterar a sequência do material genético. Esse processo tem efeito na função genética, incluindo metilação modificada de DNA em genes impressos, modificação de RNA e modificações químicas de histonas – metilação pós-traducional ou acetilação, envolvendo complexos de remodelação da cromatina, por mediação de fenótipos comportamentais. Essas transformações podem caracterizar a herança epigenética intergeracional (a transmissão de informação epigenética de uma geração para a seguinte), repercutindo, por exemplo, nos mecanismos que a governam, podendo resultar em maior suscetibilidade a doenças crônicas não transmissíveis (DCNT) e repercussões neurológicas.[4-8]

Alguns desses eventos foram pesquisados e podem ser comprovados por estudos de epidemiologia humana ao longo das últimas décadas.

Inicialmente, foram investigados os efeitos de mães que sofreram restrições alimentares. Seus filhos poderiam apresentar crescimento inadequado e maior probabilidade de desenvolver determinadas doenças com mudanças fisiológicas e metabólicas permanentes[9] e apresentar, no futuro, obesidade, além de doenças cardiovasculares, diabetes *mellitus*, hipertensão arterial, insuficiência renal, lesão hepática, doenças psiquiátricas e câncer.[10-12]

Observando as evidências acerca das repercussões dos eventos ocorridos durante a gestação, pode-se concluir que não existe uma causa etiológica isolada.[13,14] Já se sabe da existência de diversos fatores causadores de interferências que contribuem para esses desfechos. Assim, podem-se elencar os fatores endógenos e exógenos, como fatores epigenéticos, ambientais, hábitos de vida e saúde da mãe, que atuam em conjunto para as alterações ocorridas.[13] Para entendê-las, é preciso investigar o impacto de diversos componentes responsáveis pelo crescimento e desenvolvimento fetal, como aspectos nutricionais,[15,16] infecciosos, imunitários, farmacológicos, agentes tóxicos, poluentes, metabólitos e hormônios durante a gestação, infância e vida adulta[5,17,18] (Figura 8.1).

A iniciativa dos primeiros 1.000 dias de vida é muito promissora e importante. Reconhecer, investir e melhorar a nutrição durante esse período, desde a concepção até o segundo ano de vida da criança, é uma janela vital de oportunidade, durante a qual a nutrição tem efeito duradouro essencial na saúde e no bem-estar dos indivíduos.[20]

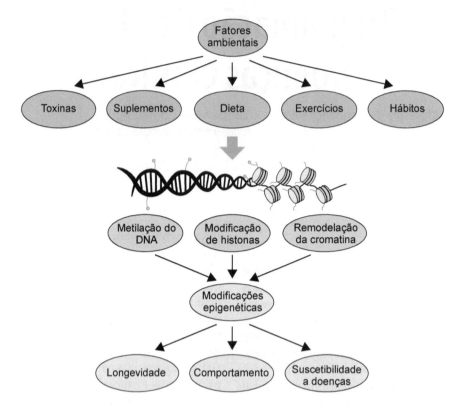

Figura 8.1 Visão geral dos mecanismos epigenéticos. (Adaptada de Socha et al.[19])

A nutrição correta durante essa janela de 1.000 dias pode ter impacto profundo na capacidade de crescimento, aprendizagem e desenvolvimento de uma criança.[21] Dessa maneira, também pode moldar a saúde, a estabilidade e a prosperidade de uma sociedade a longo prazo, colaborando na garantia de uma vida saudável e produtiva. Além disso, desempenha um papel essencial na prevenção de DCNT, no desenvolvimento de habilidades e na capacitação neurológica, bem como na redução do risco de distúrbios comportamentais em todo o mundo.[22] A prevenção de doenças começa antes da concepção.

Existem inúmeras evidências que demonstram os benefícios da introdução de complementos alimentares maternos, seja por nutrientes específicos ou extratos de alimentos. Uma conduta bastante utilizada e fundamentada para as mães, ainda antes da concepção ou durante o pré-natal, é o aconselhamento com administração de vitaminas, como a suplementação de ácido fólico para prevenir malformações do tubo neural e promover o desenvolvimento adequado da estrutura neurológica.[23] Além disso, o ácido fólico contribui para os processos de síntese de DNA (com participação direta na síntese do anel de purina), no metabolismo de aminoácidos e também nos processos epigenéticos.[24] Outra suplementação com benefícios é a complementação de vitamina D,[25] evitando resultados adversos que afetam os sistemas esquelético, imunológico, respiratório, a composição corporal e a mineralização esquelética da prole, relacionados com impactos no início da vida, como restrição do crescimento intrauterino (RCIU), além de resultados posteriores na infância, como a asma.[26]

Considerando essas evidências, objetiva-se discutir as principais modificações epigenéticas a partir da suplementação nutricional, apresentando suas repercussões na prole. Serão discutidos o impacto epigenético desde a gestação e lactação até os primeiros 1.000 dias de vida, descrevendo os efeitos no desenvolvimento e na maturação cerebral e corporal do sistema nervoso, nas funções cognitivas da formação de memória e aprendizado e no comportamento, bem como os compartimentos corporais nos processos de saúde/doença.

Papel da nutrição na gestação e lactação: a importância dos lipídios

Os componentes da dieta são essenciais para o desenvolvimento estrutural e funcional do organismo em formação, principalmente os ácidos graxos essenciais (AGE), extremamente necessários durante a vida intrauterina por desempenhar papéis relevantes no crescimento e desenvolvimento pré-natal.[27,28]

Podemos identificar cada etapa da gestação por meio dos princípios fisiológicos. Durante a gestação, quando se investiga o metabolismo materno, é possível notar intensas modificações para que haja a transferência placentária de nutrientes essenciais a fim de garantir o suprimento fetal.[29] Observando especificamente o metabolismo lipídico, a transferência desse nutriente ocorre com regulação feita por receptores de lipoproteína expressos na placenta, onde participam da troca de colesterol da circulação materna para a fetal.[30] O início da gestação até o final do segundo trimestre é caracterizado pelo anabolismo, quando os lipídios são acumulados nos depósitos de gordura materna;[31] concomitantemente, há aumento no consumo mediado pelas alterações hormonais próprias da gestação, aumentando a demanda de lipídios.[32]

Desse modo, gorduras dietéticas são acumuladas nos depósitos maternos e serão essenciais para a aceleração do processo de desenvolvimento fetal que ocorre no final da gestação, com incorporação nas estruturas neurológicas e nas membranas celulares,[33] e para o aumento das demandas metabólicas da lactação.[34] Nessa fase, há aumento da sensibilidade à insulina, diminuição da lipólise materna[30] e aumento do perfil lipídico materno, que desenvolve um perfil aterogênico, com elevação nos níveis de colesterol total, colesterol de lipoproteína de baixa densidade (LDL) e triglicerídeos (TGC), que aumentam de maneira expressiva, evidenciados por uma análise de trânsito lipídico.[35]

O aumento dos TGC é útil para que ocorra a transferência placentária dos ácidos graxos para o feto. Evidências epidemiológicas, clínicas, fisiológicas, celulares e moleculares sugerem que as origens da obesidade e da disfunção metabólica podem ser rastreadas desde a vida intrauterina a depender dessa resposta ao metabolismo dos ácidos graxos, tendo um papel importante para a nutrição materna antes e durante a gestação na programação fetal.[36]

O terceiro trimestre é caracterizado pela lipólise materna para demandas energéticas do feto. Além disso, pode-se identificar, em alguns casos, resistência à insulina, condição que também causa o desenvolvimento de hiperlipidemia materna, desempenhando papel-chave na disponibilidade de AGE para o feto.[37,38] A demanda pelos ácidos graxos acumulados no tecido adiposo materno no início da gestação é correspondida, e eles são transportados para o feto a fim de dar suporte a seu crescimento físico e cerebral.[39-41]

A partir da lactação, os nutrientes continuam sendo disponibilizados por meio do leite materno, principalmente os lipídios, e a reserva de gordura corporal aliada à ingestão materna de fontes lipídicas interferirá diretamente na composição láctea produzida durante essa fase.[42,43] Nesse período, há um aumento na excreção fisiológica dos TGC e colesterol total.[35] A redução dos TGC ocorre a partir do catabolismo de LDL e da geração de componentes da lipoproteína de alta densidade (HDL).[44] O colesterol é transferido dos compartimentos corporais (tecido adiposo) para o leite materno, o que eleva suas concentrações séricas, podendo provocar aumento no colesterol total.[45] Embora as concentrações lipídicas possam retornar a seus níveis normais e ter suas frações modificadas de acordo com o tipo de lipídio ingerido, com a diminuição do colesterol total e da fração LDL,[29] como nas mães que receberam apenas ácidos graxos poli-insaturados (AGPI) e apresentaram aumento no HDL quando comparadas àquelas que receberam apenas óleo de girassol.[46-49]

Durante a gestação e a lactação, a qualidade dos lipídios da dieta materna é de grande importância, pois determina o tipo de ácido graxo que se acumulará no tecido fetal e influenciará diretamente no perfil de ácidos graxos secretados pelo leite materno.[50]

Entre os principais lipídios que participam do desenvolvimento cerebral, encontram-se os AGPI: o docosahexaenoico (C22:3ω-6) (DHA), o eicosapentaenoico (20:5ω-3) (EPA), o ácido α-linolênico (C18:3ω-3) (ALA), o araquidônico (C20:4ω-6) (ARA) e o ácido linoleico (18:2ω-6) (LA). Esses ácidos graxos são sintetizados endogenamente e devem ser fornecidos pela dieta materna em quantidades adequadas.[36]

A quantidade e a qualidade lipídica da dieta materna influenciam diretamente o desenvolvimento físico e a maturação somática da prole.[32,36] Por exemplo, a forma de DHA usada na administração materna para fornecer um aumento ideal de DHA para o desenvolvimento do cérebro fetal não indica diferenças consistentes no aumento fetal, seja quando o DHA é fornecido como TG ou como fosfolipídios.[51] Em resumo, o estudo de Hortensius et al.[52] demonstra que a administração periférica de DHA, administrada no pré-natal, melhorou o resultado do neurodesenvolvimento neonatal em modelos de roedores. Além disso, nesses mesmos estudos, a administração de DHA reduziu os marcadores de peroxidação lipídica em um modelo de leitão, indicando que o DHA tem efeitos antioxidantes no cérebro.

Os processos de desenvolvimento e maturação neurológica ocorrem nos períodos de gestação e lactação,[53,54] que são fases de intensa atividade sinaptogênica.[55] Esse complexo é influenciado por múltiplos fatores genéticos e ambientais que interagem uns com os outros; a nutrição exerce papel importante no desenvolvimento do cérebro e na influência pós-natal na neurogênese.[56]

Efeito dos nutrientes no desenvolvimento e na maturação cerebral

Os eventos de crescimento e desenvolvimento do sistema nervoso têm início no período de desenvolvimento embrionário, no começo da gestação, com uma sequência temporal e geneticamente programada na qual é formada uma placa que se transforma em um sulco neural, que se converte em tubo e então se fecha completamente antes do primeiro mês de vida intrauterina.[33]

É nesse período de crescimento rápido do sistema nervoso, chamado "período crítico do desenvolvimento", que ocorrem os processos de neurogênese, gliogênese, migração e diferenciação celular, mielinogênese, formação das sinapses e a síntese e liberação de neurotransmissores.[33]

Durante o terceiro trimestre de gestação, o cérebro passa por uma rápida trajetória de crescimento. O crescimento do cérebro de 30 a 40 semanas de gestação é maior no cerebelo, que aumenta 258% em tamanho,[52] caracterizado por um acúmulo crítico de lipídios para o desenvolvimento cerebral que ocorre durante esse período.[56]

Durante os primeiros 1.000 dias, a taxa de crescimento cerebral é muito alta, com início na concepção, caindo lentamente no começo da fase pós-natal e cessando aproximadamente por volta dos 2 anos, quando o cérebro já se assemelha ao de um adulto.[57]

Estabelecer o papel de nutrientes, isoladamente e com muitas covariantes, é uma tarefa desafiadora.[22] Todavia, a influência dos lipídios dietéticos vem sendo estudada; eles têm se destacado por participar efetivamente da formação do sistema nervoso por meio do suprimento materno de ácidos graxos, juntamente com os componentes estruturais dos fosfolipídios, que são incorporados nas membranas neuronais.[58]

Vários estudos demonstraram e reforçaram a influência das fontes lipídicas dietéticas maternas no desenvolvimento do sistema nervoso, interferindo na cronologia dos eventos de neuro-ontogênese e maturação somática com efeitos benéficos. O consumo de ácidos graxos a partir de modificações dietéticas durante a gestação e a lactação está intimamente correlacionado com a aceleração do neurodesenvolvimento e o processo de aprendizagem e de memória, demonstrando influência positiva na ingestão dietética lipídica nessa fase da vida.[58]

Além disso, o DHA e o ARA são os principais constituintes cerebrais e estão incorporados principalmente aos fosfolipídios. A administração de DHA durante a gravidez tem sido recomendada por diversas organizações de saúde em virtude do seu papel no desenvolvimento neural, visual e cognitivo.[51] As evidências da influência do DHA já foram bem estabelecidas na neurogênese, neurotransmissão, mielinização, estrutura e plasticidade sináptica e em múltiplas funções de membrana, incluindo estrutura e sinalização da membrana neuronal.[50,59,60] Deficiências de DHA no início da vida podem resultar em comprometimento da função cognitiva e do desenvolvimento.[61]

Isso se deve à composição do cérebro, constituído em sua maior parte por lipídios, com prevalência do DHA (ácido graxo ω-3) e do ARA (ácido graxo ω-6), que estão distribuídos principalmente na forma de fosfolipídios cerebrais.[57,59]

Nutrição e programação fetal na formação da memória e da aprendizagem

Memória e aprendizagem são consideradas funções cognitivas de responsabilidade do córtex cerebral e do hipocampo.[62] Nessas regiões cerebrais, os nutrientes participam exercendo funções importantes para a formação e o desenvolvimento do cérebro, bem como o desenvolvimento da ontogenia reflexa da prole. Ontogenia ou ontogênese refere-se ao desenvolvimento dos indivíduos, desde a fecundação até a maturidade. A ontogenia reflexa reflete o estudo do desenvolvimento sensório-motor e maturação da função cerebelar de suas transformações e evoluções em cada etapa.[63]

Existe uma relação direta e intrínseca da formação de memória e aprendizagem com a ingestão de nutrientes, mais especificamente com os lipídios[64] e componentes do leite materno, como o açúcar carbocíclico *mio*-inositol (*cis*-1,2,3,5-*trans*-4,6-ciclohexanohexol), com efeitos sinaptogênicos.[63] Assim, há influência da dieta materna desde a fase embrionária, como também na fase pós-natal, principalmente nos primeiros 2 anos de vida, podendo causar alterações permanentes no comportamento, na anatomia, química e fisiologia cerebral e se prolongar até a vida adulta.[20]

A fase pós-natal é marcada por mudanças maturacionais na atividade do sistema nervoso central, que tem influência no desenvolvimento da ontogenia reflexa da prole. O período final é o mais crítico do desenvolvimento, quando todos os aspectos de maturação neural são consolidados. Desse modo, a análise do desaparecimento ou aparecimento dos reflexos é um indicador útil para avaliar o grau de maturidade do sistema nervoso[65] e o efeito da suplementação dos nutrientes durante essa fase.

Os reflexos são movimentos involuntários em resposta a estímulos; eles medem a maturação e refletem a integridade do desenvolvimento do sistema cerebelar, sensório-motor e da integração das vibrissas.[65,66] Existem testes que podem avaliar o aparecimento dos reflexos, como a antecipação da geotaxia negativa, que demonstra uma evolução positiva na função do labirinto e/ou vestíbulo, enquanto a antecipação da aversão ao precipício reflete a maturidade da função sensório-motora, o reflexo da recuperação postural de decúbito envolvendo as funções motora e visual.[67,68] É importante considerar que o processo eficiente da formação de mielina, das conexões neuronais por meio das sinapses e da ação promissora dos neurotransmissores resulta em um adequado desenvolvimento reflexo. A aceleração dos reflexos representa a maturidade do sistema nervoso em virtude do suprimento adequado de nutrientes, especificamente dos ácidos graxos.[69,70]

Considerando a importância desse desenvolvimento reflexo, deve-se destacar o impacto benéfico da administração de ácidos graxos específicos em uma dieta materna, como a administração com diferentes quantidades de ω-6 e ω-3 (óleo de soja e girassol) acelerando o aparecimento do reflexo de aversão ao precipício, a ingestão de lipídios provenientes do leite de cabra (rico em CLA) causando aceleração do desenvolvimento da prole, e a administração da castanha de caju, durante a gestação e lactação, promovendo aceleração da maturação reflexa dos neonatos.[71,72]

Contudo, a administração de outros ácidos graxos pode provocar efeitos adversos,[73] retardando a ontogenia somática e reflexa da prole. O consumo de dieta cetogênica, com carência de ácidos graxos essenciais, está associado à desnutrição proteica; dieta rica em gordura vegetal hidrogenada e rica em ácidos graxos trans causou retardo no desdobramento do pavilhão auricular, mas não na abertura do ducto auditivo;[53] houve antecipação na maturação da geotaxia negativa, indicando uma alteração sobre o desenvolvimento motor e cerebelar ao se consumir dietas ricas em gordura saturada.[74]

Além das estruturas responsáveis pela aprendizagem, o córtex cerebral interage com o hipotálamo e o sistema límbico, que desempenham papéis fundamentais no comportamento e nas emoções de seres humanos e animais.[75] Assim, a função cerebral é dependente da integridade das membranas neuronais, da formação da mielina nos neurônios e células da glia e está diretamente relacionada com a memória e a aprendizagem.[76]

Há diversos determinantes de programação fetal na memória que foram evidenciados ao longo do tempo.[77,78] Existem vários testes que avaliam o efeito de alguns nutrientes no fator memória, dentre os quais se destacam a memória a curto prazo, que guarda informações por segundos ou minutos, e a memória a longo prazo, que armazena informações por um tempo maior, podendo durar anos, inclusive prolongando-se por toda a vida.[79,80]

Outra memória bastante estudada na experimentação animal é a habituação, um tipo de memória não declarativa e que representa o declínio de uma resposta a um estímulo após este ser apresentado repetidamente.[81] Esse fenômeno é analisado pela capacidade de habituação em longo prazo, determinada pela diminuição da ambulação durante a segunda exposição do indivíduo ao aparelho, indicando a facilitação da memória controlada pela força das conexões sinápticas.[82] Nesse tipo de memória, os núcleos da base e do cerebelo são as estruturas cerebrais envolvidas.[83]

Contudo, para que exista impacto na memória é necessário o funcionamento adequado de diferentes estruturas, como neocórtex, diencéfalo e lobo temporal medial.[84] Para isso, é preciso que a nutrição seja eficiente, com ingestão adequada dos componentes constituintes do sistema nervoso[85] (Figura 8.2).

Quando analisadas as repercussões da suplementação de lipídios, observou-se que ratas tratadas com dieta contendo alta quantidade de gordura saturada, antes da concepção e durante a gestação/lactação, tiveram déficit de aprendizagem não associativa. Esse déficit foi evidenciado pela avaliação da atividade locomotora utilizando o teste de campo aberto e de memória espacial da prole, com o uso do teste de labirinto de Morris.[87] Além disso, a dieta contendo gordura vegetal hidrogenada (trans) alterou a memória espacial da prole na fase jovem.[88]

A exposição a componentes artificiais, como substitutos do açúcar, tal como a sacarina, apresenta repercussões neurológicas não apenas no genitor, mas também em sua prole. Essa situação pode ser confirmada no estudo que evidencia a hiperatividade locomotora e o déficit de memória de trabalho, resultado da metilação do DNA do espermatozoide provocando transmissão transgeracional de fenótipos comportamentais.[89]

Programação fetal nutricional e repercussões nos compartimentos corporais e no comportamento

A origem da programação fetal é investigada há muitas décadas, e busca avaliar como o fator nutricional da mãe (seu estado nutricional,

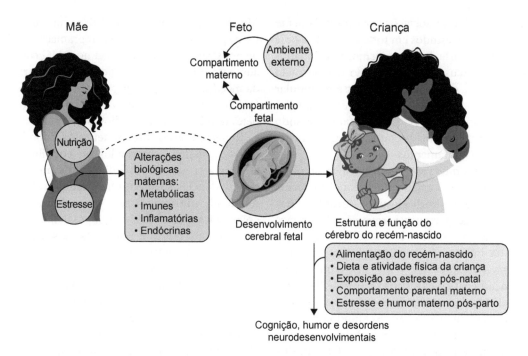

Figura 8.2 Efeitos interativos da nutrição pré-natal e do estresse na programação fetal do cérebro da prole e nos resultados do neurodesenvolvimento.[86]

sua condição de saúde e a ingestão de alimentos pela mãe durante a gestação) pode ter impacto na sua descendência e seus desfechos. As evidências diretas para essa hipótese foram obtidas a partir de experimentos em vários modelos animais, desde roedores até mamíferos (p. ex., a associação entre baixo peso ao nascer e doença coronariana, assim como hipertensão arterial, diabetes não dependente de insulina e concentrações séricas elevadas de colesterol e fibrinogênio plasmático).[90]

Muito já se discutiu sobre o diagnóstico nutricional materno, seja ele desnutrição ou obesidade, e seu impacto no peso ao nascer da prole. Além disso, também se discute como esses desequilíbrios nutricionais poderiam interferir em outras condições de saúde (p. ex., a relação entre obesidade e diabetes gestacional e as repercussões nos filhos, predispondo a macrossomia).[91] Adicionalmente, há estudos sobre adaptações fetais persistentes no metabolismo e na estrutura dos órgãos, desencadeando um pico anormal de leptina no desenvolvimento, levando ao aumento da produção de neuropeptídeos orexígenos e hiperfagia, promovendo, assim, a deposição de gordura no tecido adiposo da prole, como observado na RCIU em decorrência da desnutrição materna.[92]

Estudos com animais mostraram que o tamanho pequeno ao nascer, em virtude da RCIU ou em relação ao tamanho da placenta, programa mudanças persistentes em uma série de parâmetros metabólicos, fisiológicos e estruturais e tem maiores taxas de doença cardíaca coronária, sugerindo que a doença cardiovascular se origina no útero, levando eventualmente a doenças cardiovasculares na vida adulta.[90,93] Além disso, o tamanho pequeno ao nascer está associado a níveis aumentados de fatores de risco biológicos, incluindo pressão alta, níveis elevados de glicose e colesterol, bem como altos níveis circulantes de fatores de coagulação sanguínea na vida adulta.[93]

As evidências demonstram que a associação entre a gestação e suas repercussões transgeracionais pode gerar danos ou benefícios com potenciais impactos a longo prazo na saúde dos filhos. Essas associações foram amplamente replicadas em estudos em todo o mundo e hoje entende-se parte dos mecanismos relacionados a essas repercussões. Desse modo, deu-se início a uma busca de condutas que possam modular a resposta epigenética, para definir estratégias que tragam repercussões importantes quando os fetos são expostos às condições de saúde das mães e seus tratamentos.

Algumas intervenções tiveram como objetivo modificar o estado nutricional materno, incluindo a melhoria do peso durante a gravidez, o que permitiu a reversão da doença hepática gordurosa não alcoólica e a redução da inflamação hepática. Dessa maneira, foi possível prevenir o desenvolvimento da doença hepática gordurosa na prole.[94] Outros benefícios de intervenções estão relacionados com a suplementação, apresentando inúmeras funções no desenvolvimento fetal – no caso da colina, especificamente, por afetar positivamente o crescimento fetal, em virtude do aumento da expressão de proteínas do fator de crescimento semelhante à insulina (IGF).[95] Ainda podemos citar a ingestão de PUFA n-3 de cadeia longa, durante a gravidez, aumentando a duração da gestação e o peso ao nascer da criança e reduzindo o risco de parto prematuro.[96]

A microbiota da prole é um compartimento corporal que recebe estímulo materno e pode ser moldada pela nutrição da gestante e desempenha um papel fundamental na formação da composição do microbioma intestinal e seus metabólitos.[97] O equilíbrio do perfil de metabólitos derivados da microbiota resulta na composição microbiana intestinal, exercendo influência significativa na regulação do sistema imunológico e no desenvolvimento da síndrome metabólica na prole.[92]

Observa-se risco aumentado de doenças não transmissíveis (DNT) e outras doenças crônicas ao longo da vida, como a obesidade, relacionadas a um estado nutricional inadequado, como a presença de obesidade materna.[98] Mães com diabetes *mellitus* gestacional (DMG) apresentam maior probabilidade de descendentes com diabetes e hipertrigliceridemia.[99] Muitos estudos conclusivos já relataram os efeitos de patologias maternas na programação fetal, demonstrando a relação direta no DMG com o aumento do risco de morbidade a curto prazo da mãe (pré-eclâmpsia, parto cesáreo) e do feto (macrossomia, trauma de parto, obesidade, diabetes tipo 2 e doenças cardiovasculares).[100]

Repercussões de ordem neurológica podem ter seus efeitos exacerbados ou equilibrados a depender da disponibilidade de nutrientes. Evidências sugerem que a falta de disponibilidade nutricional gera uma modificação epigenética que afeta o eixo hipotálamo-hipófise-adrenal (HPA) e pode estar associada a mudanças no comportamento adulto e na responsividade ao estresse.[101]

O cérebro desempenha um papel crucial na modulação da ansiedade.[102] Diferentes regiões e sistemas cerebrais estão envolvidos na experiência e regulação dessa emoção.[103] O eixo HPA pode ser influenciado pela suplementação de colina (impacto negativo da estimulação do eixo HPA), desempenhando um papel significativo na resposta ao estresse, e está intimamente relacionado com a ansiedade.[19] Esse sistema é uma importante via de sinalização hormonal que regula a liberação de cortisol, o principal hormônio do estresse no organismo.[104] Essa hiperativação do eixo HPA pode intensificar os sintomas de ansiedade, estabelecendo um ciclo no qual o estresse crônico leva a níveis persistentemente elevados de cortisol.[19]

Estressores ambientais durante o período da gestação podem aumentar muito o risco de distúrbios psicológicos, como ansiedade e depressão. Esse impacto está relacionado a alterações em mecanismos fundamentais na programação de respostas ao estresse e na cognição social, que são essenciais para o desenvolvimento de comportamentos típicos na idade adulta.[105]

Estudos mostram que pessoas com transtornos do humor geralmente têm dietas de baixa qualidade, pobres em frutas e outros vegetais, mas com alto teor de gordura e açúcar. Cada vez mais, dietas modificadas estão sendo usadas para tratar transtornos, em que se recomenda uma dieta pobre em açúcar e alta em ácidos graxos.[106]

A suplementação de AGPI neutralizou os efeitos ansiogênicos do estresse em ratos que passaram por testes ansiolíticos, induziu a maturação reflexa antecipada, melhorou a memória na prole[107] e promoveu uma redução do hormônio corticosterona para níveis compatíveis aos observados no grupo controle.[108]

Para essas funções determinadas são necessários neurotransmissores (serotonina, noradrenalina e GABA), que desempenham papéis fundamentais na regulação da ansiedade no sistema nervoso central.[109,110] O neurotransmissor GABA, o principal inibidor no cérebro, exerce efeito calmante e relaxante.[111] Um estudo demonstrou que baixos níveis de GABA ou redução em sua atividade têm sido associados a transtornos de ansiedade.[112] Relacionado a essas respostas neurológicas, pode-se inferir que a suplementação de colina promove maturação mais eficaz dos receptores GABA, em virtude do aumento da expressão do gene CHRNA7, o que pode reduzir a ativação sináptica e, assim, levar a um risco reduzido de distúrbios comportamentais ou doenças mentais, como no transtorno do espectro autista.[113]

Considerações finais

Pesquisas em nutrição têm investido no grupo materno infantil, com foco principalmente nos primeiros 1.000 dias de vida, período fundamental para um desenvolvimento saudável.[21] Apesar de existirem vários fatores inerentes ao crescimento e desenvolvimento fetal, como fatores ambientais (entre eles os determinantes do clima e potencial biológico), fatores genéticos e fatores reguladores e moduladores (como a idade da mãe), os fatores placentários e fetais podem vincular a modulação dos compartimentos corporais por estímulos recebidos pelo vínculo materno-fetal,[114] a depender de vários condicionantes, como a nutrição.[115] A ciência busca, cada vez mais, por alimentos que repercutam especificamente no crescimento, desenvolvimento e bom funcionamento dos sistemas fisiológicos (composição corporal, cardiovascular, endócrino e gastrointestinais) a fim de indicar condutas, por via alimentar, para prevenção e/ou tratamentos nesses sistemas, órgãos ou tecidos, melhorando o metabolismo em todas as etapas da vida.[116]

Recentemente, os estudos buscam evidências utilizando a metabolômica, para encontrar biomarcadores específicos, p. ex., no prognóstico preciso de DMG no início da gravidez,[100] abrindo possibilidades de pesquisas futuras para determinar até que ponto as intervenções terapêuticas precoces reduzem a morbidade perinatal e a transmissão intergeracional de diversas patologias, como na obesidade, diabetes tipo 2 e doença cardiovascular.

Dentre tantos estudos sobre a transmissão intergeracional, ainda existem limitantes que precisam ser elucidados, como os mecanismos de ações para as alterações por mediações epigenéticas – principalmente como as metilações ocorridas no DNA podem programar as ocorrências indesejáveis. Entender o mecanismo das mutações poderá elucidar caminhos comuns entre os distúrbios e classificá-los de acordo com seus efeitos no epigenoma, colaborando para a compreensão da cascata de eventos epigenéticos.

As modificações epigenéticas ocasionadas em uma geração podem ser "apagadas" para sua progênie, protegendo contra o efeito prejudicial causado pela atividade do transposon (pedaços de DNA que têm a capacidade de ser removidos de uma área do genoma e ir para um novo local). Contudo, essa regulação pode perder a eficiência, fazendo com que essas modificações sejam transmitidas para uma ou mais gerações subsequentes. Com isso, investigar a manutenção da integridade de pequenos RNAs, incluindo piRNAs, o que garante maior grau de fidelidade para a transmissão de informações genéticas, pode ser utilizado para identificar o grau de herança transgeracional.[6]

Outro ponto importante é se a repercussão dessas alterações, em processos de herança, pode induzir o comportamento fenotípico para as próximas gerações – ou seja, a transmissão transgeracional por meio de gerações sem reexposição à condição ambiental.[5]

Referências bibliográficas

1. Barker DJP. In utero programming of chronic disease. Clin Sci. 1998;95:115-28.
2. Barker DJ. The fetal and infant origins of adult disease. BMJ. 1990;301:1111.
3. Rudloff S, Felder TK, Hammer E, et al. Dichotomous responses to chronic fetal hypoxia lead to a predetermined aging phenotype. Mol Cell Proteomics. 2022;21:100190.
4. Parrettini S, Caroli A, Torlone E. Nutrition and metabolic adaptations in physiological and complicated pregnancy: Focus on obesity and gestational diabetes. Front Endocrinol (Lausanne). 2020;11:611929.
5. Kleeman EA, Gubert C, Hannan AJ. Transgenerational epigenetic impacts of parental infection on offspring health and disease susceptibility. Trends Genet. 2022;38:662-75.
6. Moelling K. Epigenetics and transgenerational inheritance. J Physiol. 2024;602:2537-45.
7. Wilson KD, Porter EG, Garcia BA. Reprogramming of the epigenome in neurodevelopmental disorders. Crit Rev Biochem Mol Biol. 2022;57:73-112.
8. Castagné R, Ménard S, Delpierre C. The epigenome as a biological candidate to incorporate the social environment over the life course and generations. Epigenomics. 2023;15:5-10.
9. Sepúlveda-Martínez Á, González-Pérez P, Cruz-Martínez R, et al. Transgenerational transmission of small-for-gestational age. Ultrasound Obstet Gynecol. 2019;53:623-9.
10. Pierozan P, Cattani D, Karlsson O. Perfluorooctane sulfonate (PFOS) and perfluorooctanoic acid (PFOA) induce epigenetic alterations and promote human breast cell carcinogenesis in vitro. Arch Toxicol. 2020;94:3893-906.
11. Rachakatla A, Kalashikam RR. Calorie restriction-regulated molecular pathways and its impact on various age groups: an overview. DNA Cell Biol. 2022;41:459-68.
12. Constantinof A, Boureau L, Moisiadis VG, Kostaki A, Szyf M, Mattheuws SG. Prenatal glucocorticoid exposure results in changes in gene transcription and DNA methylation in the female juvenile guinea pig hippocampus across three generations. Sci Rep. 2019;9:18211.
13. Palli SR. Epigenetic regulation of post-embryonic development. Curr Opin Insect Sci. 2021;43:63-9.
14. Fallet M, Blanc M, Di Criscio M, et al. Present and future challenges for the investigation of transgenerational epigenetic inheritance. Environ Int. 2023;172:107776.
15. Belfort MB, Inder TE. Human milk and preterm infant brain development: a narrative review. Clin Ther. 2022;44:612-21.
16. Han SM, Derraik JGB, Binia A, Sprenger N, Vickers MH, Cutfield WS. Maternal and infant factors influencing human milk oligosaccharide composition: beyond maternal genetics. J Nutr. 2021;151:1383-93.
17. Dulfer EA, Domínguez-Andrés J. Mechanisms involved in the transmission of trained immunity to offspring. J Allergy Clin Immunol. 2024;154:1117-9.
18. Lim AI, McFadden T, Link VM, et al. Prenatal maternal infection promotes tissue-specific immunity and inflammation in offspring. Science. 2021;373:eabf3002.
19. Socha MW, Flis W, Wartęga M. Epigenetic genome modifications during pregnancy: the impact of essential nutritional supplements on DNA methylation. Nutrients. 2024;16:678.
20. Sultan S, Hauser J, Oliveira M, Rytz A, Preitner N, Schneider N. Effects of post-natal dietary milk fat globule membrane polar lipid supplementation on motor skills, anxiety, and long-term memory in adulthood. Front Nutr. 2021;8:737731.
21. Abimpaye M, Dusabe C, Nzabonimpa JP, Ashford R, Pisani L. Improving parenting practices and development for young children in Rwanda: results from a randomized control trial. Int J Behav Dev. 2020;44:205-15.
22. Lipina SJ. The importance of conceiving human development as a complex system. Lancet Glob Health. 2023;11:e10-e11.
23. Patti MA, Braun JM, Arbuckle TE, MacFarlane AJ. Associations between folic acid supplement use and folate status biomarkers in the first and third trimesters of pregnancy in the Maternal-Infant Research on Environmental Chemicals (MIREC) Pregnancy Cohort Study. Am J Clin Nutr. 2022;116:1852-63.
24. Adams JB, Kirby JK, Sorensen JC, Pollard EL, Audhya T. Evidence-based recommendations for an optimal prenatal supplement for women in the US: vitamins and related nutrients. Matern Health Neonatol Perinatol. 2022;8:4.
25. Chen YH, Liu ZB, Ma L, et al. Gestational vitamin D deficiency causes placental insufficiency and fetal intrauterine growth restriction partially through inducing placental inflammation. J Steroid Biochem Mol Biol. 2020;203:105733.
26. Jun S, Gahche JJ, Potischman N, et al. Dietary supplement use and its micronutrient contribution during pregnancy and lactation in the United States. Obstet Gynecol. 2020;135:623-33.
27. Chavan-Gautam P, Rani A, Freeman DJ. Distribution of fatty acids and lipids during pregnancy. Adv Clin Chem. 2018;84:209-39.
28. Basak S, Mallick R, Duttaroy AK. Maternal docosahexaenoic acid status during pregnancy and its impact on infant neurodevelopment. Nutrients. 2020;12:3615.
29. Song L, Wang N, Peng Y, Sun B, Cui W. Placental lipid transport and content in response to maternal overweight and gestational diabetes mellitus in human term placenta. Nutr Metab Cardiovasc Dis. 2022;32:692-702.
30. Guay SP, Houde AA, Breton E, et al. DNA methylation at LRP1 gene locus mediates the association between maternal total cholesterol changes in pregnancy and cord blood leptin levels. J Dev Orig Health Dis. 2020;11:369-78.
31. Ospedale AL, Sacco L. The importance of maternal nutrition for health. J Pediatr Neonatal Individualized Med. 2015;4:e040220.
32. Hirschmugl B, Perazzolo S, Sengers BG, et al. Placental mobilization of free fatty acids contributes to altered materno-fetal transfer in obesity. Int J Obes. 2021;45:1114-23.
33. Su M, Subbaraj AK, Fraser K, et al. Lipidomics of brain tissues in rats fed human milk from Chinese mothers or commercial infant formula. Metabolites. 2019;9:253.
34. Canul-Medina G, Fernandez-Mejia C. Morphological, hormonal, and molecular changes in different maternal

tissues during lactation and post-lactation. J Physiol Sci. 2019;69:825-35.
35. Furse S, Fernandez-Twinn DS, Chiarugi D, Koulman A, Ozanne SE. Lipid metabolism is dysregulated before, during and after pregnancy in a mouse model of gestational diabetes. Int J Mol Sci. 2021;22:7452.
36. Powell TL, Barner K, Madi L, et al. Sex-specific responses in placental fatty acid oxidation, esterification and transfer capacity to maternal obesity. Biochim Biophys Acta Mol Cell Biol Lipids. 2021;1866:158861.
37. Cosson E, Nachtergaele C, Vicaut E, et al. Metabolic characteristics and adverse pregnancy outcomes for women with hyperglycaemia in pregnancy as a function of insulin resistance. Diabetes Metab. 2022;48:101330.
38. Kampmann U, Knorr S, Fuglsang J, Ovesen P. Determinants of maternal insulin resistance during pregnancy: An updated overview. J Diabetes Res. 2019;2019:5320156.
39. Mennitti LV, Oliveira JL, Morais CA, et al. Type of fatty acids in maternal diets during pregnancy and/or lactation and metabolic consequences of the offspring. J Nutr Biochem. 2015;26:99-111.
40. Georgieff MK. Nutrition and the developing brain: nutrient priorities and measurement. Am J Clin Nutr. 2007;85:614S-620S.
41. Sonagra AD, Biradar SM, K D, Murthy DSJ. Normal pregnancy – a state of insulin resistance. J Clin Diagn Res. 2014;8:CC01-3.
42. Chiurazzi M, Cozzolino M, Reinelt T, et al. Human milk and brain development in infants. Reprod Med. 2021;2:107-17.
43. Belfort MB, Inder TE. Human milk and preterm infant brain development: A narrative review. Clin Ther. 2022;44:612-21.
44. Perrine CG, Nelson JM, Corbelli J, Scanlon KS. Lactation and maternal cardio-metabolic health. Annu Rev Nutr. 2016;36:627-45.
45. Gates L, Langley-Evans SC, Kraft J, Lock AL, Salter AM. Fetal and neonatal exposure to trans-fatty acids impacts on susceptibility to atherosclerosis in apo E*3 Leiden mice. Br J Nutr. 2017;117:377-85.
46. Reddy KVK, Naidu KA. Maternal supplementation of α-linolenic acid in normal and protein-restricted diets modulate lipid metabolism, adipose tissue growth and leptin levels in the suckling offspring. Eur J Nutr. 2015;54:761-70.
47. Rideout TC, Movsesian C, Tsai YT, Iqbal A, Raslawsky A, Patel MS. Maternal phytosterol supplementation during pregnancy and lactation modulates lipid and lipoprotein response in offspring of apoE-deficient mice. J Nutr. 2015;145:1728-34.
48. Sánchez-Blanco C, Amusquivar E, Bispo K, Herrera E. Influence of cafeteria diet and fish oil in pregnancy and lactation on pups' body weight and fatty acid profiles in rats. Eur J Nutr. 2016;55:1741-53.
49. Albert BB, Vickers MH, Gray C, et al. Fish oil supplementation to rats fed high-fat diet during pregnancy prevents development of impaired insulin sensitivity in male adult offspring. Sci Rep. 2017;7:5595.
50. Pakiet A, Jakubiak A, Czumaj A, Sledzinski T, Mika A. The effect of western diet on mice brain lipid composition. Nutr Metab (Lond). 2019;16:81.
51. Gázquez A, Larqué E. Towards an optimized fetal DHA accretion: Differences on maternal DHA supplementation using phospholipids vs. triglycerides during pregnancy in different models. Nutrients. 2021;13:511.
52. Hortensius LM, van Elburg RM, Nijboer CH, Benders MJNL, de Theije CGM. Postnatal nutrition to improve brain development in the preterm infant: A systematic review from bench to bedside. Front Physiol. 2019;10:961.
53. Soares AKF, Guerra RGS, Castro ML, et al. Somatic and reflex development in suckling rats: effects of mother treatment with ketogenic diet associated with lack of protein. Nutr Neurosci. 2009;12:260-6.
54. Rygiel CA, Goodrich JM, Solano-González M, et al. Prenatal lead (Pb) exposure and peripheral blood DNA methylation (5mC) and hydroxymethylation (5hmC) in Mexican adolescents from the ELEMENT birth cohort. Environ Health Perspect. 2021;129:67002.
55. Miguel PM, Pereira LO, Silveira PP, Meaney MJ. Early environmental influences on the development of children's brain structure and function. Dev Med Child Neurol. 2019;61:1127-33.
56. Ottolini KM, Andescavage N, Limperopoulos C. Lipid intake and neurodevelopment in preterm infants. Neoreviews. 2021;22: e370-e381.
57. Goyal MS, Iannotti LL, Raichle ME. Brain nutrition: A life span approach. Annu Rev Nutr. 2018;38:381-99.
58. Zheng L, Fleith M, Giuffrida F, O'Neill BV, Schneider N. Dietary polar lipids and cognitive development: A narrative review. Adv Nutr. 2019;10:1163-76.
59. Maheshwari A, Mantry H, Bagga N, Frydrysiak-Brzozowska A, Badarch J, Rahman MM. Milk fat globules: 2024 updates. Newborn. 2024;3:19-37.
60. Kadosh KC, Muhardi L, Parikh P, et al. Nutritional support of neurodevelopment and cognitive function in infants and young children – An update and novel insights. Nutrients. 2021;13:199.
61. Ortega-Anaya J, Jiménez-Flores R. Symposium review: The relevance of bovine milk phospholipids in human nutrition – Evidence of the effect on infant gut and brain development. J Dairy Sci. 2019;102:2738-48.
62. Chen YF, Song Q, Calucci P, et al. Basolateral amygdala activation enhances object recognition memory by inhibiting anterior insular cortex activity. Proc Natl Acad Sci U S A. 2022;119:e2203680119.
63. Paquette AF, Carbone BE, Vogel S, et al. The human milk component myo-inositol promotes neuronal connectivity. Proc Natl Acad Sci U S A. 2023;120:e2221413120.
64. Wallis TP, Venkatesh BG, Narayana Vk, et al. Saturated free fatty acids and association with memory formation. Nat Commun. 2021;12:3443.
65. Obelitz-Ryom K, Bering SB, Overgaard SH, et al. Bovine milk oligosaccharides with sialyllactose improves cognition in preterm pigs. Nutrients. 2019;11:1335.
66. Ha TJ, Zhang PGY, Robert R, et al. Identification of novel cerebellar developmental transcriptional regulators with motif activity analysis. BMC Genomics. 2019;20:718.
67. Lowenstein ED, Cui K, Hernandez-Miranda LR. Regulation of early cerebellar development. FEBS J. 2023;290:2786-804.
68. Sarkar A, Balogun K, Lenis MSG, Acosta S, Mount HT, Serghides L. In utero exposure to protease inhibitor-based antiretroviral regimens delays growth and developmental milestones in mice. PLoS One. 2020;15:e0242513.

69. Poitelon Y, Kopec AM, Belin S. Myelin fat facts: An overview of lipids and fatty acid metabolism. Cells. 2020;9:812.
70. Haldipur P, Millen KJ, Aldinger KA. Human cerebellar development and transcriptomics: Implications for neurodevelopmental disorders. Annu Rev Neurosci. 2022;45:515-31.
71. Soares JKB, Queiroga RCRE, Bomfim MAD, et al. Acceleration of reflex maturation and physical development in suckling rats: Effects of a maternal diet containing lipids from goat milk. Nutr Neurosci. 2014;17:1-6.
72. de Melo MFFT, Pereira DE, Sousa MM, et al. Maternal intake of cashew nuts accelerates reflex maturation and facilitates memory in the offspring. Int J Dev Neurosci. 2017;61:58-67.
73. Maliković J, Vuyyuru H, Koefeler H, et al. Moderate differences in common feeding diets change lipid composition in the hippocampal dentate gyrus and affect spatial cognitive flexibility in male rats. Neurochem Int. 2019;128:215-21.
74. Cadena-Burbano EV, Cavalcanti CCL, Lago AB, et al. A maternal high-fat/high-caloric diet delays reflex ontogeny during lactation but enhances locomotor performance during late adolescence in rats. Nutr Neurosci. 2019;22:98-109.
75. Adelantado-Renau M, Esteban-Cornejo I, Rodriguez-Ayllon M, et al. Inflammatory biomarkers and brain health indicators in children with overweight and obesity: The ActiveBrains project. Brain Behav Immun. 2019;81:588-97.
76. Martinat M, Rossitto M, Di Miceli M, Layé S. Perinatal dietary polyunsaturated fatty acids in brain development, role in neurodevelopmental disorders. Nutrients. 2021;13:1185.
77. Nava-Mesa MO, Lamprea MR, Múnera A. Divergent short- and long-term effects of acute stress in object recognition memory are mediated by endogenous opioid system activation. Neurobiol Learn Mem. 2013;106:185-92.
78. Sabran-Cohen T, Bright U, Mizrachi Zer-Aviv T, Akirav I. Rapamycin prevents the long-term impairing effects of adolescence Δ-9-tetrahydrocannabinol on memory and plasticity in male rats. Eur J Neurosci. 2021;54:6104-22.
79. LaRocque JJ, Eichenbaum AS, Starret MJ, Rose NS, Emrich Sm, Postle BR. The short- and long-term fates of memory items retained outside the focus of attention. Mem Cognit. 2015;43:453-68.
80. Rocha-Gomes A, Teixeira AE, Santiago CMO, et al. Prenatal LPS exposure increases hippocampus IL-10 and prevents short-term memory loss in the male adolescent offspring of high-fat diet fed dams. Physiol Behav. 2022;243:113628.
81. Dragomanova S, Pavlov S, Marinova D, et al. Neuroprotective effects of myrtenal in an experimental model of dementia induced in rats. Antioxidants. 2022;11:374.
82. Carnaghi MM, Starobin JM. Reaction-diffusion memory unit: Modeling of sensitization, habituation and dishabituation in the brain. PLoS One. 2019;14:e0225169.
83. Liu Y, Liu J, Jiao SR, et al. Serotonin1A receptors in the dorsal hippocampus regulate working memory and long-term habituation in the hemiparkinsonian rats. Behav Brain Res. 2019;376:112207.
84. Jayasingh Chellammal HS, Veerachamy A, Ramachandran D, Gummadi SB, Manan MM, Yellu NR. Neuroprotective effects of 1δ-1-acetoxyeugenol acetate on Aβ(25-35) induced cognitive dysfunction in mice. Biomed Pharmacother. 2019;109:1454-61.
85. Melo MFFT, Pereira DE, Moura RL, et al. Maternal supplementation with avocado (*Persea americana* Mill.) pulp and oil alters reflex maturation, physical development, and offspring memory in rats. Front Neurosci. 2019;13:9.
86. Lindsay KL, Buss C, Wadhwa PD, Entringer S. The interplay between nutrition and stress in pregnancy: Implications for fetal programming of brain development. Biol Psychiatry. 2019;85:135-49.
87. Page KC, Jones EK, Anday EK. Maternal and postweaning high-fat diets disturb hippocampal gene expression, learning, and memory function. Am J Physiol Regul Integr Comp Physiol. 2014;306:R527-R537.
88. de Souza AS, Rocha MS, Tavares do Carmo MDG. Effects of a normolipidic diet containing trans fatty acids during perinatal period on the growth, hippocampus fatty acid profile, and memory of young rats according to sex. Nutrition. 2012;28:458-64.
89. McCarthy DM, Lowe SE, Morgan TJ, et al. Transgenerational transmission of behavioral phenotypes produced by exposure of male mice to saccharin and nicotine. Sci Rep. 2020;10:11974.
90. Barker DJP. Fetal origins of coronary heart disease. BMJ. 1995;311:171-4.
91. Bronson SC, Seshiah V. Transgenerational transmission of non-communicable diseases: How to break the vicious cycle? Cureus. 2021;13:e18754.
92. Tzeng HT, Lee WC. Impact of transgenerational nutrition on nonalcoholic fatty liver disease development: Interplay between gut microbiota, epigenetics and immunity. Nutrients. 2024;16:1388.
93. Roseboom TJ. Undernutrition during fetal life and the risk of cardiovascular disease in adulthood. Future Cardiol. 2012;8:5-7.
94. Purcell AR, Rodrigo N, Cao Q, et al. Maternal weight intervention in the perinatal period improves liver health in the offspring of mothers with obesity. Nutrients. 2023;16:109.
95. Jaiswal A, Dewani D, Reddy LS, Patel A. Choline supplementation in pregnancy: Current evidence and implications. Cureus. 2023;15:e48538.
96. Retterstøl K, Rosqvist F. Fat and fatty acids – a scoping review for Nordic Nutrition Recommendations 2023. Food Nutr Res. 2024;68.
97. Dominguez-Bello MG, Godoy-Vitorino F, Knight R, Blaser MJ. Role of the microbiome in human development. Gut. 2019;68:1108-14.
98. Calcaterra V, Cena H, Verduci E, Bosetti A, Pelizzo G, Zuccotti GV. Nutritional surveillance for the best start in life, promoting health for neonates, infants and children. Nutrients. 2020;12:3386.
99. Fornes D, Ribot DG, Heinecke F, Roberti SL, Capobianco E, Jawerbaum A. Maternal diets enriched in olive oil regulate lipid metabolism and levels of PPARs and their coactivators in the fetal liver in a rat model of gestational diabetes mellitus. J Nutr Biochem. 2020;78:108334.

100. Koos BJ, Gornbein JA. Early pregnancy metabolites predict gestational diabetes mellitus: Implications for fetal programming. Am J Obstet Gynecol. 2021;224:215.e1-215.e7.
101. Ellison PT. Fetal programming and fetal psychology. Infant Child Dev. 2010;19:6-20.
102. Korenblik V, Brouwer ME, Korosi A, et al. Are neuromodulation interventions associated with changes in the gut microbiota? A systematic review. Neuropharmacology. 2023;223:109318.
103. Yamada S, Islam MS, van Kooten N, et al. Neuropeptide Y neurons in the nucleus accumbens modulate anxiety-like behavior. Exp Neurol. 2020;327:113216.
104. Knight EL, Jiang Y, Rodriguez-Stanley J, Almeida DM, Engeland CG, Zilioli S. Perceived stress is linked to heightened biomarkers of inflammation via diurnal cortisol in a national sample of adults. Brain Behav Immun. 2021;93:206-13.
105. Potter T, Jonker TP. Mental health impacts of climate change for birthing people and the provider's role. J Midwifery Womens Health. 2023;68:320-3.
106. Lassi ZS, Padhani ZA, Rabbani A, Rinf F, Salam RA, Bhutta ZA. Effects of nutritional interventions during pregnancy on birth, child health and development outcomes: A systematic review of evidence from low- and middle-income countries. Campbell Syst Rev. 2021;17:e1150.
107. Queiroz MP, Lima MS, Barbosa MQ, et al. Effect of Conjugated Linoleic Acid on Memory and Reflex Maturation in Rats Treated During Early Life. Front Neurosci. 2019;13:370.
108. Chataigner M, Mortessagne P, Lucas C, et al. Dietary fish hydrolysate supplementation containing n-3 LC-PUFAs and peptides prevents short-term memory and stress response deficits in aged mice. Brain Behav Immun. 2021;91:716-30.
109. Sun Y, Cheng L, Zeng X, et al. The intervention of unique plant polysaccharides - Dietary fiber on depression from the gut-brain axis. Int J Biol Macromol. 2021;170:336-42.
110. Rajagopal S, Poddar R, Paul S. Tyrosine phosphatase STEP is a key regulator of glutamate-induced prostaglandin E2 release from neurons. J Biol Chem. 2021;297:100944.
111. Kwakowsky A, Waldvogel H, Faull RL. Therapeutic potential of alpha 5 subunit containing GABA A receptors in Alzheimer's disease. Neural Regen Res. 2021;16:1550.
112. Mishra AK, Varma AR. A Comprehensive review of the generalized anxiety disorder. Cureus. 2023;15:e46115.
113. Wang L, Zheng R, Xu Y, et al. Altered metabolic characteristics in plasma of young boys with autism spectrum disorder. J Autism Dev Disord. 2022;52:4897-907.
114. Smeets-Curvers N, Leurs-Stijnen M. The development and evaluation of a multidisciplinary consultation between professionals from the medical, social, and public health domains to deliver tailored care and support for pregnant women and young families in vulnerable positions. Int J Integr Care. 2023;23:75.
115. Mohd Shukri NA, Nor NM, Mustafa N, et al. A Systematic Review of Maternal Dietary Intake and its Association with Childhood Stunting. IIUM Med J Malaysia. 2023;22:8-15.
116. Lin J, Liu C, Bai R, et al. The application of static digestive models simulating the digestion system of infants and young children for the development of accessory food: Current status and future perspective. Trends Food Sci Technol. 2024;143:104306.

Nutrigenômica e Nutrigenética na Prevenção e no Tratamento do Câncer

Gilmara Péres Rodrigues ♦ Victor Alves de Oliveira

Introdução

No ano de 2022, aproximadamente 20 milhões de pessoas em todo o mundo foram diagnosticadas com algum tipo de câncer; dessas, 48,8% evoluíram a óbito, configurando elevada taxa de mortalidade pela doença. Segundo estimativas do Observatório Global do Câncer da Agência Internacional de Pesquisa sobre o Câncer (GLOBOCAN – IARC), excetuando-se o câncer de pele não melanoma, os tumores malignos de mama, próstata, pulmão, colorretal e colo do útero foram os mais incidentes no quinquênio 2018-2022.[1]

A incidência dos mais variados tipos de câncer é mais elevada em países de cultura ocidental, onde predominam o consumo habitual de alimentos ricos em lipídios totais, ácidos graxos saturados, colesterol, carboidratos simples, conservantes, corantes e aditivos, provenientes da ingestão de produtos industrializados, frituras e alimentos de origem animal. Esse padrão alimentar tipicamente ocidental tem elevado teor calórico, é pobre em frutas e verduras e apresenta elevado potencial inflamatório, favorável ao estabelecimento de um estado sistêmico de inflamação crônica subclínica. Esse microambiente inflamatório favorece a iniciação celular carcinogênica, bem como a expansão clonal, proliferação e invasão tumoral para tecidos adjacentes e órgãos distantes, mediante ação de citocinas pró-inflamatórias, e elevação dos níveis séricos de glicose, lipídios, hormônios tróficos e imunossupressão.[2]

É importante considerar que a alimentação, como importante modulador da expressão de oncogenes e genes supressores de tumor, é um componente do estilo de vida relacionado ao risco ou prevenção de diversos tipos de câncer. Além disso, evidências científicas em humanos e modelos animais pré-clínicos mostram que a dieta afeta a incidência, a progressão e a resposta ao tratamento anticarcinogênico. Padrões alimentares constituídos por elevada ingestão de frutas, cereais integrais, peixes, vegetais crus e oleaginosas fornecem ao organismo componentes anti-inflamatórios e antioxidantes, com potencial metabólico e nuclear de proteção contra carcinógenos.[3]

Portanto, com base nas evidências atuais sobre os fatores de risco para o câncer, bem como as estratégias para cura e tratamento, o presente capítulo se propõe a abordar aspectos relevantes da nutrigenômica e nutrigenética para a prevenção e o tratamento do câncer.

Aspectos etiológicos do câncer

Câncer é o nome dado a um conjunto com mais de 100 tipos diferentes de doenças que apresentam origem multifatorial e crescimento desordenado de células anormais com potencial invasivo, constituindo um problema de saúde pública tanto em países desenvolvidos quanto naqueles em desenvolvimento. Considerando todos os tipos de câncer, estima-se que em 2040 a carga global da doença será de 29,5 milhões de novos casos e 16,5 milhões de mortes, representando a causa mais frequente de óbitos no mundo e a segunda causa de morte no Brasil.[1]

A etiologia do câncer é multifatorial e ainda não foi completamente esclarecida. Fatores genéticos, epigenéticos e ambientais, como o aumento da exposição a compostos químicos e biológicos, aspectos comportamentais do estilo de vida e alimentação, aliados ao crescimento e envelhecimento da população, podem agir conjuntamente ou em sequência, para iniciar ou promover a carcinogênese.[4]

Compreende-se que esse processo, caracterizado pela ocorrência de mutações e ativação anormal de genes reguladores do ciclo celular, ocorra em três principais momentos, denominados "iniciação", "promoção" e "progressão". Entretanto, o número exato de etapas não está elucidado, pois o desenvolvimento da maioria dos cânceres requer múltiplas etapas ao longo de muitos anos, até mesmo décadas. Como consequência, muitos tipos de câncer podem ser prevenidos ao limitar-se a exposição aos fatores determinantes. Para tanto, é necessário que o potencial de malignidade seja detectado antes da diferenciação celular neoplásica, ou na fase inicial da doença, reforçando a importância do diagnóstico precoce.[5]

Na etapa de iniciação, os carcinógenos químicos, físicos ou biológicos desvinculam-se dos processos fisiológicos enzimáticos para promover alterações na molécula de DNA. Em organismos saudáveis, essas alterações, denominadas "adutos genotóxicos", são frequentemente eliminadas por mecanismos de apoptose celular ou identificadas e reparadas, mediante ação de fatores de transcrição protetores do genoma, como a proteína p53. Em alguns casos, as células iniciadas multiplicam-se antes do processo de reparação do DNA, fixando a alteração genética na forma de mutação e conferindo-lhe um caráter irreversível.[6]

A segunda etapa, denominada "promoção", tem longa duração, é operacionalmente reversível e caracterizada pela expansão clonal das células, sem envolver alterações moleculares na estrutura do DNA. Na última etapa, tem-se a progressão desordenada das células, elevada taxa de proliferação celular, instabilidade na estrutura genômica e bioquímica celular, com possibilidade de disseminação das células neoplásicas para outros tecidos e órgãos, caracterizando a invasão metastática. Dessa maneira, a proliferação das células neoplásicas na etapa de progressão envolve a infiltração ou invasão dos tecidos subjacentes, por meio dos vasos sanguíneos e linfáticos, em processos que incluem angiogênese tumoral e transição epitélio-mesenquimal (EMT)[7,8] (Figura 9.1).

A exposição aos agentes iniciadores (carcinógenos) é constante e universal; porém, nem todos os indivíduos desenvolverão câncer após exposição a um ou mais carcinógenos. A capacidade de evitar a iniciação carcinogênica está relacionada à eficiência com que o organismo metaboliza e destoxifica os carcinógenos, bem como identifica os danos genômicos e induz as células alteradas ao reparo ou à apoptose. Essas características de suscetibilidade individual dependem de aspectos genéticos, como as variações polimórficas na sequência de nucleotídeos no DNA, em determinados genes supressores de tumor ou oncogenes, mas também à interação desses genes com nutrientes, compostos bioativos ou químicos, que permite modular a expressão gênica sem alterar a sequência de nucleotídeos.[9]

Portanto, o câncer é uma doença de base fisiopatológica genética e/ou epigenética, cuja proliferação descontrolada de células é resultante de alterações na expressão de muitos genes, relacionados à destoxificação de carcinógenos, ao ciclo celular e à apoptose. Além disso, a suscetibilidade genética ao câncer pode ser atenuada ou intensificada, pois a interação entre genes e fatores ambientais pode contribuir para a prevenção de 30 a 35% de todos os casos de câncer.[10]

Genômica nutricional e quimioprevenção

Há grande interesse em investigar as relações entre a predisposição para diferentes tipos de câncer, seu prognóstico associado e a exposição a diferentes fatores de risco, como a dieta.

Capítulo 9 ♦ Nutrigenômica e Nutrigenética na Prevenção e no Tratamento do Câncer   121

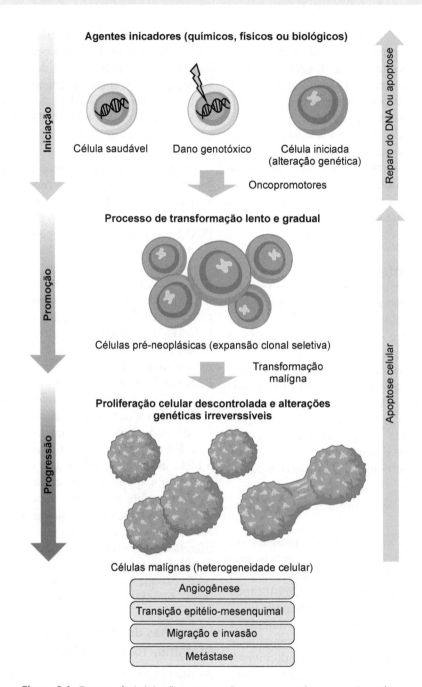

Figura 9.1 Etapas de iniciação, promoção e progressão na carcinogênese.

Essa investigação se dá com base no fato de que os agentes bioativos associados aos nutrientes diários são muito promissores em oncologia, em virtude da capacidade de regular genes codificadores ou não codificadores, e como suporte adjuvante para terapia do câncer.[11]

A nutrigenética estuda a nutrição no nível do gene, focando na maneira como certas variantes genéticas podem influenciar e são influenciadas por sua interação com nutrientes. A nutrigenômica, por outro lado, estuda os efeitos dos nutrientes nos perfis genômicos e transcriptômicos e suas consequências subsequentes no proteoma e no metaboloma. Ao prever as interações funcionais entre nutrientes e genomas, o campo emergente e em desenvolvimento da medicina personalizada pode incorporar a nutrição, facilitando o passo à frente em direção à terapia personalizada do câncer. Isso se baseia na capacidade de certos nutrientes de ativar especificamente mecanismos inibitórios do câncer, visando, assim, importantes características da doença, como a apoptose ou o comprometimento da angiogênese.[12]

Micronutrientes

Algumas vitaminas e minerais estão positivamente ligadas à patogênese do câncer, enquanto outros têm correlação negativa e estão até mesmo associados à redução do risco carcinogênico. Isso se deve às atividades e papéis desempenhados por esses oligoelementos em muitas enzimas reguladoras nas vias metabólicas relacionadas à divisão e proliferação celular.[13] A seguir, abordaremos mais detalhadamente o papel anticarcinogênico de alguns micronutrientes e sua interface com a nutrigenômica.

Vitamina A

A vitamina A, ou retinol, está presente em produtos de origem animal; os carotenos, precursores da vitamina A, são encontrados em alimentos de origem vegetal. Constituindo uma ampla gama de papéis bioquímicos e imunológicos contra o câncer, a vitamina A apresenta mecanismo de ação extremamente complexo e desafiador que está sendo investigado atualmente, visto sua atividade nos mais diferentes tipos de câncer.[14]

Como antioxidante, a vitamina A previne danos oxidativos ao DNA, protegendo-o contra espécies reativas de oxigênio (ROS), que contribuem para a carcinogênese. O metabólito da vitamina A inibe a via do transdutor de sinal JAK-STAT (quinase Janus e ativador da transcrição), prevenindo o câncer de pulmão por meio da apoptose de células pré-cancerosas.[15] Mecanismos mediados por proteínas de ligação e vias de sinalização do metabolismo da vitamina A reforçam seu efeito sobre a diferenciação celular, a proliferação e a atividade tumoral, atuando como possível modulador no progresso ou na contenção da carcinogênese mamária.[16]

Os efeitos mais claros da vitamina A no câncer estão relacionados a diversas vias de sinalização gênica, incluindo o receptor do ácido retinoico (RAR), o receptor do retinoide X (RXR) e o receptor ativado pelo proliferador de peroxissomo (PPARβ/δ). Essas vias envolvem elementos de resposta ao ácido retinoico (RA) e PPARβ/δ, além de outras vias de sinalização, como ERK (quinase regulada por sinal extracelular), JNK (quinase Jun N-terminal) e JAK-STAT, já estudadas em diferentes tipos de neoplasias, incluindo gliomas, câncer de pulmão, próstata, colorretal e mama. A ligação ao RAR regula genes envolvidos em diferenciação celular e apoptose, enquanto a ativação do RXR pode influenciar a sinalização do PPAR, promovendo efeitos antiproliferativos.[13]

O RA também interfere nas vias JAK-STAT e ERK, inibindo a proliferação celular e promovendo a apoptose, bem como na via JNK, frequentemente ativada em resposta a estresse celular, participando da supressão tumoral. Assim, a vitamina A exerce um controle multifacetado em vias oncológicas, impactando desde a transcrição gênica até a sinalização celular, o que potencialmente limita o crescimento tumoral e a quimiorresistência.[13]

Vitaminas do complexo B (tiamina, folato e cobalamina)

As vitaminas B podem ser obtidas consumindo uma variedade de frutas, vegetais e produtos de origem animal. Oito vitaminas compõem o complexo B, com funções fisiológicas específicas. Elas apresentam impacto direto no metabolismo celular e níveis de energia, e são necessárias para a quebra de macronutrientes e a função imunológica, o que desperta o interesse frente ao enfrentamento e prevenção do câncer. De modo geral, o que se demonstra é que as vitaminas do complexo B atuam na regulação positiva da célula.[17]

A tiamina tem efeitos nas atividades transcricionais do regulador metabólico guardião do genoma (p53), no qual o alvo direto é regular a dinâmica do ciclo celular e a resposta a danos no DNA. Dados recentes mostraram que pacientes com câncer geralmente são deficientes em vitamina B_1, especialmente aqueles submetidos à quimioterapia. Um mecanismo de ação da correlação entre vitamina B e câncer refere-se a uma mudança dependente de p53/p21 na partição da conversão de glutamato de 2-oxoglutarato através da glutamato oxaloacetato transaminase (GOT2) ou do metabolismo dependente de NAD(P) ligado a glutamato desidrogenase (GDH) de 2-oxoglutarato na via da tiamina afiliada.[18]

A vitamina B_9 (referida como folato, quando presente nos alimentos, e como ácido fólico, quando presente na forma sintética) apresenta efeito que depende da quantidade consumida. Baixas concentrações de folato no sangue estão associadas a quebras de fita dupla no DNA causadas pela inserção de uracila, que podem promover carcinogênese, em decorrência de mutação. No entanto, altas quantidades de folato também estão associadas à formação de células pré-cancerígenas.[19]

Um gene importante implicado no metabolismo do ácido fólico é a metileno tetra-hidrofolato redutase (MTHFR), que catalisa a síntese de 5-metil tetra-hidrofolato. Um polimorfismo significativo no nível do gene MTHFR é o C677T, que induz concentrações aumentadas de homocisteína e hipometilação do DNA, além de estar bem relacionada com o aumento de risco no desenvolvimento de câncer de pulmão, colorretal, mama e leucemia.[20-23]

A vitamina B_{12} é um cofator da metionina sintase implicado na reação de metilação, bem como na síntese de bases purinas, cruciais nas células iniciadoras de tumores e na proliferação celular. Cânceres sólidos representam um dos principais diagnósticos encontrados em pacientes com B_{12} elevado inexplicável e persistente. Contudo, um nível elevado inexplicável de B_{12} deve ser confirmado posteriormente por uma segunda medição, o que pode ajudar a identificar pacientes nos quais a triagem para cânceres sólidos seria de interesse.[24,25]

O mecanismo de elevação da B_{12} em caso de câncer sólido é pouco compreendido. A primeira hipótese consiste na secreção de um mediador tumoral aumentando a biodisponibilidade da vitamina B_{12}, e, assim, estimulando a síntese de ácidos nucleicos pelas células cancerígenas. A segunda hipótese é a da liberação de haptocorrinas pelas células granulocíticas envolvidas na resposta antitumoral.[25]

Vitamina C

A vitamina C, ou ácido ascórbico, desempenha papel potencialmente relevante no tratamento e prevenção de diferentes tipos de câncer, embora sua eficácia dependa da dose utilizada e do contexto clínico. A literatura aponta que altas doses de vitamina C podem gerar peróxido de hidrogênio, o que leva à produção de ROS que induzem apoptose e morte celular em células tumorais. Entretanto, em baixas concentrações, a vitamina C pode exercer efeito oposto, promovendo a proliferação de células pré-cancerígenas e tumorais. Esse fenômeno sugere que a vitamina C tem ação bifásica e dose-dependente no ambiente tumoral: enquanto concentrações suprafisiológicas têm atividade antitumoral por ação pró-oxidante e apoptótica, concentrações mais baixas podem contribuir para o crescimento celular.[15,26]

Além do potencial preventivo, estudos têm pesquisado o papel da vitamina C na quimiossensibilização, na perspectiva de redução das doses necessárias de agentes quimioterápicos para alcançar os mesmos resultados terapêuticos. No geral, os resultados dos ensaios clínicos randomizados sugerem (parcialmente em análises de subgrupos) que altas doses de vitamina C intravenosa administradas em adição à quimioterapia podem ter efeito antineoplásico em pacientes com câncer de ovário avançado, leucemia mieloide aguda em idade avançada (> 60 anos), câncer colorretal metastático em idade avançada (> 55 anos) e, independentemente da idade, com mutação na família de genes *RAS*.[27]

Vitamina D

Outra vitamina que tem sido associada ao baixo risco de desenvolvimento de câncer é a vitamina D. A análise de grupos populacionais heterogêneos à luz do *status* da vitamina D mostrou que essa molécula apresenta propriedades protetoras, especialmente no contexto de cânceres de boca, cabeça e pescoço, mama, ovário, próstata e cólon.[28] A vitamina D, especialmente em sua forma ativa 1,25-di-hidroxi-vitamina D (1,25(OH)$_2$D), atua em vários níveis celulares. Ela é mediada pelo receptor de vitamina D (VDR), um fator de transcrição que regula a expressão de mais de 900 genes, implicado em processos como diferenciação celular, apoptose e modulação do sistema imunológico.[29,30]

O mecanismo pelo qual a vitamina D reduz os riscos de câncer foi atribuído à inibição das vias de sinalização promotoras do câncer, incluindo mutações no receptor do fator de crescimento epidérmico (EGFR) e a desregulação de Wnt/β-catenina, que determina a proliferação e a metástase. Além disso, a vitamina D exerce seus efeitos de prevenção do câncer ao regular positivamente a secreção de E-caderina e catenina, que auxilia na adesão célula-célula para prevenir metástases e reprimir a expressão da ciclo-oxigenase 2 (COX2), inibindo a síntese de prostaglandina, que pode estimular a proliferação de células tumorais e a angiogênese.[13]

Os genes envolvidos na metabolização da vitamina D, como *CYP27B1*, *CYP24A1*, *CYP2R1*, GC (que codifica a proteína de ligação da vitamina D) e *VDR*, são altamente polimórficos. Isso significa que variações genéticas nessas regiões podem afetar a atividade da vitamina D no organismo. Estudos demonstraram que polimorfismo no gene do receptor de vitamina D pode estar associado a risco aumentado de câncer colorretal e de mama. A deficiência de vitamina D foi correlacionada com pior prognóstico em pacientes com câncer, evidenciando que esses polimorfismos podem influenciar tanto o desenvolvimento quanto a progressão da doença.[31]

O VDR pode influenciar genes com papéis na inflamação, no crescimento e na diferenciação celular. Existem polimorfismos dos genes *VDR* que podem determinar a suscetibilidade de um indivíduo a um tipo de câncer. Por exemplo, o polimorfismo do gene VDR *Fok1* aumenta o risco de câncer oral porque a apoptose é reduzida.[32] A vitamina D atua reduzindo a inflamação por regulação da via inflamatória. Isso envolve a regulação negativa de genes que iniciam o câncer, como a MAP quinase fosfatase 5 (MKP5), o fator nuclear kappa B (NF-κB) e os leucócitos.[13]

Estudos sobre o papel da vitamina D no risco de câncer revelam resultados variados. Observações sugerem que níveis elevados de vitamina D estão consistentemente associados à redução do risco de câncer colorretal e, em menor grau, de câncer de bexiga. No entanto, não há evidências de que níveis de vitamina D influenciem o risco de câncer de mama, pulmão e outros cânceres menos comuns. Em contraste, há sugestões de que níveis mais altos de vitamina D podem aumentar o risco de câncer de próstata e possivelmente de pâncreas.[30,32]

No que diz respeito à mortalidade por câncer, várias metanálises de estudos observacionais apontam que níveis baixos de vitamina D no sangue estão associados a maior mortalidade por câncer. Um exemplo disso é uma metanálise que encontrou 14% de maior mortalidade por câncer em pessoas com os níveis mais baixos de vitamina D em comparação com aquelas com os níveis mais altos. Do mesmo modo, um estudo envolvendo cerca de 4.000 casos de câncer mostrou mortalidade 17% menor entre aqueles com níveis mais elevados de vitamina D.[33-35]

No entanto, ensaios clínicos randomizados, que são considerados mais robustos, revelaram que a suplementação de vitamina D, com ou sem cálcio, geralmente não reduz o risco de desenvolver câncer. Grandes ensaios, como o *Women's Health Initiative* e o *VITamin D e OmegA-3 TriaL* (VITAL), que investigaram o uso de suplementos de vitamina D em doses diárias ou mensais, não mostraram redução significativa na incidência geral de câncer, incluindo câncer de mama, próstata e colorretal. Esses ensaios também indicaram que a suplementação de vitamina D não previne o desenvolvimento de adenomas colorretais, que são considerados precursores do câncer colorretal.[36,37]

No que se refere à mortalidade por câncer, alguns ensaios sugerem uma possível redução associada à suplementação de vitamina D, mas os resultados não são conclusivos. O ensaio VITAL não mostrou redução significativa nas mortes por câncer, embora tenha havido diminuição observada quando foram excluídas as mortes ocorridas nos primeiros anos de acompanhamento. Além disso, uma metanálise de 10 ensaios clínicos até 2018 encontrou ligeira redução de 13% na mortalidade por câncer entre os participantes que tomaram suplementos de vitamina D, sugerindo um possível efeito benéfico em pessoas com níveis inicialmente baixos de vitamina D.[38,39]

Outro campo de estudo importante são as disparidades raciais/étnicas em níveis de vitamina D, uma vez que pessoas negras têm maior prevalência de hipovitaminose D, o que pode contribuir para disparidades em incidências e desfechos de câncer. Estudos observacionais e genéticos estão examinando como a vitamina D pode influenciar o risco de câncer e se certos grupos, em virtude de variações genéticas, podem se beneficiar mais da suplementação. Essas investigações incluem a análise de variantes genéticas que afetam o metabolismo e o transporte da vitamina D e como elas podem impactar na resposta ao tratamento e sobrevivência ao câncer.[14]

Vitamina E

A vitamina E, incluindo o grupo dos tocoferóis (α, β, γ, δ) e tocotrienóis (α, β, γ, δ), tem sido amplamente estudada pelo potencial antioxidante e a capacidade de promover a toxicidade do microambiente tumoral, ao mesmo tempo que protege as células saudáveis dos danos.[40] Muitos estudos de prevenção do câncer com vitamina E se concentraram na isoforma α da vitamina E (α-tocoferol), sem resultados significativos sobre seus efeitos anticâncer. Uma mudança de paradigma para outras isoformas de tocoferóis propiciou visão mais ampla sobre as vias de sinalização reguladas pela vitamina E.[41]

O mecanismo pelo qual a vitamina E exerce seus efeitos anticâncer inclui a eliminação de espécies reativas de nitrogênio e oxigênio, efeitos antiangiogênicos, inibição da enzima 3-hidroxi-3-metilglutaril coenzima-A (HMG-CoA) redutase e inibição da via de sinalização do fator de transcrição nuclear (NF-κB). Outras formas de vitamina E (β, δ e γ) são vitaminas antioxidantes importantes. Semelhante à vitamina D, os tocoferóis também inibem múltiplas vias que promovem a progressão do câncer, como os eicosanoides catalisados pela COX (ciclo-oxigenase) e pela 5-lipoxigenase.[40,42]

Já com a doença instalada, a vitamina E atua sobre mecanismos moleculares que inibem a proliferação celular e promovem a morte das células tumorais. Um dos principais mecanismos é a indução de apoptose, que ocorre por meio de duas vias: a via extrínseca, mediada por receptores de morte celular, e a via intrínseca, que envolve a ruptura mitocondrial, liberando citocromo C no citosol e ativando caspases, especialmente a caspase-3, resultando na fragmentação da poli-ADP-ribose-polimerase (PARP) e na morte celular.[43]

Além disso, a vitamina E, particularmente em sua forma de tocotrienóis, exerce efeitos inibitórios sobre a angiogênese, processo essencial para o crescimento tumoral. Os tocotrienóis diminuem a expressão do fator de crescimento endotelial vascular (VEGF) e inibem o fator induzível por hipóxia (HIF-1), bloqueando a liberação de fatores angiogênicos. Eles também interferem na via PI3K/Akt, inibindo a fosforilação de moléculas como óxido nítrico-sintase endotelial (eNOS) e ERK, que são cruciais para a angiogênese.[40,42]

Outro mecanismo relevante é a ativação de caspases, como as caspases-8 e -9, pelo γ-tocoferol, além da regulação negativa de proteínas antiapoptóticas, como c-FLIP (proteína inibidora da enzima conversora de IL-1β semelhante a FADD celular) e survivina, promovendo assim a apoptose das células cancerígenas. O β-tocotrienol também atua reduzindo a expressão de ligante de morte programada 1 (PD-L1), um importante ligante de ponto de controle imunológico, melhorando a resposta imune antitumoral. Já o δ-tocotrienol aumenta os níveis de ROS e cálcio mitocondrial, induzindo apoptose e outros tipos de morte celular, como paraptose e autofagia.[43]

Nos ensaios *Heart Outcomes Prevention Evaluation* (HOPE) e *HOPE – The Ongoing Outcomes* (HOPE-TOO), com administração diária de 400 UI de vitamina E de fonte natural por uma mediana de 7,0 anos de acompanhamento para toda a população do estudo e uma mediana de 7,2 anos para pacientes em centros que continuaram na extensão do estudo, não foi observado nenhum efeito geral da vitamina E na incidência de cânceres fatais e não fatais. Também não houve benefício aparente para a vitamina E na prevenção da maioria dos cânceres específicos, incluindo cânceres selecionados (próstata, colorretal, oral/faríngeo e gastrointestinal), para os quais alguns estudos epidemiológicos ou ensaios clínicos anteriores sugeriram promessas particulares.[44]

Dados apresentados em metanálise recente corroboram os achados dos estudos *HOPE* e indicam que, apesar de resultados conflitantes na literatura sobre o papel da vitamina E no câncer de mama, não há evidências significativas de que a ingestão dietética ou suplementar de vitamina E reduza o risco de desenvolver a doença. Contudo, em relação à recorrência, o consumo de vitamina E foi associado a menor chance de recidiva do câncer de mama, mas não houve associação com a mortalidade pela doença.[45]

Dados pré-clínicos demonstram que a vitamina E (α-tocoferol) em combinação com quimioterápicos, como a ciclofosfamida e/ou doxorrubicina, diminuiu os efeitos toxicogênicos induzidos por esses fármacos, possivelmente relacionados às propriedades antioxidantes e capacidade seletiva dessa vitamina, atuando como agente quimioprotetor em glóbulos brancos saudáveis, e, assim, contribuindo para reduzir os efeitos adversos desses medicamentos durante o tratamento oncológico.[46]

Selênio

O selênio é um mineral essencial que exerce influência significativa na saúde humana, particularmente no contexto do câncer, em virtude de suas propriedades antioxidantes, anti-inflamatórias e reguladoras do sistema imunológico. Esse oligoelemento é incorporado em proteínas específicas chamadas "selenoproteínas", que desempenham funções críticas na proteção celular contra os danos oxidativos e no controle do crescimento de células cancerígenas.[14]

Variações nos genes que codificam selenoproteínas e enzimas envolvidas no metabolismo do selênio podem alterar a maneira como diferentes indivíduos processam e utilizam esse mineral. Existem mais de 30 genes que afetam diretamente a absorção, o metabolismo e a excreção do selênio, e variantes nessas regiões podem influenciar a suscetibilidade ao câncer e a eficácia de terapias com base no selênio.[15]

Estudos revelam que variantes genéticas no metabolismo do selênio podem ser determinantes na progressão do câncer. Essas variantes afetam a incorporação da selenocisteína, o aminoácido presente nas selenoproteínas, e influenciam a atividade de enzimas cruciais, como as glutationa peroxidases (GPxs) e tioredoxina redutases (TrxRs), que eliminam ROS. Além disso, o selênio tem papel duplo na regulação dos ROS. Embora o excesso de ROS possa ser prejudicial e levar à carcinogênese, pequenas quantidades de ROS são necessárias para a sinalização celular normal e para induzir a apoptose em células cancerígenas. O selênio, especialmente nas formas orgânicas como a Se-metilselenocisteína (MSC) e a selenocisteína, modula essas funções de modo a equilibrar a produção e eliminação de ROS, promovendo a morte seletiva de células tumorais.[47]

Uma das vias mais relevantes é a regulação epigenética do câncer por compostos de selênio, que atuam modulando a metilação do

DNA, as modificações de histonas e a expressão de RNAs não codificantes (ncRNA). Compostos orgânicos de selênio, como a MSC e o selenito, foram associados à inibição de enzimas-chave no processo epigenético, como as histonas desacetilases (HDACs) e as DNA metiltransferases (DNMTs). Essas enzimas são responsáveis pelo silenciamento de genes supressores de tumor, como o *GSTP1*, *APC* e *CSR1*, cujas funções são essenciais para prevenir a proliferação descontrolada de células malignas. A inibição dessas enzimas pelo selênio pode restaurar a expressão desses genes em células tumorais, revertendo o processo de carcinogênese.[48]

Outro mecanismo envolvido na ação do selênio é a ativação de genes supressores de tumor, como *p53* e *Rb*, que desempenham papéis críticos na detecção de danos ao DNA e na indução de apoptose (morte celular programada) em células cancerígenas. Isso resulta na eliminação de células danificadas antes que se transformem em tumores. A ativação dessas vias pode ser modulada pela forma de selênio consumida e pelo estado genético individual, demonstrando a importância de uma abordagem personalizada na suplementação de selênio para a prevenção e tratamento do câncer.[13]

Nutrigenômica e nutrigenética no tratamento anticarcinogênico

Dada a complexidade, heterogeneidade e diversidade dos tumores malignos, a terapia oncológica permanece um enorme desafio a ser superado. A terapêutica atual é amplamente limitada à cirurgia, radioterapia e quimioterapia, as quais apresentam resultados insatisfatórios nos mais variados casos. Baixa taxa de resposta, baixa especificidade, resistência tumoral medicamentosa, além dos efeitos colaterais que prejudicam a qualidade de vida dos pacientes, estão entre as principais dificuldades relacionadas ao uso de antineoplásicos.[49,50]

Pesquisas e propostas que incluam alternativas terapêuticas com potencial de aumentar a eficácia, reduzir os efeitos colaterais e melhorar a qualidade de vida dos pacientes com câncer são relevantes na atualidade. Nesse contexto, a nutrigenômica emerge como um campo promissor por sua capacidade de modular o metabolismo do câncer e a tumorigênese, por meio da intervenção nutricional.[13]

Os nutrientes são capazes de afetar a regulação gênica, o que impacta as vias epigenômicas, transcriptômicas, proteômicas ou metabolômicas de maneiras variadas por cada um deles, bem como pelos compostos bioativos, resultando em efeitos diferentes.[51]

Um exemplo importante é a modulação da expressão gênica promovida pelos ácidos graxos poli-insaturados (PUFA), que pode ocorrer por meio de, pelo menos, três vias metabólicas distintas: (1) incorporação de PUFA na membrana celular para modificar suas propriedades químicas e físicas, e, assim, afetar proteínas funcionais, como canais iônicos e receptores, ambos associados à membrana e que sinalizam a expressão gênica; (2) formação de mediadores lipídicos bioativos (como eicosanoides) que se ligam a receptores ou proteínas para desencadear a expressão gênica; e (3) interação direta dos PUFA e seus metabólitos com diversos fatores transcricionais importantes, como PPARs, NFkB e SREBP.[49]

Por meio dessas vias, os PUFA ômega-6 e ômega-3 demonstraram afetar diferencialmente a expressão gênica relacionada à inflamação (TNF-alfa, IL-1B, IL-6), angiogênese (VEGF, PDGF, IGF-1, MMP-2) e proliferação (ciclina, p53, Wnt, PTEN), além do potencial modulatório sobre a tumorigênese. Outros componentes alimentares, como curcumina, epigalocatequina-galato, vitamina D e certos fitoquímicos, também demonstraram efeitos antitumorigênicos, em decorrência do impacto que exercem sobre a expressão de genes envolvidos na carcinogênese.[50]

Espera-se que, ao esclarecer a rede de interações gene-nutriente envolvidas na carcinogênese, seja possível sintetizar as informações disponíveis na forma de intervenções metabólicas integradas para a terapia oncológica. Uma vez que essas intervenções nutricionais são capazes de atingir múltiplos mecanismos biológicos, podem vir a ser mais eficazes que as terapias convencionais – além de serem menos danosas, de menor custo e maior acessibilidade aos pacientes oncológicos. Entretanto, para implementar a nutrigenômica na terapia oncológica, muita pesquisa translacional ainda precisa ser realizada. É particularmente importante desenvolver protocolos dietéticos clinicamente eficazes e fórmulas de suplementos para condições específicas, bem como biomarcadores para identificar critérios de utilidade e monitorar sua eficácia.[13]

Portanto, a integração da nutrigenômica e da nutrigenética na terapia oncológica pode levar a abordagens mais personalizadas e eficazes, com destaque principalmente para: (1) a personalização de dietas com base no perfil genético do paciente, desenvolvendo planos alimentares que maximizem a eficácia do tratamento e minimizem os efeitos colaterais; (2) a suplementação dirigida, que consiste na identificação de deficiências nutricionais específicas, bem como na recomendação de suplementos nutricionais orais ou de nutracêuticos capazes de auxiliar na recuperação do paciente e em sua resposta ao tratamento; (3) monitoramento e ajustes por meio do acompanhamento contínuo da saúde nutricional do paciente e ajustes nas intervenções com base na resposta terapêutica e nas mudanças no estado de saúde; e (4) educação e conscientização, informando aos pacientes a importância da nutrição durante a terapia oncológica, capacitando-os a fazer escolhas alimentares que possam beneficiar sua saúde.[50]

Considerações finais

É convincente na literatura científica que os padrões alimentares saudáveis são capazes de reduzir significativamente o risco de determinados tipos de câncer. Evidências cada vez mais robustas apontam para o potencial promissor do uso de vitaminas e minerais na sensibilização e melhora à resposta farmacológica antitumoral.

O conhecimento sobre nutrigenômica referente a esse tópico é relativamente recente, mas tem enorme potencial que pode ser aplicado para a prevenção e o tratamento de carcinomas. Assim, sugere-se que a nutrigenômica possa ser útil na cura e prevenção de diversos tipos de carcinomas, capaz de influenciar as condições de saúde e a suscetibilidade individual no que concerne à resposta metabólica e expressão gênica.

Referências bibliográficas

1. Bray F, Laversanne M, Sung H, et al. Global cancer statistics 2022: GLOBOCAN estimates of incidence and mortality worldwide for 36 cancers in 185 countries. CA Cancer J Clin. 2024;74:229-63.
2. Obón-Santacana M, Romaguera D, Gracia-Lavedan E, et al. Dietary Inflammatory Index, Dietary Non-Enzymatic Antioxidant Capacity, and Colorectal and Breast Cancer Risk (MCC-Spain Study). Nutrients. 2019;11:1406.
3. Toribio MJ, Lope V, Castelló A, et al. Prevalence of healthy lifestyles against cancer in Spanish women. Sci Rep. 2019;9:10638.
4. Weeden CE, Hill W, Lim EL, Grönroos E, Swanton C. Impact of risk factors on early cancer evolution. Cell. 2023;186:1541-63.
5. Instituto Nacional do Câncer (INCA). Estimativa 2023: incidência de câncer no Brasil. Rio de Janeiro: INCA; 2022.
6. Ali MU, Ur Rahman MS, Jia Z, Jiang C. Eukaryotic translation initiation factors and cancer. Tumour Biol. 2017;39:1010428317709805.
7. Li CJ, Chu PY, Yiang GT, Wu MY. The Molecular Mechanism of Epithelial-Mesenchymal Transition for Breast Carcinogenesis. Biomolecules. 2019;9:476.
8. Pitot HC, Dragan YP. Facts and theories concerning the mechanisms of carcinogenesis. FASEB J. 1991;5:2280-6.
9. McCullough LE, Collin LJ, Conway K, et al. Reproductive characteristics are associated with gene-specific promoter methylation status in breast cancer. BMC Cancer. 2019;19:926.
10. Andreescu I, Puiu M, Miculescu M. Cancer epigenetics for precision medicine. Nova York, NY: Humana Press; 2018.
11. Bhattacharya T, Dutta S, Akter R, et al. Role of phytonutrients in nutrigenetics and nutrigenomics perspective in curing breast cancer. Biomolecules. 2021;11:1176.
12. Marcum JA. Nutrigenetics/nutrigenomics, personalized nutrition, and precision healthcare. Curr Nutr Rep. 2020;9:338-45.
13. Fagbohun OF, Gillies CR, Murphy KPJ, Rupasinghe HPV. Role of antioxidant vitamins and other micronutrients on regulations of specific genes and signaling pathways in the prevention and treatment of cancer. Int J Mol Sci. 2023;24:6092.
14. Cozzolino SMF. Biodisponibilidade de nutrientes. 7. ed. Barueri: Manole; 2024.

15. Irimie AI, Braicu C, Pasca S, et al. Role of key micronutrients from nutrigenetic and nutrigenomic perspectives in cancer prevention. Medicina (Kaunas). 2019;55:283.
16. Nogueira TR, de Oliveira VA, Pereira IC, et al. Vitamin A: modulating effect on breast carcinogenesis. Curr Nutr Food Sci. 2021;17: 196-203.
17. Yoshii K, Hosomi K, Sawane K, Kunisawa J. Metabolism of dietary and microbial vitamin b family in the regulation of host immunity. Front Nutr. 2019;6:48.
18. Aleshin VA, Zhou X, Krishnan S, Karlsson A, Bunik VI. Interplay between thiamine and p53/p21 axes affects antiproliferative action of cisplatin in lung adenocarcinoma cells by changing metabolism of 2-oxoglutarate/glutamate. Front Genet. 2021;12:658446.
19. Kim H, Lee J, Woo HD, et al. Dietary mercury intake and colorectal cancer risk: A case-control study. Clin. Nutr. 2020;39:2106-13
20. Gonzales MC, Yu P, Shiao SP. MTHFR gene polymorphism-mutations and air pollution as risk factors for breast cancer: a metaprediction study. Nurs Res. 2017;66:152-63.
21. Yeh CC, Lai CY, Chang SN, et al. Polymorphisms of MTHFR C677T and A1298C associated with survival in patients with colorectal cancer treated with 5-fluorouracil-based chemotherapy. Int J Clin Oncol. 2017;22:484-93.
22. Lien SA, Young L, Gau BS, K Shiao SP. Meta-prediction of MTHFR gene polymorphism-mutations, air pollution, and risks of leukemia among world populations. Oncotarget. 2017;8:4387-98.
23. Yang CS, Luo P, Zeng Z, Wang H, Malafa M, Suh N. Vitamin E and cancer prevention: Studies with different forms of tocopherols and tocotrienols. Mol Carcinog. 2020;59:365-89.
24. Arendt JFH, Sørensen HT, Horsfall LJ, Petersen I. Elevated vitamin B12 levels and cancer risk in UK primary care: a THIN database cohort study. Cancer Epidemiol Biomarkers Prev. 2019;28:814-21.
25. Lacombe V, Chabrun F, Lacout C, et al. Persistent elevation of plasma vitamin B12 is strongly associated with solid cancer. Sci Rep. 2021;11:13361.
26. Nasir A, Bullo MMH, Ahmed Z, et al. Nutrigenomics: epigenetics and cancer prevention: a comprehensive review. Crit Rev Food Sci Nutr. 2020;60:1375-87.
27. Kietzmann T. Vitamin C: From nutrition to oxygen sensing and epigenetics. Redox Biol. 2023;63:102753.
28. National Cancer Institute (NCI). Vitamin D and Cancer. U.S. Department of Health and Human Services. Washington, D.C.; 2023.
29. Souza MC, Coser MP. The influence of vitamin D on cancer: an integrative review. RSD. 2021;10:e9610111388.
30. Carlberg C, Raczyk M, Zawrotna N. Vitamin D: A master example of nutrigenomics. Redox Biol. 2023;62:102695.
31. Pineda Lancheros LE, Pérez Ramírez C, Sánchez Martín A, et al. Impact of genetic polymorphisms on the metabolic pathway of vitamin D and survival in non-small cell lung cancer. Nutrients. 2021 13:3783.
32. Jeon SM, Shin EA. Exploring vitamin D metabolism and function in cancer. Exp Mol Med. 2018;50:1-14.
33. Sluyter JD, Manson JE, Scragg R. Vitamin D and clinical cancer outcomes: a review of meta-analyses. JBMR Plus. 2020;5:e10420.
34. Han J, Guo X, Yu X, et al. 25-hydroxyvitamin D and total cancer incidence and mortality: a meta-analysis of prospective cohort studies. Nutrients. 2019;11:2295.
35. Weinstein SJ, Mondul AM, Layne TM, et al. Prediagnostic Serum Vitamin D, Vitamin D Binding Protein Isoforms, and Cancer Survival. JNCI Cancer Spectr. 2022;6:pkac019.
36. Manson JE, Bassuk SS, Buring JE; VITAL Research Group. Principal results of the VITamin D and OmegA-3 TriaL (VITAL) and updated meta-analyses of relevant vitamin D trials. J Steroid Biochem Mol Biol. 2020;198:105522.
37. Prentice RL, Pettinger MB, Jackson RD, et al. Health risks and benefits from calcium and vitamin D supplementation: Women's Health Initiative clinical trial and cohort study. Osteoporos Int. 2013;24:567-80.
38. Keum N, Lee DH, Greenwood DC, Manson JE, Giovannucci E. Vitamin D supplementation and total cancer incidence and mortality: a meta-analysis of randomized controlled trials. Ann Oncol. 2019;30:733-43.
39. Barbarawi M, Kheiri B, Zayed Y, et al. Vitamin D Supplementation and Cardiovascular Disease Risks in More Than 83 000 Individuals in 21 Randomized Clinical Trials: A Meta-analysis. JAMA Cardiol. 2019;4:765-76. Erratum in: JAMA Cardiol. 2020;5:112.
40. de Oliveira VA, Pereira IC, Nogueira TR, et al. The role of vitamin E in breast cancer treatment and prevention: current perspectives. Curr Nutr Food Sci. 20210;2:134-43.
41. Abraham A, Kattoor AJ, Saldeen T, Mehta JL. Vitamin E and its anticancer effects. Crit Rev Food Sci Nutr. 2019;59:2831-8.
42. de Sousa Coelho MDPS, Pereira IC, de Oliveira KGF, et al. Chemopreventive and anti-tumor potential of vitamin E in preclinical breast cancer studies: A systematic review. Clin Nutr ESPEN. 2023;53:60-73.
43. Talib WH, Ahmed Jum'AH DA, Attallah ZS, Jallad MS, Al Kury LT, Hadi RW, Mahmod AI. Role of vitamins A, C, D, E in cancer prevention and therapy: therapeutic potentials and mechanisms of action. Front Nutr. 2024;10:1281879.
44. Lonn E, Bosch J, Yusuf S, et al. Effects of long-term vitamin E supplementation on cardiovascular events and cancer: a randomized controlled trial. JAMA. 2005;293:1338-47.
45. de Oliveira VA, Oliveira IKF, Pereira IC, et al. Consumption and supplementation of vitamin E in breast cancer risk, treatment, and outcomes: A systematic review with meta-analysis. Clin Nutr ESPEN. 2023;54:215-26.
46. de Oliveira VA, Monteiro Fernandes ANR, Dos Santos Leal LM, et al. α-tocopherol as a selective modulator of toxicogenic damage induced by antineoplastic agents

cyclophosphamide and doxorubicin. J Toxicol Environ Health A. 2023;86:87-102.
47. Kadkol S, Diamond AM. The interaction between dietary selenium intake and genetics in determining cancer risk and outcome. Nutrients. 2020;12:2424.
48. Radomska D, Czarnomysy R, Radomski D, Bielawska A, Bielawski K. Selenium as a bioactive micronutrient in the human diet and its cancer chemopreventive activity. Nutrients. 2021;13:1649.
49. Srivastava S, Dubey AK, Madaan R, et al. Emergence of nutrigenomics and dietary components as a complementary therapy in cancer prevention. Environ Sci Pollut Res Int. 2022;29:89853-73.
50. Aslam S, Iqbal R, Saeed RF, et al. Nutritional Genomics and Cancer Prevention. Cancer Treat Res. 2024;191:217-44.
51. Kang JX, Liu A. The role of the tissue omega-6/omega-3 fatty acid ratio in regulating tumor angiogenesis. Cancer Metastasis Rev. 2013;32:201-10.

Fundamentos da Metabolômica

10

Tainá Gomes Diniz ♦ Yuri Mangueira do Nascimento ♦
Larissa Maria Gomes Dutra ♦ Renata Lira de Assis ♦
Evandro Ferreira da Silva ♦ Josean Fechine Tavares

Introdução

A nutrição de precisão é uma ferramenta relativamente recente que visa personalizar estratégias nutricionais com base em características individuais, como genética, microbiota e estilo de vida. Com isso, a metabolômica vem ganhando espaço como ferramenta valiosa, fornecendo informações detalhadas sobre o perfil metabolômico e trazendo respostas individuais a fatores ambientais, incluindo a dieta.

A metabolômica se dedica ao estudo dos metabólitos produzidos por células e organismos. Esses metabólitos (o metaboloma) são o resultado de diversas interações no genoma e no proteoma. Ao mapear todo o conjunto de metabólitos, obtemos uma visão abrangente da saúde e do impacto das intervenções nutricionais, oferecendo, então, uma visão extremamente sensível sobre o fenótipo do organismo.[1]

A utilização do estudo da metabolômica na nutrição de precisão tem como objetivo propiciar uma avaliação minuciosa sobre o metabolismo humano, tornando possível, assim, não só avaliar ingestão alimentar, mas o estado nutricional e também variações na resposta metabólica a diferentes alimentos e padrões alimentares. O presente capítulo tem como objetivo conceituar a metabolômica e fornecer esclarecimentos sobre aplicações e metodologias.

Conceito da metabolômica

A metabolômica é um campo emergente das ciências ômicas (Figura 10.1) dedicado ao estudo detalhado dos metabólitos produzidos por células e organismos. Como os metabólitos são o resultado de diversas interações no genoma e proteoma, o metaboloma – a coleção total de metabólitos de um organismo – pode oferecer uma visão extremamente sensível sobre o fenótipo do organismo. Essa característica faz da metabolômica uma ferramenta valiosa para investigar interações entre ambiente e genes, identificar biomarcadores de doenças e descobrir novos medicamentos. Diferentemente de outras áreas das ciências ômicas, em que é comum ter uma cobertura completa ou quase completa do genoma ou proteoma, a metabolômica ainda enfrenta desafios significativos para abranger até mesmo uma pequena parte do metaboloma.[1]

O termo **metaboloma** refere-se ao conjunto de todos os metabólitos de baixa massa molecular (até 1500 Da) presentes ou alterados em um sistema biológico. A pesquisa sobre metabólitos tem uma longa história, mas em 1999, Nicholson et al.[3] introduziram o conceito de **metabonômica** como a medida quantitativa da resposta metabólica de um sistema biológico a estímulos fisiopatológicos ou alterações genéticas. Já o termo **metabolômica** foi apresentado por Oliver Fiehn[4] para descrever a análise abrangente e quantitativa do metaboloma de um sistema biológico. Além desses termos, a literatura também usa outras denominações para esse campo científico, como **perfil metabólico** (*metabolic profiling*, em inglês, análise de metabólitos selecionados de rotas bioquímicas específicas) e **impressão digital metabólica** (*metabolic fingerprinting*, em inglês, classificação de amostras com base

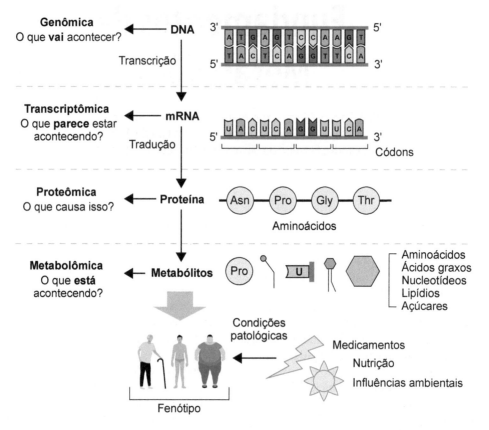

Figura 10.1 "Cascata ômica". Ela descreve o fluxo direcional de informações biológicas dos genes para os metabólitos. A metabolômica está no final da cascata e está mais próxima do fenótipo de um organismo do que a proteômica ou a genômica. (Adaptada de Surendran et al.[2])

na sua origem ou relevância biológica). Outro termo é **análise *footprinting***, que se refere aos metabólitos excretados por células em condições controladas. Embora haja divergências nas terminologias, todas as definições têm em comum o foco na resposta molecular obtida a partir de uma perspectiva integrada da bioquímica em organismos complexos. São, principalmente, empregadas duas abordagens para classificar as análises metabolômicas: a metabolômica alvo (*targeted metabolomics*), que envolve a análise quantitativa de metabólitos específicos ou associados a rotas metabólicas definidas, e a metabolômica global (*untargeted metabolomics*), que visa à análise qualitativa de um amplo espectro de metabólitos pertencentes a diversas classes químicas (Figura 10.2).[5]

A identificação seja anotação e/ou elucidação e quantificação completa de todos os metabólitos em um sistema biológico é tarefa desafiadora do ponto de vista analítico. No momento, não há uma técnica analítica única capaz de medir todos os metabólitos simultaneamente; portanto, é necessário combinar técnicas analíticas complementares para superar as limitações de cada método individual.[6]

Algumas das técnicas analíticas mais empregadas em estudos metabolômicos incluem a espectroscopia de ressonância magnética (RM) e a espectrometria de massa (EM). A EM, em particular, exige uma pré-separação dos componentes metabólicos, que pode ser realizada por meio da cromatografia gasosa (CG) após a derivatização química ou pela cromatografia

Capítulo 10 ♦ **Fundamentos da Metabolômica** 133

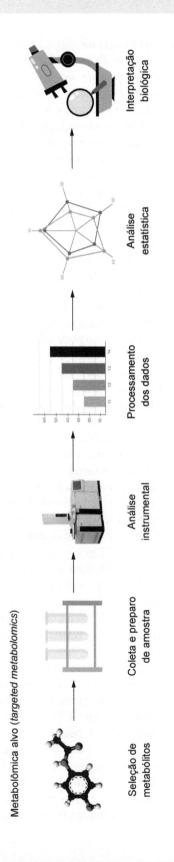
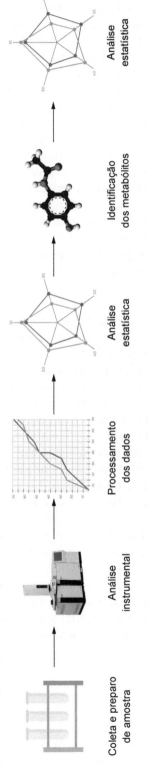

Figura 10.2 Fluxograma de trabalho envolvido na análise metabolômica. (Adaptada de Canuto et al.[5])

líquida (CL). Entre as abordagens mais recentes, a cromatografia líquida de ultra eficiência (CLUE) tem ganhado destaque. Além disso, a eletroforese capilar (EC) acoplada à EM também mostrou potencial promissor. Técnicas mais especializadas, como a espectroscopia no infravermelho por transformada de Fourier (IVTF) e a detecção eletroquímica em matriz, também foram utilizadas em certos casos.

Uma das principais restrições da IVTF é sua capacidade limitada de fornecer uma identificação molecular detalhada; no caso mencionado, a EM também foi empregada para identificar os metabólitos. Da mesma maneira, um conjunto de detectores colorimétricos após a separação por cromatografia líquida de alta eficiência (CLAE) não consegue identificar diretamente os compostos; contudo, a combinação entre o tempo de retenção e as propriedades redox pode ser utilizada para consultar bancos de dados de bibliotecas de compostos padrão. Além disso, os resultados da separação podem ser enviados para um espectrômetro de massas para experimentos de identificação adicionais. Os estudos metabolômicos geram conjuntos de dados multivariados complexos, que necessitam de *software* especializado em visualização, além de métodos quimiométricos e bioinformáticos para sua análise. Esses procedimentos têm como objetivo criar perfis bioquímicos, que são úteis para diagnósticos ou classificações. Uma etapa seguinte, essencial nesses estudos, é a identificação das substâncias responsáveis pelo diagnóstico ou classificação, formando assim um conjunto de biomarcadores que caracteriza o contexto biológico ou clínico.[7,8]

As áreas de aplicação da metabolômica são diversas. A Tabela 10.1 traz uma breve exposição de algumas dessas áreas e alguns tipos de estudo que estão sendo realizados na atualidade.[5]

Aplicabilidade

Amostra

As amostras usadas para análise metabolômica podem ser variadas e dependem do objetivo específico do estudo.[9] Entre as mais comuns estão os fluidos biológicos como plasma, soro, urina e saliva. Esses fluidos são frequentemente escolhidos porque são facilmente coletados e fornecem uma visão ampla do metabolismo sistêmico.[10] O plasma e o soro, ambos derivados do sangue, são amostras biológicas amplamente utilizadas em estudos metabolômicos porque oferecem uma visão abrangente do estado metabólico de um organismo.[11] Essas amostras contêm grande variedade de metabólitos solúveis em água, como aminoácidos, ácidos orgânicos, açúcares e lipídios, que circulam pelo corpo.[11,12] Como esses metabólitos são produtos e intermediários de processos metabólicos em vários órgãos e tecidos, a composição do plasma e do soro reflete o metabolismo global do organismo. Em condições de estresse metabólico ou doença, o perfil de metabólitos no plasma ou soro pode mudar, indicando alterações em processos como inflamação, metabolismo energético ou detoxificação. Assim, a análise desses fluidos pode ajudar a identificar biomarcadores de doenças, monitorar a resposta a tratamentos ou investigar o impacto de intervenções dietéticas.[13-15]

A urina é uma amostra biológica extremamente valiosa na análise metabolômica por sua riqueza em metabólitos excretados, podendo incluir produtos do metabolismo, substâncias tóxicas que o corpo precisa remover e excesso de nutrientes ou substâncias ingeridas.[16] A composição da urina pode variar significativamente em resposta a condições de saúde ou doença, tornando-a útil para a detecção de biomarcadores de doenças. Por exemplo, alterações no perfil de metabólitos urinários podem indicar problemas renais, metabólicos ou hormonais.[17]

A saliva é outra amostra não invasiva e fácil de coletar, útil para monitorar mudanças metabólicas associadas ao estresse ou a outras condições fisiológicas.[18,19] A saliva contém uma variedade de metabólitos, incluindo enzimas, hormônios, eletrólitos e pequenas moléculas derivadas de alimentos, medicamentos e do próprio metabolismo do corpo. Essas substâncias refletem o estado metabólico do indivíduo e podem mudar em resposta a diferentes

Tabela 10.1 Áreas de aplicação da metabolômica.

Áreas de aplicações	Descrição
Ambiental	A metabolômica ambiental estuda as respostas metabólicas de organismos a fatores bióticos e abióticos, seja em seus ambientes naturais ou em condições simuladas em laboratório. Definida em 2007 por cientistas da Metabolomics Standards Initiative (MSI), essa área abrange pesquisas sobre como organismos aquáticos e plantas respondem ao estresse, exposição a poluentes, toxicidade em agricultura e a função de metais em sistemas biológicos. A metabolômica ambiental tem ampla aplicação, incluindo estudos de biorremediação e biodisponibilidade de contaminantes no solo
Foodomics e nutrição	Com o aumento de pesquisas que aplicam ciências ômicas (transcriptômica, proteômica e metabolômica) na área de alimentos, surgiu o conceito de *foodomics*. Essa nova abordagem integra tecnologias ômicas avançadas com a área de alimentos e nutrição, visando melhorar a saúde e segurança dos consumidores e promover o bem-estar. *Foodomics* abrange diversas aplicações, como autenticação de alimentos, segurança alimentar e a relação entre dieta e saúde, reunindo especialistas de diferentes disciplinas. Uma subárea importante é a nutrimetabolômica, que utiliza a metabolômica para estudar a nutrição. Ela torna possível caracterizar fenótipos individuais medindo metabólitos após a exposição a uma dieta específica. A nutrimetabolômica foca na descoberta de biomarcadores, avaliando o impacto de dietas em rotas metabólicas e investigando a relação entre dieta e doenças, além de explorar dietas personalizadas
Toxicologia forense	A metabolômica tem sido aplicada na toxicologia forense, mostrando-se promissora na descoberta e validação de novos biomarcadores e na compreensão dos mecanismos de ação tóxica de xenobióticos. Esse campo de estudo também está sendo explorado para entender melhor a toxicologia das drogas de abuso, como cocaína, anfetaminas, opioides e etanol, em busca de biomarcadores para hepatotoxicidade e nefrotoxicidade induzidas por drogas. Além disso, estão sendo desenvolvidos métodos para quantificar drogas e seus metabólitos em várias matrizes biológicas. Na área de ciências forenses, a metabolômica é aplicada em diferentes contextos, analisando diversos biofluidos, como urina, plasma, cabelo, unha e saliva, e contribuindo para investigações de causas de morte e intervalos pós-morte
Microbiologia	A metabolômica tem sido extensivamente utilizada no estudo de microrganismos, com ênfase em pesquisas que investigam o metabolismo da microbiota intestinal e as interações entre microrganismos e seus hospedeiros. Esses estudos também identificam marcadores de exposição ao estresse e a alterações ambientais, além de examinar o metabolismo secundário de microrganismos para a produção de medicamentos, biocombustíveis e agroquímicos
Esporte	A metabolômica surge como ferramenta inovadora para desvendar os complexos mecanismos associados à prática de exercícios físicos, que são cruciais para a saúde humana. Inicialmente, essa abordagem foi amplamente utilizada para analisar o abuso de substâncias proibidas no esporte, sendo comum em testes de *doping* em seres humanos, nos quais amostras de urina e plasma de atletas são examinadas. Recentemente, o suor foi proposto como alternativa para esses testes. Avanços nas técnicas de detecção e métodos de análise têm sido desenvolvidos para identificar biomarcadores de *doping*. Além disso, a metabolômica também é aplicada para monitorar o uso indevido de medicamentos em animais, especialmente em cavalos de corrida. Outros estudos na área incluem a avaliação do desempenho físico e a compreensão das mudanças metabólicas resultantes do exercício, bem como seus impactos na saúde, especialmente na prevenção de doenças. Pesquisas concentram-se em temas como o impacto do exercício no metabolismo e no envelhecimento, no crescimento infantil e na prevenção de doenças em gestantes e seus fetos
Clínica	A metabolômica tem expandido a compreensão molecular de diversas doenças, especialmente em áreas clínicas como a oncologia, diabetes tipo 2, doenças cardiovasculares e Alzheimer. Essa abordagem tem sido crucial na identificação de biomarcadores, desenvolvimento de novos tratamentos e diagnósticos, com crescente número de publicações. Além disso, outras áreas promissoras de pesquisa incluem tuberculose, doenças renais, esclerose múltipla e doença celíaca
Plantas	Em virtude da complexidade química das plantas, com mais de 200 mil metabólitos estimados, a metabolômica se destaca como abordagem valiosa para entender seu metabolismo e melhorar o rendimento dos cultivos, além de como compreender alterações ambientais e genéticas, resposta ao estresse, saúde e tratamento de doenças, ecologia e evolução, agricultura e o uso de compostos isotópicos na metabolômica. Estudos que combinam múltiplas abordagens ômicas, como proteômica e transcriptômica, também são comuns

Adaptada de Canuto et al.[5]

condições fisiológicas, como a alimentação, o ciclo circadiano, a hidratação e, principalmente, o estresse.[20]

Além dos fluidos biológicos, também podem ser utilizadas amostras de tecido, como fígado e cérebro, especialmente quando se busca entender o metabolismo em um nível mais localizado ou específico de um órgão.[9] Essas amostras de tecido tornam possível investigar o metabolismo particular de um órgão, oferecendo uma visão detalhada das vias metabólicas ativas naquele local.[9] O fígado é um órgão central no metabolismo dos lipídios e carboidratos; portanto, amostras hepáticas são essenciais para estudar doenças como esteatose hepática ou o impacto de diferentes dietas no metabolismo.[21,22] As amostras de tecido hepático permitem investigar o perfil lipídico e a regulação da glicose no fígado, ajudando a entender os mecanismos envolvidos na esteatose hepática e a identificar biomarcadores que refletem o impacto de diferentes dietas sobre o metabolismo.[23,24]

Amostras cerebrais são essenciais para compreender distúrbios neurológicos e o metabolismo de neurotransmissores.[25] O cérebro é um órgão altamente ativo, com uma demanda intensa de energia e um delicado equilíbrio entre diversos metabólitos e neurotransmissores.[26] Neurotransmissores como dopamina, serotonina, glutamato e ácido gama-aminobutírico (GABA) são fundamentais para a comunicação entre neurônios e desempenham papéis críticos em funções cerebrais normais, como humor, cognição e controle motor. Alterações nos níveis ou no metabolismo desses neurotransmissores estão frequentemente associadas a distúrbios neurológicos, incluindo depressão, esquizofrenia e doença de Parkinson.[27]

O preparo dessas amostras de tecido requer técnicas específicas de extração de metabólitos, uma vez que os metabólitos precisam ser isolados de uma matriz biológica complexa.[9,28] Isso geralmente envolve a homogeneização do tecido, seguida por extrações com solventes adequados para obter os metabólitos solúveis em água ou lipossolúveis que serão analisados.[9]

Preparo e análise de amostra por ressonância magnética e espectrometria de massas

O preparo e a análise de amostras por RM e espectrometria de massas (EM) são etapas cruciais na metabolômica, cada uma com suas especificidades para garantir dados precisos e relevantes.[29,30] Na RM, para amostras fluidas como plasma, soro, urina ou saliva, o preparo envolve dissolver o material em água deuterada (D_2O) para evitar interferências nos sinais.[31] O controle rigoroso do pH é geralmente ajustado para um valor neutro, pois variações podem alterar o deslocamento químico dos metabólitos, comprometendo a precisão dos dados.[32] Em tecidos biológicos, o preparo é mais complexo.[33] Inicialmente, o tecido é homogeneizado em uma mistura de D_2O; após a homogeneização, a amostra é centrifugada para separar os metabólitos solúveis da fração sólida.[34,35] A remoção de proteínas e lipídios, por meio de precipitação usando um solvente orgânico como metanol, acetonitrila, acetona, ácido perclórico ou ácido tricloroacético (TCA), é essencial para evitar interferências na análise.[36,37]

O preparo de amostras fluidas e de tecidos biológicos na EM segue procedimentos críticos para garantir uma análise precisa.[9] Em amostras fluidas, proteínas e lipídios são removidos por precipitação com solventes como TCA ou metanol.[38] Para tecidos biológicos, o processo inclui homogeneização, centrifugação e remoção de proteínas e lipídios, assegurando que impurezas não interfiram no espectro de massas. Após a remoção das impurezas, a amostra é concentrada para garantir a quantidade suficiente de metabólitos, assegurando a sensibilidade e a precisão da análise.[37] Tanto na RM quanto na EM, a preparação meticulosa das amostras é essencial para a obtenção de resultados confiáveis.[29,30]

Processamento dos dados

O processamento de dados na análise metabolômica por RM e na EM é uma etapa essencial e crucial para transformar dados brutos em informações interpretáveis.[39] Na RM, o processamento de dados começa com a aquisição dos espectros, em que cada metabólito na amostra gera um sinal característico. Após a coleta, os dados brutos passam por diversas etapas. Primeiro, é realizada a transformada de Fourier, que converte os dados do domínio do tempo para o domínio da frequência, resultando em um espectro de RM. Em seguida, o espectro é ajustado para corrigir irregularidades na linha de base e normalizado para garantir que os sinais dos metabólitos sejam comparáveis entre diferentes amostras. A análise dos picos no espectro possibilita a identificação e quantificação dos metabólitos, com base na localização e intensidade dos picos. Essa identificação é realizada comparando os padrões de deslocamento químico com bancos de dados de referência.[6,40]

Na EM, o processamento de dados começa com o tratamento dos dados brutos, que consistem em espectros de massas obtidos durante a separação dos metabólitos. O processamento inclui a remoção de ruído de fundo e o alinhamento dos dados para corrigir variações experimentais entre as amostras. A identificação dos metabólitos é feita com base nas massas e fragmentações dos picos nos espectros, enquanto a quantificação é realizada pela análise da intensidade dos picos, que está relacionada com a concentração dos metabólitos. A interpretação dos dados envolve comparar os perfis metabólicos entre amostras, identificar padrões e correlacionar essas informações com condições biológicas ou patológicas, utilizando ferramentas de *software* especializadas para facilitar a análise.[41]

Portanto, o processamento de dados para RM e na EM é uma parte importante do processo de análise metabolômica, envolvendo etapas de transformação, correção, análise e interpretação para garantir que os dados obtidos sejam precisos e forneçam dados significativos sobre os perfis metabólicos.

Aplicação da metabolômica em nutrição

A aplicabilidade da metabolômica se estende desde a identificação de biomarcadores nutricionais até a análise das complexas interações entre dieta e metabolismo. No campo da nutrigenômica, a metabolômica complementa o estudo de como a variação genética influencia a resposta a nutrientes e dietas. A análise do metaboloma pode revelar a maneira pela qual diferentes variantes genéticas afetam o metabolismo de nutrientes específicos, como alterações no metabolismo de xantinas, carboidratos e lipídios, e essas diferenças genéticas podem ser utilizadas inclusive para diagnósticos.[42-45] Isso possibilita uma abordagem mais personalizada da nutrição, na qual as recomendações dietéticas podem ser adaptadas ao perfil genético e metabólico de cada indivíduo.

Uma das áreas mais promissoras é a identificação de biomarcadores que podem refletir o estado nutricional do ser humano. Por meio da análise detalhada do metaboloma, é possível identificar a existência de compostos específicos associados à ingestão de determinados nutrientes e alimentos. A presença de metabólitos como ácido indol-3-láctico e o ácido 3-fenil-láctico, por exemplo, é marcadora da ingestão de alimentos fermentados, diferenciando o consumo de iogurte da ingestão de leite, e a presença de biomarcadores, incluindo betonicinas e flavonoides conjugados, indica o consumo de laranja ou cítricos em geral.[46,47] Esse tipo de análise pode ser utilizado para monitorar a adesão a dietas prescritas e avaliar a ingestão alimentar de maneira mais assertiva quando se compara com a avaliação utilizando questionários alimentares.[48]

Esse também é um estudo de fundamental importância para explorar as interações entre nutrientes e metabolismo, que muitas vezes são complexas. Nesse sentido, um estudo demonstrou a maneira que nutrientes específicos, como ácidos graxos poli-insaturados (ômega-3 e ômega-6) e compostos bioativos presentes em frutas e vegetais podem modular vias metabólicas e influenciar processos inflamatórios, estresse oxidativo e saúde cardiovascular.[49] Por meio da metabolômica é possível investigar como esses nutrientes são metabolizados no corpo humano e como seus metabólitos afetam distintas vias metabólicas. Isso é particularmente relevante na identificação de mecanismos de ação de nutrientes e compostos bioativos, o que pode levar ao surgimento de novos suplementos alimentares ou intervenções nutricionais para prevenir ou tratar doenças.

Outra aplicação importante é na compreensão do impacto dos padrões alimentares sobre o microbioma intestinal.[50] A composição e a função do microbioma podem influenciar diretamente o perfil metabólico de um indivíduo, e a metabolômica oferece uma maneira de estudar essa relação. Um exemplo disso é a análise metabolômica de ácidos graxos de cadeia curta produzidos por bactérias intestinais ao fermentarem as fibras dietéticas, promovendo efeitos benéficos para a saúde.[51-53] A identificação desses metabólitos auxilia, portanto, na avaliação de diferentes fontes alimentares promotoras de um microbioma saudável, podendo levar a recomendações dietéticas personalizadas que otimizem a saúde intestinal.

A metabolômica também está sendo aplicada na investigação das respostas metabólicas a intervenções de exercícios físicos. A análise dos perfis metabólicos pode ajudar a compreender como diferentes exercícios afetam o metabolismo energético, o catabolismo de proteínas e a oxidação de gorduras.[54] Isso é de extrema utilidade para o desenvolvimento de programas personalizados que otimizem o desempenho ou promovam a perda ponderal.

Metabolômica no desenvolvimento e avanço de doenças

Os dados gerados a partir dos estudos de metabolômica podem ser essenciais na descoberta de metabólitos com potencial para se tornarem biomarcadores do progresso de doenças.

No campo da oncologia, a metabolômica tem se mostrado útil para entender o desenvolvimento e a progressão do câncer. Células cancerígenas exibem um metabolismo alterado, conhecido como "efeito Warburg", caracterizado pelo aumento da glicólise mesmo na presença de oxigênio.[55,56] A metabolômica pode identificar metabólitos sinalizadores de diferentes tipos de câncer e ajudar a desvendar os mecanismos pelos quais nutrientes específicos podem influenciar a progressão tumoral.[57-60] Um exemplo disso é o metabolismo do aminoácido glutamina impactando no câncer ovariano e no câncer de pulmão, ou ainda o metabolismo da metionina alterando o comportamento do câncer de fígado, tornando-se então uma ferramenta com poder de identificar vias relacionadas a esses aminoácidos, podendo gerar alvos terapêuticos e/ou intervenções dietéticas.[61-63] Além disso, a metabolômica também pode ser usada para monitorar a resposta ao tratamento e a recidiva.

Em relação ao diabetes *mellitus*, estudos apresentam potenciais metabólitos como biomarcadores para avanço das complicações microvasculares. A partir de estudos sobre a retinopatia diabética, que é a complicação microvascular na retina mais estudada do diabetes, a maioria das pesquisas indica a glutamina, o glutamato e a citrulina como aminoácidos atuando como potencial biomarcador para a evolução dos graus da retinopatia diabética.[64-67]

A metabolômica também está sendo explorada na área de doenças neurológicas. Doenças neurodegenerativas, como Alzheimer e Parkinson, vêm sendo associadas a disfunções metabólicas, incluindo alterações no metabolismo energético, no metabolismo de lipídios e nas respostas inflamatórias.[68-70] A análise de metabólitos no cérebro vem fornecendo *insights* sobre os mecanismos patológicos, identificando biomarcadores para o diagnóstico precoce e monitoramento da progressão dessas doenças.[71-74]

Exemplificando, por meio da análise do plasma de pacientes com doença de Parkinson por cromatografia líquida acoplada à EM e análise proteômica baseada em *Tandem Mass Tag* (TMT), seguida por uma análise integrada, pesquisadores identificaram que os sintomas depressivos em paciente com doença de Parkinson estão principalmente associados ao metabolismo dos lipídios e da glicose. Além disso, eles observaram que dentre os 85 metabólitos diferencialmente expressos inicialmente, o NOTCH2 é um biomarcador sanguíneo dessa doença, oferecendo uma janela de oportunidades para intervenções preventivas.[75]

Metabolômica e avaliação de dietas

Além da identificação de biomarcadores, a metabolômica também pode auxiliar na avaliação de dietas. A capacidade de observar o impacto metabólico de diferentes padrões alimentares permite aos pesquisadores identificar quais dietas podem ser mais benéficas para a saúde. Estudos de cunho metabolômico que avaliam dietas ricas em carboidratos e dietas ricas em gorduras em animais revelaram diferenças significativas nos perfis metabólicos, ajudando a elucidar como diferentes macronutrientes influenciam o metabolismo energético, o armazenamento de gordura e outros processos bioquímicos.[76,77] Essas descobertas são cruciais para a personalização das recomendações dietéticas, uma vez que ajudam a determinar quais dietas podem ser mais eficazes para diferentes grupos de pessoas, além de observar a eficácia de intervenções, considerando fatores como predisposições genéticas e metabólicas.[78]

Metabolômica e estudos epidemiológicos em nutrição

Uma grande oportunidade de inovação no campo da epidemiologia nutricional é a utilização da metabolômica, que propicia uma análise mais precisa das associações entre dieta e saúde em diferentes populações. Frequentemente, estudos de cunho epidemiológico dependem de coleta de dados como questionários de frequência alimentar, que embora sejam validados como instrumentos para a realização desses estudos, devem ser utilizados com precaução para a orientação dietética individual.[79] A metabolômica pode complementar esses métodos, fornecendo dados objetivos sobre a exposição dietética por meio da análise de biomarcadores que indicam o consumo de determinados alimentos.[23,80] Isso permite uma avaliação mais precisa das relações entre dieta e desfechos de saúde, como doenças cardiovasculares, câncer e diabetes.

Pesquisadores demonstraram que a suplementação de fibras alimentares aumentou significativamente as concentrações de HDL, colina e hidroxibutirato, reduzindo, assim, a pressão arterial em mulheres obesas e hipertensas.[81] Além disso, a intervenção com fibras em mulheres normotensas com excesso de peso e obesas contribuiu para a prevenção do aumento da pressão arterial sistólica.[82]

Desafios e perspectivas futuras

Apesar de seu grande potencial, a metabolômica enfrenta desafios significativos, como a complexidade da interpretação dos dados, a necessidade de padronização de métodos analíticos e a variabilidade dos perfis metabólicos entre indivíduos, em virtude de fatores genéticos, ambientais e comportamentais.

No entanto, com o avanço contínuo das tecnologias analíticas, a metabolômica está cada vez mais aplicável e acessível. O desenvolvimento de bancos de dados metabólicos mais abrangentes e de métodos de análise de dados mais sofisticados contribuirá para uma compreensão mais profunda do metabolismo humano e sua interação com a dieta.

Considerações finais

O avanço das tecnologias em saúde está permitindo o desenvolvimento de plataformas de diagnóstico e monitoramento de saúde baseadas nas análises de metabolômica. Com a ciência em rápida evolução, a metabolômica oferece uma visão detalhada do metabolismo humano, com um diferencial para o estudo na área de nutrição, tornando possível uma análise minuciosa das interações entre dieta, metabolismo e saúde/doença.

À medida que a tecnologia continua a avançar, espera-se que a metabolômica desempenhe um papel cada vez mais importante na nutrição de precisão, ajudando a desenvolver intervenções dietéticas mais individualizadas e direcionadas, tornando-se uma ferramenta essencial para a personalização da nutrição, prevenção e tratamento de doenças e a promoção do bem-estar geral.

Referências bibliográficas

1. Bouatra S, Aziat F, Mandal R, et al. The human urine metabolome. PLoS One. 2013;8:e73076.
2. Surendran A, Atefi N, Zhang H, Aliani M, Ravandi A. Defining acute coronary syndrome through metabolomics. Metabolites. 2021;11:685.
3. Nicholson JK, Lindon JC, Holmes E. 'Metabonomics': understanding the metabolic responses of living systems to pathophysiological stimuli via multivariate statistical analysis of biological NMR spectroscopic data. Xenobiotica. 1999;29:1181-9.
4. Fiehn O. Combining genomics, metabolome analysis, and biochemical modelling to understand metabolic networks. Comp Funct Genomics. 2001;2:155-68.
5. Canuto GAB, Costa JL, Cruz PLR, et al. Metabolômica: definições, estado-da-arte e aplicações representativas. Quim Nova. 2018;41:75-91.
6. Pilon A, Selegato DM, Fernandes RP, et al. Metabolômica de plantas: métodos e desafios. Quim Nova. 2020;43:329-54.
7. Lindon J, Nicholson JK, Holmes E. The Handbook of metabonomics and metabolomics. Elsevier; 2007.
8. Fu J, Zhu F, Xu C, Li Y. Metabolomics meets systems immunology. EMBO Rep. 2023;24:e55747.
9. Smith L, Villaret-Cazadamont J, Claus SP, et al. Important considerations for sample collection in metabolomics studies with a special focus on applications to liver functions. Metabolites. 2020;10:104.
10. Marchev AS, Vasileva LV, Amirova KM, Savova MS, Balcheva-Sinevova ZP, Georgiev MI. Metabolomics and health: from nutritional crops and plant-based pharmaceuticals to profiling of human biofluids. Cell Mol Life Sci. 2021;78:6487-503.
11. Kiseleva O, Kurbatov I, Ilgisonis E, Poverennaya E. Defining blood plasma and serum metabolome by GC--MS. Metabolites. 2021; 12:15.
12. Psychogios N, Hau DD, Guo AC, et al. The human serum metabolome. PLoS One. 2011;6:e16957.
13. Hur B, Gupta VK, Huang H, et al. Plasma metabolomic profiling in patients with rheumatoid arthritis identifies biochemical features predictive of quantitative disease activity. Arthritis Res Ther. 2021;23:164.
14. Yu Z, Kastenmüller G, He Y, et al. Differences between human plasma and serum metabolite profiles. PLoS One. 2011;6:e21230.
15. Zhang Y, Chen R, Zhang D, Qi S, Liu Y. Metabolite interactions between host and microbiota during health and disease: Which feeds the other? Biomed Pharmacother. 2023;160:114295.
16. Emwas A-H, Luchinat C, Turano P, et al. Standardizing the experimental conditions for using urine in NMR-based metabolomic studies with a particular focus on diagnostic studies: a review. Metabolomics. 2015;11:872-94.
17. Sequeira-Antunes B, Ferreira HA. Urinary biomarkers and point-of-care urinalysis devices for early diagnosis and management of disease: a review. Biomedicines. 2023;11:1051.
18. Soares Nunes LA, Mussavira S, Sukumaran Bindhu O. Clinical and diagnostic utility of saliva as a non-invasive diagnostic fluid: a systematic review. Biochem Med (Zagreb). 2015;25:177-92.
19. Hyvärinen E, Savolainen M, Mikkonen JJW, Kullaa AM. Salivary metabolomics for diagnosis and monitoring diseases: challenges and possibilities. Metabolites. 2021;11:587.
20. Hyvärinen E, Kashyap B, Kullaa AM. Oral sources of salivary metabolites. Metabolites. 2023;13:498.
21. Alves-Bezerra M, Cohen DE. Triglyceride metabolism in the liver. Compr Physiol. 2017;8:1-8.
22. Ipsen DH, Lykkesfeldt J, Tveden-Nyborg P. Molecular mechanisms of hepatic lipid accumulation in non-alcoholic fatty liver disease. Cell Mol Life Sci. 2018;75:3313-27.
23. Chen K, Wei X, Pariyani R, Kortesniemi M, Zhang Y, Yang B. H NMR metabolomics and full-length RNA-seq reveal effects of acylated and nonacylated anthocyanins on hepatic metabolites and gene expression in Zucker diabetic fatty rats. J Agric Food Chem. 2021;69:4423-37.
24. Shao M, Lu Y, Xiang H, Wang J, Ji G, Wu T. Application of metabolomics in the diagnosis of non-alcoholic fatty liver disease and the treatment of traditional Chinese medicine. Front Pharmacol. 2022;13:971561.
25. Clemente-Suárez VJ, Beltrán-Velasco AI, Redondo-Flórez L, Martín-Rodriguez A, Yáñez-Sepúlveda R, Tornero-Aguilera JF. Neuro-vulnerability in energy metabolism regulation: a comprehensive narrative review. Nutrients. 2023;15:3106.
26. Bordone MP, Salman MM, Titus HE, et al. The energetic brain – A review from students to students. J Neurochem. 2019;151:139-65.
27. Teleanu RI, Niculescu AG, Roza E, Vladâcenco O, Grumezesco Am, Teleanu DM. Neurotransmitters – key factors in neurological and neurodegenerative disorders of the central nervous system. Int J Mol Sci. 2022;23:5954.
28. Rodrigues S, Menezes H, Gomes D, Cardeal Z. Strategies for metabolomic analysis of damaged skin from cell and tissue samples using gas chromatography-mass spectrometry. J Braz Chem Soc. 2023;34:471-84.
29. Huang K, Thomas N, Gooley PR, Armstrong CW. Systematic review of NMR-based metabolomics practices in human disease research. Metabolites. 2022;12:963.
30. Salem MA, Souza LP, Serag A, et al. Metabolomics in the context of plant natural products research: from sample preparation to metabolite analysis. Metabolites. 2020;10:37.
31. Cocking D, Damion RA, Franks H, et al. Deuterium brain imaging at 7T during D_2O dosing. Magn Reson Med. 2023;89:1514-21.
32. Tredwell GD, Bundy JG, De Iorio M, Ebbels TMD. Modelling the acid/base 1H NMR chemical shift limits of metabolites in human urine. Metabolomics. 2016;12:152.
33. Saoi M, Britz-McKibbin P. New advances in tissue metabolomics: a review. Metabolites. 2021;11:672.
34. Lutz NW, Bernard M. Methodological developments for metabolic NMR spectroscopy from cultured cells

to tissue extracts: achievements, progress and pitfalls. Molecules. 2022;27:4214.
35. Ouyang T, Ma C, Zhao Y, et al. ^{1}H NMR-based metabolomics of paired tissue, serum and urine samples reveals an optimized panel of biofluids metabolic biomarkers for esophageal cancer. Front Oncol. 2023;13:1082841.
36. Gowda GAN, Raftery D. Quantitating metabolites in protein precipitated serum using NMR spectroscopy. Anal Chem. 2014;86:5433-40.
37. Nagana Gowda GAN, Raftery D. NMR-based metabolomics. Adv Exp Med Biol. 2021;1280:19-37.
38. Duong VA, Lee H. Bottom-up proteomics: advancements in sample preparation. Int J Mol Sci. 2023;24:5350.
39. Sun J, Xia Y. Pretreating and normalizing metabolomics data for statistical analysis. Genes Dis. 2024;11:100979.
40. Wu Y, Sanati O, Uchimiya M, et al. SAND: automated time-domain modeling of NMR spectra applied to metabolite quantification. Anal Chem. 2024;96:1843-51.
41. Borges R, Resende JVM, Moraes AO, et al. Guia para processamento de dados de cromatografia acoplada a espectrometria de massas. Quim Nova. 2021;45:608-20.
42. Adamska-Patruno E, Samczuk P, Ciborowski M, et al. Metabolomics reveal altered postprandial lipid metabolism after a high-carbohydrate meal in men at high genetic risk of diabetes. J Nutr. 2019;149:915-22.
43. Nehlig A. Interindividual differences in caffeine metabolism and factors driving caffeine consumption. Pharmacol Rev. 2018;70:384-411.
44. Tomczonek-Moruś J, Wojtasik A, Zeman K, Smolarz B, Bąk-Romaniszyn L. 13910C>T and 22018G>A LCT gene polymorphisms in diagnosing hypolactasia in children. United European Gastroenterol J. 2019;7:210-6.
45. Zafarullah M, Angkustsiri K, Quach A, et al. Untargeted metabolomic, and proteomic analysis identifies metabolic biomarkers and pathway alterations in individuals with 22q11.2 deletion syndrome. Metabolomics. 2024;20:31.
46. Bütikofer U, Badertscher R, Blaser-Freiburghaus C, et al. Serum and urine metabolites in healthy men after consumption of acidified milk and yogurt. Nutrients. 2022;14:4794.
47. Lacalle-Bergeron L, Portolés T, López Fj, et al. Ultra-performance liquid chromatography-ion mobility separation-quadruple time-of-flight MS (UHPLC-IMS-QTOF MS) metabolomics for short-term biomarker discovery of orange intake: a randomized, controlled crossover study. Nutrients. 2020;12:1916.
48. Meslier V, Laiola M, Roager HM, et al. Mediterranean diet intervention in overweight and obese subjects lowers plasma cholesterol and causes changes in the gut microbiome and metabolome independently of energy intake. Gut. 2020;69:1258-68.
49. Djuricic I, Calder PC. Beneficial outcomes of omega-6 and omega-3 polyunsaturated fatty acids on human health: an update for 2021. Nutrients. 2021;13:2421.
50. Lagoumintzis G, Patrinos GP. Triangulating nutrigenomics, metabolomics and microbiomics toward personalized nutrition and healthy living. Hum Genomics. 2023;17:109.
51. Blaak EE, Canfora EE, Frost G, et al. Short chain fatty acids in human gut and metabolic health. Benef Microbes. 2020;11:411-55.

52. de Vos WM, Tilg H, Van Hul M, Cani PD. Gut microbiome and health: mechanistic insights. Gut. 2022;71:1020-32.
53. van der Hee B, Wells JM. Microbial regulation of host physiology by short-chain fatty acids. Trends Microbiol. 2021;29:700-12.
54. Morville T, Sahl RE, Moritz T, Helge JW, Clemmensen C. Plasma metabolome profiling of resistance exercise and endurance exercise in humans. Cell Rep. 2020;33:108554.
55. Lebelo MT, Joubert AM, Visagie MH. Warburg effect and its role in tumourigenesis. Arch Pharm Res. 2019;42:833-47.
56. Lu J, Tan M, Cai Q. The Warburg effect in tumor progression: mitochondrial oxidative metabolism as an anti-metastasis mechanism. Cancer Lett. 2015;356:156-64.
57. Kumar A, Misra BB. Challenges and opportunities in cancer metabolomics. Proteomics. 2019;19:e1900042.
58. Ren S, Shao Y, Zhao X, et al. Integration of metabolomics and transcriptomics reveals major metabolic pathways and potential biomarker involved in prostate cancer. Mol Cell Proteomics. 2016;15:154-63.
59. Wei Y, Jasbi P, Chi X, et al. Early Breast Cancer Detection Using Untargeted and Targeted Metabolomics. J Proteome Res. 2021;20:3124-33.
60. Yang QJ, Zhao JR, Hao J, et al. Serum and urine metabolomics study reveals a distinct diagnostic model for cancer cachexia. J Cachexia Sarcopenia Muscle. 2018;9:71-85.
61. Fasoulakis Z, Koutras A, Ntounis T, et al. Ovarian cancer and glutamine metabolism. Int J Mol Sci. 2023;24:5041.
62. Li F, Liu P, Mi W, et al. Blocking methionine catabolism induces senescence and confers vulnerability to GSK3 inhibition in liver cancer. Nat Cancer. 2024;5:131-46.
63. Vanhove K, Derveaux E, Graulus GJ, et al. Glutamine addiction and therapeutic strategies in lung cancer. Int J Mol Sci. 2019;20:252.
64. Diniz TG, Assis CS, Souza BRV, et al. Metabolomic analysis of retinopathy stages and amputation in type 2 diabetes. Clin Nutr ESPEN. 2024;61:158-67.
65. Du X, Yang L, Kong L, et al. Metabolomics of various samples advancing biomarker discovery and pathogenesis elucidation for diabetic retinopathy. Front Endocrinol (Lausanne). 2022;13:1037164.
66. Hou X-W, Wang Y, Pan C-W. Metabolomics in diabetic retinopathy: a systematic review. Invest Ophthalmol Vis Sci. 2021;62:4.
67. Jian Q, Wu Y, Zhang F. Metabolomics in diabetic retinopathy: from potential biomarkers to molecular basis of oxidative stress. Cells. 2022;11:3005.
68. Dai C, Tan C, Zhao L, et al. Glucose metabolism impairment in Parkinson's disease. Brain Res Bull. 2023;199:110672.
69. Kao Y-C, Ho P-C, Tu Y-K, Jou I-M, Tsai K-J. Lipids and Alzheimer's disease. Int J Mol Sci. 2020;21:1505.
70. Yin F, Sancheti H, Patil I, Cadenas E. Energy metabolism and inflammation in brain aging and Alzheimer's disease. Free Radic Biol Med. 2016;100:108-22.
71. Bader JM, Geyer PE, Müller JB, et al. Proteome profiling in cerebrospinal fluid reveals novel biomarkers of Alzheimer's disease. Mol Syst Biol. 2020;16:e9356.

72. Heremans IP, Caligiore F, Gerin I, et al. Parkinson's disease protein PARK7 prevents metabolite and protein damage caused by a glycolytic metabolite. Proc Natl Acad Sci. 2022;119: e2111338119.
73. Johnson ECB, Dammer EB, Duong DM, et al. Large-scale proteomic analysis of Alzheimer's disease brain and cerebrospinal fluid reveals early changes in energy metabolism associated with microglia and astrocyte activation. Nat Med. 2020;26:769-80.
74. Paul KC, Zhang Z, Walker DI, et al. Untargeted serum metabolomics reveals novel metabolite associations and disruptions in amino acid and lipid metabolism in Parkinson's disease. Mol Neurodegener. 2023;18:100.
75. Dong MX, Feng X, Xu XM, et al. Integrated analysis reveals altered lipid and glucose metabolism and identifies NOTCH2 as a biomarker for Parkinson's disease related depression. Front Mol Neurosci. 2018;11:257.
76. Cormier RJ, Doiron JA, Touaibia M, et al. Time-dependent metabolome and fatty acid profile changes following a high-fat diet exposure in Drosophila melanogaster. Insect Biochem Mol Biol. 2023; 152:103892.
77. Xie D, Zhang Y, Guo Y, et al. The impact of high-glucose or high-fat diets on the metabolomic profiling of mice. Front Nutr. 2023;10: 1171806.
78. Park JY, Kim HR, Lee Sh, et al. Metabolic profiling changes induced by fermented blackberries in high-fat-diet-fed mice utilizing gas chromatography–mass spectrometry analysis. Biology (Basel). 2024;13:511.
79. Cui Q, Xia Y, Wu Q, et al. Validity of the food frequency questionnaire for adults in nutritional epidemiological studies: A systematic review and meta-analysis. Crit Rev Food Sci Nutr. 2023;63:1670-88.
80. Su D, Chen J, Du S, et al. Metabolomic markers of ultra-processed food and incident CKD. Clin J Am Soc Nephrol. 2023;18:327-36.
81. Fechine CPNS, Monteiro MGCA, Tavares JF, et al. Choline metabolites, hydroxybutyrate and HDL after dietary fiber supplementation in overweight/obese hypertensive women: a metabolomic study. Nutrients. 2021;13:1437.
82. Silva CSO, Monteiro MGCA, Fechine CPNS, et al. Highlights of three metabolites HDL and reduction in blood pressure values after dietary fiber supplementation in overweight and obese normotensive women: a metabolomic study. Metabolomics. 2023;19:95.

Metabolômica Nutricional e Biomarcadores nas Doenças Crônicas

11

Mussara Gomes Cavalcanti Alves Monteiro ♦ Carla Patricia Novaes dos Santos Fechine ♦ Cassia Surama Oliveira da Silva ♦ Rafaella Cristhine Pordeus Luna

Introdução

As doenças crônicas, especialmente as não transmissíveis, representam um grande desafio para os sistemas de saúde, a economia e a qualidade de vida. Doenças crônicas estão relacionadas às modificações de níveis fisiológicos de várias amostras que são quantificadas no soro e em outros fluidos corporais, bem como de achados patológicos, como inflamação crônica, estresse oxidativo e disfunção mitocondrial. A investigação de grupos de risco, o diagnóstico precoce e a previsão de prognóstico representam papéis consideráveis na prevenção e redução dessas doenças.

De acordo com a Organização Mundial de Saúde (OMS),[1] doença crônica é definida como uma doença de longa duração, geralmente de progressão lenta. O gerenciamento dessas doenças, que frequentemente requer organização de recursos, acompanhamento e cuidados por longos períodos, representa um grande desafio para os sistemas de saúde em todo o mundo.

Biomarcadores são instrumentos utilizados no reconhecimento e na administração de doenças crônicas e podem ser diagnósticos, preditivos ou prognósticos. Muitos biomarcadores têm sido utilizados com êxito no diagnóstico e na previsão de patologias crônicas; porém, uma abordagem mais sofisticada que possa vincular e interpretar vários biomarcadores é importante para aperfeiçoar as condutas atuais.[2]

Nesse contexto, a metabolômica se apresenta como uma técnica poderosa para fornecer uma visão metabólica abrangente. Assim, no presente capítulo, exploraremos evidências sobre biomarcadores metabolômicos no estudo de doenças crônicas, como obesidade, diabetes *mellitus* (DM) e doenças cardiovasculares (DCV), e na avaliação da ingestão dietética.

Metabolômica e biomarcadores na obesidade

A obesidade é uma epidemia global que tem associação com o aumento do risco de outras doenças crônicas não transmissíveis (DCNTs). Sua prevalência continua a aumentar exponencialmente, independentemente de idade, sexo, etnia ou *status* socioeconômico, e não apresenta sinais significativos de diminuição.[3] Até o momento, as estratégias de prevenção e tratamento dessa morbidade, tanto no nível individual quanto populacional, não foram bem-sucedidas a longo prazo. Intervenções comportamentais e de estilo de vida destinadas a reduzir a ingestão calórica e aumentar o gasto energético tendem a ter eficácia limitada, pois adaptações hormonais, metabólicas e neuroquímicas, complexas e persistentes, não favorecem a perda ponderal e promovem o reganho de peso.[4]

Nesse cenário, o estudo de biomarcadores de doenças crônicas pode contribuir para o desenvolvimento de ferramentas diagnósticas não invasivas e de fácil aplicabilidade que auxiliem na tomada de decisões.[2] A metabolômica é uma ferramenta de análise que permite avaliar pequenas moléculas que participam de reações e os produtos do metabolismo. Alterações metabólicas induzidas pela obesidade em vários órgãos são refletidas no metaboloma plasmático; assim, a utilização da metabolômica para traçar o perfil de modificações metabólicas na obesidade pode produzir *insights* sobre assinaturas de metabólitos característicos dessa doença e aumentar o conhecimento sobre sua fisiopatologia e comorbidades associadas.[5-8]

Htun et al.[9] investigaram o perfil metabólico sérico associado à obesidade em adultos jovens. Foram avaliados dois grupos: indivíduos com obesidade e com peso normal, com média de 21,5 ± 0,95 anos. Os resultados encontrados revelaram que o grupo com obesidade apresentou níveis aumentados de lipídios, glicose, glutamato, glicoproteína N-acetil, alanina, lactato, 3-hidroxibutirato e aminoácidos de cadeia ramificada (BCAAs, do inglês *branched chain amino acids*) e níveis diminuídos de colina em comparação com o grupo de peso normal. Adultos com obesidade sem hiperlipidemia apresentaram níveis mais baixos de lipídios e lactato, glutamato, acetoacetato, N-acetil glicoproteína, isoleucina e níveis mais altos de colina e glutamina, em comparação com aqueles com obesidade e hiperlipidemia. Assim, esses autores sugerem biomarcadores séricos que distinguem adultos jovens com peso normal e com obesidade, ou seja, glutamina (maior no grupo com peso normal) e lactato, BCAAs, acetoacetato e 3-hidroxibutirato (maior no grupo com obesidade). Além disso, gordura visceral, triglicerídeos séricos, glutamato, acetoacetato, glicoproteína N-acetil, lipídio insaturado, isoleucina e VLDL/LDL foram maiores em adultos jovens com obesidade e hiperlipidemia. Portanto, os resultados sugerem que esses biomarcadores podem ser úteis na identificação de subtipos de obesidade.

A pesquisa de Pasanta et al.[10] teve por objetivo investigar os efeitos do sobrepeso nos perfis de lipídios e de metabólitos em adultos jovens, utilizando ressonância magnética (RM). Foram comparados indivíduos com sobrepeso e eutróficos, de ambos os sexos, com faixa etária entre 18 e 25 anos. Os dados da RM revelaram nove metabólitos distintos: lipídios CH_3, lipídios CH_2, lactato, alanina, lipídios $CH_2-CH=$, creatina, colina, α-glicose e β-glicose. O espectro do grupo com sobrepeso mostrou lipídios, α-glicose e β-glicose ligeiramente maiores. Os níveis de triglicerídeos, lipoproteína de baixa densidade (LDL) e lipoproteínas de muito baixa densidade (VLDL), hemoglobina glicada (HbA1c) e glicose no sangue foram significativamente maiores no grupo com sobrepeso, com lipoproteínas de alta densidade (HDL) significativamente mais baixo. O metabólito colina apresentou aumento não significativo no grupo sobrepeso em relação ao grupo eutrófico, sugerindo alteração no metabolismo lipídico. O estudo indica que o sobrepeso contribui para a modificação do metabolismo entre adultos jovens, verificado por alterações dos níveis de metabólitos e aumento dos níveis de lipídios. Esses resultados podem aumentar a elucidação sobre a patogênese da síndrome metabólica, revelando a importância de mais pesquisas que esclareçam esses indicadores.

No estudo desenvolvido por Saparuddin et al.,[11] os níveis de BCAAs, frequentemente associados a obesidade e DM tipo 2 (DMT2), foram significativamente maiores em mulheres com obesidade ou acima do peso metabolicamente não saudáveis (MNS), em comparação com aquelas metabolicamente saudáveis (MS). Outro resultado desse estudo mostrou que, embora a perda ponderal observada no grupo MNS não tenha sido clinicamente significativa, os níveis de carnitina e tirosina foram associados à perda ponderal observada. Esses achados sugerem que a carnitina e a tirosina podem ser consideradas potenciais alvos terapêuticos para perda ponderal, particularmente em mulheres MNS.[11]

Estudos com abordagem metabolômica, portanto, podem estimular a descoberta de biomarcadores que auxiliem no gerenciamento de peso e no tratamento mais eficaz da obesidade. Considerando que os tratamentos e recomendações nutricionais atuais não contemplam diferenças interindividuais, a utilização de ferramentas da nutrição de precisão, incluindo a metabolômica, pode transformar o manejo da obesidade ao adaptar as intervenções dietéticas, utilizando dados genéticos, perfis da microbiota intestinal e de metabólicos dos indivíduos.[12]

No entanto, a integração da nutrição de precisão na prática clínica de rotina requer validação adicional por meio de ensaios clínicos randomizados e o acúmulo de um corpo maior de evidências para fortalecer sua base. Apesar dos avanços tecnológicos que tornam possível a identificação de biomarcadores relacionados à obesidade e a previsão de respostas metabólicas pós-prandiais, a implementação da nutrição de precisão na prática clínica ainda requer maior validação e refinamento. Ademais, essa abordagem pode ampliar as desigualdades em saúde, pois apenas uma parcela restrita da população terá acesso a esses recursos.[12]

Metabolômica e biomarcadores no diabetes

O DM é uma doença metabólica crônica e complexa causada por múltiplos fatores genéticos interagindo com estilo de vida e fatores ambientais.[13] A prevalência e a incidência de DM e suas complicações, como as doenças renais crônicas e DCV, vêm aumentando na maioria dos países, tornando urgente o desenvolvimento de estratégias mais eficazes de prevenção e tratamento.[14] Estima-se que o DM afete mais de 463 milhões de pessoas em todo o mundo.[13,15]

A hiperglicemia crônica e a resistência à insulina podem induzir alterações metabólicas posteriores, resultando no desequilíbrio do metabolismo de proteínas, lipídios e carboidratos.[16] A disfunção metabólica associada ao desenvolvimento do DM começa décadas antes do aumento da glicemia, o que dificulta a identificação de indivíduos em risco de desenvolver a doença.[14] Alguns mecanismos moleculares têm sido associados à fisiopatologia do DMT2,

como estresse oxidativo, inflamação ou encurtamento dos telômeros, contribuindo para o comprometimento das vias do metabolismo da glicose.[17-19]

A desregulação metabólica desempenha um papel importante na patogênese e progressão de doenças crônicas, como obesidade, DM e DCV;[20] assim, as abordagens metabolômicas estão permitindo uma identificação mais ampla dos metabólitos envolvidos nesses processos. A metabolômica identifica e quantifica metabólitos de pequenas moléculas em vários sistemas biológicos, e é, de todas as abordagens ômicas, a que melhor reflete o fenótipo.[17,21]

Desse modo, a metabolômica surge como ferramenta importante para a descoberta de biomarcadores no DM e suas complicações, uma vez que os metabólitos podem fornecer informações sobre as vias moleculares envolvidas no desenvolvimento e progressão da doença, possibilitando melhor caracterização de fenótipos e distúrbios metabólicos. Nesse sentido, a metabolômica está cada vez mais em destaque na pesquisa[22] e se apresenta como ferramenta promissora para o diagnóstico precoce e a estratificação de risco de DM, podendo facilitar a prevenção e o tratamento individualizado.[13,23]

Estudos populacionais e de metanálises identificaram múltiplos biomarcadores genéticos e não genéticos potenciais para o risco de DMT2. Esses metabólitos identificados podem funcionar como biomarcadores metabolômicos para avaliar a evolução da doença e a resposta do organismo a tratamentos específicos. Também podem ser utilizados para investigar o papel da microbiota intestinal na assimilação de nutrientes, facilitando o desenvolvimento de uma nutrição personalizada.[23,24]

A metabolômica tem sido cada vez mais aplicada na avaliação e identificação de perfis de metabólitos no DM e suas complicações em estudos clínicos e na área da nutrição. Para que esses biomarcadores sejam identificados e adequadamente utilizados, são necessárias validações metodológicas; assim, ainda existem limitações em como padronizar e comparar os resultados de vários estudos.[25,26]

O estudo de Al-Sulaiti et al.[25] utilizou análise metabolômica de amostras de sangue em indivíduos magros, obesos sensíveis a insulina (OSI), obesos resistentes a insulina (ORI) e obesos com DMT2 para investigar as vias metabólicas subjacentes à resistência à insulina associada à obesidade e ao DMT2. Os metabólitos fosfolipídicos (colina, glicerofosfoetanolamina e glicerofosforilcolina) foram significativamente alterados ao comparar OSI e ORI + DMT2. Por exemplo, níveis aumentados de colina no grupo OSI, em comparação com os grupos ORI + DMT2, sugerem um possível papel protetor na resistência à insulina associada à obesidade. Assim, o estudo revelou metabólitos que podem diferenciar indivíduos com obesidade metabolicamente saudáveis (OSI) daqueles com obesidade patológica (ORI + DMT2).[25]

Nos últimos anos, vários estudos utilizando a metabolômica verificaram associações entre concentrações plasmáticas elevadas de BCAAs e DMT2. Assim, BCAAs, incluindo valina, leucina e isoleucina, são potenciais biomarcadores de distúrbios do metabolismo glicolipídico e, desse modo, podem estar relacionados ao aumento do risco de DMT2.[27]

A retinopatia diabética (RD), doença da retina associada à hiperglicemia, uma das complicações microvasculares frequentes do diabetes, é considerada a principal causa de cegueira em adultos em idade produtiva.[28,29] O estresse oxidativo na retina é um dos fatores envolvidos na patogênese da doença. A L-arginina e o ácido treônico podem contribuir potencialmente para o desenvolvimento de RD não proliferativa.[30]

Um estudo epidemiológico transversal foi desenvolvido para avaliar o perfil metabolômico e identificar marcadores fisiopatológicos de 128 participantes, divididos em cinco grupos: controle saudável, DMT2 sem retinopatia diabética (DMT2), retinopatia diabética não proliferativa (RDNP), retinopatia diabética proliferativa (RDP) e diabetes amputado (AMP).[31]

Foram identificados metabólitos alterados nesses pacientes, bem como diferenças metabólicas entre os grupos no plasma sanguíneo, classificados por espectro de RM.[31] Assim, 16 metabólitos encontrados discriminaram os grupos: metilamina, aspartato, citrato, tirosina, colina, arginina, histidina, b-glicose, mio inositol, fenilalanina, colesterol e lipídios (principalmente LDL), N-óxido de trimetilamina (TMAO), glutamina, prolina, citrulina e creatina. Os grupos DMT2 e diabetes associados a retinopatia apresentaram maiores concentrações relativas dos 16 metabólitos quando comparados ao grupo controle.

Os resultados evidenciaram que o metabolismo da fenilalanina, tirosina e triptofano, foram discriminantes para o grupo diabetes com retinopatia proliferativa. Os BCAAs foram destaques para RD. A histidina foi estatisticamente associada como metabólito do grupo AMP quando comparada ao grupo DMT2.[31]

Os níveis séricos de valina, leucina, isoleucina, tirosina e fenilalanina foram medidos em estudos longitudinais e transversais com um total de 429 participantes chineses em diferentes estágios de desenvolvimento de DM, usando plataforma de espectrometria de massa.[32] A elevação precoce dos cinco aminoácidos foi intimamente associada ao desenvolvimento de DM, sugerindo um papel importante desses metabólitos como marcadores precoces da doença. Ademais, diversos estudos de coortes em humanos evidenciaram que BCAAs e seus metabólitos relacionados estão agora bem estabelecidos como um dos biomarcadores mais evidentes de obesidade, resistência à insulina, DMT2 e DCV.[33]

Um estudo de coorte METSIM (síndrome metabólica em homens) incluiu 5.181 participantes com dados metabolômicos disponíveis para 20 aminoácidos na linha de base. Cinco aminoácidos (tirosina, alanina, isoleucina, aspartato e glutamato) foram significativamente associados a diminuição na secreção de insulina e a risco aumentado de DMT2.[26] A disponibilidade de aminoácidos desempenha papel crucial na regulação da sinalização intracelular, secreção hormonal e homeostase energética.[34] Desse modo, níveis aumentados de BCAAs afetam o metabolismo da glicose e a secreção de insulina, prejudicam a oxidação lipídica e aumentam o acúmulo de lipídios no músculo esquelético.[33,34]

Metabolômica e biomarcadores na hipertensão arterial sistêmica

Hipertensão não é considerada apenas um grave problema de saúde pública, mas também o fator de risco mais importante para DCV em virtude de sua alta prevalência em todo o mundo, acarretando um custo econômico elevado para a sociedade.[35,36] Apesar dos avanços científicos no tratamento, identificação de mecanismos fisiopatológicos e políticas públicas implementadas nas últimas décadas,[37] destaca-se que o estilo de vida ocidental, particularmente impulsionado por escolhas alimentares, entre outros hábitos, tem sido consistentemente associado à prevalência de hipertensão, obesidade e DCV.[38-41]

A etiologia da hipertensão é multifatorial e altamente complexa,[42,43] caracterizada pela implicação de múltiplas vias fisiológicas e sistemas de órgãos.[44] Essa condição ocorre como consequência de fatores genéticos, ambientais e de estilo de vida que desencadeiam fatores biológicos como estresse oxidativo, disfunção endotelial e funcionalidade do sistema renina-angiotensina-aldosterona e do sistema nervoso simpático.[45-49] Assim, estudos inovadores que aumentem o entendimento de vias fisiopatológicas, como os que envolvem a metabolômica, são cada vez mais pertinentes.[50]

A metabolômica é uma das ciências "ômicas" que quantifica alterações em vários metabólitos de uma só vez, fornecendo imagem mais precisa e completa da estrutura e função molecular de um organismo.[45] Essa metodologia oferece informações diretas para estudar a patogênese de doenças[51] e tem sido amplamente utilizada em vários campos científicos, com a esperança de se descobrir novos biomarcadores relacionados ao diagnóstico e prognóstico de doenças.[52]

A metabolômica pode oferecer uma compreensão aprofundada dos mecanismos da doença e identificar potenciais biomarcadores para um diagnóstico mais eficaz.[53-56] O método visa detectar e medir alterações nos perfis e níveis de metabólitos de baixo peso molecular (< 1.500 Da) em células, tecidos ou biofluidos,[57,58] e é utilizado para avaliar alterações nos metabólitos em decorrência de hipertensão e de outras patologias.[59] As moléculas envolvidas incluem lipídios, peptídeos, aminoácidos, açúcares e outros pequenos compostos biomoleculares biológicos; elas são a base material da vida do sistema e do fenótipo bioquímico e podem fornecer informações abrangentes sobre o estado fisiológico e patológico e as vias metabólicas do corpo.[60]

Uma abordagem metabolômica com o intuito de medir os metabólitos envolvidos, que usou espectroscopia de RM, possibilitou a quantificação de biomarcadores circulantes e a investigação de suas associações com a incidência de hipertensão.[61] Como resultado, a detecção precoce da hipertensão por meio da descoberta de biomarcadores e mecanismos fisiopatológicos relacionados oferece um direcionamento para controlar a condição e prevenir complicações cardiovasculares e outras associadas.[62]

Portanto, entre as ciências ômicas, a metabolômica é a abordagem mais funcional para avaliar as atividades de um organismo.[63,64] Ela vem sendo utilizada para estudar os efeitos da dieta sobre perfis metabólicos, destacando os metabólitos e as vias metabólicas influenciadas pela dieta. Um exemplo é a ingestão de fibras dietéticas, que demonstrou uma associação inversa com metabólitos relacionados à pressão arterial (PA).[50,65,66]

Alguns estudos exploraram a correlação entre metabólitos e hipertensão e descobriram que certos metabólitos desempenham um papel crucial na ocorrência e no desenvolvimento da doença.[60] Esses estudos sugeriram possíveis vias etiológicas envolvendo o metabolismo de lipídios, aminoácidos e álcool,[44] destacando que como os metabólitos estão intimamente ligados aos fenótipos, estudar a metabolômica pode ser uma forma eficaz de entender melhor a biologia da hipertensão.[48]

He et al.[67] encontraram 24 metabólitos relacionados à PA, incluindo três metabólitos de aminoácidos e nucleotídios, sete cofatores e vitaminas ou metabólitos heterotróficos, 10 metabólitos lipídicos e quatro metabólitos ainda sem nome. Lin et al.[68] identificaram que ceramida, triacilglicerol, glicerolipídios totais, ácido oleico e colesterol-éster estavam associados à PA diastólica (PAD). Em estudos prospectivos, descobriram que serina, glicina, fosfatidilcolinas ou hexadecanoato estavam associados a risco de hipertensão.[69]

Bai et al.[70] descobriram que glicina (Gly), ornitina (Orn), decanoilcarnitina (C10)/citrulina (Cit), fenilalanina (Phe), tirosina (Tyr) e 3-hidroxiisovalerilcarnitina (C5-OH)/octanoilcarnitina (C8) podem ser usados para distinguir entre hipertensos e indivíduos saudáveis. Assim, em doenças com início assintomático, como a hipertensão, os metabólitos podem já apresentar alterações no sangue, urina ou outros fluidos bem antes do aparecimento de qualquer sintoma ou sinal clínico.[71,72]

De acordo com Flores-Guerrero et al.,[73] altas concentrações de BCAAs quantificadas por meio de RM em indivíduos normotensos foram associadas a maior risco de incidência de hipertensão em um período de 7 anos. Assim, esse marcador vem ganhando destaque no desenvolvimento da hipertensão.[74]

Inúmeros estudos de coorte identificaram que alguns metabólitos estão associados à incidência da hipertensão.[75] O *Estudo de Risco de Arteriosclerose nas Comunidades* (RAC) constatou que os metabólitos (4-hidroxipurato) ou padrões de metabólitos (padrão de esteroides sexuais) foram associados à incidência da hipertensão durante um período de 10 anos.[76]

Os participantes do estudo RAC com PA normal foram analisados para o perfil metabólico sérico. No início do estudo, foram identificados nas amostras de soro dos indivíduos um total de 244 metabólitos; os metabólitos 4-hidroxipurato, produto da fermentação microbiana intestinal de polifenóis e um esteroide sexual, foram positivamente associados a um risco 17% maior de hipertensão.[76]

Zhong et al.[77] analisaram metabólitos plasmáticos, em participantes hipertensos (157) e saudáveis (99), estudo que foi conduzido para discriminar metabólitos associados à hipertensão e as vias metabólicas envolvidas. Os autores constataram diferença entre os dois grupos para 12 metabólitos, destacando que a análise discriminante ortogonal por mínimos quadrados parciais (OPLS-DA) dos metabólitos mostrou a divergência completa dos metabólitos com base nos dois grupos. Esse resultado implica que o soro de hipertensos é significativamente diferente em comparação com os saudáveis; os aminoácidos (valina, alanina, ácido piroacêmico, inose, p-hidroxifenilalanina e metil-histidina) foram mais baixos e os componentes lipídicos (VLDL, LDL), ácido láctico e acetona foram elevados em hipertensos, destacando que metabólitos foram considerados biomarcadores potenciais de hipertensão.

Ameta et al.[48] realizaram um estudo com RM, utilizando amostra de soro de 64 pacientes com hipertensão, dos quais 59 pertenciam ao grupo controle saudável do sexo masculino, entre 35 e 50 anos, para analisar os perfis de metabólitos que poderiam apresentar alterações significativas no soro e ser considerados possíveis biomarcadores de hipertensão.

A análise de componentes principais (PCA) e a OPLS-DA detectaram que os metabólitos apresentaram mudanças nas amostras de soro para alanina, arginina, metionina, piruvato, adenina e uracila. Esses conjuntos de metabólitos também apresentaram correlação com a PA e estão associados em 99% de todos os casos de controles de hipertensão. Desse modo, os metabólitos podem ser considerados biomarcadores potenciais de hipertensão para avaliação clínica.[61]

O estudo *European Prospective Investigation Into Cancer and Nutrition* (EPIC) utilizou a metabolômica para investigar a hipertensão incidente. Os participantes foram sorteados aleatoriamente, em hipertensos e não hipertensos, e acompanhados por período aproximadamente de 10 anos, para analisar os perfis de metabólitos séricos. Foram analisados 127 metabólitos, seis deles identificados como os mais prováveis biomarcadores para o desenvolvimento de hipertensão incidente.[69]

Segundo Dietrich et al.,[69] existe uma associação positiva entre os metabólitos serina, glicina e acil-alquil-fosfatidilcolinas (C42: 4 e C44: 3) e a incidência de sobrevida livre de hipertensão. Essa relação pode estar associada às propriedades anti-inflamatórias e antioxidantes desses metabólitos e à consequente proteção contra o desenvolvimento da hipertensão. Por outro lado, diacil-fosfatidilcolinas (C38: 4 e C38: 3) foram associadas à redução de sobrevida livre de hipertensão prevista em 10 anos. Assim, esses metabólitos são importantes na previsão de casos de hipertensão incidente, principalmente quando combinados com marcadores de risco conhecidos.[61]

Ke et al.[78] constataram níveis elevados de diacil-fosfatidilcolinas e lisofosfatidilcolina (Liso PC) em hipertensos em comparação com o grupo controle saudável. No mesmo estudo, verificou-se que uma série de acetilcarnitinas foi regulada positivamente em indivíduos com hipertensão, destacando que acetilcarnitinas são importantes intermediários da β-oxidação de ácidos graxos, que pode estar associada à hipertensão.

Em outro estudo com amostra de homens jovens hipertensos e controle saudáveis (20 hipertensos, entre 18 e 35 anos, no estágio 1 de hipertensão e 20 saudáveis, entre 20 e 35 anos), observou-se distúrbio no metabolismo de aminoácidos em homens jovens hipertensos. Nesse sentido, distúrbios do metabolismo de aminoácidos podem predispor a hipertensão em homens jovens, sugerindo que variações metabólicas ocorrem numa fase precoce da hipertensão.[79]

Observa-se que o perfil metabolômico tem a capacidade de esclarecer as vias envolvidas no desenvolvimento da hipertensão,[68] possibilitando distinguir indivíduos hipertensos da população com PA normal. Além disso, ele pode ser utilizado como um método sinalizador para hipertensão, sendo útil para a detecção precoce, o diagnóstico e tratamento da hipertensão e outras complicações que dela possam advir, destacando que os biomarcadores de metabólitos surgem precocemente antes do início da doença.[61,68,69,80]

Nutrimetabolômica e biomarcadores da ingestão dietética

Entre os avanços científicos mais importantes das últimas décadas está a concepção e a conclusão de múltiplos estudos de grande dimensão sobre nutrição, incluindo coortes observacionais prospectivas, ensaios clínicos randomizados e, mais recentemente, consórcios genéticos. Esses avanços mostraram que os alimentos e os padrões alimentares podem explicar muitos efeitos da relação entre dieta e DCNTs.[81] No campo da nutrição de precisão, em termos de sua aplicabilidade, é necessária uma compreensão abrangente do estado nutricional geral de um indivíduo e do consumo alimentar.[82]

Nesse contexto, em estudos nutricionais, métodos subjetivos de avaliação alimentar, como histórico alimentar, registro alimentar, recordatório alimentar de 24 horas e questionário de frequência alimentar (QFA), são amplamente utilizados. No entanto, todos esses métodos apresentam limitações importantes que interferem na confiabilidade dos dados, como relatos incorretos, viés de memória, dificuldade de mensurar o tamanho das porções ingeridas, subnotificação da ingestão alimentar e influência de características individuais, como idade, sexo e IMC. Assim, surge a necessidade de metodologias que complementem as abordagens atuais de avaliação dietética com a implementação de medições mais objetivas do padrão alimentar.[12,83]

Muitos estudos estão sendo desenvolvidos com o objetivo de analisar perfis metabólicos de pacientes no intuito de identificar biomarcadores preditivos ou prognósticos de doenças e suas complicações e implementar aplicações diagnósticas simples, baratas e inovadoras.[84] Nesse cenário, no contexto da análise dietética, uma avaliação objetiva da ingestão alimentar pode ser alcançada por meio de biomarcadores quantitativos nutricionais que possam ser avaliados habitualmente no sangue e na urina.[83] Assim, biomarcadores de ingestão alimentar surgem como alternativa objetiva para analisar a relação entre questionários alimentares e a ingestão alimentar real.[12,83-85]

A metabolômica possibilita a análise de centenas de compostos simultaneamente[86] e pode fornecer uma compreensão abrangente do metaboloma dos alimentos e da relação com a ingestão alimentar. Essa abordagem permitirá estratégias de nutrição de precisão ao contabilizar objetivamente o consumo de alimentos específicos.[83]

Assim, a metabolômica nutricional ou nutrimetabolômica, com os primeiros estudos em larga escala datados nos anos 2000, surge como área de investigação nutricional com o objetivo de identificar biomarcadores alimentares e aprofundar a compreensão da dinâmica metabólica e dos impactos para a saúde. Os campos de aplicação da nutrimetabolômica podem ser categorizados em avaliação dietética, perfil metabólico, previsão de risco, diversidade da microbiota intestinal, interação genética, perfil do leite humano e sensibilidades dietéticas.[87]

Nos estudos de avaliação dietética, portanto, as limitações causadas por distorções conscientes ou inconscientes do relato dos participantes podem ser superadas até certo ponto pela avaliação objetiva com abordagens metabolômicas. Já nos estudos de perfil metabólico, o foco inclui biomarcadores que indicam a resposta a uma dieta ou o efeito da exposição alimentar em funções biológicas específicas. Esses estudos abrangem diversos grupos alimentares, como frutas, café/cacau/chá, cereais, laticínios, álcool e leite humano ou fórmula infantil. Também investigam padrões alimentares, como dietas de restrição calórica, jejum e consumo de grãos integrais e risco de doenças, como síndrome metabólica, DCV e câncer. Essas pesquisas exploratórias ajudam a correlacionar dieta e saúde, auxiliando na avaliação do risco de desenvolvimento de doenças.[87]

Na Figura 11.1, observa-se um compilado de informações sobre biomarcadores de ingestão alimentar. Segundo os autores, os resultados observados demonstram o potencial da incorporação da nutrição de precisão em contextos clínicos e na orientação nutricional baseada em estimativas mais precisas da ingestão alimentar. Ao personalizar recomendações dietéticas com base em perfis metabólicos individuais, essa abordagem pode melhorar significativamente as prescrições alimentares e facilitar a integração de múltiplos dados nutricionais.[83]

Ulusoy-Gezer e Rakıcıoğlu,[12] em sua revisão narrativa da literatura científica, mostraram o potencial dos biomarcadores de ingestão alimentar em estudos com humanos, utilizando amostras biológicas de plasma, soro ou urina de 24 horas. A seguir, estão listados alguns resultados desses biomarcadores em relação a alimentos específicos:

- Frango: 3-metil-histidina (plasma), dimetilglicina (plasma), π-metil-histidina (plasma), anserina (urina de 24 horas), guanidoacetato (urina de 24 horas)
- Peixe: TMAO (plasma e urina de 24 horas), 1-metil-histidina (plasma)
- Carne: 2-metilbutirilcarnitina (plasma), acetilcarnitina (plasma), anserina (plasma), carnosina (plasma), propionil carnitina (plasma), TMAO (plasma), π-metil-histidina (plasma), 1-metil-histidina (urina de 24 horas), 3-metil-histidina (urina de 24 horas)
- Queijo: heptano-2-ona (plasma), undecan-2-ona (plasma), heptano-4-ona (urina de 24 horas)
- Laticínios: 3,5-dimetiloctan-2-ona (plasma), acetato de 1-metoxi-2-propil (urina de 24 horas), 3-etilfenol (urina de 24 horas), éster metílico do ácido 9-decenóico (urina de 24 horas)
- Grão integral: alquilresorcinol (plasma)
- Trigo integral e centeio: ácido 3,5-di-hidroxicinâmico (urina de 24 horas) e ácido 5-(3,5-di-hidroxifenil) pentanoico (urina de 24 horas)
- Maçã e pera: glucuronídio de floretina (urina de 24 horas)
- Frutas e sucos cítricos: betaína prolina (urina de 24 horas por 3 dias), glucuronídio de hesperetina (urina de 24 horas), glucuronídio de naringenina (urina de 24 horas)

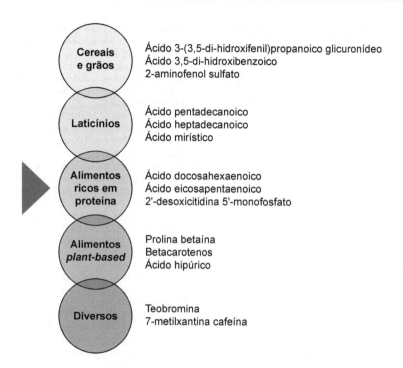

Figura 11.1 Exemplo de metabólitos representativos por grupo alimentar.[83]

- Framboesa: ácido cafeico sulfonado (urina de amostra isolada), metil-epicatequina sulfonada (urina de amostra isolada)
- Morango: sulfato de 2,5-dimetil-4-metoxi-3(2H) –furanona (urina de 24 horas por 3 dias)
- Vegetais crucíferos: sulfóxido de S-metil-L-cisteína (urina de 48 horas)
- Vegetais verde-escuros e alaranjados: α-caroteno, β-caroteno, β-criptoxantina, luteína, zeaxantina (soro)
- Suco de tomate: alcaloides esteroidais (urina de 48 horas), β-carbolina, imidazol (urina de 48 horas)
- Chocolate: ácido 4-hidroxi-(3',4'-dihidroxifenil) valérico sulfato (urina de 24 horas)
- Nozes: ácido 5-hidroxi-indol-3-acético (urina de 24 horas por 3 dias)
- Cafeína: ciclo(isoleucil-prolil) (soro), ciclo (prolil-valil) (soro), paraxantina (soro), sulfato de pirocatecol (soro), ácido quínico (soro), trigonelina (soro), sulfato de ácido di-hidroferúlico (urina de 24 horas), sulfato de ácido ferúlico (urina de 24 horas), glucuronídio de guaiacol (urina de 24 horas)
- Vinho tinto: sulfato de éster etílico do ácido gálico (urina de 24 horas).

Assim, o foco principal da metabolômica nutricional tem sido a descoberta de metabólitos específicos associados ao consumo de alimentos e ao seu impacto no risco de doenças crônicas.[85] O progresso nos campos da metabolômica, metagenômica e o desenvolvimento de novas tecnologias tem aumentado a compreensão sobre a relação entre microbiota intestinal, saúde humana e o desenvolvimento de doenças crônicas como obesidade, DMT2, Alzheimer, DCV e doença hepática gordurosa não alcoólica, para citar algumas. Assim, nesse campo de estudo, também têm sido avaliados metabólitos que são produzidos pela interação entre a microbiota e os componentes alimentares e/ou farmacêuticos (p. ex., ácidos graxos de cadeia curta [AGCC], NH3, TMAO e derivados de indol).[88] O TMAO é um metabólito produzido pelo microbioma intestinal a partir de nutrientes alimentares como colina, betaína e l-carnitina, que são prevalentes em ovos, carne vermelha e peixe.[89] Esse e outros metabólitos estão detalhados no Capítulo 12, Fundamentos sobre Microbiota Intestinal, e no Capítulo 13, *Microbioma Intestinal, Nutrição e Doenças Crônicas*, deste livro.

Considerações finais

É fundamental destacar a relevância da metabolômica no manejo das DCNTs, uma vez que os estudos têm se concentrado na identificação de biomarcadores associados a processos patológicos, como obesidade, DM, hipertensão, entre outros. Nesse contexto, análises que possibilitem traçar o perfil metabolômico do indivíduo e/ou população permitem ampliar as ferramentas de diagnóstico e direcionar o tratamento dessas patologias. A análise metabolômica ainda é pouco aplicada, possivelmente por seu alto custo e pela necessidade de mais pesquisas nas diversas áreas de aplicação.

As tecnologias ômicas, particularmente a metabolômica, oferecem oportunidades para ampliar nossa compreensão da ingestão alimentar e de sua relação com o desenvolvimento de doenças crônicas. Além disso, a avaliação da resposta individual com base em perfil de metabólitos representa um marco significativo na busca de abordagens e tratamentos nutricionais mais precisos.[90]

Referências bibliográficas

1. World Health Organization (WHO). Noncommunicable diseases country profiles 2014. Geneva: WHO; 2014. Disponível em: https://iris.who.int/handle/10665/128038.
2. Al-Hadlaq SM, Balto HA, Hassan WM, Marraiki NA, El-Ansary AK. Biomarkers of non-communicable chronic disease: an update on contemporary methods. PeerJ. 2022;10:e12977.
3. World Health Organization (WHO). WHO European Regional Obesity Report 2022. Copenhagen: WHO; 2022. Disponível em: https://www.who.int/europe/publications/i/item/9789289057738.
4. Blüher M. Obesity: global epidemiology and pathogenesis. Nat Rev Endocrinol. 2019;15(5):288-98.
5. Cirulli ET, Guo L, Leon Swisher C, et al. Profound Perturbation of the Metabolome in Obesity Is Associated with Health Risk. Cell Metab. 2019;29(2):488-500.
6. Smith E, Fernandez C, Melander O, Ottosson F. Altered acylcarnitine metabolism is associated with an increased risk of atrial fibrillation. J Am Heart Assoc. 2020;9(21):e016737.
7. Smith E, Ericson U, Hellstrand S, et al. A healthy dietary metabolic signature is associated with a lower risk for type 2 diabetes and coronary artery disease. BMC Med. 2022;20(1):122.
8. Martorell-Marugán J, Tabik S, Benhammou Y, et al. Deep learning in omics data analysis and precision medicine. Computational Biology [Internet]. Brisbane (AU): Codon Publications; 2019. Chapter 3.
9. Htun KT, Pan J, Pasanta D, et al. Identification of metabolic phenotypes in young adults with obesity by 1H NMR metabolomics of blood serum. Life. 2021;11(6):574.
10. Pasanta D, Chancharunee S, Tungjai M, Kim HJ, Kothan S. Effects of obesity on the lipid and metabolite profiles of young adults by serum 1 H-NMR spectroscopy. PeerJ. 2019;7:e7137.
11. Saparuddin F, Mohd Nawi MN, Ahmad Zamri L, et al. Metabolite, biochemical, and dietary intake alterations associated with lifestyle interventions in obese and overweight malaysian women. Nutrients 2024;16(20):3501.
12. Ulusoy-Gezer HG, Rakıcıoğlu N. The future of obesity management through precision nutrition: putting the individual at the center. Curr Nutr Rep. 2024;13(3):455-77.
13. Jin Q, Ma RCW. Metabolomics in diabetes and diabetic complications: insights from epidemiological studies. Cells. 2021;10(11):2832.
14. Chen ZZ, Gerszten RE. Metabolomics and proteomics in type 2 diabetes. Circ Res. 2020;126(11):1613-27.
15. Tinajero MG, Malik VS. An update on the epidemiology of type 2 diabetes. Endocrinol Metab Clin North Am. 2021; 50(3):337-55.
16. Tan Y, Liu X, Yang Y, et al. Metabolomics analysis reveals serum biomarkers in patients with diabetic sarcopenia. Front Endocrinol. 2023;14:1119782.
17. Doumatey AP, Shriner D, Zhou J, et al. Untargeted metabolomic profiling reveals molecular signatures associated with type 2 diabetes in Nigerians. Genome Med. 2024;16(1):38.
18. Cheng F, Luk AO, Shi M, et al. Shortened leukocyte telomere length is associated with glycemic progression in type 2 diabetes: a prospective and mendelian randomization analysis. Diabetes Care. 2022;45(3):701-9.
19. Passaro AP, Marzuillo P, Guarino S, et al. Omics era in type 2 diabetes: from childhood to adulthood. World J Diabetes. 2021;12(12):2027-35.
20. Newgard CB. Metabolomics and metabolic diseases: where do we stand? Cell Metab. 2017;25(1):43-56.
21. Sas KM, Karnovsky A, Michailidis G, Pennathur S. Metabolomics and diabetes: analytical and computational approaches. Diabetes. 2015;64(3):718-32.
22. Emwas AHM, Al-Rifai N, Szczepski K, et al. You are what you eat: application of metabolomics approaches to advance nutrition research. Foods. 2021;10(6):1249.23.

23. Gibbons H, Brennan L. Metabolomics as a tool in the identification of dietary biomarkers. Proc Nutr Soc. 2017;76(1):42-53.
24. Hotea I, Sirbu C, Plotuna AM, et al. Integrating (nutri-)metabolomics into the one health tendency – the key for personalized medicine advancement. Metabolites. 2023;13(7):800.
25. Al-Sulaiti H, Diboun I, Agha MV, et al. Metabolic signature of obesity-associated insulin resistance and type 2 diabetes. J Transl Med. 2019;17(1):348.
26. Laakso M. Biomarkers for type 2 diabetes. Mol Metab. 2019;27:S139-46.
27. O'Gorman A, Brennan L. Metabolomic applications in nutritional research: a perspective. J Sci Food Agric. 2015;95(13):2567-70.
28. Jian Q, Wu Y, Zhang F. Metabolomics in diabetic retinopathy: from potential biomarkers to molecular basis of oxidative stress. Cells. 2022;11(19):3005.
29. Haydinger CD, Oliver GF, Ashander LM, Smith JR. Oxidative stress and its regulation in diabetic retinopathy. Antioxidants. 2023;12(8):1649.
30. Wang X, Yang S, Yang G, et al. Novel risk score model for non-proliferative diabetic retinopathy based on untargeted metabolomics of venous blood. Front Endocrinol. 2023;14:1180415.
31. Diniz TG, Severo de Assis C, De Sousa BRV, et al. Metabolic analysis of retinopathy stages and amputation in type 2 diabetes. Clin Nutr ESPEN. 2024;61:158-67.
32. Chen T, Ni Y, Ma X, et al. Branched-chain and aromatic amino acid profiles and diabetes risk in Chinese populations. Sci Rep. 2016;6(1):20594.
33. White PJ, McGarrah RW, Herman MA, Bain JR, Shah SH, Newgard CB. Insulin action, type 2 diabetes, and branched-chain amino acids: A two-way street. Mol Metab. 2021;52:101261.
34. Han F, Xu C, Hangfu X, et al. Circulating glutamine/glutamate ratio is closely associated with type 2 diabetes and its associated complications. Front Endocrinol. 2024;15:1422674.
35. Dai N, Deng Y, Wang B. Association between human blood metabolome and the risk of hypertension. BMC Genomic Data. 2023;24(1):79.
36. Yang Z, Wang Q, Liu Y, et al. Gut microbiota and hypertension: association, mechanisms and treatment. Clin Exp Hypertens. 2023;45(1):2195135.
37. Sun B, Shi X, Wang T, Zhang D. Exploration of the association between dietary fiber intake and hypertension among U.S. adults using 2017 American College of Cardiology/American Heart Association Blood Pressure Guidelines: NHANES 2007–2014. Nutrients. 2018;10(8):1091.
38. Arnett DK, Blumenthal RS, Albert MA, et al. 2019 ACC/AHA Guideline on the Primary Prevention of Cardiovascular Disease: Executive Summary: A report of the American College of Cardiology/American Heart Association Task Force on Clinical Practice Guidelines. Circulation. 2019;140(11):e563-e595.
39. Kaye DM, Shihata WA, Jama HA, et al. Deficiency of prebiotic fiber and insufficient signaling through gut metabolite-sensing receptors leads to cardiovascular disease. Circulation. 2020;141(17):1393-403.
40. Pearson GJ, Thanassoulis G, Anderson TJ, et al. 2021 Canadian Cardiovascular Society guidelines for the management of dyslipidemia for the prevention of cardiovascular disease in adults. Can J Cardiol. 2021;37(8):1129-50.
41. Clemente-Suárez VJ, Beltrán-Velasco AI, Redondo-Flórez L, Martín-Rodríguez A, Tornero-Aguilera JF. Global impacts of Western diet and its effects on metabolism and health: A narrative review. Nutrients. 2023;15(12):2749.
42. Ott C, Schmieder RE. Diagnosis and treatment of arterial hypertension 2021. Kidney Int. 2022;101(1):36-46.
43. Araujo-Castro M, Reincke M, Lamas C. Epidemiology and management of hypertension and diabetes mellitus in patients with mild autonomous cortisol secretion: a review. Biomedicines. 2023;11(12):3115.
44. López-Romero LC, Broseta JJ, Roca-Marugán M, Muñoz-Castañeda JR, Lahoz A, Hernández-Jaras J. Metabolomics of plasma in XLH patients with arterial hypertension: new insights into the underlying mechanisms. Int J Mol Sci. 2024;25(6):3545.
45. McMaster WG, Kirabo A, Madhur MS, Harrison DG. Inflammation, immunity, and hypertensive end-organ damage. Circ Res. 2015;116(6):1022-33.
46. Wise I, Charchar F. Epigenetic modifications in essential hypertension. Int J Mol Sci. 2016;17(4):451.
47. Sekar D, Shilpa BR, Das AJ. Relevance of microRNA 21 in different types of hypertension. Curr Hypertens Rep. 2017;19(7):57.
48. Ameta K, Gupta A, Kumar S, Sethi R, Kumar D, Mahdi AA. Essential hypertension: a filtered serum based metabolomics study. Sci Rep. 2017;7(1):2153.
49. Pugh D, Dhaun N. Hypertension and vascular inflammation: another piece of the genetic puzzle. Hypertension. 2021;77(1):190-2.
50. Da Silva CSO, Monteiro MGCA, Fechine CPNDS, et al. Highlights of three metabolites HDL and reduction in blood pressure values after dietary fiber supplementation in overweight and obese normotensive women: a metabolomic study. Metabolomics. 2023;19(12):95.
51. Beger RD, Dunn W, Schmidt MA, et al. Metabolomics enables precision medicine: "A White Paper, Community Perspective". Metabolomics. 2016;12(9):149.
52. Tzoulaki I, Iliou A, Mikros E, Elliott P. An overview of metabolic phenotyping in blood pressure research. Curr Hypertens Rep. 2018;20(9):78.
53. Jansson J, Willing B, Lucio M, et al. Metabolomics reveals metabolic biomarkers of Crohn's disease. PLoS One. 2009;4(7):e6386.
54. Sharma K, Karl B, Mathew AV, et al. Metabolomics reveals signature of mitochondrial dysfunction in diabetic kidney disease. J Am Soc Nephrol. 2013;24(11):1901-12.
55. Van Karnebeek CDM, Bonafé L, Wen XY, et al. NANS-mediated synthesis of sialic acid is required for brain and skeletal development. Nat Genet. 2016;48(7):777-84.
56. Malatji BG, Meyer H, Mason S, et al. A diagnostic biomarker profile for fibromyalgia syndrome based on an NMR metabolomics study of selected patients and controls. BMC Neurol. 2017;17(1):88.
57. LeVatte M, Keshteli AH, Zarei P, Wishart DS. Applications of metabolomics to precision nutrition. Lifestyle Genomics. 2022;15(1):1-9.
58. Ding J, Feng YQ. Mass spectrometry-based metabolomics for clinical study: Recent progresses and applications. TrAC Trends Anal Chem. 2023;158:116896.

59. Rangel-Huerta OD, Pastor-Villaescusa B, Gil A. Are we close to defining a metabolomic signature of human obesity? A systematic review of metabolomics studies. Metabolomics. 2019;15(6):93.60.
60. Cheng T, Yun Z, Fan S, et al. Causal association between blood metabolites and risk of hypertension: a Mendelian randomization study. Front Cardiovasc Med. 2024;11:1373480.61.
61. Onuh JO, Aliani M. Metabolomics profiling in hypertension and blood pressure regulation: a review. Clin Hypertens. 2020;26(1):23.62.
62. Onuh JO, Qiu H. Metabolic profiling and metabolites fingerprints in human hypertension: discovery and potential. Metabolites. 2021;11(10):687.63.
63. Araújo R, Bento LFN, Fonseca TAH, Von Rekowski CP, Da Cunha BR, Calado CRC. Infection biomarkers based on metabolomics. Metabolites. 2022;12(2):92.64.
64. Lekka P, Fragopoulou E, Terpou A, Dasenaki M. Exploring human metabolome after wine intake—a review. Molecules. 2023;28(22):7616.65.
65. Liu X, Shi L, Dai X, et al. Plasma metabolites mediate the association of coarse grain intake with blood pressure in hypertension-free adults. Nutr Metab Cardiovasc Dis. 2020;30(9):1512-9.66.
66. dos Santos Fechine CPN, Monteiro MGCA, Tavares JF, et al. Choline metabolites, hydroxybutyrate and HDL after dietary fiber supplementation in overweight/obese hypertensive women: a metabolomic study. Nutrients. 2021;13(5):1437.67.
67. He WJ, Li C, Mi X, et al. An untargeted metabolomics study of blood pressure: findings from the Bogalusa Heart Study. J Hypertens. 2020;38(7):1302-11.68.
68. Lin YT, Salihovic S, Fall T, et al. Global plasma metabolomics to identify potential biomarkers of blood pressure progression. Arterioscler Thromb Vasc Biol. 2020;40(8):e227-e237.
69. Dietrich S, Floegel A, Weikert C, et al. Identification of serum metabolites associated with incident hypertension in the European prospective investigation into cancer and nutrition – Potsdam Study. Hypertension. 2016;68(2):471-7.70.
70. Bai Q, Peng B, Wu X, et al. Metabolomic study for essential hypertension patients based on dried blood spot mass spectrometry approach. IUBMB Life. 2018;70(8):777-85.71.
71. Bujak R, Struck-Lewicka W, Markuszewski MJ, Kaliszan R. Metabolomics for laboratory diagnostics. J Pharm Biomed Anal. 2015;113:108-20.72.
72. Newgard CB. Metabolomics and metabolic diseases: where do we stand? Cell Metab. 2017;25(1):43-56.73.
73. Flores-Guerrero JL, Groothof D, Connelly MA, Otvos JD, Bakker SJL, Dullaart RPF. Concentration of branched-chain amino acids is a strong risk marker for incident hypertension. Hypertension. 2019;74(6):1428-35.74.
74. Flores-Guerrero JL, Connelly MA, Shalaurova I, Garcia E, Bakker SJL, Dullaart RPF. A metabolomic index based on lipoprotein subfractions and branched chain amino acids is associated with incident hypertension. Eur J Intern Med. 2021;94:56-63.75.
75. Lee H, Jang HB, Yoo MG, Chung KS, Lee HJ. Protective effects of dietary mufas mediating metabolites against hypertension risk in the Korean Genome and Epidemiology Study. Nutrients. 2019;11(8):1928.76.
76. Zheng Y, Yu B, Alexander D, et al. Metabolomics and incident hypertension among blacks: The Atherosclerosis Risk in Communities Study. Hypertension. 2013;62(2):398-403.77.
77. Zhong L, Zhang JP, Nuermaimaiti AG, Yunusi KX. Study on plasmatic metabolomics of Uygur patients with essential hypertension based on nuclear magnetic resonance technique. Eur Rev Med Pharmacol Sci. 2014;18(23):3673-80.78.
78. Ke C, Zhu X, Zhang Y, Shen Y. Metabolomic characterization of hypertension and dyslipidemia. Metabolomics. 2018;14(9):117.
79. Wang L, Hou E, Wang L, et al. Reconstruction and analysis of correlation networks based on GC–MS metabolomics data for young hypertensive men. Anal Chim Acta. 2015;854:95-105.80.
80. Deng Y, Huang C, Su J, Pan CW, Ke C. Identification of biomarkers for essential hypertension based on metabolomics. Nutr Metab Cardiovasc Dis. 2021;31(2):382-95.81.
81. Mozaffarian D, Rosenberg I, Uauy R. History of modern nutrition science—implications for current research, dietary guidelines, and food policy. BMJ. 2018;361:k2392.
82. Lagoumintzis G, Patrinos GP. Triangulating nutrigenomics, metabolomics and microbiomics toward personalized nutrition and healthy living. Hum Genomics. 2023;17(1):109.
83. De La O V, Fernández-Cruz E, Valdés A, Cifuentes A, Walton J, Martínez JA. Exhaustive search of dietary intake biomarkers as objective tools for personalized nutrimetabolomics and precision nutrition implementation. Nutr Rev. 2024;nuae133.
84. Qiu S, Cai Y, Yao H, et al. Small molecule metabolites: discovery of biomarkers and therapeutic targets. Signal Transduct Target Ther. 2023;8:132.
85. Rafiq T, Azab SM, Teo KK, et al. Nutritional Metabolomics and the classification of dietary biomarker candidates: a critical review. Adv Nutr. 2021;12(6):2333-57.
86. Wang F, Tessier A-J, Liang L, et al. Plasma metabolomic profiles associated with mortality and longevity in a prospective analysis of 13,512 individuals. Nat Commun. 2023;14(1):5744.
87. Shibutami E, Takebayashi T. A scoping review of the application of metabolomics in nutrition research: the literature survey 2000-2019. Nutrients. 2021;13(11):3760.
88. Muhamadali H, Winder CL, Dunn WB, et al. Unlocking the secrets of the microbiome: exploring the dynamic microbial interplay with humans through metabolomics and their manipulation for synthetic biology applications. Biochem J. 2023;480(12):891-908.
89. Tang WHW, Lemaitre RN, Jensen PN, et al. Trimethylamine N-oxide and related gut microbe-derived metabolites and incident heart failure development in community-based populations. Circ Heart Fail. 2024;17(8):e01156990.
90. Brennan L, De Roos B. Role of metabolomics in the delivery of precision nutrition. Redox Biol. 2023;65:102808.

Fundamentos sobre Microbiota Intestinal

12

Rafaella Cristhine Pordeus Luna

Introdução

O microbioma humano compreende um ecossistema de microrganismos, incluindo bactérias, vírus, leveduras e fungos, que habitam diversas áreas do corpo, como pele, cabelo, cavidade oral, vias aéreas, trato gastrointestinal e trato urogenital. Entre esses microrganismos, as bactérias são os principais componentes.[1-4] O conteúdo genético do microbioma humano é de 100 a 200 vezes maior que o das nossas células.[5,6]

Uma enorme diversidade de microrganismos habita o intestino, em quantidade maior do que qualquer outro órgão do corpo humano – o trato gastrointestinal, por exemplo, é colonizado por trilhões de bactérias. A microbiota intestinal contribui para uma infinidade de processos fisiológicos, como proteção contra patógenos, modulação do sistema imunológico e produção de moléculas que regulam diversas vias metabólicas do hospedeiro. Por outro lado, o hospedeiro fornece proteção e nutrientes necessários para o desenvolvimento do ecossistema microbiológico.[7]

O microbioma humano está em interação constante e dinâmica com o ambiente. Embora seja relativamente estável ao longo da vida adulta, o microbioma pode ser alterado por doenças, infecções, exposição a antibióticos, dieta, exercícios, procedimentos cirúrgicos, entre outros fatores.[1,8]

A microbiota intestinal é essencial para manter a integridade e a homeostase do epitélio intestinal. Um desequilíbrio qualitativo e quantitativo em sua composição contribui para a disfunção da barreira intestinal. Certas infecções, tipos de dieta, estresse, uso excessivo de antibióticos e álcool, por exemplo, podem influenciar o aumento da permeabilidade intestinal, facilitando a entrada de toxinas na corrente sanguínea e a disfunção em órgãos e sistemas.[9,10]

Nesse contexto, o desenvolvimento de novas estratégias terapêuticas para manipular ou modular a microbiota intestinal tem se tornado uma necessidade crescente na medicina, em virtude de sua relação com o início e a progressão de muitas doenças locais e sistêmicas.[4] Assim, o presente capítulo tem como objetivo explorar informações fundamentais para o entendimento sobre a microbiota intestinal e suas conexões, abordando aspectos como composição bacteriana, componentes da barreira intestinal, funções, metabólitos e desordens associadas.

Composição da microbiota intestinal

Taxonomicamente, as bactérias são classificadas de acordo com filos, classes, ordens, famílias, gêneros e espécies. A microbiota intestinal humana é composta principalmente por dois filos bacterianos dominantes, Firmicutes e Bacteroidetes, que representam mais de 90% da comunidade total, e por outros filos subdominantes, incluindo Actinobacteria, Proteobacteria e Verrucomicrobia. O filo Firmicutes é composto por mais de 200 gêneros diferentes, como *Lactobacillus*, *Bacillus*,

Clostridium, Enterococcus e *Ruminococcus*. O gênero *Clostridium* representa 95% do filo Firmicutes. O filo Bacteroidetes é composto por gêneros predominantes, como *Bacteroides* e *Prevotella*.[2,6,11]

O filo Actinobacteria é proporcionalmente menos abundante e representado principalmente pelo gênero *Bifidobacterium*.[2] Proteobacteria é o quarto filo classificado em termos de abundância, caracterizado por sua coloração gram-negativa, com lipopolissacarídeos (LPS) na membrana externa. Nesse filo, os exemplos mais importantes são os gêneros *Escherichia* e *Helicobacter*. Outros membros, mesmo com menor abundância, têm grande importância na microbiota intestinal, como é o caso de *Akkermansia muciniphilla*, a única espécie de Verrucomicrobia.[6,11]

Ainda não existe uma definição clara de um perfil de microbiota intestinal saudável com base em uma análise taxonômica detalhada. No entanto, de modo geral, uma microbiota saudável é caracterizada por alta diversidade, grande riqueza de genes microbianos e núcleos funcionais estáveis. É importante notar, contudo, que a alta diversidade e riqueza bacteriana intestinal não são indicadores absolutos de uma microbiota saudável, pois o tempo de trânsito intestinal pode influenciar a riqueza microbiana. Um tempo de trânsito prolongado pode levar a um aumento na riqueza microbiana, mas isso não garante, necessariamente, uma microbiota intestinal saudável.[12]

Fatores associados ao estilo de vida podem alterar a composição da microbiota intestinal, levando a efeitos prejudiciais na saúde do hospedeiro.[13] A microbiota intestinal interage com diversos fatores difíceis de quantificar em humanos, como composição da dieta, atividade física, tratamentos com antibióticos, medicamentos, estresse, ansiedade, duração e qualidade do sono, hormônios (p. ex., estrogênios em mulheres), poluentes, entre outros. Embora a maioria desses fatores seja bem conhecida por contribuir para disfunções metabólicas, é difícil determinar as relações causais com as mudanças da microbiota intestinal.[14]

A dieta é um componente variável que tem impacto na composição da microbiota; assim, intervenções dietéticas têm o potencial de modificar a diversidade, a composição e a estabilidade das populações microbianas. Essas modificações parecem ser transitórias; no entanto, ainda não está claro se podem resultar em situações persistentes, principalmente em virtude da ausência de intervenções dietéticas com humanos monitoradas a longo prazo.[15]

Considerando as diferenças na microbiota intestinal entre os indivíduos, estudar sua resposta à dieta pode ser um desafio. Uma abordagem eficiente seria estratificar os indivíduos com base na composição de sua microbiota intestinal,[16] a exemplo do agrupamento de indivíduos por fenótipo de microbiota, conhecido como "enterótipo" ou "enterotipagem".[17,18]

Foram identificados três enterótipos em humanos, caracterizados pela predominância de certos grupos bacterianos: enterótipo 1, predominância de *Bacteroides*; enterótipo 2, predominância de *Prevotella*; e enterótipo 3, predominância de *Ruminococcus*. O enterótipo dominado por *Prevotella*, em seres humanos, está associado a alta ingestão de fibras, carboidratos e açúcares simples, enquanto o enterótipo dominado por *Bacteroides* está relacionado a dieta rica em gorduras e proteínas de origem animal. O gênero *Bacteroides* está relacionado a enzimas especializadas para degradação de carboidratos e proteínas de origem animal – portanto, com grande potencial sacarolítico e proteolítico, enquanto o *Prevotella* está associado à eficiência para degradação de fibras e limitada capacidade de fermentação de lipídios e proteínas.[16,18]

Prevotella e *Bacteroides* são frequentemente correlacionados negativamente entre si, sugerindo uma competição por nutrientes no ecossistema intestinal entre esses dois gêneros.[16,18] A relação *Prevotella-Bacteroides* (P/B) tem sido estudada como um marcador no contexto da nutrição personalizada. Evidências sugerem que indivíduos com relação P/B elevada perderam mais peso ao consumir dieta rica em fibras alimentares, em comparação com aqueles com baixa relação P/B.[19] No entanto, é importante mencionar que *Prevotella* é um gênero complexo que tem sido associado tanto à saúde quanto à doença e que pode interagir com a dieta de maneiras complexas; portanto, são necessários mais estudos para esclarecer essas relações.[20]

Atualmente, há controvérsias e não há um consenso amplamente aceito sobre a definição precisa de um enerótipo. No entanto, alguns estudos promissores sugerem que os enerótipos podem ser úteis para prever respostas à dieta,[18] uma vez que parecem ser definidos principalmente de acordo com os hábitos alimentares.[11] Por outro lado, é importante reconhecer que a classificação com base em um gênero específico pode não abranger as funções de várias cepas dentro dos gêneros bacterianos. Mais estudos são necessários para aumentar o potencial de recomendações dietéticas personalizadas com base em enerótipos e métodos metabolômicos.[18]

A nutrição de precisão é um campo emergente que visa adaptar as recomendações alimentares às características únicas de um indivíduo, incluindo seu microbioma na saúde e na doença. Ao analisar a composição e a função do microbioma, é possível identificar componentes alimentares insuficientes ou ausentes com base em assinaturas microbianas específicas, bem como selecionar os probióticos ou prebióticos certos para uma saúde intestinal ideal.[21]

Componentes da barreira intestinal

A barreira intestinal é uma unidade funcional complexa caracterizada por uma organização em um sistema multicamadas que fornece proteção física e funcional ao trato gastrointestinal (Figura 12.1). A barreira intestinal tem três componentes principais: lúmen, camada mucosa e epitélio intestinal.[22]

O lúmen representa a primeira linha de defesa gastrointestinal pela ação de destruição de agentes patogênicos e substâncias nocivas pelo pH, secreções gástricas e microbiota. A camada mucosa é composta por água, glicocálice e glicoproteínas, que impedem a adesão de bactérias e secreta peptídeos como lisozimas e defensinas. O epitélio intestinal contém vários tipos de células, como:[6,22,23]

- Enterócitos (intestino delgado): células especializadas na absorção de nutrientes e na entrada de substâncias do lúmen intestinal para o sangue
- Células de Globet: produção e secreção de mucina, uma glicoproteína que atua como agente protetor impedindo a entrada e invasão de microrganismos nas diferentes camadas do intestino
- Células Tuft: especializadas nas respostas imunes contra parasitas eucarióticos, atuando como um sensor da microbiota intestinal
- Células de Paneth: localizadas especificamente nas criptas intestinais, responsáveis pela produção de peptídios antimicrobianos
- Células enteroendócrinas (células L): produtoras de hormônios que regulam o apetite, a composição da microbiota intestinal e a integridade do epitélio intestinal.

Diferentes células imunológicas podem ser detectadas no intestino formando o tecido linfoide associado ao intestino (GALT, do inglês *gut-associated lymphoid tissue*), incluindo linfócitos T e B, células dendríticas, macrófagos, entre outros. Essas células são recrutadas dinamicamente do corpo para o intestino, dependendo de diferentes estímulos sob condições de saúde e de doença. Além disso, linfócitos intraepiteliais localizados no epitélio intestinal interagem com os diferentes microrganismos e células do intestino. As denominadas placas de Peyer estão associadas à coleta de antígenos, principalmente bactérias e pedaços de alimento. Os nodos (linfonodos) mesentéricos são responsáveis pela ativação de células imunes, coleta de antígenos, sítio de diferenciação de linfócitos efetores e reguladores, promovendo a secreção de IgA pelas células B.[6]

Na formação do epitélio, as células estão unidas à membrana por meio de junções intercelulares. Existem três principais estruturas das junções intercelulares: junções firmes ou estreitas (TJs, do inglês *tight junctions*), junções aderentes e desmossomos. As TJs são formadas

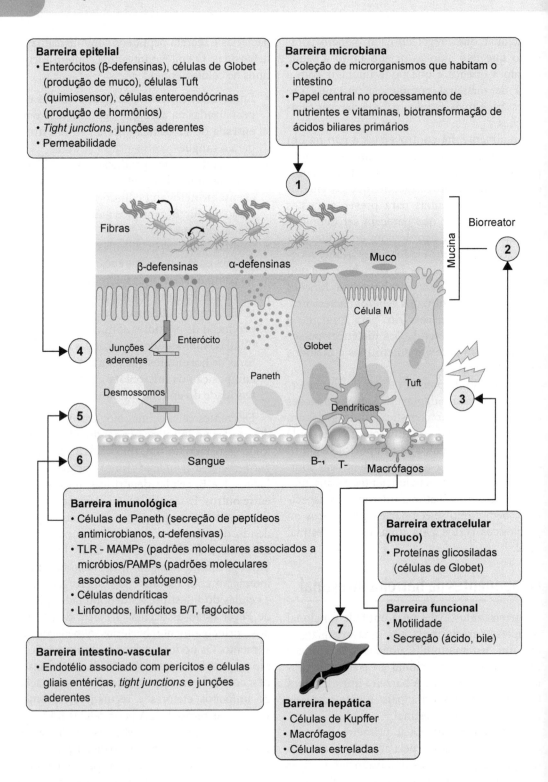

Figura 12.1 Componentes integrados da barreira intestinal em condições fisiológicas. (Adaptada de Portincasa et al.[23])

a partir de múltiplas proteínas localizadas na parte apical do epitélio, como claudina, ocludina, cingulina, molécula de proteína de adesão juncional (JAM) e junções oclusivas (ZO-1, ZO-2 e ZO-3), e controlam a passagem de íons e solutos. Junções aderentes são formadas por β-catenina, α-catenina e E-caderina e são necessárias para montar e manter as articulações firmes. Desmossomos são compostos por desmocolina, desmogleína e desmoplaquina conectadas à queratina e atuam como como meios de sinalização intracelular.[9,23]

Funções da microbiota intestinal

A microbiota intestinal é essencial para manter a integridade e a homeostase do epitélio intestinal[9] e está envolvida em uma série de funções biológicas e metabólicas, como:[24]

- Prevenção de invasão de bactérias, mantendo a integridade do epitélio intestinal
- Função imunológica crucial contra a colonização de bactérias patogênicas, inibindo seu crescimento, consumindo nutrientes disponíveis e/ou produzindo bacteriocinas (toxinas)
- Regulação do desenvolvimento, da homeostase e da função das células imunes inatas e adaptativas.
- Prevenção de colonização patogênica por muitos processos de competição: metabolismo de nutrientes, modificação de pH, secreções peptídicas e efeitos nas vias de sinalização celular
- Extração, síntese e absorção de muitos nutrientes e metabólitos, incluindo ácidos biliares, lipídios, aminoácidos, vitaminas e ácidos graxos de cadeia curta (AGCCs).

A microbiota intestinal está envolvida na síntese de diversas vitaminas, como biotina, folato, vitamina K e vitaminas do complexo B. Além disso, influencia a absorção de minerais essenciais, como cálcio, ferro e magnésio. Certas espécies bacterianas têm a capacidade de sintetizar enzimas que auxiliam na degradação de estruturas minerais, aumentando assim sua biodisponibilidade.[15] Avaliar as associações entre a ingestão de micronutrientes e a microbiota é complexo em virtude da natureza bidirecional da influência entre bactérias e certos micronutrientes – algumas utilizam micronutrientes remanescentes da digestão humana, enquanto outras contribuem para a produção de vitaminas essenciais.[25]

Metabólitos produzidos pela microbiota intestinal

A microbiota intestinal produz um grande número de moléculas e metabólitos que regulam o metabolismo do hospedeiro (Figura 12.2).[26] Os metabólitos bacterianos envolvidos nessas interações são muito diversos e variam de pequenas moléculas a grandes macromoléculas, de acordo com nutrientes ou fontes metabólicas e seus compostos derivados:[27]

- Ácidos graxos de cadeia curta (AGCCs): oriundos da fermentação de carboidratos, aminoácidos, fitato e muco
- Ácidos biliares secundários: a partir da modificação de ácidos biliares primários
- Indol e derivados: a partir da degradação de triptofano
- Lipopolissacarídeos (LPS), trimetilamina (TMA) e toxinas
- Outros metabólitos, como endocanabinoides e compostos bioativos.

Ácidos graxos de cadeia curta

As bactérias intestinais fermentam fibras dietéticas que são resistentes à hidrólise pelas enzimas endógenas humanas, a exemplo da maioria das fibras solúveis, e dão origem a metabólitos, como os AGCCs.[8,15,28] Os AGCCs atuam como moléculas de sinalização que podem manter a integridade da barreira intestinal e a homeostase imunológica e induzir hormônios que regulam a saciedade e o metabolismo da glicose.[29-31]

Os AGCCs produzidos (p. ex., acetato, butirato e propionato) podem se ligar ao receptor acoplado à proteína G (GPCR-41 e GPCR-43), que são expressos nas células L enteroendócrinas

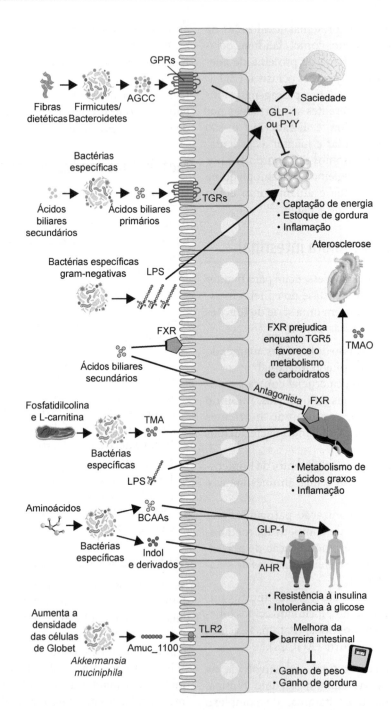

Figura 12.2 Mensageiros microbianos e regulação do metabolismo do hospedeiro. AGCC: ácido graxo de cadeia curta; GPR: receptor aclopado à proteína G; GLP-1: peptídeo semelhante ao glucagon; PYY: peptídeo YY; TGR5: receptor acoplado à proteína G Takeda 5; LPS: lipopolissacarídeo; FXR: receptor farnesoide X nuclear; TMAO: óxido de trimetilamina; TMA: trimetilamina; BCAAs: aminoácidos de cadeia ramificada; AHR: receptor de hidrocarbonetos arila; Amuc-1100: proteína identificada na *Akkermansia muciniphila*. (Adaptada de Fan et al.[12])

intestinais e, subsequentemente, induzir a secreção do peptídeo semelhante ao glucagon 1 (GLP-1) e do peptídeo YY (PYY), que contribuem para o aumento do gasto energético, a redução da ingestão de alimentos e a melhora do metabolismo da glicose e da secreção de insulina.[12] Dependendo da composição da microbiota intestinal, a capacidade de extração de calorias da dieta pode ser mais eficiente, com consequente aumento da fermentação de fibras e produção de quantidade excessiva de ácidos graxos de AGCCs, fator que tem sido associado, em estudos, ao ganho de peso e obesidade.[13,14,32-34]

Ácidos biliares

Os ácidos biliares primários (ácido quenodesoxicólico [AQDC] e ácido cólico [AC]) são sintetizados a partir do colesterol no fígado e conjugados à glicina e taurina antes de sua secreção na bile. Em resposta às refeições, os ácidos biliares são liberados no intestino delgado para regular a digestão e a absorção de gorduras da dieta. Aproximadamente 95% dos ácidos biliares intestinais são absorvidos no íleo, via cotransportador apical de ácido biliar de sódio (ASBT), e retornam ao fígado para ressecreção (ou seja, a circulação entero-hepática). Apenas cerca de 5% dos ácidos biliares escapam para o intestino grosso e são modificados pela microbiota intestinal em ácidos biliares secundários como ácido desoxicólico (ADC), ácido litocólico (ALC) e ácido ursodesoxicólico (AUDC).[35,36]

Por mais de um século, os ácidos biliares foram considerados apenas "detergentes intestinais" que emulsionam a gordura dos alimentos para digestão e transporte.[35] Atualmente, eles são reconhecidos como moléculas de sinalização essenciais que participam da regulação da homeostase metabólica por meio da regulação da secreção de hormônios gastrointestinais, como GLP-1 e PYY. Esse processo complexo está associado à ativação do receptor nuclear farnesoide X (FXR) e/ou do receptor acoplado à proteína G Takeda 5 (TGR5).[12,35-37]

Metabólitos derivados do triptofano

O triptofano é catabolizado por microrganismos intestinais resultando na produção de indol, ácido indolelático (ILA), ácido indolacrílico (IAcrA), ácido indolpropiônico (IPA), ácido indolacético (IAA), indolealdeído (IAld), triptamina, indoleetanol (IE), entre outros. Esses metabólitos regulam os processos biológicos do hospedeiro, como manutenção da integridade da barreira epitelial, resposta imune, proteção contra patógenos, inflamação e distúrbios metabólicos.[38]

Os metabólitos indol, IPA e IAcrA afetam a homeostase da mucosa pela diminuição da permeabilidade intestinal, possivelmente mediada pelo receptor pregnano X (PXR). O indol induz a liberação de GLP-1 em células L enteroendócrinas. Vários catabólitos de triptofano atuam no receptor de hidrocarbonetos arila (AHR), encontrado em células imunes intestinais e, portanto, alteram as respostas imunes inatas e adaptativas de maneira específica, dependendo do ligante. Por exemplo, o IAld induz o aumento da produção de interleucina-22 (IL-22) via ativação de AHR. Triptamina induz a liberação de 5-hidroxitriptamina (5-HT, serotonina) por células enterocromafins. 5-HT estimula a motilidade gastrointestinal, agindo em neurônios do sistema nervoso entérico. Os catabólitos de triptofano são absorvidos pelo epitélio intestinal e entram na corrente sanguínea, onde alguns (p. ex., IPA, IE, IAcrA) têm efeitos antioxidantes e anti-inflamatórios.[39]

Embora indol e derivados, em geral, estejam relacionados a efeitos benéficos, o sulfato de indoxil (IS), gerado a partir do indol no fígado pelas ações das enzimas do citocromo P450, incluindo CYP2E1 e sulfotransferase (SULT), é tipicamente caracterizado como uma toxina urêmica e tem efeitos citotóxicos em altas concentrações.[39,40]

Metabólitos derivados da fermentação proteica

A maioria das bactérias intestinais prefere carboidratos (fibras alimentares e carboidratos endógenos) no lugar de proteínas para obtenção de energia. A fermentação bacteriana proteica e a produção de produtos potencialmente tóxicos permanecem relativamente baixas quando as fibras alimentares fermentáveis estão prontamente disponíveis (p. ex., ambiente rico em fibras no intestino proximal ou presença de fibra de fermentação lenta no cólon distal).[12,41]

Quando as fibras fermentáveis se tornam escassas, a microbiota se adapta utilizando fontes de energia menos favoráveis ao seu crescimento, como aminoácidos endógenos ou oriundos da dieta e também gorduras da dieta.[18] A fermentação proteolítica bacteriana ocorre apenas em dietas relativamente ricas em proteínas e em dietas baixas em fibras. O aumento da fermentação proteica pode resultar na produção indesejável de metabólitos microbianos com um potencial impacto negativo na saúde, como ácidos graxos de cadeia ramificada, amônia, indóis, aminas, fenóis e sulfetos. Esses metabólitos demonstraram ser capazes de aumentar a permeabilidade e as respostas inflamatórias intestinais.[12,41,42]

Um padrão alimentar caracterizado por ingestão insuficiente de fibras, consumo excessivo de alimentos processados, açúcares adicionados e gorduras não saudáveis pode prejudicar a composição e a função da microbiota e tem o potencial de resultar na diminuição da variedade e na alteração da composição da comunidade microbiana, condição conhecida como disbiose.[15,43]

O cólon proximal é o principal local de fermentação sacarolítica e da formação de metabólitos microbianos benéficos. Um modo de prevenir a fermentação proteolítica indesejada é fornecer à dieta carboidratos complexos que resistam à digestão, favoreçam a fermentação sacarolítica no ceco e possam ser fermentados ao longo da parte distal do cólon, como inulina, pectinas e amido resistente tipo 3.[42]

Lipopolissacarídeos e padrões moleculares associados a patógenos

A microbiota intestinal desempenha papel ativo na regulação das defesas do hospedeiro, treinando o sistema imunológico por meio de padrões moleculares associados a patógenos (PAMPs) e exposição a antígenos. Os PAMPs constituem várias moléculas microbianas, incluindo lipopolissacarídeos (LPS), flagelina (proteína de bactérias) e ácidos nucleicos virais.[44]

Os LPS, endotoxinas encontradas nas membranas celulares de bactérias gram-negativas, são potentes ativadores da resposta inflamatória, e a liberação de pequenas quantidades na circulação é suficiente para provocar uma resposta inflamatória. LPS e outros PAMPs exercem sua atividade por meio da ativação de receptores específicos de reconhecimento de padrões (PRRs).[9,27]

Entre os PRRs, os receptores do tipo *toll* (TLRs, do inglês *toll-like receptors*) são amplamente distribuídos em células imunes, incluindo macrófagos, neutrófilos, células dendríticas, células *natural killer*, mastócitos, basófilos e eosinófilos, mas também em outras células do corpo, como células epiteliais intestinais.[27] O reconhecimento de ligantes microbianos pelos TLRs resulta na ativação de diversas vias de sinalização e, por fim, de fatores de transcrição, induzindo a expressão de genes cujos produtos são importantes para as respostas inflamatórias e antiviral.[45]

Trimetilamina

O óxido de trimetilamina (TMAO) é um metabólito gerado pela oxidação da trimetilamina (TMA) pela microbiota intestinal. Diversas bactérias intestinais, incluindo Proteobacterias, podem converter precursores alimentares como fosfatidilcolina, colina e L-carnitina em TMA. A TMA pode, então, entrar na corrente sanguínea, onde é convertida em TMAO pela flavina mono-oxigenase no fígado.[27,46,47] O TMAO serve como elo para uma série de alterações patológicas, como disfunção endotelial, insuficiência cardíaca aguda, formação de células espumosas, diminuição do transporte reverso de colesterol, inflamação, entre outras.[48-50] Em pacientes com doença renal crônica, os níveis de TMAO podem estar elevados pela diminuição da depuração e aumento da produção oriunda da disbiose intestinal urêmica.[48]

Nutrientes e metabólitos

Cada indivíduo apresenta uma composição microbiana única; mudanças na dieta são um dos fatores que podem provocar alterações nessa composição.[21,51] Na Tabela 12.1, podem-se observar as relações estudadas entre nutrientes e alterações na microbiota intestinal e seus metabólitos.

Estudos de análises multiômicas envolvendo sequenciamento metagenômico, taxonômico e perfil funcional da microbiota intestinal e análises do perfil de metabólitos podem orientar novas estratégias terapêuticas em nutrição de precisão e intervenção dietética por meio da modulação da microbiota intestinal e metabólitos microbianos relacionados, oferecendo mais eficácia e precisão na prevenção de doenças crônicas[52]. No estudo de Wang et al.,[52] por exemplo, foram identificados gêneros bacterianos envolvidos com a habilidade de metabolização de fibras (*Butyrivibrio* e *Faecalibacterium*) e sua associação positiva com metabólitos produzidos pela microbiota intestinal, ingestão de fibras e menor probabilidade de diabetes tipo 2.

Disbiose intestinal e *leaky gut*

Em termos gerais, disbiose pode ser definida como qualquer alteração da população bacteriana comensal normal em relação à comunidade encontrada em indivíduos saudáveis (Figura 12.3)[53], que perturba o ecossistema microbiano a um ponto que excede suas capacidades de resistência e resiliência.[54] Os três tipos de disbiose não são mutuamente exclusivos, podendo ocorrer simultaneamente:[53]

- Perda de microrganismos benéficos
- Expansão de patobiontes ou microrganismos potencialmente prejudiciais (p. ex., bactérias que estão normalmente presentes em baixas abundâncias relativas, mas proliferam quando ocorrem aberrações no ecossistema intestinal)
- Diminuição da diversidade microbiana geral.

A disbiose denominada "taxonômica" refere-se ao desequilíbrio da composição de espécies microbianas no ecossistema (p. ex., composição alterada, constituintes anormais, perturbação e redução da riqueza e da diversidade). A redução da diversidade pode ser observada em diferentes níveis taxonômicos, como filo, classe, gênero ou mesmo espécie. Na obesidade, observa-se um desequilíbrio no nível dos filos bacterianos, nos quais o número de *Firmicutes* está aumentado em comparação com outro filo dominante, o *Bacteroidetes*.[13,55]

O supercrescimento bacteriano do intestino delgado (SIBO, do inglês *small intestinal bacterial overgrowth*) é um tipo de disbiose que pode

Tabela 12.1 Nutrientes e alterações na microbiota intestinal e seus metabólitos.

Nutriente	Mudanças na microbiota	Metabólitos alterados
Proteína	(↑): *Bacteroidetes, Lactobacillus* (↓): *Firmicutes, Clostridium*	(↑): Sulfeto, liases de polissacarídeo, catabolismo do triptofano
Ômega-3	(↑): *Bifidobacteria, Lachnospiraceae, Roseburia, Bacteroidetes* (↓): *Enterobacteria, Faecalibacterium*	(↑): AGCCs (↓): IL-1β, IL-6, TNF-α
Fibra	(↑): *Prevotella, Xylanibacter* spp., *Bifidobacterium, Roseburia, Faecalibacterium*	(↑): AGCCs
Gordura	(↑): *Firmicutes, Clostridium* (↓): *Lactobacillus, Bacteroidetes, Bifidobacteria* spp., *Akkermansia*	(↑): LPS, sulfato de indoxil, sulfato de p-cresil
Ingestão de frutose	(↑): *Clostridium innocuum, Catenibacterium mitsuokai, Enterococcus* spp.	TMAO
Dieta rica em gordura	(↑): *Firmicutes, Proteobacteria* (↓): *Bacteroidetes, Bifidobacteria*	(↑): TMAO, LPS

(↑): aumento; (↓): diminuição. LPS: lipopolissacarídio; TMAO: N-óxido de trimetilamina; AGCCs: ácidos graxos de cadeia curta; IL-1β: interleucina-1 beta; IL-6: interleucina-6; TNF: fator de necrose tumoral. (Adaptada de Jeong et al.[51])

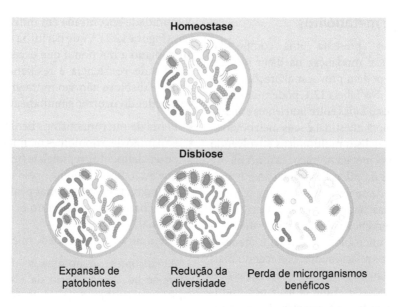

Figura 12.3 Tipos de disbiose. A perda de bactérias benéficas, a expansão de patobiontes e a perda de diversidade são eventos que envolvem a disbiose. (Adaptada de Petersen et al.[53])

ser definida como a presença de bactérias típicas do cólon no intestino delgado, com concentração $\geq 10^5$ UFC/mℓ. A SIBO está associada à produção de hidrogênio no intestino delgado, decorrente da fermentação de carboidratos, do aumento da permeabilidade ao LPS, da estimulação da resposta inflamatória e de problemas gastrointestinais, como dor e distensão abdominal, gases, diarreia e evacuações irregulares. É uma condição frequentemente associada a diversos distúrbios digestivos e extradigestivos, como doença inflamatória intestinal, síndrome do intestino irritável e doença celíaca. Sua ocorrência também é comum após terapia com antibióticos.[56-58]

O supercrescimento fúngico do intestino delgado (SIFO, do inglês *small intestinal fungal overgrowth*) é uma disbiose que envolve excesso de fungos no intestino delgado. Essa condição é acompanhada por distúrbios gastrointestinais, como os observados para SIBO (dor abdominal, gases, inchaço e diarreia). Indivíduos com imunodeficiência, especialmente aqueles com HIV, câncer ou diabetes, bem como aqueles em tratamento quimioterápico ou que usam imunossupressores, esteroides ou antibióticos, são mais propensos a desenvolver SIFO.[56,59]

Na disbiose funcional, diferenças genômicas ou no nível de metabólitos microbianos, no intestino ou no sangue, são distintas entre indivíduos saudáveis e doentes.[55] A disbiose intestinal causa, particularmente, a depleção de bactérias produtoras de AGCCs e está associada à etiologia de várias doenças, induzindo inflamação e interrompendo a integridade e a função intestinal.[60] Por exemplo, diversos metabólitos microbianos, como os AGCCs, são significativamente diferentes entre indivíduos saudáveis e pacientes com doença celíaca[55]

Uma microbiota disbiótica é frequentemente associada a um tempo de trânsito colônico prolongado, resultando em mudança no metabolismo colônico, levando ao aumento da proteólise microbiana. Essas alterações no ambiente microbiano e nos metabólitos causam um vazamento de PAMPs, incluindo LPS, que aumentam no sangue e desencadeiam inflamação sistêmica de baixo grau e resistência à insulina.[12,61,62]

Quando a função da barreira intestinal falha e a permeabilidade intestinal é excessivamente aumentada, o corpo é exposto a substâncias que não deveriam passar do trato intestinal para a circulação sistêmica. Essa condição é chamada de síndrome do intestino permeável, ou *leaky gut* (Figura 12.4).[63,64]

A ruptura da barreira intestinal leva à endotoxemia metabólica, caracterizada pelo aumento dos níveis de PAMPs (como LPS) e de patógenos na circulação, induzindo inflamação sistêmica e comprometendo a produção de hormônios intestinais. Esse fenômeno se traduz em distúrbios metabólicos em vários órgãos.[44,65] No entanto, ainda não está claro se a disbiose intestinal é uma causa direta de determinadas

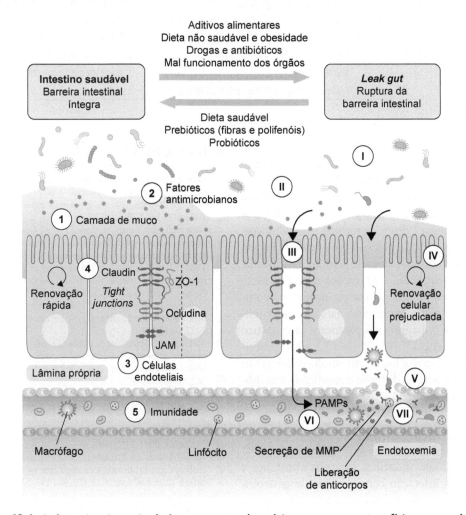

Figura 12.4 A barreira intestinal é composta de vários componentes físicos e químicos. A camada de muco (1) atua como barreira física para manter a microbiota local à distância. Ela é composta por fatores com atividade antibacteriana adicional (2). As células epiteliais (3), unidas por proteínas de junção estreita (*tight junctions*) (4), são renovadas a cada 4 a 5 dias. As células imunes (5) servem como patrulha e limitam a exposição do corpo a alérgenos, poluentes, vírus, bactérias e parasitas. A ruptura da barreira intestinal (direita) está associada a alterações na composição da microbiota (I), redução na espessura e consistência da camada de muco (II), ruptura de *tight junctions* (III), renovação celular prejudicada (IV), aumento da permeabilidade (V), translocação de PAMPs e patógenos (endotoxemia) (VI) e inflamação (VII). ZO-1, zonas occludens-1; JAM, molécula de adesão juncional; PAMPs, padrões moleculares associados à patógenos; MMP, metaloproteinase de matriz. (Adaptada de Régnier et al.[65])

Tabela 12.2 Metabólitos derivados da microbiota na disbiose e condições associadas.

Metabólitos	Fonte	Associação
N-óxido de trimetilamina (TMAO)	TMA é derivado do metabolismo da colina, L-carnitina, glicina e betaína da dieta pela microbiota intestinal	Fator de risco para doenças cardiovasculares
p-Cresil sulfato	Metabolismo da L-tirosina	Doença de Crohn e colite ulcerativa
Sulfato de indoxila	Metabolismo do L-triptofano	Doença de Crohn e colite ulcerativa
Ácido desoxicólico	Modificação dos ácidos biliares do hospedeiro pela microbiota	Associação com mortalidade por todas as causas e doença renal terminal
Sulfeto de hidrogênio	Gênero *Desulfovibrio* (Proteobacteria)	Doença inflamatória intestinal
Succinato	Microbiota	Psoríase em humanos e ratos
Etanol	Produção endógena pela microbiota intestinal	Esteatose

Adaptada de Tan et al.[68]

doenças ou se apenas reflete alterações induzidas por essas doenças nos sistemas imunológico e metabólico do hospedeiro.[66]

Os metabólitos derivados da microbiota intestinal têm papel central na fisiologia e fisiopatologia dos distúrbios metabólicos. Metabólitos microbianos como ácidos biliares, AGCCs, aminoácidos de cadeia ramificada, TMAO, triptofano e derivados de indol estão implicados na patogênese de distúrbios complexos e representam biomarcadores potenciais para o diagnóstico precoce e prognóstico dessas doenças.[67] Na Tabela 12.2 estão descritos alguns exemplos de metabólitos derivados da microbiota na disbiose e condições metabólicas associadas.[68]

Considerações finais

A microbiota intestinal está em constante e dinâmica interação com o ambiente gastrointestinal, e é influenciada por fatores endógenos e exógenos. Alterações como a disbiose intestinal são fatores de risco para o desenvolvimento de diversas condições patológicas crônicas; assim, a integridade da barreira intestinal é um fator essencial para a saúde do hospedeiro.

Os avanços nas tecnologias de identificação do microbioma intestinal permitirão esclarecer como essas alterações contribuem para o surgimento de doenças, além de aprimorar a análise de marcadores metabólicos e possibilitar o desenvolvimento de soluções terapêuticas.

Referências bibliográficas

1. Schneider E, O'Riordan KJ, Clarke G, et al. Feeding gut microbes to nourish the brain: unravelling the diet-microbiota-gut-brain axis. Nat Metab. 2024;6(8):1454-78.
2. Rinninella E, Cintoni M, Raoul P, et al. Gut microbiota during dietary restrictions: New insights in non-communicable diseases. Microorganisms. 2020;8(8):1140.
3. Yao Y, Shen Y. Cross-talk between gut microbiota and liver steatosis: Complications and therapeutic target. Open Life Sci. 2023;18(1):20220699.
4. Gebrayel P, Nicco C, Al Khodor S, et al. Microbiota medicine: towards clinical revolution. J Transl Med. 2022;20(1):111.
5. Metwaly A, Reitmeier S, Haller D. Microbiome risk profiles as biomarkers for inflammatory and metabolic disorders. Nat Rev Gastroenterol Hepatol. 2022;19(6):383-97.
6. García-Montero C, Fraile-Martínez O, Gómez-Lahoz AM, et al. Nutritional components in Western diet versus Mediterranean diet at the gut microbiota–immune system interplay. Implications for health and disease. Nutrients. 2021;13(2):699.
7. García-Cabrerizo R, Carbia C, O'Riordan KJ, et al. Microbiota-gut-brain axis as a regulator of reward processes. J Neurochem. 2021;157(5):1495-524.
8. Makki K, Deehan EC, Walter J, et al. The impact of dietary fiber on gut microbiota in host health and disease. Cell Host Microbe. 2018;23(6):705-15.
9. Aleman RS, Moncada M, Aryana KJ. Leaky gut and the ingredients that help treat it: a review. Molecules. 2023;28(2):619.
10. Van Hul M, Cani PD. The gut microbiota in obesity and weight management: microbes as friends or foe? Nat Rev Endocrinol. 2023;19(5):258-71.
11. Rinninella E, Raoul P, Cintoni M, et al. What is the healthy gut microbiota composition? A changing ecosystem across age, environment, diet, and diseases. Microorganisms 2019;7(1):14.
12. Fan Y, Pedersen O. Gut microbiota in human metabolic health and disease. Nat Rev Microbiol. 2021;19(1):55-71.

13. Magne F, Gotteland M, Gauthier L, et al. The firmicutes/bacteroidetes ratio: a relevant marker of gut dysbiosis in obese patients? Nutrients. 2020;12(5):1474.
14. Ramos-Lopez O, Aranaz P, Riezu-Boj JI, et al. Application of gut bacterial profiling information in precision nutrition for obesity and weight loss management. Lifestyle Genom. 2024;17:22-30.
15. Lagoumintzis G, Patrinos GP. Triangulating nutrigenomics, metabolomics and microbiomics toward personalized nutrition and healthy living. Hum Genomics. 2023;17(1):109.
16. Song EJ, Shin JH. Personalized diets based on the gut microbiome as a target for health maintenance: from current evidence to future possibilities. J Microbiol Biotechnol. 2022;32:1497-505.
17. Palmnäs M, Brunius C, Shi L, et al. Perspective: metabotyping - a potential personalized nutrition strategy for precision prevention of cardiometabolic disease. Adv Nutr. 2020;11(3):524-32.
18. Bartsch M, Hahn A, Berkemeyer S. Bridging the gap from enterotypes to personalized dietary recommendations: a metabolomics perspective on microbiome research. Metabolites. 2023;13:1182.
19. Hjorth MF, Christensen L, Kjølbæk L, et al. Pretreatment Prevotella-to-Bacteroides ratio and markers of glucose metabolism as prognostic markers for dietary weight loss maintenance. Eur J Clin Nutr. 2020;74(2):338-47.
20. Abdelsalam NA, Hegazy SM, Aziz RK. The curious case of Prevotella copri. Gut Microbes. 2023;15(2):2249152.
21. Ross FC, Patangia D, Grimaud G, et al. The interplay between diet and the gut microbiome: implications for health and disease. Nat Rev Microbiol. 2024;22:671-86.
22. Jaquez-Durán G, Arellano-Ortiz AL. Western diet components that increase intestinal permeability with implications on health. Int J Vitam Nutr Res. 2024;94:405-21.
23. Portincasa P, Bonfrate L, Khalil M, et al. Intestinal barrier and permeability in health, obesity and NAFLD. Biomedicines. 2021;10(1):83.
24. Crudele L, Gadaleta RM, Cariello M, et al. Gut microbiota in the pathogenesis and therapeutic approaches of diabetes. eBioMedicine. 2023;97:104821.
25. Duncanson K, Williams G, Hoedt EC, et al. Diet-microbiota associations in gastrointestinal research: a systematic review. Gut Microbes. 2024;16(1):2350785.
26. Qiu S, Cai Y, Yao H, et al. Small molecule metabolites: discovery of biomarkers and therapeutic targets. Signal Transduct Target Ther. 2023;8:132.
27. De Vos WM, Tilg H, Van Hul M, et al. Gut microbiome and health: mechanistic insights. Gut. 2022;71(5):1020-32.
28. Birkeland E, Gharagozlian S, Valeur J, et al. Short-chain fatty acids as a link between diet and cardiometabolic risk: a narrative review. Lipids Health Dis. 2023;22(1):40.
29. Deehan EC, Zhang Z, Riva A, et al. Elucidating the role of the gut microbiota in the physiological effects of dietary fiber. Microbiome. 2022;10(1):77.
30. Mayengbam S, Lambert JE, Parnell JA, et al. Impact of dietary fiber supplementation on modulating microbiota–host–metabolic axes in obesity. J Nutr Biochem. 2019;64:228-36.
31. Xie L, Alam MJ, Marques FZ, et al. A major mechanism for immunomodulation: Dietary fibres and acid metabolites. Semin Immunol. 2023;66:101737.
32. Rangel-Huerta OD, Pastor-Villaescusa B, Gil A. Are we close to defining a metabolomic signature of human obesity? A systematic review of metabolomics studies. Metabolomics. 2019;15(6):93.
33. Cani PD, Van Hul M, Lefort C, et al. Microbial regulation of organismal energy homeostasis. Nat Metab. 2019;1(1):34-46.
34. De la Cuesta-Zuluaga J, Mueller NT, Álvarez-Quintero R, et al. Higher fecal short-chain fatty acid levels are associated with gut microbiome dysbiosis, obesity, hypertension and cardiometabolic disease risk factors. Nutrients. 2019;11(1):51.
35. Xie C, Huang W, Young RL, et al. Role of bile acids in the regulation of food intake, and their dysregulation in metabolic disease. Nutrients. 2021;13(4):1104.
36. Lee MH, Nuccio S-P, Mohanty I, et al. How bile acids and the microbiota interact to shape host immunity. Nat Rev Immunol. 2024;24:798-809.
37. Sah DK, Arjunan A, Park SY, et al. Bile acids and microbes in metabolic disease. World J Gastroenterol. 2022;28:6846-66.
38. Sinha AK, Laursen MF, Brinck JE, et al. Dietary fibre directs microbial tryptophan metabolism via metabolic interactions in the gut microbiota. Nat Microbiol. 2024;9(8):1964-78.
39. Roager HM, Licht TR. Microbial tryptophan catabolites in health and disease. Nat Commun. 2018;9(1):3294.
40. Yang T, Richards EM, Pepine CJ, et al. The gut microbiota and the brain-gut-kidney axis in hypertension and chronic kidney disease. Nat Rev Nephrol. 2018;14(7):442-56.
41. Jackson R, Yao T, Bulut N, et al. Protein combined with certain dietary fibers increases butyrate production in gut microbiota fermentation. Food Funct. 2024;15(6):3186-98.
42. Boven L, Akkerman R, de Vos P. Sustainable diets with plant-based proteins require considerations for prevention of proteolytic fermentation. Crit Rev Food Sci Nutr. 2024;1-11.
43. Adolph TE, Tilg H. Western diets and chronic diseases. Nat Med. 2024;30(8):2133-47.
44. Rosendo-Silva D, Viana S, Carvalho E, et al. Are gut dysbiosis, barrier disruption, and endotoxemia related to adipose tissue dysfunction in metabolic disorders? Overview of the mechanisms involved. Intern Emerg Med. 2023;18:1287-302.
45. Peterson LW, Artis D. Intestinal epithelial cells: regulators of barrier function and immune homeostasis. Nat Rev Immunol. 2014;14:141-53.
46. Saha B, A T R, Adhikary S, et al. Exploring the relationship between diet, lifestyle and gut microbiome in colorectal cancer development: a recent update. Nutr Cancer. 2024;76(9):789-814.
47. Tang WHW, Li DY, Hazen SL. Dietary metabolism, the gut microbiome, and heart failure. Nat Rev Cardiol. 2019;16(3):137-54.
48. Evans M, Dai L, Avesani CM, et al. The dietary source of trimethylamine N-oxide and clinical outcomes: an unexpected liaison. Clin Kidney J. 2023;16:1804-12.

49. Oktaviono YH, Dyah Lamara A, Saputra PBT, et al. Roles of trimethylamine-N-oxide in atherosclerosis and its potential therapeutic aspect: a literature review. Biomol Biomed. 2023;23:936-48.
50. Tang WHW, Lemaitre RN, Jensen PN, et al. Trimethylamine N-oxide and related gut microbe-derived metabolites and incident heart failure development in community-based populations. Circ Heart Fail. 2024;17(8):e011569.
51. Jeong MK, Min BH, Choi YR, et al. Food and gut microbiota-derived metabolites in nonalcoholic fatty liver disease. Foods. 2022;11:2703.
52. Wang Z, Peters BA, Yu B, et al. Gut microbiota and blood metabolites related to fiber intake and type 2 diabetes. Circ Res. 2024;134(7):842-54.
53. Petersen C, Round JL. Defining dysbiosis and its influence on host immunity and disease. Cell Microbiol. 2014;16(7):1024-33.
54. Levy M, Kolodziejczyk AA, Thaiss CA, et al. Dysbiosis and the immune system. Nat Rev Immunol. 2017;17(4):219-32.
55. Das B, Nair GB. Homeostasis and dysbiosis of the gut microbiome in health and disease. J Biosci. 2019;44(5):117.
56. Banaszak M, Górna I, Woźniak D, et al. Association between gut dysbiosis and the occurrence of SIBO, LIBO, SIFO and IMO. Microorganisms. 2023;11(3):573.
57. Bushyhead D, Quigley EMM. Small intestinal bacterial overgrowth—pathophysiology and its implications for definition and management. Gastroenterology. 2022;163(3):593-607.
58. Ghoshal U, Ghoshal U, Shah A, et al. Evaluation of small intestinal bacterial overgrowth. Expert Rev Gastroenterol Hepatol. 2023;17:461-7.
59. Rao SSC, Tan G, Abdulla H, et al. Does colectomy predispose to small intestinal bacterial (SIBO) and fungal overgrowth (SIFO)? Clin Transl Gastroenterol. 2018;9(4):146.
60. Ulusoy-Gezer HG, Rakıcıoğlu N. The future of obesity management through precision nutrition: putting the individual at the center. Curr Nutr Rep. 2024;13:455-77.
61. Deli CK, Fatouros IG, Poulios A, et al. Gut microbiota in the progression of type 2 diabetes and the potential role of exercise: a critical review. Life (Basel). 2024;14(8):1016.
62. Mousa WK, Chehadeh F, Husband S. Microbial dysbiosis in the gut drives systemic autoimmune diseases. Front Immunol. 2022;13:906258.
63. Kobayashi T, Iwaki M, Nakajima A, et al. Current research on the pathogenesis of NAFLD/NASH and the gut-liver axis: gut microbiota, dysbiosis, and leaky-gut syndrome. Int J Mol Sci. 2022;23:11689.
64. Larsen D, Singh S, Brito M. Thyroid, diet, and alternative approaches. J Clin Endocrinol Metab. 2022;107:2973-81.
65. Régnier M, Van Hul M, Knauf C, et al. Gut microbiome, endocrine control of gut barrier function and metabolic diseases. J Endocrinol. 2021;248(2):R67-82.
66. Hrncir T. Gut microbiota dysbiosis: triggers, consequences, diagnostic and therapeutic options. Microorganisms. 2022;10(3):578.
67. Agus A, Clément K, Sokol H. Gut microbiota-derived metabolites as central regulators in metabolic disorders. Gut. 2020;70:1174-82.
68. Tan J, Taitz J, Nanan R, et al. Dysbiotic gut microbiota-derived metabolites and their role in non-communicable diseases. Int J Mol Sci. 2023;24:15256.

Microbioma Intestinal, Nutrição e Doenças Crônicas

13

Juliana Soares Severo • Moisés Tolentino Bento da Silva

Introdução

Microrganismos, como fungos, vírus, arqueas e, principalmente, bactérias, estão distribuídos por todos os órgãos do trato gastrointestinal (TGI), sendo mais abundantes no cólon e em outros sistemas e órgãos (como o trato urinário, a pele e o trato reprodutor).[1,2] Alguns conceitos básicos devem ser revisados para compreendermos esse assunto. Destaca-se que o conceito de **microbioma** corresponde à coleção de todos os genes microbianos intestinais. Em um indivíduo, o **microbioma** representa um repertório genético que é mais de uma ordem de magnitude maior em genes do que o genoma humano. A maioria dos microrganismos (ou seja, a **microbiota**) que habitam os humanos reside nos intestinos e é influenciado por modo de nascimento, alimentação infantil, estilo de vida, medicamentos e genética do hospedeiro.[3]

Nesse sentido, a microbiota desempenha papel relevante na maturação das respostas imunes, na biossíntese e na absorção de nutrientes, nas funções neuroendócrinas e interações genômicas, na modificação da ação e no metabolismo de medicamentos, na eliminação de toxinas e na produção de numerosos compostos que influenciam o hospedeiro. Além disso, os microrganismos que habitam o TGI apresentam uma relação complexa com o hospedeiro humano, variando de simbiose a parasitismo.[3,4]

Fatores ambientais e genéticos podem influenciar a composição da microbiota. Entre os ambientais, destaca-se que o tipo de parto, a amamentação, o uso de fármacos, o ambiente, a prática de exercícios físicos e, especialmente, a alimentação podem influenciar significativamente a composição da microbiota e seu equilíbrio.[5] Nos últimos anos, diversos estudos têm focado as interações entre a microbiota e o hospedeiro, destacando suas implicações na fisiopatologia de diversas doenças crônicas. Nesse contexto, a microbiota desempenha um papel crucial em uma ampla gama de condições, desde doenças do trato gastrointestinal (como as doenças inflamatórias intestinais e a síndrome do intestino irritável), distúrbios endócrino-metabólicos (a exemplo da obesidade e do diabetes *mellitus* tipo 2) e até mesmo doenças cardiovasculares, neurológicas e câncer.[6-10]

As alterações no equilíbrio da microbiota que ocorrem em resposta aos fatores ambientais e genéticos, um evento chamado **disbiose**, podem contribuir para efeitos prejudiciais, como risco aumentado para a manifestação de doenças.[11] A **disbiose intestinal** parece levar a um aumento do sinal inflamatório, com ativação do sistema imunológico principalmente pela ligação de padrões moleculares associados a patógenos (PAMPs), como o lipopolissacarídeo (LPS) presente nas membranas de bactérias gram-negativas, que promovem a ativação dos receptores tipo *toll* (TLRs). A sinalização desses receptores permite a translocação do fator nuclear kappa B (NF-κB) e agrava o processo inflamatório no TGI, com comprometimento das proteínas de junção no epitélio intestinal e na função de barreira. Essa cascata inflamatória desencadeada no TGI leva à permeabilidade da barreira e à translocação bacteriana e de PAMPs, com entrada na corrente sanguínea, gerando endotoxemia metabólica e favorecendo o estresse inflamatório sistêmico.[4]

Neste capítulo, entenderemos as relações entre microbioma, nutrição e genética, bem como a relação desses fatores com as doenças crônicas. Além disso, discutiremos técnicas e terapias relacionadas ao microbioma.

Nutrição e o microbioma intestinal

Nos últimos anos, as pesquisas têm se concentrado em buscar formas de "modular" a microbiota intestinal na perspectiva de prevenir ou tratar doenças crônicas. Entre as estratégias para promover a modulação da microbiota, a prescrição dietética se traduz como uma das principais ferramentas.[12,13] Por outro lado, o consumo de uma dieta rica em energia, assim como as dietas com alto teor de proteínas e gorduras saturadas, dietas cetogênicas e dietas baixas em fibras estão associadas a alterações na microbiota.[14] A seguir, estão descritos os efeitos observados de nutrientes isolados, micronutrientes e dietas na composição da microbiota.

Padrões alimentares e microbiota

O conceito de padrão alimentar tem substituído uma visão reducionista de grupos alimentares e alimentos isolados, referindo-se ao conjunto de hábitos, escolhas e comportamentos alimentares ao longo de um período. Nesse sentido, o padrão alimentar também considera: as interações sinergéticas complexas entre nutrientes e outros componentes alimentares, a frequência, a quantidade, o contexto e o modo de preparação dos alimentos.[15] Dessa forma, um padrão alimentar saudável atende às necessidades de macronutrientes, micronutrientes e hidratação, essenciais para as funções corporais, sendo crucial para guias alimentares e políticas de saúde. Contudo, a definição de uma dieta global saudável é desafiadora, pois as necessidades variam conforme alguns fatores, por exemplo: idade, sexo, saúde e cultura.[15]

É importante entender que, fisiologicamente, os componentes alimentares (como as fibras, proteínas e peptídeos que escapam da digestão pelas enzimas do hospedeiro no trato gastrointestinal superior) são metabolizados pela microbiota no ceco e no cólon. Essa fermentação microbiana desempenha um papel importante na produção de compostos benéficos, como os ácidos graxos de cadeia curta (AGCCs), que contribuem para a saúde intestinal.[16] Esses AGCCs sinalizam processos importantes no organismo, interagindo com receptores acoplados à proteína G (GPR43/GPR41) no TGI, o que estimula a secreção de hormônios relacionados à saciedade e à motilidade intestinal. Além disso, há efeitos centrais e endócrinos, como secreção de insulina no pâncreas, sensibilidade à ação da insulina, secreção de leptina e controle da adiposidade no tecido adiposo, ativação simpática, regulação do consumo energético no sistema nervoso central (SNC) e ao controle da pressão arterial nos vasos sanguíneos.[17,18]

A Tabela 13.1 mostra os principais tipos de AGCC produzidos pela microbiota, a via ou as reações envolvidas e as bactérias produtoras.

Nesse sentido, a presença de um padrão alimentar saudável, rico em fitoquímicos e compostos bioativos da dieta, carboidratos acessíveis pela microbiota e probióticos, promove a formação de AGCCs, favorecendo o aumento da secreção de muco e da produção de peptídeos antimicrobianos, estimulando o aumento das bactérias degradadoras de fibras, regulando a resposta imune e mantendo a camada de muco e a integridade da barreira intestinal. Por outro lado, o padrão alimentar ocidental, caracterizado por uma dieta rica em gordura, açúcares, emulsificantes, proteínas da carne, reduzida em fibras dietéticas, promove a formação de metabólitos tóxicos e ácidos graxos de cadeia ramificada (BCFAs), o que contribui para a degradação de muco, redução de peptídeos antimicrobianos, disfunção da barreira intestinal da resposta imunológica, gerando disbiose intestinal e impactos negativos para a saúde.[19,20]

A Figura 13.1 ilustra os efeitos dos padrões alimentares na microbiota intestinal.

Tabela 13.1 Principais tipos de ácidos graxos de cadeia curta (AGCC) produzidos pela microbiota.

AGCC	Via/reações	Produtores
Acetato	A partir do piruvato via Acetil-CoA	A maioria das bactérias entéricas (p. ex., *Akkermansia municiphila*, *Bacteroides* spp., *Bifidobacterium* spp., *Prevotella* spp., *Ruminococcus* spp.)
	Via Wood-Lkungdahl	*Blautia hydrogenotrophica*, *Clostridium* spp., *Streptococcus* spp.
Propionato	Via do succinato	*Bacteroides* spp., *Phascolarctobacterium succinatutens*, *Dialister* spp., *Veillonella* spp.
	Via do acrilato	*Megasphaera elsdenii*, *Coprococcus catus*
	Via do propanediol	*Salmonella* spp., *Roseburia inulinivorans*, *Ruminococcus obeum*
Butirato	Fosfotransbutirilase/rota da butirato quinase	*Coprococcus comes*, *Coprococcus eutactus*
	Rota da butiril-CoA:acetato CoA-transferase	*Anaerostipes* spp. (A, L), *Coprococcus catus* (A), *Eubacterium rectale* (A), *Eubacterium hallii* (A, L), *Faecalibacterium prausnitzii* (A), *Roseburia* spp. (A)*

*O acetato (A) é o substrato utilizado para a produção de butirato, enquanto o lactato (L) também pode servir como substrato para a produção de butirato. (Adaptada de De Vadder et al.[16])

Carboidratos: o papel das fibras na microbiota

Os carboidratos representam a fonte primária de energia para o organismo, sendo classificados em simples e complexos. Os carboidratos simples são os monossacarídeos (glicose, frutose e galactose) e os dissacarídeos (lactose, sacarose e maltose). Entre os carboidratos complexos, estão os oligossacarídeos e os polissacarídeos (fibras, amido e glicogênio).[21]

Entre os tipos de carboidratos, temos aqueles polissacarídeos que são conhecidos como fibras alimentares. As fibras não são digeridas nem absorvidas e passam por fermentação bacteriana no trato gastrointestinal, podendo impactar a composição de comunidades bacterianas e suas atividades metabólicas, incluindo a produção de produtos finais da fermentação. Algumas fibras alimentares também podem ser classificadas como prebióticas.[22]

As fibras dietéticas podem ser classificadas de acordo com sua fermentabilidade, solubilidade e viscosidade, e essas propriedades influenciam a fermentação e os efeitos terapêuticos do consumo. Dessa maneira, as fibras conhecidas como insolúveis, a exemplo da celulose, são pouco fermentadas por microrganismos intestinais, no entanto, contribuem para a composição do bolo fecal e regulam o trânsito intestinal. Já as fibras solúveis, como o *psyllium*, β-glucanos e pectina, são mais fermentáveis e, devido a sua alta solubilidade e viscosidade, têm efeitos terapêuticos importantes, como o controle glicêmico e a redução dos níveis de colesterol. Essas fibras formam um gel viscoso no trato gastrointestinal, retardando a absorção de glicose e a ligação de ácidos biliares, o que também impacta a microbiota intestinal. Além disso, fibras solúveis, como os frutooligossacarídeos (FOS) e a inulina, são prontamente fermentadas no cólon proximal, produzindo ácidos graxos de cadeia curta que trazem benefícios metabólicos e modulam a composição da microbiota intestinal.[22,23] A Figura 13.2 ilustra as propriedades dos principais tipos de fibras considerando o grau de solubilidade e a Tabela 13.2 mostra os tipos de fibras, exemplos de fontes alimentares, propriedades e efeitos na microbiota e no metabolismo.

Proteínas: influência no metabolismo microbiano

A dieta com consumo de proteínas superior a 1,5 g/kg/dia é geralmente considerada de alto teor proteico, sendo frequentemente utilizada por atletas para aumento de desempenho ou prescrita para perda de peso em indivíduos com sobrepeso. Embora a maior parte das proteínas seja digerida por proteases do hospedeiro no intestino delgado, estudos indicam

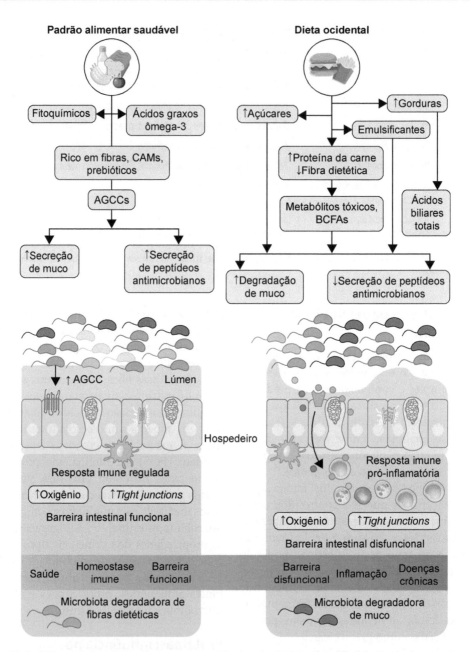

Figura 13.1 Efeitos do padrão alimentar saudável e da dieta ocidental na microbiota intestinal. AGCCs: ácidos graxos de cadeia curta; BCFAs: ácidos graxos de cadeia ramificada; CAMs: carboidratos acessíveis pela microbiota. (Adaptada de Makki et al.[19])

que 12 a 18 g de proteínas podem chegar diariamente ao intestino grosso e serem metabolizadas pela microbiota intestinal.[25]

Evidências científicas têm demonstrado efeitos negativos do consumo de dietas hiperproteicas na microbiota intestinal e, particularmente, quando há uma suplementação proteica prolongada.[4,26] No estudo de Moreno-Pérez et al.,[26] a suplementação proteica a longo prazo aumentou a abundância do filo Bacteroidetes e reduziu a presença de táxons relacionados à saúde, como *Roseburia, Blautia* e *Bifidobacterium longum*,

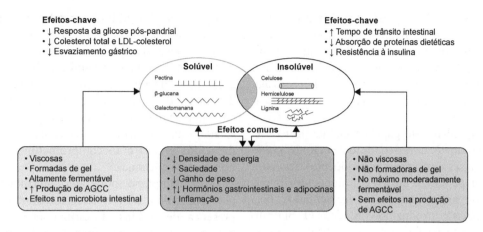

Figura 13.2 Propriedades e efeitos das fibras de acordo com o grau de solubilidade. (Adaptada de Gill et al.[23] e Weickert et al.[24])

Tabela 13.2 Tipos de fibras, exemplos de fontes alimentares, propriedades e efeitos na microbiota e no metabolismo.

Tipo de fibra	Exemplos	Propriedades	Efeitos na microbiota	Benefícios metabólicos
Inulina e frutanos	Alho, cebola, chicória, banana, aspargo	Solúvel, fermentável	Aumentam *Bifidobacterium* spp. e lactobacilos	Melhora da saúde intestinal, redução de glicemia e colesterol
Amido resistente	Batata, banana verde, milho	Fermentável parcialmente	Promove *Ruminococcus bromii* e *Eubacterium* spp.	Produção de butirato, melhora da sensibilidade à insulina
Betaglucano	Aveia, cevada	Solúvel, viscoso, fermentável	Estimula Firmicutes e bactérias produtoras de butirato	Controle de glicemia e colesterol
Xilo-oligossacarídeo	Fibra de milho	Fermentável	Aumenta *Bifidobacterium* spp. e produção de butirato	Redução de compostos inflamatórios
Pectina	Maçãs, frutas cítricas	Solúvel, viscoso, fermentável	Estimula bactérias benéficas no cólon proximal	Melhora na digestão e absorção de glicose
Polidextrose	Fibras modificadas de milho	Parcialmente fermentável	Aumenta bactérias dos filos Firmicutes e Bacteroidetes	Redução de pH colônico e compostos tóxicos

Adaptada de Gill et al.[23] e Holscher.[22]

embora não tenha havido efeito em pH fecal, teor de água, amônia e concentrações de ácidos graxos de cadeia curta (AGCC). Mais especificamente, proteínas de carne bovina foram associadas a efeitos adversos na composição microbiana, aumentando o número de Proteobacteria.

Quando combinadas com uma dieta rica em gordura, podem aumentar Desulfovibrionaceae, Firmicutes e Proteobacteria, além de diminuir Lactobacillaceae e Bacteroidetes, independentemente do *status* do peso corporal. Bactérias gram-negativas produzem LPS, que provoca endotoxemia.[27] No entanto, em uma revisão sistemática, Albracht-Schulte et al.[27] não encontraram efeitos prejudiciais da suplementação de proteínas bovinas na microbiota intestinal, destacando a falta de homogeneidade nos estudos avaliados.

Diferentes tipos de proteínas complexas apresentam variações na digestibilidade e na composição de aminoácidos. Na microbiota intestinal de indivíduos que seguem dietas ricas em proteínas, ocorre um enriquecimento de bactérias proteolíticas específicas, como *Bacteroides, Bacillus, Clostridium, Phocaeicola, Propionibacterium, Fusobacterium, Lacticaseibacillus* e *Streptococcus*. Essas bactérias desempenham um papel crucial na proteólise, utilizando uma variedade de enzimas, como peptidases e proteases e endopeptidases, para liberar peptídeos curtos e aminoácidos livres. Muitos aminoácidos são fermentados pela microbiota, produzindo AGCC. O butirato é derivado da fermentação de lisina e glutamato, enquanto o acetato é produzido a partir de alanina, aspartato e glutamato. Já o propionato provém de aspartato, alanina e metionina. Além disso, a fermentação de aminoácidos de cadeia ramificada (BCAA, como isoleucina, valina e leucina) resulta na produção de ácidos graxos de cadeia ramificada (isobutirato, 2-metil butirato e isovalerato, BCFAs). Esses processos microbianos exemplificam a interação de *cross-feeding*, em que uma comunidade de bactérias se beneficia da degradação proteica para manter o equilíbrio metabólico intestinal.[25]

Além disso, dietas baseadas no alto consumo de alimentos fontes de proteínas (como a carne e ovos) contêm alguns componentes, como L-carnitina, colina e lecitina, que, ao serem consumidas, são metabolizadas pela ação da enzima trimetilamina (TMA) liase pelas bactérias presentes na microbiota intestinal, formando TMA. Ao entrar na circulação, a TMA é convertida a óxido de TMA (TMAO), pela ação da flavina mono-oxigenase 3 (FMAO3) no fígado. O TMAO é, então, transportado na circulação sistêmica (em que pode promover resposta pró-inflamatórias, como TNF-α e IL-1β) e diminui as citocinas anti-inflamatórias, como IL-10, e ainda é indutor de hiper-reatividade plaquetária, o que pode facilitar a trombose, causando eventos trombóticos ateroscleróticos. O TMAO é metabolizado pelos rins.[28]

Outro aspecto relevante acerca do metabolismo de peptídeos e proteínas e sua relação com a microbiota, diz respeito à histidina e ao triptofano. A histidina é metabolizada pela microbiota intestinal em imidazol propionato (um composto que promove a degradação do receptor de insulina), prejudicando a sinalização desse hormônio. Além disso, a elevação dos níveis de BCAAs na circulação, comum em algumas doenças metabólicas como a obesidade, está associada à redução na oxidação de ácidos graxos e ao comprometimento da homeostase glicêmica.[29]

Já o triptofano pode ser metabolizado pela microbiota de três formas distintas, e a presença de disbiose intestinal altera esses processos. A atividade aumentada da indoleamina 2,3-dioxigenase (IDO1) eleva a produção de quinurenina, um composto associado à inflamação. Ao mesmo tempo, a disbiose reduz a ativação da via receptor de hidrocarbonetos arila (AhR), diminuindo a produção de índoles, o que enfraquece seus efeitos anti-inflamatórios e reduz os níveis de IL-22, facilitando a inflamação intestinal. Outra alteração causada pela disbiose é o aumento da atividade da enzima triptofano hidroxilase 1 (TpH1), levando a um aumento na produção de serotonina, um neurotransmissor que pode influenciar a saciedade. Assim, as mudanças no metabolismo de aminoácidos em condições de disbiose não apenas afetam o equilíbrio energético e a inflamação, mas também contribuem para a disfunção metabólica.[29]

Lipídios: efeitos dos diferentes tipos de gorduras sobre o microbioma

A ingestão de lipídios parece influenciar significativamente a composição da microbiota intestinal. Enquanto uma dieta tipicamente rica em gorduras saturadas, no padrão ocidental, parece estar associada a uma piora do perfil microbiano, o consumo de ácidos graxos poli-insaturados (PUFAs), como o ômega-3, e monoinsaturados (MUFAs) parece estar associados a um papel protetor. O metabolismo dos PUFAs dietéticos pela microbiota intestinal promove benefícios específicos à saúde. Ao alcançarem o intestino, os PUFAs estimulam o crescimento de bactérias benéficas, como

Bifidobacterium spp. e bactérias produtoras de butirato, resultando na produção de AGCCs, como o butirato. Além disso, os PUFAs reduzem a presença de *Enterobacterium* spp. pró-inflamatórias, melhorando a função da barreira intestinal, diminuindo os níveis de endotoxinas e reduzindo a produção de interleucina 17 (IL-17), o que contribui para a redução da inflamação. Os AGCCs não metabolizados no intestino entram na circulação sistêmica e exercem efeitos imunorreguladores, incluindo melhora na sensibilidade à insulina, redução da inflamação, proteção contra obesidade e alívio da endotoxemia associada ao intestino permeável, promovendo uma melhor saúde geral.[25]

O azeite de oliva (*Olea europaea*) é uma fonte de lipídios que contribui para prevenção de doenças cardiovasculares, melhora do perfil lipídico, sensibilidade à insulina e controle da pressão arterial. Seus benefícios vêm dos MUFAs, especialmente o ácido oleico, além de PUFAs e saturados (SFAs). O azeite também contém compostos como oleuropeína e hidroxitirosol, que influenciam positivamente a microbiota intestinal. Ele aumenta a presença de bactérias benéficas, como *Clostridium cocleatum* e *Lactobacillus*, e promove a proliferação de *Lactobacillus* e *Bifidobacterium*, que utilizam oleuropeína como fonte de carbono. O hidroxitirosol eleva a concentração de *Lactobacillus johnsonii* e inibe microrganismos prejudiciais, como *Proteobacteria* e *Rikenella*, ajudando a restaurar a microbiota danificada por dietas ricas em gordura. O consumo de azeite também favorece o crescimento de *Bacteroides*, especialmente *B. fragilis*, melhorando a integridade intestinal e reduzindo a permeabilidade e os níveis circulantes de LPS.[30]

Impacto dos compostos bioativos

O resveratrol (3,5,4'-trihidroxiestilbeno) é um polifenol natural amplamente estudado, classificado como uma fitoalexina, que é produzida por plantas em resposta a condições ambientais adversas. Além de ser encontrado principalmente em uvas, amendoins e vinho tinto, também ele é comercializado como suplemento alimentar devido a seus potenciais benefícios à saúde. A absorção do resveratrol ocorre de forma passiva ou por meio de transportadores na membrana intestinal, como as integrinas. No intestino, ele é metabolizado em compostos, como resveratrol-3-glucuronida e resveratrol-3-sulfato, e sua metabolização é parcialmente influenciada pela microbiota intestinal, que gera metabólitos específicos. No fígado, o resveratrol pode ser convertido em piceatanol, e tanto ele quanto o resveratrol, bem como seus precursores e metabólitos, circulam pela corrente sanguínea, alcançando tecidos-alvo. Além disso, as formas conjugadas de resveratrol podem retornar ao intestino pela circulação entero-hepática.[31,32]

Os metabólitos do resveratrol parecem afetar significativamente a composição da microbiota intestinal, com enfoque na abundância de *Firmicutes*, *Lactobacillus*, *Clostridiales* e *Blautia*, enquanto reduz *Bacteroidetes* e outros gêneros bacterianos. Além disso, podem alterar a expressão de proteínas *tight junctions* e à mucina. Embora haja evidências de que o resveratrol na dieta humana possa promover saúde, o conhecimento sobre os efeitos de seus principais metabólitos na microbiota e na saúde ainda é limitado e depende de sua ingestão, concentração e biodisponibilidade, bem como do status de saúde do indivíduo.[32]

A suplementação com gengibre (*Zingiber officinale*) também tem sido estudada por seus efeitos anti-inflamatórios, antioxidantes e possivelmente, modulatórios sobre a microbiota intestinal, especialmente devido às propriedades de seus componentes, como o gingerol e o shaogol.[33] Nesse sentido, um estudo duplo-cego controlado por placebo investigou os efeitos do suplemento de gengibre na composição das bactérias intestinais, sintomas gastrointestinais, saúde mental, fadiga e qualidade de vida em adultos saudáveis. A suplementação com 1,2 g/dia de pó de raiz de gengibre por 14 dias aumentou a abundância relativa do filo Actinobacteria e de certos gêneros bacterianos, como *Parabacteroides* e *Bacillus*, enquanto reduziu a abundância de *Blautia*. Também foi observada uma melhora nos sintomas de indigestão com a suplementação de gengibre, mas não houve diferenças significativas na diversidade microbiana, função intestinal, saúde mental ou qualidade de vida entre os grupos. O estudo concluiu que o gengibre altera a composição bacteriana intestinal sem efeitos adversos moderados ou graves.[34]

Em outro estudo, conduzido em pacientes com histórico de adenoma colorretal, a suplementação com gengibre ou placebo diariamente por 6 semanas mostrou que não alterou significativamente a diversidade microbiana (alpha ou beta). Entretanto, observou-se uma diminuição significativa nas abundâncias relativas dos gêneros *Akkermansia*, *Bacteroides* e *Ruminococcus*, que estão associadas à fisiopatologia do câncer colorretal. Esses resultados indicam que o gengibre pode ter um efeito inibitório sobre certos táxons associados ao câncer colorretal, apesar de seu impacto geral no microbioma ser limitado.[33]

Uso de probióticos, prebióticos e simbióticos

O uso de probióticos, prebióticos e simbióticos tem ganhado destaque nas últimas décadas devido a seus potenciais benefícios à saúde, especialmente no que diz respeito à manutenção e ao equilíbrio da microbiota intestinal. A Tabela 13.3 traz as diferenças na terminologia utilizadas segundo a World Gastroenterology Organization.[35]

Prebióticos

Anteriormente, os prebióticos eram conhecidos como polissacarídeos não digestíveis que promovem crescimento e/ou atividade seletiva de gêneros ou espécies microbianas específicas na microbiota intestinal, proporcionando benefícios à saúde do hospedeiro. No entanto, atualmente, são compreendidos como prebióticos todos aqueles ingredientes seletivamente fermentados que permitem mudanças específicas na composição e/ou atividade da microbiota gastrointestinal, conferindo, assim, benefícios à saúde do hospedeiro.[35]

Tabela 13.3 Definições de probióticos, prebióticos e pós-bióticos segundo a World Gastroenterology Organization.

Termo	Definição
Probióticos	Microrganismos vivos que, quando administrados em quantidades adequadas, conferem benefício à saúde do hospedeiro
Prebióticos	Um ingrediente seletivamente fermentado que permite mudanças específicas na composição e/ou atividade da microbiota gastrointestinal, conferindo, assim, benefícios à saúde do hospedeiro
Simbióticos	Mistura de microrganismos vivos e substrato(s) usado seletivamente por microrganismos hospedeiros que conferem um benefício à saúde do hospedeiro. Existem dois tipos de simbióticos: complementares (misturas de probióticos e prebióticos) e sinérgicos (misturas de micróbios vivos selecionados para usar um substrato coadministrado para um efeito saudável)
Pós-biótico	Preparação de microrganismos inanimados e/ou seus componentes que conferem benefício à saúde do hospedeiro

Adaptada de Guarner et al.[35]

Destaca-se que a maioria dos componentes alimentares com ação prebiótica é composta por fibras, ou oligossacarídeos, como a oligofrutose (frutooligossacarídeos, FOS), a inulina, os galactooligossacarídeos (GOS), a lactulose e os oligossacarídeos do leite materno (oligossacacarídeos do leite humano ou HMO). Recentemente, alguns polifenóis têm sido estudados para serem considerados nessa classificação, a exemplo do resveratrol. Outros componentes alimentares, como o amido resistente e o ácido linoleico conjugado também tem sido considerados potenciais para classificação como prebióticos.[35]

Probióticos

Os probióticos, definidos pela Organização Mundial da Saúde (OMS) como microrganismos vivos que trazem benefícios à saúde do hospedeiro quando administrados em quantidades adequadas, destacam-se pelos gêneros *Lactobacillus* e *Bifidobacterium*. Eles produzem compostos que favoreçam o crescimento de microrganismos simbióticos e inibem a colonização de patógenos, além de melhorar a função da barreira intestinal e modular o sistema imunológico. Os *Lactobacillus* competem com patógenos por nutrientes e locais de adesão, enquanto os *Bifidobacterium* melhoram a integridade da barreira intestinal e reduzem inflamação e endotoxemia. Os efeitos dos probióticos dependem da cepa, dose e duração do tratamento.[36]

Segundo a World Gastroenterology Organization,[35] as cepas probióticas devem ser identificadas com base em seu gênero, sua espécie, sua subespécie (quando aplicável) e uma designação alfanumérica que indica uma cepa específica. A nomenclatura para gênero, espécie e subespécie é padronizada pela comunidade científica. No entanto, os nomes das cepas, dos produtos e os nomes comerciais não seguem essa padronização e não são controlados pela comunidade científica. A OMS e a Organização das Nações Unidas para a Alimentação e a Agricultura (FAO) orientam os fabricantes de probióticos a registrarem suas cepas em uma coleção depositária internacionalmente reconhecida. A Tabela 13.4 traz a nomenclatura dos microrganismos com ação probiótica.

Ainda existe dificuldade em estabelecer cepas e protocolos de tratamento ideais com probióticos para pacientes nas diversas situações clínicas, destacando-se que as recomendações de probióticos, especialmente em um ambiente clínico, devem ligar cepas específicas aos benefícios alegados com base em estudos em humanos. Por exemplo, nos estudos focam na suplementação de probióticos para pacientes com obesidade, as cepas são frequentemente diferentes entre os estudos, com duração da intervenção bem variável, entre 3 e 24 semanas e doses muito variadas que vão desde 1×10^8 UFC/dia a $1,35 \times 10^{15}$ UFC/dia. Nos desfechos, há melhora dos marcadores metabólicos, como medidas antropométricas, marcadores do perfil lipídico e glicemia.[37]

Simbióticos

Os simbióticos são combinações de prebióticos e probióticos que promovem o equilíbrio da microbiota e trazem benefícios à saúde. Exemplos incluem Bifidobactérias com galacto-oligossacarídeo e fruto-oligossacarídeo, além de *Lactobacillus* com lactitol. Essas combinações regeneram a mucosa intestinal, reduzem a translocação bacteriana, diminuem a incidência de infecções sistêmicas, bem como contribuem para redução da absorção de glicose, aumento da eliminação de colesterol e prevenção de doenças crônicas não transmissíveis. Simbióticos melhoram a sobrevivência de microrganismos adicionados aos alimentos e estimulam a proliferação de cepas nativas no trato gastrointestinal. No entanto, seus efeitos sobre a saúde metabólica ainda não foram completamente esclarecidos.[36]

Destaca-se que recentemente os simbióticos, inicialmente definidos como combinações de prebióticos e probióticos, evoluíram para incluir dois tipos: simbióticos complementares e sinérgicos. Simbióticos complementares são misturas de probióticos e prebióticos que, de forma independente, atendem aos critérios estabelecidos para cada componente e são caracterizados adequadamente e administrados

Tabela 13.4 Nomenclatura dos microrganismos probióticos, segundo a World Gastroenterology Organization.

Gênero	Espécie	Subespécie	Denominação da cepa	Denominação da depositária internacional de cepas	Nome da cepa	Nome do produto
Lacticaseibacillus	*rhamnosus*	Nenhuma	GG	ATCC 53103	LGG	Culturelle
Bifidobacterium	*animalis*	*lactis*	DN-173 010	CNCM I-2494	*Bifidus regularis*	Yogur Activia
Bifidobacterium	*longum*	*longum*	35624	NCIMB 41003	*Bifantis*	Align

ATCC: American Type Culture Collection (Manassas, Virginia, EUA); CNCM: Collection Nationale de Cultures de Microorganismes (Institut Pasteur, Paris, França); NCIMB: National Collection of Industrial, Food and Marine Bacteria (Aberdeen, Escócia). (Adaptada de Guarner et al.[35])

em doses comprovadas para gerar benefícios à saúde. Já os simbióticos sinérgicos consistem em um microrganismo vivo selecionado para utilizar um substrato coadministrado, resultando, juntos, em um benefício documentado à saúde, sem a necessidade de que cada componente isoladamente cumpra os critérios de probiótico ou prebiótico.[35]

Dietas terapêuticas e seus impactos no microbioma

Uma das questões mais discutidas na pesquisa clínica e experimental, e na prática clínica, é a possibilidade de "modular" a microbiota intestinal e como as diferentes dietas, utilizadas com fins terapêuticos ou não, podem alterar a microbiota intestinal. Entre essas dietas, temos: as de restrição de calorias (restrição calórica); as que modificam a periodicidade de ingestão de alimentos (jejum intermitente, jejum) ou que reduzem/excluem componentes da dieta (cetogênica, livre de glúten, vegetariana ou vegana); e as que têm características de padrões alimentares com premissa de maior saúde (mediterrânea).[12,13,38] A Figura 13.3 sumariza os efeitos de diferentes estratégias nutricionais na microbiota intestinal.

Em um estudo conduzido por von Schwartzenberg et al.[39] envolvendo restrição calórica, foi utilizada uma intervenção dietética que envolveu a aplicação de uma dieta de muito baixa caloria (*very-low calorie diet,* VLCD), seguida por um período de dieta de baixa caloria *(low-calorie diet,* LCD) e, posteriormente, por outro de manutenção. Apesar dos resultados positivos em termos de perda de peso e melhora dos parâmetros metabólicos, observou-se uma redução significativa na diversidade microbiana intestinal e uma remodelação do microbioma como consequência da intervenção. A perda de peso foi associada a uma absorção prejudicada de nutrientes, o que pode ter sido influenciado pelas alterações na composição microbiana. Em particular, houve um enriquecimento da bactéria *Clostridioides difficile,* que se correlacionou com alterações na excreção de ácidos biliares, sugerindo que mudanças na bile podem ter desempenhado um papel importante na modulação do microbioma intestinal durante o processo de perda de peso.

No que diz respeito à adesão à dieta mediterrânea, dois estudos investigaram seus efeitos no microbioma intestinal e na saúde metabólica. No primeiro estudo, 1 ano de adesão à MedDiet em idosos não frágeis ou pré-frágeis de cinco países europeus resultou em alterações no microbioma associadas à redução da fragilidade, melhora da função cognitiva e diminuição de marcadores inflamatórios, como a proteína C-reativa (PCR) e interleucina-17 (IL-17). Essas mudanças foram associadas ao aumento da produção de ácidos graxos de cadeia curta e à redução de ácidos biliares secundários e outros metabólitos prejudiciais. No segundo estudo, uma intervenção de 8 semanas com uma MedDiet isocalórica em indivíduos com fatores de risco para doenças metabólicas mostrou redução do colesterol plasmático e dos ácidos biliares fecais, além de mudanças no microbioma intestinal, como o aumento de *Faecalibacterium prausnitzii* e genes ligados à degradação de carboidratos e ao metabolismo do butirato. Ambas as intervenções demonstraram que a adoção da MedDiet, mesmo sem redução calórica, pode promover melhorias significativas na saúde metabólica e na composição do microbioma intestinal, reforçando seu potencial no combate ao envelhecimento e às doenças metabólicas.[40]

Os carboidratos fermentáveis da dieta podem exercer efeitos osmóticos no intestino, aumentando o conteúdo de água intraluminal e gerando gases colônicos por meio da fermentação microbiana, bem como são conhecidos como *Fermentable Oligosaccharides, Disaccharides, Monosaccharides and Polyols* ou FODMAPs (oligossacarídeos, dissacarídeos, monossacarídeos e polióis fermentáveis). Isso frequentemente resulta em sintomas gastrointestinais como distensão abdominal, inchaço e flatulência. Como resultado, a dieta pobre em FODMAPs, que reduz a ingestão desses carboidratos fermentáveis, ganhou destaque no manejo de distúrbios funcionais intestinais, especialmente na síndrome do intestino

Capítulo 13 ◆ Microbioma Intestinal, Nutrição e Doenças Crônicas

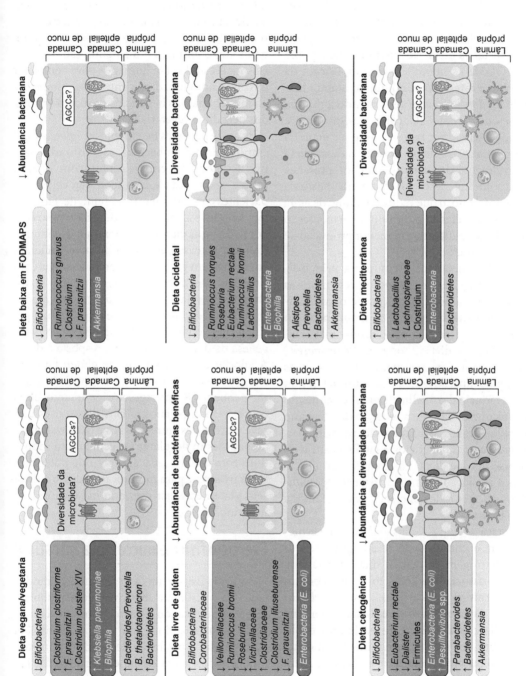

Figura 13.3 Efeitos de diferentes dietas na microbiota intestinal. (Adaptada de Rinninella et al.[13])

irritável (SII). A microbiota intestinal desempenha um papel fundamental na eficácia dessa dieta. Embora a dieta pobre em FODMAPs reduza eficazmente os sintomas gastrointestinais, esses sintomas tendem a retornar após a interrupção da dieta. No entanto, a dieta pobre em FODMAPs modifica a composição da microbiota intestinal, diminuindo a abundância de *Bifidobacterium* e aumentando a riqueza de espécies, como *Bilophila wadsworthia* e Actinobactérias, por isso não deve ser mantida a longo prazo. Os efeitos benéficos dessa dieta provavelmente decorrem da menor presença de carboidratos de cadeia curta não absorvidos no intestino, o que reduz o volume de água no intestino delgado e diminui a fermentação microbiana, resultando em menor produção de gases no cólon.[41]

A dieta vegetariana é composta principalmente de vegetais, frutas, grãos, leguminosas e nozes, com a possível adição de ovos e laticínios. Já a dieta vegana não inclui nenhum alimento de origem animal, sendo mais restritiva. Outras dietas, como a *"plant-based"*, compartilham características similares, mas sem a preocupação com a causa animal, sendo o foco principal a melhor saúde. O aumento do consumo de fibras e a redução do consumo de ácidos graxos saturados são os principais mediadores dos benefícios a saúde alcançáveis por esse tipo de dieta. No entanto, são necessárias a avaliação e a monitorização dos indivíduos pelo risco de deficiências nutricionais a longo prazo.[25,38,41]

Destaca-se que a exclusão da carne vermelha reduz o consumo de ácidos graxos saturados de origem animal. A dieta vegetariana tem sido associada à redução de metabólitos de acilcarnitina e L-carnitina, ambos relacionados a doenças cardiovasculares, por sua metabolização a TMAO. Esses fatores explicam alguns dos benefícios à saúde dessa dieta, como a redução do colesterol e do peso. Além disso, a dieta vegetariana tem sido associada a mudanças na composição da microbiota intestinal, incluindo o aumento da diversidade alfa. Especificamente, houve um aumento na abundância de bactérias produtoras de ácidos graxos de cadeia curta, como *Akkermansia*, *Faecalibacterium prausnitzii*, *Eubacterium rectale* e *Eubacterium biforme*. A *Akkermansia*, em particular, ajuda a manter a integridade da barreira epitelial e o equilíbrio energético no cólon de modelos animais. No entanto, são necessários mais estudos em humanos para confirmar uma relação causal direta entre essas alterações na microbiota e os benefícios à saúde promovidos pela dieta vegetariana.[41]

Já as dietas livres de glúten (ou *"gluten-free"*, como são mais conhecidas) são utilizadas para fins terapêuticos em pacientes com doença celíaca, sensibilidade ao glúten não celíaca ou pacientes com SII. Mais recentemente, também têm sido investigadas, na redução do peso corporal, doenças da tireoide, porém não demonstram, nesses casos, efeito significativo. Pacientes em dietas sem glúten de longo prazo, mas com sintomas persistentes, apresentaram maior abundância relativa de *Proteobacteria* e menor abundância de *Bacteroidetes* e *Firmicutes*, sugerindo o envolvimento da microbiota na patogênese da doença celíaca e na resposta à dieta. A adoção das dietas livres de glúten também altera os perfis de microRNAs (miRNAs), que são pequenos RNAs regulatórios, quanto altera os perfis microbianos. Além disso, o estudo revelou relações entre miRNA e bactérias, além de padrões moleculares específicos em indivíduos com doença celíaca, sugerindo potenciais biomarcadores para monitorar a adesão à dieta sem glúten e avaliar o estado inflamatório do intestino.[25,41]

Exercício físico e microbiota intestinal

O exercício físico é um fator relevante na modulação da microbiota intestinal, com pesquisas recentes destacando essa relação. O exercício pode influenciar indiretamente a microbiota ao estimular a produção de AGCCs, miocinas e hormônios, além de modificar a conversão de ácidos biliares e a atividade do sistema imunológico e autônomico.[42,43] O primeiro estudo a identificar essa influência foi realizado com jogadores de rugby, mostrando que atletas apresentavam maior riqueza e diversidade microbiana em comparação a indivíduos sedentários, um indicador de microbiota saudável.[44] Estudos posteriores correlacionaram maior capacidade aeróbica com maior diversidade microbiana e maior produção de AGCC.[45]

Pesquisas mais recentes consolidaram a ideia de que o exercício promove alterações positivas na microbiota, aumentando a presença de bactérias benéficas, como *Faecalibacterium prausnitzii*, *Akkermansia muciniphila*, *Roseburia hominis* e *Ruminococcus*. Em pessoas com diferentes condições de saúde, o exercício induz adaptações específicas. Por exemplo, indivíduos obesos e eutróficos apresentaram perfis distintos antes do treinamento, mas, após o período de exercícios, suas microbiotas se tornaram semelhantes. Além disso, estudos indicam que o exercício melhora a capacidade funcional da microbiota, como demonstrado em ciclistas experientes, cuja microbiota mostrou maior eficiência na produção de AGCC e envolvimento no metabolismo de carboidratos e aminoácidos.[45-49]

Experimentos com animais destacam a importância de microrganismos específicos para o desempenho físico. Em um estudo, animais colonizados por *Eubacterium rectale* apresentaram melhor capacidade física e maior captação de glicose, além de aumento na expressão de GLUT-4, relacionado à captação eficiente de glicose. Esses resultados indicam que os AGCC, especialmente o butirato, desempenham papel essencial na melhoria do metabolismo energético e da oxidação de gorduras, o que potencializa o desempenho físico. A atividade sinérgica entre diferentes microrganismos pode amplificar esses efeitos positivos na composição da microbiota.[50]

A relação entre consumo de fibras, uso de antibióticos e desempenho físico também foi explorada, com ênfase no papel do acetato. Esse AGCC é encontrado em abundância na circulação e pode servir como precursor da produção de acetil-CoA, essencial para a geração de energia muscular. Estudos sugerem que atletas que consomem poucas fibras podem não alcançar seu máximo potencial energético devido à baixa produção de AGCC, especialmente acetato. Assim, manter uma dieta rica em fibras pode otimizar a eficiência metabólica e melhorar o desempenho físico.[43,50]

Genética e o microbioma intestinal

No contexto do que vimos até agora, é importante destacar a complexa interação entre o genoma humano e o microbioma intestinal, como uma relação bidirecional. A variação genética humana afeta a microbiota intestinal por meio de uma combinação complexa de fatores ambientais e do próprio hospedeiro. No estudo de Qin et al.,[51] realizado em larga escala com 5.959 indivíduos genotipados, dados correspondentes de metagenomas intestinais e registros dietéticos e de saúde, foram identificadas 567 associações independentes entre os polimorfismos de nucleotídeo único (SNPs) e táxons microbianos. Variantes no lócus LCT, relacionado à tolerância à lactose, mostraram associações com a abundância de *Bifidobacterium* e outras bactérias, mas essa relação foi modulada pela ingestão de laticínios.

Além disso, outros achados do estudo destacaram a presença de *Faecalicatena lactaris* associada ao sistema ABO, sugerindo que antígenos sanguíneos secretados podem servir como fonte de energia no intestino. Os níveis de *Enterococcus faecalis* foram relacionados a variantes no gene *MED13L*, previamente associado ao risco de câncer colorretal. A análise de randomização mendeliana sugeriu um possível efeito causal da bactéria *Morganella* no desenvolvimento do transtorno depressivo maior, corroborando achados de estudos observacionais sobre a relação entre microbiota e depressão. Esses resultados destacam a complexidade das interações entre o hospedeiro e a microbiota e como essas relações podem influenciar tanto a saúde quanto o desenvolvimento de doenças.[51]

A avaliação da microbiota fecal tem se consolidado como um biomarcador promissor para avaliar a ingestão alimentar e monitorar os padrões dietéticos. Como vimos, a composição e a diversidade das comunidades bacterianas no intestino refletem diretamente a dieta, com variações específicas associadas a diferentes estilos alimentares. Por exemplo, pessoas que iniciam uma dieta Mediterrânea podem ter aumento da abundância de Bacteroidetes e lactobacilos, promovendo a saúde intestinal e metabólica. Por sua vez, a dieta ocidental, rica em gorduras saturadas e carboidratos refinados, está associada a um aumento de Firmicutes e Proteobacteria, que contribuem para o desenvolvimento de obesidade e doenças metabólicas. O uso de técnicas metagenômicas, como o sequenciamento do gene *16S* rRNA, permite uma análise detalhada da microbiota, ainda que desafios, como custos e complexidade técnica, limitem a aplicação rotineira desses métodos na prática clínica.[52]

Além de possibilitar a detecção precoce de desequilíbrios microbianos associados a doenças crônicas, a microbiota também pode ser usada como uma ferramenta objetiva para avaliar a adesão a intervenções nutricionais. Já sabemos que as fibras solúveis estimulam a produção de AGCCs, que são essenciais para a saúde intestinal, reforçando o papel central da dieta na manutenção da eubiose. Estudos indicam que certos perfis microbianos, como a maior abundância de Akkermansia, estão associados à redução de gordura corporal e ao sucesso em programas de perda de peso. Nesse contexto, a microbiota fecal emerge como uma peça-chave na nutrição de precisão, permitindo intervenções personalizadas baseadas no perfil microbiano de cada indivíduo e aproximando a ciência da alimentação de um futuro com estratégias mais eficazes e individualizadas para promoção da saúde.[52]

Como discutimos ao longo do capítulo, o interesse por determinar perfis precisos e replicáveis da microbiota tem crescido a fim do uso diagnóstico e terapêutico. Esse campo emergente se beneficia de técnicas de diagnóstico molecular, como metagenômica clínica, enquanto enfrenta desafios relacionados à padronização de protocolos e à melhoria das soluções analíticas. Entre as metodologias utilizadas para o perfilamento microbiano, estão o sequenciamento do gene *16S* rRNA, além de abordagens mais avançadas, como metagenômica e metatranscriptômica. A replicabilidade dos testes exige a padronização dos passos mais vulneráveis e a criação de padrões de controle de qualidade (QC). Os desafios incluem a pureza dos reagentes e consumíveis, a melhoria das bases de dados de referência e o desenvolvimento de ferramentas analíticas de nível diagnóstico. Nos próximos anos, espera-se que diagnósticos baseados no microbioma se tornem rotina em laboratórios clínicos, aproveitando os avanços tecnológicos e científicos para melhorar a prática médica.[53,54]

Microbioma e doenças intestinais

As doenças inflamatórias intestinais compreendem duas formas principais de manifestação clínica, a doença de Crohn (que se caracteriza pela inflamação transmural da mucosa intestinal, compreendendo qualquer parte do trato gastrointestinal desse a boca até o ânus) e a colite ulcerativa (que envolve apenas a inflamação na mucosa do cólon, com maior atividade na região retal).[55] Entre os fatores envolvidos na gênese das doenças inflamatórias intestinais, destacam-se a genética, a microbiota intestinal, a resposta imune e o ambiente, embora os mecanismos envolvidos ainda não estejam totalmente elucidados. Sobre os fatores genéticos, é oportuno mencionar a associação de alguns genótipos com a manifestação dessas doenças, por exemplo: susceptibilidade à infecção micobacteriana, disfunções no sistema de ubitiquinação (modificações translacionais e degradação de proteínas), desregulação do fator nuclear κB (NF-κB), aumento da diferenciação de células Th-17, alterações na produção e degradação do fator de transformação do crescimento β (TGF-β).[56,57]

No que diz respeito à microbiota intestinal, ela pode ser relacionada à patogênese das doenças inflamatórias intestinais pelas interações disfuncionais entre os microrganismos do trato gastrointestinal e o sistema imune — os mecanismos ainda não estão bem elucidados. A microbiota intestinal alterada contribui para a ativação do sistema imune, pois a presença de microrganismos patogênicos está relacionada à liberação de padrões moleculares associados a patógenos e ativação dos TLRs por meio dos LPS presentes nas membranas de bactérias gram-negativas. A ativação desses receptores permite a translocação do NF-κB, fator que induz à transcrição de citocinas pró-inflamatórias e ao aumento do estresse oxidativo, desencadeando uma cascata de reações inflamatórias no trato gastrointestinal e ativação do sistema imune.[58]

O sistema imune inato tem a habilidade de detectar (por meio de receptores de padrão de reconhecimento, como os receptores TLRs e NOD-like) a invasão bacteriana e iniciar uma rápida resposta inflamatória, mediada pela produção de citocinas e quimiocinas. Destaca-se que as respostas do sistema imune parecem ser diferentes para ambas as doenças inflamatórias intestinais, sendo a doença de Crohn mais associada à resposta das células Th1 e a colite ulcerativa, à resposta das células Th2. As células linfoides intestinais parecem ser importantes na patogênese das doenças inflamatórias intestinais, pois têm a habilidade de produzir: citocinas derivadas de células Th1, em particular, o interferon γ (IFN-γ), tendo como modelo células *natural killer* (NK) produzidos pelas células linfoides intestinais tipo 1; e citocinas derivadas de células Th2, como as interleucinas 5 e 13 (IL-5 e IL-13), tendo como protótipo os nuócitos. Há, ainda, as células linfoides intestinais tipo 3, que têm a habilidade de secretar citocinas derivadas de Th17, por exemplo: IL-17 e -22.[56,57]

A exacerbação da inflamação intestinal nos pacientes com doença de Crohn e colite ulcerativa pode conduzir ao agravamento dos sintomas característicos dessas doenças, como sangramento, dor abdominal, diarreia, disfagia e aumento da permeabilidade intestinal. Todos esses sintomas podem levar à desnutrição do paciente pela redução da ingestão de alimentos ou pelo aumento das perdas.[55]

Microbiota e doenças endócrino-metabólicas

A obesidade é uma condição marcada pela presença de disbiose intestinal, com redução da biodiversidade bacteriana e aumento de patógenos, o que pode influenciar o tecido adiposo e as funções endócrinas. Essas alterações levam ao aumento da inflamação, à ativação do sistema imunológico e ao comprometimento da barreira intestinal, contribuindo para endotoxemia e inflamação crônica de baixo grau.[58-61]

A disbiose também altera a produção de ácidos graxos de cadeia curta (AGCC), como butirato e propionato, afetando a secreção de hormônios incretinas (GLP-1, PYY), que regulam a saciedade, a sensibilidade à insulina e a homeostase energética.[17-18] Esses hormônios atuam em diferentes sistemas do corpo, como trato gastrointestinal, tecido adiposo, pâncreas e sistema nervoso central. O desequilíbrio causado pela inflamação intestinal pode gerar alterações na regulação do apetite e da ingestão alimentar, afetando mecanismos de controle do peso corporal.[62] Além disso, a disbiose influencia o metabolismo de ácidos biliares e promove a lipogênese hepática, além de aumentar a captação de ácidos graxos e monossacarídeos pelas células intestinais e adiposas. Esse processo é mediado por transportadores, como SLC5A1, GLUT2 e CD36, que favorecem o aumento da ingestão energética e o acúmulo de gordura corporal, intensificando a expansão do tecido adiposo e os efeitos da obesidade.[18,63]

Na obesidade, a inflamação crônica de baixo grau é um fator central para a fisiopatologia da doença. Um dos mecanismos importantes envolve o LPS, um componente das membranas externas de bactérias gram-negativas. Com o aumento da permeabilidade intestinal, comum em indivíduos com obesidade, o LPS e outros padrões moleculares associados a patógenos (PAMPs) podem atravessar a barreira intestinal e entrar na circulação, levando a um quadro conhecido como endotoxemia metabólica. Uma vez na circulação, o LPS pode se ligar e ativar os TLR4 no tecido adiposo branco. No contexto da obesidade, a ativação do TLR4 por LPS no tecido adiposo estimula vias de sinalização pró-inflamatórias, resultando na secreção de citocinas, como TNF-α, IL-6 e MCP-1. Essa resposta inflamatória contribui para disfunção do tecido adiposo, promovendo estresse oxidativo e inflamação crônica de baixo grau, fatores que estão intimamente associados à resistência à insulina. Além disso, o recrutamento de macrófagos pró-inflamatórios no tecido adiposo é exacerbado, o que agrava ainda mais a inflamação local. O acúmulo e a expansão excessiva do tecido adiposo (junto à ativação constante do TLR4) criam um ciclo inflamatório que perpetua a disfunção metabólica, levando a desfechos, como resistência à insulina e dislipidemia, características comuns na obesidade.[58-61]

No contexto do diabetes, condição caracterizada por níveis elevados de açúcar no sangue, resultantes de uma produção insuficiente de insulina pelo pâncreas ou da diminuição da sensibilidade à insulina nos tecidos, as pesquisas também demonstram associação significativa entre a composição da microbiota intestinal e o desenvolvimento dessa doença, especialmente do diabetes tipo 2. Destaca-se que o desequilíbrio na proporção Bacteroidetes/Firmicutes está ligada ao aumento da permeabilidade intestinal e das respostas inflamatórias, alterando o metabolismo energético e, especialmente, da glicose. Algumas bactérias, como *Lactobacillus* e *Akkermansia*, têm um papel protetor ao melhorar o metabolismo da glicose e a sensibilidade à insulina. Medicamentos como a metformina, usados no tratamento da diabetes, também alteram a microbiota intestinal, sugerindo que a modulação da microbiota pode ser uma estratégia promissora na gestão da diabetes e suas complicações.[64]

Na hipertensão, o quadro de disbiose intestinal tem sido associado à diminuição da expressão de proteínas *tight junctions*, sugerindo um comprometimento da barreira epitelial intestinal, e à redução no número de células caliciformes, indicando menos muco no lúmen intestinal. Essas alterações podem ser agravadas por uma dieta rica em sódio e baixa em fibras. A ingestão elevada de fibras está geralmente associada ao aumento de AGCCs derivados da microbiota. Essas disrupções na barreira epitelial permitem a passagem de produtos bacterianos, como LPS, do lúmen intestinal para a lâmina própria, onde podem ativar o sistema imunológico e induzir inflamação sistêmica ao atingir a circulação. Além disso, a hipertensão está relacionada ao aumento da camada muscular intestinal, devido à elevação no número de células musculares lisas e fibrose, o que pode interferir na mecanotransdução intestinal.[65]

Considerações finais

O microbioma intestinal tem emergido como um alvo terapêutico promissor, com abordagens que incluem o desenvolvimento de terapias baseadas em microbioma, tendo como principal ferramenta a dieta. A promessa de manipular a microbiota intestinal por meio de probióticos, prebióticos e simbióticos, com o intuito de promover um perfil microbiano saudável e melhorar a saúde metabólica, tem obtido resultados promissores. Essas terapias podem ajudar a prevenir ou tratar diversas condições, incluindo obesidade, diabetes tipo 2 e doenças inflamatórias intestinais. A pesquisa contínua sobre o microbioma abre novas perspectivas para intervenções terapêuticas personalizadas, visando à modulação da microbiota como estratégia para melhorar a saúde e prevenir doenças.

Referências bibliográficas

1. Parizadeh M, Arrieta MC. The global human gut microbiome: genes, lifestyles, and diet. Trends Mol Med. 2023;29(10):789-801.
2. Sasso JM, Ammar RM, Tenchov R, et al. Gut microbiome-brain alliance: a landscape view into mental and gastrointestinal health and disorders. ACS Chem Neurosci. 2023;14(10):1717-63.
3. Fan Y, Pedersen O. Gut microbiota in human metabolic health and disease. Nat Rev Microbiol. 2021;19(1):55-71.
4. Severo JS, Silva AC, Perereira IC, Torres-Leal FL, Silva MT. Probiotics in sports and physical exercise. In: Probiotics for human nutrition in health and disease. Academic Press; 2022.

5. Hou K, Zhang S, Wang L, et al. Microbiota in health and diseases. Signal Transduct Target Ther. 2022;7(1):135.
6. Michels N, Zouiouich S, Vanderbauwhede B, Vanacker J, Indave Ruiz BI, Huybrechts I. Human microbiome and metabolic health: an overview of systematic reviews. Obes Rev. 2022;23(4).
7. Cullin N, Azevedo Antunes C, Straussman R, Stein-Thoeringer CK, Elinav E. Microbiome and cancer. Cancer Cell. 2021;39(10):1317-41.
8. Zhang Y, Gu Y, Ren H, et al. Gut microbiome-related effects of berberine and probiotics on type 2 diabetes (the PREMOTE study). Nat Commun. 2020;11(1):5015.
9. Wang T, Shi Z, Ren H, et al. Divergent age-associated and metabolism-associated gut microbiome signatures modulate cardiovascular disease risk. Nat Med. 2024;30(6):1722-31.
10. Shoubridge AP, Choo JM, Martin AM, et al. The gut microbiome and mental health: advances in research and emerging priorities. Mol Psychiatry. 2022;27(4):1908-19.
11. El-Sayed A, Aleya L, Kamel M. Microbiota's role in health and diseases. Environ Sci Pollut Res Int. 2021;28(28):36967-83.
12. Boscaini S, Leigh SJ, Lavelle A, et al. Microbiota and body weight control: weight watchers within? Mol Metab. 2022;57:101427.
13. Rinninella E, Cintoni M, Raoul P, et al. Food components and dietary habits: keys for a healthy gut microbiota composition. Nutr. 2019;11(10):2393.
14. García-Montero C, Fraile-Martínez O, Gómez-Lahoz AM, et al. Nutritional components in western diet versus mediterranean diet at the gut microbiota-immune system interplay. Implications for health and disease. Nutr. 2021;13(2):699.
15. Dominguez LJ, Veronese N, Baiamonte E, et al. Healthy aging and dietary patterns. Nutr. 2022 Feb 20;14(4):889.
16. Koh A, De Vadder F, Kovatcheva-Datchary P, Bäckhed F. From dietary fiber to host physiology: short-chain fatty acids as key bacterial metabolites. Cell. 2016;165(6):1332-45.
17. Zhao X, Wang M, Wen Z, et al. GLP-1 Receptor agonists: beyond their pancreatic effects. Front Endocrinol (Lausanne). 2021;12:721135.
18. Weiss GA, Hennet T. Mechanisms and consequences of intestinal dysbiosis. Cell Mol Life Sci., 2017;74(16):2959-77.
19. Makki K, Deehan EC, Walter J, Bäckhed F. The impact of dietary fiber on gut microbiota in host health and disease. Cell Host Microbe. 2018;23(6):705-15.
20. Malesza IJ, Malesza M, Walkowiak J, et al. High-fat, western-style diet, systemic inflammation, and gut microbiota: a narrative review. Cells. 2021;10(11):3164.
21. Severo JS, Melo SR. Carboidratos e fibras. In: Marreiro DN, Cozzolino SM. Obesidade e nutrição. Barueri: Manole; 2023.
22. Holscher HD. Dietary fiber and prebiotics and the gastrointestinal microbiota. Gut Microbes. 2017;8(2):172-84.
23. Gill SK, Rossi M, Bajka B, Whelan K. Dietary fibre in gastrointestinal health and disease. Nat Rev Gastroenterol Hepatol. 2021;18(2): 101-16.
24. Weickert MO, Pfeiffer AF. Impact of dietary fiber consumption on insulin resistance and the prevention of type 2 diabetes. J Nutr. 2018 Jan 1;148(1):7-12.
25. Ross FC, Patangia D, Grimaud G, et al. The interplay between diet and the gut microbiome: implications for health and disease. Nat Rev Microbiol. 2024;22(11):671-86.
26. Moreno-Pérez D, Bressa C, Bailén M, et al. Effect of a protein supplement on the gut microbiota of endurance athletes: a randomized, controlled, double-blind pilot study. Nutr. 2018;10(3):337.
27. Albracht-Schulte K, Islam T, Johnson P, Moustaid-Moussa N. Systematic review of beef protein effects on gut microbiota: implications for health. Adv Nutr. 2021;12(1):102-14.
28. Verhaar BJ, Prodan A, Nieuwdorp M, Muller M. Gut microbiota in hypertension and atherosclerosis: a review. Nutr. 2020;12(10):2982.
29. Aron-Wisnewsky J, Warmbrunn MV, Nieuwdorp M, Clément K. Metabolism and metabolic disorders and the microbiome: the intestinal microbiota associated with obesity, lipid metabolism, and metabolic health-pathophysiology and therapeutic strategies. Gastroenterology. 2021;160(2):573-99.
30. Marcelino G, Hiane PA, Freitas KC, et al. Effects of olive oil and its minor components on cardiovascular diseases, inflammation, and gut microbiota. Nutr. 2019;11(8):1826.
31. Chaplin A, Carpéné C, Mercader J. Resveratrol, metabolic syndrome, and gut microbiota. Nutr. 2018; 10(11):1651.
32. Chen X, Zhang J, Yin N, et al. Resveratrol in disease prevention and health promotion: a role of the gut microbiome. Crit Rev Food Sci Nutr. 2024;64(17):5878-95.
33. Prakash A, Rubin N, Staley C, et al. Effect of ginger supplementation on the fecal microbiome in subjects with prior colorectal adenoma. Sci Rep. 2024;14(1):2988.
34. Crichton M, Marshall S, Marx W, et al. Effect of ginger root powder on gastrointestinal bacteria composition, gastrointestinal symptoms, mental health, fatigue, and quality of life: a double-blind placebo-controlled trial. J Nutr. 2023;153(11):3193-206.
35. Guarner F, Sanders ME, Szajewska H, et al. Probióticos e prebióticos. Diretrizes Mundiais da Organização Mundial de Gastroenterologia; 2023.
36. Severo JS, Santos LR, Martins LM. Obesidade e microbiota intestinal. In: Marreiro DN, Cozzolino SM. Obesidade e nutrição. Barueri: Manole; 2023.
37. Gomes AC, Hoffmann C, Mota JF. Probiotics for obesity and metabolic syndrome prevention and treatment. In: Probiotics for human nutrition in health and disease. Academic Press; 2022.
38. Freire R. Scientific evidence of diets for weight loss: different macronutrient composition, intermittent fasting, and popular diets. Nutrition. 2020;69:110549.
39. von Schwartzenberg RJ, Bisanz JE, Lyalina S, et al. Caloric restriction disrupts the microbiota and colonization resistance. Nature. 2021;595(7866):272-7.
40. Meslier V, Laiola M, Roager HM, et al. Mediterranean diet intervention in overweight and obese subjects lowers plasma cholesterol and causes changes in the gut microbiome and metabolome independently of energy intake. Gut. 2020 Jul;69(7):1258-68.
41. Perler BK, Friedman ES, Wu GD. The role of the gut microbiota in the relationship between diet and human health. Annu Rev Physiol. 2023;85:449-68.

42. Campaniello D, Corbo MR, Sinigaglia M, et al. How diet and physical activity modulate gut microbiota: evidence, and perspectives. Nutr. 2022;14(12):2456.
43. Huang B, Zhao L, Campbell SC. Bidirectional link between exercise and the gut microbiota. Exerc Sport Sci Rev. 2024;52(4):132-44.
44. Clarke SF, Murphy EF, O'Sullivan O, et al. Exercise and associated dietary extremes impact on gut microbial diversity. Gut. 2014;63(12):1913-20.
45. Estaki M, Pither J, Baumeister P, et al. Cardiorespiratory fitness as a predictor of intestinal microbial diversity and distinct metagenomic functions. Microbiome. 2016;4(1):42.
46. Barton W, Penney NC, Cronin O, et al. The microbiome of professional athletes differs from that of more sedentary subjects in composition and particularly at the functional metabolic level. Gut. 2018;67(4):625-33.
47. Bressa C, Bailén-Andrino M, Pérez-Santiago J, et al. Differences in gut microbiota profile between women with active lifestyle and sedentary women. PLoS One. 2017;12(2):e0171352.
48. Allen JM, Mailing LJ, Niemiro GM, et al. Exercise alters gut microbiota composition and function in lean and obese humans. Med Sci Sports Exerc. 2018;50(4):747-57.
49. Okamoto T, Morino K, Ugi S, et al. Microbiome potentiates endurance exercise through intestinal acetate production. Am J Physiol Endocrinol Metab. 2019;316(5):E956-E66.
50. Huang WC, Chen YH, Chuang HL, Chiu CC, Huang CC. Investigation of the effects of microbiota on exercise physiological adaption, performance, and energy utilization using a gnotobiotic animal model. Front. Microbiol. 2019;10:1906.
51. Qin Y, Havulinna AS, Liu Y, et al. Combined effects of host genetics and diet on human gut microbiota and incident disease in a single population cohort. Nat Genet. 2024;56(3):554.
52. Melo NC, Cuevas-Sierra A, Fernández-Cruz E, de la OV, Martínez JA. Fecal microbiota composition as a metagenomic biomarker of dietary intake. Int J Mol Sci. 2023;24(5):4918.
53. Pinto Y, Bhatt AS. Sequencing-based analysis of microbiomes. Nat Rev Genet. 2024;25(12):829-45.
54. Schlaberg R. Microbiome diagnostics. Clin Chem. 2020;66(1): 68-76.
55. Severo JS, da Silva Barros VJ, Moraes Mendes PH, et al. Phase angle values and ultra-processed food consumption are associated with changes in oxidative stress in inflammatory bowel disease patients. Clin Nutr ESPEN. 2023;57:10-20.
56. Roda G, Chien NS, Kotze PG, et al. Crohn's disease. Nat Rev Dis Primers. 2020 Apr 2;6(1):22. doi: 10.1038/s41572-020-0156-2.
57. Kobayashi T, Siegmund B, Le Berre C, et al. Ulcerative colitis. Nat Rev Dis Primers. 2020;6(1):74.
58. Lavelle A, Sokol H. Gut microbiota-derived metabolites as key actors in inflammatory bowel disease. Nat Rev Gastroenterol Hepatol. 2020;17(4):223-37.
59. Cani PD, Van Hul M, Lefort C, Depommier C, Rastelli M, Everard A. Microbial regulation of organismal energy homeostasis. Nat Metab. 2019;1(1):34-46.
60. Cox AJ, West NP, Cripps AW. Obesity, inflammation, and the gut microbiota. Lancet Diabetes Endocrinol. 2015;3(3):207-15.
61. Reilly SM, Saltiel AR. Adapting to obesity with adipose tissue inflammation. Nat Rev Endocrinol. 2017;13(11):633-43.
62. Schachter J, Martel J, Lin CS, et al. Effects of obesity on depression: a role for inflammation and the gut microbiota. Brain Behav Immun. 2018;69:1-8.
63. Woting A, Blaut M. The intestinal microbiota in metabolic disease. Nutr. 2016;8(4):202.
64. Iatcu CO, Steen A, Covasa M. Gut microbiota and complications of type-2 diabetes. Nutr. 2021;14(1):166.
65. O'Donnell JA, Zheng T, Meric G, Marques FZ. The gut microbiome and hypertension. Nat Rev Nephrol. 2023;19(3):153-67.

Nutrição de Precisão, Exames Nutrigenéticos e de Metabolômica

14

Rafaella Cristhine Pordeus Luna ♦ Annete Bressan Rente Ferreira Marum

Introdução

As respostas individuais a nutrientes e dietas são bastante heterogêneas. Com o avanço da ciência, a influência de fatores genéticos nessa variabilidade tem sido amplamente estudada. Nos últimos anos, diversos polimorfismos nucleotídeo único (SNPs) foram identificados como fatores relevantes. Essa crescente compreensão da influência da genética nas respostas nutricionais tem impulsionado o desenvolvimento da nutrição de precisão.[1-4]

A nutrição de precisão visa personalizar as recomendações nutricionais com base não apenas no histórico alimentar e no fenótipo, mas também em fatores moleculares, como o genótipo, a expressão gênica, o microbioma e o metaboloma de um indivíduo.[5,6]

Os testes nutrigenéticos se propõem a identificar SNPs que podem afetar o metabolismo de nutrientes, a suscetibilidade a doenças relacionadas à dieta e a resposta a intervenções nutricionais.[7,8] A metabolômica pode, até certo ponto, refletir o consumo de alimentos e nutrientes, bem como fornecer evidências mecanicistas das vias metabólicas específicas impactadas pela dieta.[9]

Com a identificação de biomarcadores específicos do consumo alimentar, as respostas individuais às intervenções dietéticas podem ser previstas, aumentando a probabilidade de eficácia das intervenções nutricionais e melhores resultados de saúde.[5,10]

Nesse contexto, a aplicação de testes genéticos e de metabolômica na prática nutricional surge como uma ferramenta promissora para promover uma abordagem mais assertiva no cuidado com a saúde. Neste capítulo, exploraremos conceitos, recomendações, aplicações e desafios que estão relacionados à utilização dessas ferramentas de precisão no cuidado nutricional.

Nutrição de precisão

A nutrição de precisão (ou nutrição personalizada) pode ser definida como a dieta mais adequada para maximizar os benefícios à saúde, adaptada a um indivíduo ou grupo de indivíduos.[9,10] Atualmente, não existe uma definição geral e consensual sobre os conceitos de "nutrição personalizada" ou "nutrição de precisão", no entanto, o objetivo principal de todos esses termos é o mesmo: fornecer recomendações dietéticas adequadas para indivíduos específicos.[10-12]

Sugere-se que o aconselhamento nutricional pode ser personalizado em três níveis: na dieta convencional baseada na idade, sexo e outros determinantes dos indivíduos (nível 1); na dieta e na informação fenotípica, como antropometria, marcadores bioquímicos e metabólicos (nível 2); ou na dieta, fenótipo e genótipo (nível 3) (Figura 14.1).[5,9]

Nesse contexto, outras tecnologias ômicas, além da avaliação genética (genômica), podem aprimorar a personalização do cuidado nutricional, como a análise de modificações de DNA (epigenômica), RNA mensageiro (mRNA) ou transcrições (transcriptômica), proteínas

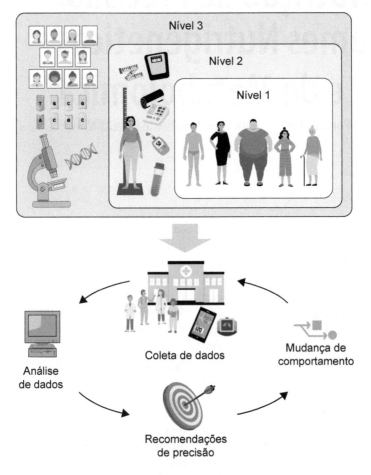

Figura 14.1 A nutrição de precisão pode ocorrer em três níveis: (1) dieta convencional; (2) dieta + informação fenotípica; (3) dieta + informação fenotípica + informação genotípica. (Adaptada de Ulusoy-Gezer et al.[5])

(proteômica), metabólitos (metabolômica), lipídios (lipidômica), alimentos (foodômica) e microbiota (microbiômica, metagenômica).[3,5,9]

Os dados ômicos proporcionam uma avaliação precisa, específica e sensível do estado interno de um indivíduo, podendo até mesmo prever o início precoce de patologias em diversas doenças.[13] No entanto, como estratégia em nível de grupos, a metabotipagem, que agrupa indivíduos com base em seus fenótipos metabólicos semelhantes (p. ex., medidas antropométricas, parâmetros clínicos, dados metabolômicos e da microbiota intestinal), parece ser uma opção mais viável e econômica (Figura 14.2).[5,9,14]

A aplicação de abordagens genéticas e genômicas às ciências nutricionais deu origem aos campos científicos conhecidos como nutrigenética e nutrigenômica. Embora os termos sejam semelhantes, eles diferem sutilmente, especialmente quando se trata da análise molecular voltada para a avaliação nutricional em relação aos genes e ao genoma.[13]

O principal objetivo da nutrigenética é investigar o impacto das variações genéticas, particularmente SNPs, na resposta de um indivíduo à ingestão alimentar, especialmente em termos de como essas variações influenciam o estado metabólico de um indivíduo. Por exemplo, a resposta de um indivíduo à cafeína varia

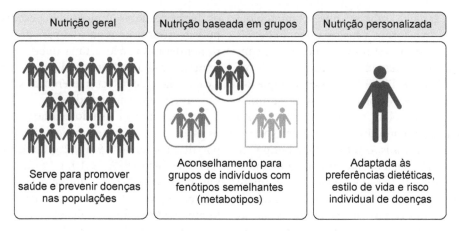

Figura 14.2 Metabotipagem e nutrição baseada em grupos no contexto das diretrizes convencionais baseadas na população e nutrição personalizada. (Adaptada de Palmnäs et al.[9])

devido ao SNP no gene *CYP1A2*: os portadores do genótipo AA metabolizam a cafeína mais rapidamente; portadores do genótipo AC ou CC apresentam menor taxa de metabolismo. Em resumo, a nutrigenética se preocupa com a forma como a composição genotípica de um indivíduo influencia a resposta fenotípica à ingestão alimentar.[15,16]

A nutrigenética não é uma ciência com respostas simples e não se baseia em uma recomendação alimentar padrão para cada genótipo. A nutrigenética utiliza a informação genética de uma forma diferente da genética clássica; no lugar de estimar o risco de doenças com base em estudos de associação, fornece dados baseados em interações específicas entre genes e dieta, permitindo a identificação de subgrupos que possam obter maior benefício a partir de determinadas intervenções nutricionais.[17]

A nutrigenômica tem como objetivo investigar o impacto da dieta e da nutrição na expressão gênica, por meio da epigenômica (p. ex., análise da metilação e modificações de histonas), da transcriptômica (estudos de transcritos de RNA), da proteômica (análise de proteínas expressas) e da metabolômica (análise de perfil de metabólitos).[13] A nutrigenética pode gerar dados sobre possíveis genes candidatos pela detecção de SNPs, via estudos de associação ampla do genoma (GWAS) — e com essa informação, estudos experimentais em nutrigenômica podem, então, ser desenvolvidos, utilizando ensaios ômicos, desde a genômica até a metabolômica, para identificar os mecanismos específicos envolvidos em termos do possível impacto da dieta na expressão gênica.[15]

A metabolômica é atualmente uma das ferramentas mais poderosas na investigação nutricional, uma vez que os metabólitos podem ser utilizados como indicadores diretos e objetivos da ingestão alimentar, podem fornecer informações valiosas sobre múltiplos fatores biológicos e de estilo de vida (p. ex., antecedentes genéticos, doenças, microbiota e xenobióticos), bem como permitem a identificação de vias metabólicas alteradas devido a intervenções dietéticas e investigação da associação entre nutrição e estado de saúde.[10,18]

O estudo da composição bacteriana (abundância/diversidade), dos metabólitos derivados e sua associação com a ingestão alimentar desponta como uma ferramenta promissora na "era ômica". Essa abordagem inovadora pode aprofundar a compreensão sobre as repercussões dos padrões alimentares e dos nutrientes na saúde metabólica e no estado inflamatório, permitindo o desenvolvimento de estratégias nutricionais personalizadas e precisas por meio da modulação da microbiota intestinal.[10,19,20]

Por exemplo, sabe-se que a microbiota intestinal transforma a maioria dos polifenóis alimentares no intestino humano, e essa conversão é frequentemente essencial para absorção e atividade biológica desses compostos. Cerca de 90 a 95% dos polifenóis consumidos viajam para o cólon, onde interagem com a microbiota para produzir metabólitos. No contexto dos polifenóis, o termo "metabotipo" se refere a um metabolismo microbiano intestinal diferencial dos polifenóis. Um número crescente de estudos revela a necessidade de agrupar os indivíduos em metabotipos (metabotipagem) como uma estratégia para explicar (pelo menos parcialmente) a variabilidade interindividual dos efeitos observados após o consumo alimentar de polifenóis.[21,22]

Os indivíduos podem ser categorizados, por exemplo, de acordo com a produção de metabólitos bioativos chamados "urolitinas", que são metabolizados pela microbiota intestinal a partir de elagitaninos (romãs e nozes): metabotipo A (UM-A; indivíduos que produzem apenas urolitina A), B (UM-B; produtores de isourolitina A, urolitina A e urolitina B) e 0 (UM-0; não produtores de urolitina). A microbiota intestinal associada aos indivíduos UM-B e UM-0 apresenta um padrão propenso à disbiose. Os metabotipos do metabolismo de isoflavonas podem ser definidos como produtores e não produtores de equol e/ou O-desmetilangolensina (ODMA). Esses metabólitos são específicos do metabolismo da daidzeína.[21,22]

No contexto da aplicação dessas ciências, a nutrição de precisão permite uma melhor compreensão sobre por que algumas pessoas respondem a determinadas intervenções dietéticas enquanto outras, não. Devido às diferenças genéticas, epigenéticas, da microbiota e ambientais, as diferenças metabólicas individuais podem resultar em variações na forma que um indivíduo responde aos nutrientes e às moléculas bioativas.[23]

Quando indivíduos são agrupados para estudos clínicos, a grande variação interindividual dificulta a detecção de efeitos significativos das intervenções dietéticas. Utilizando os biomarcadores ômicos, os pesquisadores podem estratificar as pessoas para prever quais responderão ou não a uma intervenção. Isso reduz a variabilidade interindividual e aumenta a capacidade de detectar diferenças significativas entre grupos nos estudos.[23]

Por exemplo, no estudo de Marcotte et al.,[24] os participantes receberam 5 g de óleo de peixe por dia, contendo 1,9 a 2,2 g de ácido eicosapentaenoico (EPA) e 1,1 g de ácido docosahexaenoico (DHA), durante 6 semanas. As concentrações plasmáticas de triglicerídeos foram medidas antes e depois da suplementação. Os indivíduos que não responderam à suplementação com ácidos graxos ômega-3 apresentaram um *score* de risco genético mais elevado do que os que responderam. Isso indicou que apresentar um número crescente de alelos de risco conferiu uma maior probabilidade de não responder à suplementação.[24]

Estratificar a população em subgrupos com base em biomarcadores e eficácia terapêutica e aplicar esses resultados em políticas públicas para melhorar a orientação das recomendações dietéticas são objetivos alinhados ao conceito de nutrição de precisão. Por exemplo, em vez de considerar apenas idade ou sexo nas recomendações nutricionais, podem ser usadas informações genéticas relevantes para refiná-las. Dessa forma, se uma parcela significativa da população apresenta polimorfismos genéticos que aumentam a necessidade de um determinado nutriente, recomendações específicas podem ser produzidas para refletir uma ingestão alimentar de referência mais elevada (ou diferenciada) para esses indivíduos.[23]

Apesar dos progressos e do crescente número de estudos, a nutrição de precisão ainda requer mais evidências devido a sua complexidade para ser plenamente implementada.[1,25] Incorporar nutrição de precisão em diretrizes alimentares em nível populacional apresenta desafios significativos, como disponibilidade de dados, infraestrutura tecnológica, preocupações com equidade e garantia da validade e utilidade de aconselhamento personalizado. Atualmente, a influência da nutrição de precisão é observada principalmente em ambientes clínicos ou programas de dieta onde a infraestrutura para testes genéticos ou de outros biomarcadores está prontamente disponível.[26,27]

Testes nutrigenéticos: definições e aplicações

Os testes genéticos são realizados com diversas finalidades, incluindo triagens e diagnósticos neonatais, análises preditivas e testes forenses. Entre esses usos, a avaliação diagnóstica é utilizada para confirmar a presença de uma doença em um indivíduo que apresenta sintomas. Por outro lado, os testes genéticos preditivos identificam variações genéticas que aumentam o risco de uma pessoa desenvolver determinada doença ou condição clínica.[7]

A utilidade clínica dos testes genéticos depende das evidências sobre o quanto uma variante genética específica pode contribuir para o diagnóstico, prognóstico ou tratamento de uma determinada doença. Por exemplo, a identificação de variantes no gene *BRCA1* e *BRCA2* é amplamente utilizada para avaliar o risco de câncer hereditários de mama e ovário. Nesses casos, os testes genéticos preditivos fornecem informações que podem orientar medidas preventivas e de acompanhamento médico mais eficazes.[28,29]

Nos últimos anos, diversas empresas iniciaram a venda, pela internet, de testes de DNA, que ficaram conhecidos como testes genéticos diretos ao consumidor (DTC-GT, do inglês *direct-to-consumer genetic testing*). Essas empresas geralmente informam os resultados dos testes genéticos diretamente ao cliente, sem a supervisão médica necessária. Além disso, oferecem uma ampla gama de previsões sobre o risco individual de desenvolver doenças comuns, incluindo câncer, doenças autoimunes e cardiovasculares.[30] Nos EUA, a regulamentação dessas empresas está evoluindo gradualmente, e atualmente a supervisão do setor pela Food and Drug Administration (FDA) é mínima.[31]

Os testes nutrigenéticos são uma modalidade específica de DTC-GT, com foco na nutrigenética. Esses testes avaliam variações genéticas, principalmente SNPs, relacionadas a alterações monogênicas ou poligênicas. Por exemplo, utilizando genótipos específicos, verificam a predisposição ou suscetibilidade individual a intolerâncias e sensibilidades a compostos alimentares, como cafeína, lactose e glúten. Também é possível identificar alterações no metabolismo energético e de nutrientes específicos, como ácidos graxos e folato, além de predisposições à obesidade e variações nas necessidades dietéticas de vitaminas e minerais.[3,8,30]

As empresas que oferecem testes nutrigenéticos apresentam em seus laudos diferentes painéis de genes sobre os quais relatam os resultados. Esses painéis são formulados apresentando estudos disponíveis sobre a relação entre variações genéticas e respostas nutricionais.[8,30] Os testes nutrigenéticos são classificados como testes genéticos preditivos, o que significa que são utilizados para avaliar variações genéticas que aumentam ou diminuem o risco de um evento, mas que, em nenhuma circunstância, podem, isoladamente, garantir um diagnóstico.[7]

O número de empresas que oferecem testes incluindo aconselhamento nutricional ou dietético personalizado com base em dados genéticos individuais explodiu na última década.[3,27] Para realizar esses testes, os clientes adquirem *kits* de teste *on-line* (o método mais comum), em lojas físicas ou por meio de encomenda por e-mail ou telefone. Com instruções passo a passo, o consumidor coleta sua amostra biológica, geralmente saliva, envia os dados por correio à empresa e, após a análise laboratorial, recebe o resultado por e-mail ou em uma plataforma *on-line*, mediante cadastro de uma conta.[8]

Como os resultados desses testes podem ser incompletos ou complexos de interpretar, algumas empresas fornecem relatórios mais detalhados. Além disso, muitas vezes, oferecem serviços adicionais, como dietas personalizadas, suplementos nutricionais, refeições prontas e planos de exercícios, visando complementar as informações genéticas com orientações práticas.[8]

A nutrição de precisão se baseia, por definição, no conhecimento e na integração das informações genéticas com outras informações biológicas e culturais, como preferências alimentares, intolerâncias e alergias. Isso significa que o perfil genético por si só geralmente não é suficiente para fornecer um plano dietético personalizado. Esse perfil deve ser integrado, por profissionais especializados, com a anamnese do paciente, os dados antropométricos, as preferências alimentares e o estilo de vida. Sem o devido apoio e a orientação de profissionais capacitados, a interpretação dos resultados genéticos pode levar a uma compreensão incompleta ou equivocada de suas implicações para saúde e nutrição do indivíduo.[3,17]

É importante compreender que os fenótipos são complexos e multifatoriais, sendo influenciados por outros fatores além da genética. Essa compreensão é essencial para evitar interpretações simplistas ou deterministas sobre a relação entre genes e características observáveis (Figura 14.3).[3] Nos estudos de associação, por exemplo, as interações genéticas relatadas podem ou não ter característica de causalidade.[31]

O conceito de exposoma considera a importância dos fatores endógenos na compreensão sobre a prevenção e o tratamento das doenças crônicas. O exposoma é um conceito interdisciplinar em evolução que se refere à gama completa de exposições endógenas e exógenas que um indivíduo encontra durante a vida. Fatores ambientais, como poluentes, dieta, qualidade do ar e da água, juntamente das influências genéticas e da microbiota, desempenham um papel crucial.[32]

Diante desse cenário, é preciso ter ciência das limitações e deficiências do escopo restrito dos testes genéticos disponibilizados por algumas empresas. Essa consciência é essencial para que se possa interpretar adequadamente os resultados e evitar conclusões precipitadas ou generalizações indevidas.[31]

É importante observar que a maior parte dos estudos utilizando análises de associação ampla do genoma (GWAS) e outras abordagens genéticas foi realizada em populações europeias e euro-americanas. Diante disso, há uma urgente necessidade de expansão dos estudos genéticos para abranger todas as populações raciais e étnicas.[3] Em 2020, no Brasil, foi criado o Programa Nacional de Genômica e Saúde de Precisão – Genomas Brasil, tendo como uma das metas criar um banco de dados nacional com 100 mil genomas completos de brasileiros.

Questões éticas relacionadas aos testes genéticos também precisam ser consideradas, como o risco de má interpretação dos resultados por

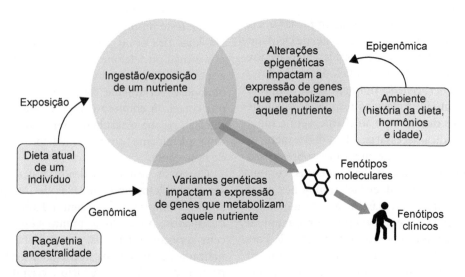

Figura 14.3 Interações gene-dieta que dão origem a fenótipos moleculares e clínicos. (Adaptada de Mullins et al.[3])

parte dos consumidores. Além disso, quando se trata de variantes genéticas específicas, há preocupação com possíveis reações psicológicas negativas que o indivíduo possa apresentar ao receber informações sobre seu perfil genético.[3]

Quando os clientes demonstram interesse em integrar informações genéticas ao cuidado nutricional, é essencial promover uma discussão cuidadosa que avalie o equilíbrio entre os possíveis benefícios e os potenciais riscos ou danos. Essa discussão deve considerar dois aspectos fundamentais: o custo financeiro do teste e o grau de evidência científica que justifica o uso desses testes no contexto específico dos cuidados nutricionais para cada indivíduo.[3,31]

Posicionamentos e recomendações gerais sobre nutrição personalizada e exames genéticos na prática clínica

Em 2014, a Academia de Nutrição e Dietética Americana publicou um dos primeiros documentos com orientações sobre a aplicação da genômica nutricional. Foram destaques desse documento as seguintes declarações: i) a aplicação da genômica nutricional em doenças crônicas complexas ainda é uma ciência emergente e a utilização de testes nutrigenéticos para fornecer aconselhamento nutricional ainda não está adequada para a prática rotineira; ii) os nutricionistas registrados precisam desenvolver uma competência básica em genética para compreensão dos fundamentos da genômica nutricional, mas a proficiência nessa área exige conhecimentos e habilidades avançadas.[6,33]

A International Society of Nutrigenetics and Nutrigenomics (ISNN), criada em 2005, produziu alguns guias sobre a aplicação da nutrição de precisão. Em 2016, a ISNN publicou um guia e posicionamento, com a parte 1 (descrevendo as diversas áreas da nutrição de precisão)[34] e a parte 2 (abordando sobre as questões éticas, desafios e esforços).[35] Em 2017, ela publicou um guia com o objetivo de apresentar uma série de exemplos sobre o enorme potencial da nutrigenética, nutrigenômica e nutriepigenética na nutrição de precisão.[4]

Em 2021, a Academia de Nutrição e Dietética americana publicou um novo consenso afirmando que não há evidências suficientes, provenientes de ensaios clínicos randomizados, sobre a eficácia da incorporação de testes nutrigenéticos no aconselhamento ou cuidados nutricionais.[31]

Por outro lado, esse documento destaca que a investigação sobre a utilização da genômica nutricional na prática clínica ainda se encontra em estágio inicial e que o nutricionista deve se manter atualizado sobre o desenvolvimento da área por meio da educação continuada, devendo permanecer transparente sobre as evidências existentes, aplicando seus conhecimentos clínicos e de formação e participando de pesquisas sempre que possível.[31]

Em 2017, a Sociedade Brasileira de Alimentação e Nutrição (SBAN) publicou um posicionamento sobre a utilização de testes nutrigenéticos, com as seguintes orientações:[7]

- Testes nutrigenéticos são preditivos e não diagnósticos e não devem substituir outras avaliações necessárias ao tratamento, devendo apenas ser utilizados como ferramenta adicional à prescrição nutricional
- Nutricionistas credenciados e demais profissionais de saúde devem ser capazes de interpretar os testes nutrigenéticos, orientar adequadamente seus pacientes, bem como construir sua prática profissional sobre princípios éticos gerais e estabelecidos pelas autoridades reguladoras
- É de extrema importância destacar que a má interpretação dos testes nutrigenéticos pode causar problemas psicológicos e de saúde ao paciente
- Atualmente, não há evidências científicas suficientes para a recomendação de planejamento alimentar e suplementação nutricional baseada apenas em testes nutrigenéticos.

Em 2022, a Associação Brasileira para o Estudo da Obesidade e da Síndrome Metabólica (ABESO) publicou um posicionamento sobre o tratamento nutricional do sobrepeso e da obesidade, com recomendações sobre a utilização de testes genéticos. Os autores colocam que a especulação mercadológica associada à ansiedade de profissionais de saúde no uso dessas ferramentas pode trazer mais dificuldades à rotina do paciente, com potencial até mesmo danoso. Além disso, definiram que não há evidência científica suficiente ou mesmo razoável para a utilização de "painéis de exames genéticos" voltados ao tratamento ou à prevenção da obesidade, portanto, não recomendaram seu uso.[36]

A Academia de Nutrição e Dietética Americana refere que alguns nutricionistas já estão incorporando a genômica nutricional em sua prática clínica e que o objetivo do consenso publicado em 2020 não era desencorajar essa prática, mas sim fornecer algumas diretrizes práticas para ajudar os nutricionistas a avaliarem as empresas de testes genéticos.[37]

As recomendações dietéticas baseadas apenas no DNA não representam uma nutrição personalizada ou de precisão. Planejar dietas tendo como base a nutrição de precisão requer uma abordagem holística que considere o estilo de vida, as preferências, as condições de saúde e todos os domínios do processo de cuidados nutricionais. Quando os clientes desejam obter resultados de testes genéticos, o nutricionista pode incorporar esses dados como parte da avaliação nutricional.[31]

Os nutricionistas devem utilizar competências adequadas de comunicação e aconselhamento para garantir que qualquer informação fornecida sobre o genótipo seja transparente, realista e aplicável ao cliente. Devem informar de forma honesta e clara que qualquer informação é baseada no que é conhecido pela ciência no momento e que novos dados podem ser disponibilizados.[37] É preciso, ainda, refletir sobre: privacidade e proteção de dados dos clientes, questões éticas, custo econômico, ansiedade e possível falsa sensação de segurança relativa ao estado de saúde.[3]

Polimorfismos comuns em testes nutrigenéticos

Os SNPs analisados em testes de nutrigenética geralmente são agrupados em painéis específicos, os quais podem apresentar SNPs individuais ou um *score* de risco poligênico (SRP). O SRP considera o impacto combinado de múltiplos SNPs, levando em consideração que condições complexas, como doenças crônicas e níveis plasmáticos de colesterol, por exemplo, são influenciadas por diversos SNPs, cada um contribuindo com um efeito relativamente pequeno.[38]

Os painéis de testes nutrigenéticos costumam agrupar os SNPs em categorias temáticas, para facilitar a interpretação e a aplicação clínica. Exemplos de categorias incluem: risco de obesidade e composição corporal; metabolismo lipídico e saúde cardiometabólica; intolerâncias e sensibilidades alimentares; metabolismo da cafeína; metabolismo de vitaminas e minerais; estresse oxidativo e destoxificação, entre outros.[8]

Assim, por exemplo, um painel de SRP de um teste de nutrigenética que apresenta informações sobre variantes genéticas associadas ao risco de aumento dos níveis de colesterol total, no contexto da nutrição de precisão, quando combinada a outras ferramentas de avaliação, essa informação poderia contribuir para a orientação e prescrição nutricional, visando minimizar os riscos associados aos distúrbios lipídicos.[39,40]

Nem sempre as evidências disponíveis nos painéis nutrigenéticos provêm de ensaios clínicos randomizados, que fornecem uma melhor compreensão da relação de causalidade.[27,41] Portanto, é importante interpretar os resultados dos testes nutrigenéticos com cautela e sempre em conjunto a outras informações clínicas.[7]

De acordo com o guia e o posicionamento da Sociedade Internacional de Nutrigenética/Nutrigenômica sobre "nutrição personalizada, ética, desafios e esforços da nutrição de precisão", há preocupações de que alguns laboratórios possam utilizar bancos de dados incorretos, o que pode levar a resultados falsos.[27,35] Além disso, muitos estudos são realizados em populações específicas e seus resultados não podem ser extrapolados para outros grupos étnicos, o que limitaria a aplicabilidade das recomendações.[35]

As informações geradas pelos testes de nutrigenética são apresentadas de diversas formas. A estrutura geralmente inclui o gene analisado, o código rs (referente ao número de identificação do SNP), o alelo de impacto, o genótipo encontrado no indivíduo testado e a interpretação dos resultados, destacando o impacto biológico (Tabela 14.1).

A apresentação clara e didática dos resultados é essencial para compreensão do painel e suporte a decisões de intervenção. Na Figura 14.4, pode-se observar um exemplo de descrição sobre o SNP em *MTHFR*, rs1801133 e considerações clínicas em exames de avaliação nutrigenética.

Exames de metabolômica

A metabolômica é uma ciência ômica que permite identificar e quantificar produtos finais do metabolismo. Os produtos oriundos do metabolismo corporal podem ter funções diversas, como: serem combustíveis para atividades biológicas, substrato de sinalização de rotas

Tabela 14.1 Variantes de risco comuns em testes de nutrigenética e possíveis implicações na saúde.

Gene	Função	rs Número	Alelo de risco	Possíveis implicações
Variações de risco associadas à obesidade				
ADIPOQ	O hormônio adiponectina (produzido pelos adipócitos) regula o metabolismo da gordura e a sensibilidade à insulina	rs17300539	G	Risco de obesidade, dificuldade no manejo de peso, menores níveis de adiponectina e aumento do apetite[42]
ADRB2	A proteína *ADRB2* é um receptor de catecolaminas (p. ex., adrenalina), importante na lipólise, ou seja, na mobilização e no consumo de energia armazenada nos adipócitos	rs1042713	G	Risco de obesidade, dificuldade de perda de peso, tendência de recuperação do peso perdido[42]
APOA2	A proteína apolipoproteína A-II desempenha um papel importante na capacidade do corpo de utilizar diferentes tipos de gordura	rs5082	C	Maior risco de obesidade ao aumentar o consumo de gordura saturada[43]
FABP2	A proteína I-FABP, codificada pelo gene *FABP2*, participa na regulação da absorção de gorduras ao nível do intestino e no seu metabolismo, influenciando a sensibilidade à insulina	rs1799883	T	Risco de dislipidemia, obesidade e diabetes[5,42]
FTO	A proteína *FTO* tem um papel importante na regulação do peso corporal, do consumo de energia, do apetite e da sensação de saciedade	rs9939609	A	Risco de obesidade, alteração da composição corporal, dificuldade no manejo de peso e na regulação da ingestão alimentar[44]
MC4R	A proteína *MC4R* tem um papel importante na regulação do peso corporal, do consumo de energia, do apetite e da sensação de saciedade	rs17782313	C	Dificuldade no controle do apetite, tendência para petiscar e ingerir maiores volumes de comida[5,42]
PPARG	A proteína *PPARG* participa no metabolismo dos lipídios e adipogênese e, logo, na regulação do armazenamento de gordura	rs1801282	G	Maior perda de peso e maior perda de gordura corporal ao consumo de gorduras monoinsaturadas[45]
Metabolismo lipídico				
ABCG5/ ABCG8	Codificam transportadores ABC responsáveis por limitar a absorção intestinal e promover a excreção biliar de esteróis (incluindo o colesterol)	rs6756629 rs4299376	G	Predisposição à hipercolesterolemia[46]
APOA1	A apolipoproteína A1 codifica uma proteína que impulsiona a maturação das partículas de HDL	rs1799837	T	Aumento do risco para concentrações altas de colesterol total[39,47]

(continua)

Tabela 14.1 Variantes de risco comuns em testes de nutrigenética e possíveis implicações na saúde.
(Continuação)

Gene	Função	rs Número	Alelo de risco	Possíveis implicações
APOA2	A apolipoproteína A2 codifica a segunda proteína mais comum encontrada nas partículas de HDL	rs5082	C	Maior risco de desenvolver obesidade ao consumir uma dieta rica em gorduras saturadas[43]
APOA5	A proteína Apo-AV é um componente proteico essencial de várias lipoproteínas, como VLDL, HDL e quilomícrons	rs662799	C	Alterações das concentrações de colesterol, triglicerídeos e HDL e aumento do risco cardiovascular[39]
APOB	A apolipoproteína B codifica uma proteína que modula a formação e a depuração sanguínea de partículas de LDL e lipoproteínas ricas em triglicerídeos	rs693	A	Aumento do risco de hipercolesterolemia familiar e concentrações altas de LDL[39]
LIPC	A lipase hepática, codificada pela LIPC, é uma enzima envolvida no transporte reverso do colesterol	rs1800588	T	Resposta aprimorada para aumento de colesterol HDL ao praticar atividade física[48]
Metabolismo de ácidos graxos poli-insaturados				
FADS1	O gene *FADS1* direciona a produção de uma enzima chamada ácido graxo dessaturase 1. Essa enzima converte ácido linoléico (ômega-6) e ácido alfa-linolênico (ômega-3) em ácidos graxos polinsaturados (PUFAs) de cadeia mais longa	rs174546	T	Maiores chances de ter concentrações mais altas de ômega-3 e 6, por influenciar a atividade da enzima delta-5-desaturase[49]
ELOVL2	O gene *ELOVL2* catalisa as duas reações de alongamento sequenciais, convertendo o ácido eicosapentaenoico (EPA) em ácido docosapentaenóico (DHA)	rs953413	G	Conversão de ácido α-linolênico (ômega-3) em EPA menos intensa[49]
CD36	O gene *cluster of differentiation 36* (CD36) também é conhecido como ácido graxo translocase. Sua proteína pode ser encontrada na superfície de diversas células e está envolvida no transporte de gordura no sangue	rs1761667	G	Diferente percepção do sabor gorduroso: indivíduos *super tasters* tendem a ser capazes de detectar o sabor de gorduras em menores quantidades do que os indivíduos *low tasters*[50]
Metabolismo da glicose e resistência à insulina				
TCF7L2	O gene *TCF7L2* produz uma proteína chamada fator de transcrição-7 tipo 2 (*TCF7L2*). Essa proteína, por sua vez, afeta a maneira com que o corpo ativa ou desativa diversos outros genes	rs7903146	T	Aumento do risco para diabetes tipo 2 e resistência à insulina[51]. Melhor perfil antropométrico com aderência à dieta do Mediterrâneo[52]
Hipertensão arterial				
CYP1A2	O gene *CYP1A2* produz uma enzima chamada citocromo P450 1A2 (*CYP1A2*), principal enzima metabolizadora de cafeína no corpo	rs2472300	A	Maior predisposição à hipertensão arterial e infarto quando o consumo diário de cafeína for superior a 200 mg, aproximadamente duas xícaras de café[16]
ACE/ECA	O gene ECA codifica uma enzima conversora da angiotensina, que desempenha papel fundamental na regulação da pressão arterial	rs4343	G	Aumento da atividade enzimática, favorecendo o risco para hipertensão arterial sistêmica. Maior risco de pressão arterial elevada quando maior quantidade de sódio é consumida[53]

(continua)

Tabela 14.1 Variantes de risco comuns em testes de nutrigenética e possíveis implicações na saúde.
(Continuação)

Gene	Função	rs Número	Alelo de risco	Possíveis implicações
GRK4	A proteína GRK4 intervém na dessensibilização dos receptores de dopamina do tipo I (DI)	rs2960306	T	Decréscimo na eliminação de sódio e maior predisposição a sensibilidade ao sal[54]
Metabolismo do complexo B e metilação				
MTHFR	O gene MTHFR produz a metilenotetrahidrofolato redutase (MTHFR), enzima que converte 5,10-metilenotetra-hidrofolato em 5-metiltetra-hidrofolato (5-MTHF) Essa etapa ativa o folato para ser usado para conversão de homocisteína (Hcy) em metionina	rs1801133	T	Redução da atividade enzimática, o que pode limitar as reações de metilação no corpo Aumento do risco para elevação da homocisteína e para níveis mais baixos de folato Níveis mais baixos de vitamina B e folato aumentam o risco de homocisteína elevada relacionada aos SNPs em MTHFR[55,56]

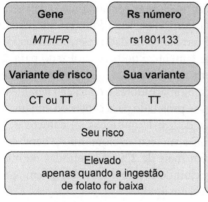

Figura 14.4 Exemplo de descrição sobre o polimorfismo nucleotídeo único em *MTHFR*, rs1801133 e considerações clínicas em exame de nutrigenética. (Adaptada de Nutrigenomix.[57])

metabólicas, inibidores ou ativadores enzimáticos ou mesmo cofatores de enzimas e de componentes estruturais.[58]

O exame de metabolômica consiste na avaliação quantitativa de produtos intermediários ou finais provenientes de rotas metabólicas. Esses resultados são gerados a partir da dosagem de ácidos orgânicos, aminoácidos, carboidratos, lipídios e outras moléculas, em busca de sua assinatura metabólica. Os metabólitos são influenciados por vários fatores, como idade, sexo, dieta, estado nutricional, microbiota intestinal, atividade física, exposição a poluentes ambientais, demandas fisiológicas, atividade imunológica e doença em atividade.[59,60]

Os biomarcadores metabólicos podem ser utilizados, por exemplo, para avaliar a absorção de nutrientes, verificar o prognóstico de uma doença e compreender a interação entre medicamentos e alvos terapêuticos (farmacodinâmica).[58] Atualmente, observa-se uma ampla expansão do conhecimento na área da saúde voltado para medidas que previnam o surgimento de doenças, por meio de um diagnóstico precoce de alterações metabólicas que antecedem o desenvolvimento das mesmas, em torno de anos ou até décadas antes de sua manifestação.[61]

É possível a análise de metabólitos de qualquer amostragem biológica, como sangue, suor, fluido fecal, sêmen, fluido vaginal, urina, cabelo, ou a partir de fragmentos de biópsias. Entretanto, as principais amostras utilizadas são plasma sanguíneo, saliva e urina. As análises sanguíneas são mais utilizadas, por exemplo, na avaliação de desfechos metabólicos promovidos por práticas desportivas, com intuito de avaliar cenários pré e pós-estímulo. Na prática clínica habitual, as amostras mais utilizadas são a partir de saliva e urina, sendo a última mais disseminada.[62]

As amostras devem preferencialmente ser colhidas na parte da manhã. A primeira urina da manhã apresenta uma maior concentração de metabólitos, além de não sofrer influência de vias catabólicas secundárias à ativação do cortisol durante o dia e não sofrer interferência de atividade física. A partir de um exame de metabolômica, pode-se obter diversas informações, como:

- Alterações da via glicolítica, ciclo de Krebs, oxidação de ácidos graxos e metabolismo proteico
- Insuficiência da absorção/utilização de micronutrientes e aminoácidos
- Função mitocondrial, metabolismo da coenzima Q10
- Indicadores de estresse oxidativo, intoxicação exógena, processos de detoxificação
- Marcadores de capacidade antioxidante e de metilação
- Metabólitos de neurotransmissores
- Metabolismo do colágeno
- Metabólitos produzidos a partir do microbioma intestinal.

Marcadores do processamento metabólico de um indivíduo podem ser disponibilizados pela dosagem de diversos produtos (Tabelas 14.2 e 14.3); assim, a análise metabolômica pode ser uma ferramenta útil para diversas áreas de atuação, como medicina, nutrição, imunologia, farmacologia, neurologia, toxicologia, entre outras.

Descrições detalhadas de metabólitos encontrados no corpo humano podem ser encontradas no Human Metabolome Database (HMDB), disponível em sua página na internet. O HMDB é um banco de dados eletrônico disponível gratuitamente e pode ser utilizado para aplicações em metabolômica, química clínica, descoberta de biomarcadores e educação geral. Além disso, ele é projetado para conter ou vincular três tipos de dados: 1) químicos, 2) clínicos e 3) de biologia molecular/bioquímica, bem como contém mais de 220 mil entradas de metabólitos, incluindo metabólitos solúveis em água e solúveis em lipídios.[63]

Tabela 14.2 Exemplos de metabólitos e vias de origem em análises de metabolômica.

Origem	Vias	Metabólitos	Exemplos
Metabolismo de macronutrientes	Glicólise, ciclo de Krebs, β-oxidação, metabolismo de cetonas	Carboidratos, lipídios, aminoácidos, ácidos orgânicos	Ácido pirúvico, ácido α-cetoglutárico, ácidos dicarboxílicos, ácido β-hidroxibutírico
Metabolismo de proteínas e aminoácidos	Metabolismo da fenilalanina, de ácidos graxos de cadeia ramificada, do triptofano, da glutationa, do glutamato, colágeno	Proteínas e aminoácidos, ácidos orgânicos	Fenilalanina, valina, isoleucina, leucina, triptofano, metionina, glutamina, colágeno
Metabolismo de ácidos graxos	Síntese, elongação e dessaturação	Ácidos graxos	Ácido α-linolênico, ácido eicosapentaenoico, ácido docosahexaenoico, ácido linoleico, ácido araquidônico
Metabolismo de vitaminas	Vias do folato e B_{12}	Ácidos orgânicos	Ácido metilmalônico, ácido formiminoglutâmico
Estresse oxidativo	Oxidação de DNA	Produto oriundo de reparo de DNA	8-hidroxi-2'deoxiguanosina

Tabela 14.3 Descrições de metabólitos obtidos no *Human Metabolome Database*.

Metabólito	Enzimas, substratos e cofatores	Interpretação
8-hidroxi-2'deoxiguanosina	Oxidação de DNA	A 8-hidroxi-2'-desoxiguanosina (8-OHdG) é um biomarcador de estresse oxidativo. Trata-se de um produto de reparação do DNA Medir os níveis de 8-OHdG pode fornecer informações sobre o nível de estresse oxidativo presente no organismo, sendo útil para avaliar o risco de desenvolvimento de várias condições de saúde relacionadas ao estresse oxidativo
Alfacetoácidos orgânicos de cadeia ramificada	Alfacetoácido de cadeia ramificada desidrogenase B_1, B_2, B_3, B_5, ácido lipoico	A enzima alfacetoácido de cadeia ramificada desidrogenase depende das vitaminas do complexo B, cuja deficiência pode diminuir a função da via metabólica, possivelmente levando ao aumento dos cetoácidos de cadeia ramificada
Ácido alfacetoglutárico	Alfacetoglutarato desidrogenase B_1, B_2, B_3, B_5, ácido lipoico	Níveis mais altos de ácido alfacetoglutárico são observados na deficiência de B_1 A alfacetoglutarato desidrogenase, piruvato desidrogenase e as desidrogenases de cetoácidos de cadeia ramificada também podem estar afetadas
Ácido alfacetoisocaproico	Alfacetoácido de cadeia ramificada desidrogenase B_1, B_2, B_3, B_5, ácido lipoico	O ácido alfacetoisocapróico (alfacetoisocaproato) é um composto intermediário na degradação dos aminoácidos de cadeia ramificada, como leucina, isoleucina e valina Ele é formado pela transaminação desses aminoácidos e desempenha um papel importante no metabolismo energético Alterações nos níveis desse ácido podem ser observadas em distúrbios metabólicos, deficiências enzimáticas ou desequilíbrios nutricionais
Ácido alfa-ceto-beta-metilvalérico	Ácido alfa-ceto-beta-metilvalerato liase B_1, Mg	O ácido alfa-ceto-beta-metilvalérico é um metabólito intermediário produzido durante o metabolismo da leucina, um aminoácido de cadeia ramificada A acumulação excessiva de ácido alfa-ceto-beta-metilvalérico pode ocorrer em condições como a acidemia isovalérica, que é um distúrbio metabólico hereditário Além disso, a acumulação de ácido alfa-ceto-beta-metilvalérico pode interferir no metabolismo normal da leucina e afetar a homeostase dos aminoácidos de cadeia ramificada Isso pode levar a desequilíbrios metabólicos e afetar a síntese proteica, a função muscular e outros processos fisiológicos dependentes dos aminoácidos de cadeia ramificada
Ácido metilmalônico	Metilmalonil-CoA mutase B_{12}	O ácido metilmalônico é usado como marcador para a necessidade de vitamina B_{12} e no diagnóstico de acidemias metilmalônicas A elevação de ácido metilmalônico no organismo geralmente indica um mau funcionamento do metabolismo de vitamina B_{12} ou uma deficiência dessa vitamina
Ácido formiminoglutâmico	Glutamato formiminotransferase Folato	O metabólito intermediário na via que converte histidina em ácido glutâmico é o ácido formiminoglutâmico (FIGLU) A histidina fornece unidades de um carbono para a conversão de FIGLU em ácido glutâmico O FIGLU pode se elevar em indivíduos com deficiência de folato, mesmo sem uma carga de histidina, e em erros inatos

Adaptada de Wishart et al.[63]

Perfil de ácidos orgânicos

Os ácidos orgânicos são metabólitos intermediários de vias metabólicas críticas, como ciclo de Krebs, metabolismo de carboidratos, metabolismo de corpos cetônicos, oxidação de ácidos graxos, *turnover* de neurotransmissores e metabolismo de proteínas.[64,65] Ademais, são compostos comumente medidos por meio de urinálise e podem ser categorizados em grupos como:[66]

- Ácidos orgânicos produzidos pela microbiota intestinal
- Ácidos orgânicos da disfunção mitocondrial
- Ácidos orgânicos relacionados ao metabolismo de neurotransmissores
- Ácidos orgânicos relacionados às vias dependentes de vitaminas
- Ácidos orgânicos de exposições tóxicas e vias de desintoxicação.

A microbiota intestinal produz um grande número de pequenos metabólitos que regulam as respostas metabólicas do hospedeiro e os distúrbios metabólicos;[65] digere e fermenta diversos componentes alimentares e, ao agir sobre esses compostos, cria subprodutos, como vitaminas do complexo B; bem como influencia a absorção de minerais e a produção de hormônios, entre outras ações.[10] O perfil clínico de metabólitos bacterianos pode auxiliar na detecção de alterações de bactérias intestinais (como na disbiose) e má absorção. Outros fatores, como hábitos alimentares, podem influenciar fortemente os níveis urinários desses ácidos orgânicos.[66]

A seguir, estão listados alguns exemplos de ácidos orgânicos produzidos pela fermentação bacteriana intestinal e possíveis associações clínicas:

- Fermentação de triptofano produz o **ácido indolacético** que está relacionado a inflamação crônica, desordens neurocognitivas e doenças cardiovasculares[67]
- Fermentação de polifenóis produz ácido 3-hidroxifenilacético (3-HPAA), ácido 4-hidroxifenilacético (4-HPAA), ácido benzóico, ácido hipúrico, ácido 3,4-di-hidroxifenilpropiônico (DHPPA) e ácido 3-hidroxipropiônico (HPHPA) que estão relacionados à ingestão de polifenóis. Esses ácidos têm sido usados clinicamente como uma avaliação indireta da disbiose, na ausência de alta ingestão de alimentos ricos em polifenóis.[21]

O estudo dos perfis de ácidos orgânicos pode refletir melhor as mudanças no metabolismo energético e seu mecanismo fisiopatológico subjacente.[68] Nos processos biológicos, os ácidos orgânicos estão envolvidos em inúmeras vias importantes do metabolismo e do catabolismo em animais e plantas (como produtos intermediários ou finais nas vias de degradação de aminoácidos, gorduras e carboidratos), assim como desempenham um papel principal no ciclo do ácido tricarboxílico ou ácido cítrico (ciclo de Krebs), no processo vital em eucariotos e na fonte primária de elétrons doados à membrana respiratória mitocondrial (ver Tabela 14.3).[69,70]

Ácidos carboxílicos (p. ex., fumárico, oxálico, málico, succínico, malônico, metilmalônico, glutárico e adípico) estão entre os grupos funcionais mais abundantes em pequenas moléculas biologicamente importantes, particularmente relevantes no metabolismo central de energia do carbono, por exemplo: ciclo do ácido tricarboxílico, metabolismo de ácidos graxos e colesterol etc.[71]

Nas mitocôndrias, os ácidos graxos são convertidos em fontes de combustível por meio de um processo chamado beta-oxidação. Quando a betaoxidação é prejudicada, as gorduras são cada vez mais metabolizadas por uma via alternativa (ômega oxidação), resultando em níveis elevados de ácidos dicarboxílicos específicos, como os **ácidos adípico**, **subérico** e **etilmalônico** A elevação desses ácidos está relacionada a resistência à insulina, diabetes, jejum ou baixa ingestão de carboidratos.[66,68,72]

Intermediários anormais do ácido cítrico podem refletir disfunção das enzimas devido a estado nutricional, deficiência de vitaminas, toxicidade, polimorfismo genético ou condição de doença.[66] A excreção urinária anormal desses ácidos pode fornecer uma janela para várias condições clínicas, bem como um potencial-alvo terapêutico para corrigir a disfunção mitocondrial.[73] Elevações, por exemplo, do **ácido β-hidroxibutírico**, na ausência de influência dietética, podem ser usadas como um indicador de risco precoce para diabetes, prevendo tolerância à glicose prejudicada e piora do controle glicêmico.[74]

Alguns ácidos orgânicos são usados como marcadores específicos para avaliar os níveis funcionais de cofatores vitamínicos. Por exemplo, a deficiência de vitamina B_{12} é a causa mais comum relacionada à presença de **ácido metilmalônico** (MMA, do inglês *methylmalonic acid*), na urina. A vitamina B_{12} é necessária para a atividade da enzima metilmalônil-CoA mutase, que converte o ácido metilmalônico em succinil-CoA. Quando há uma deficiência de vitamina B_{12} ou problemas raros na função da enzima metilmalônil-CoA mutase, o ácido metilmalônico não é devidamente convertido em succinil-CoA e acaba se acumulando no organismo. Qualquer condição subjacente que resulte em deficiência de vitamina B_{12} também deve ser considerada, como absorção intestinal reduzida, alcoolismo crônico ou dietas veganas rigorosas (Figura 14.5).[63,75]

O ácido metilmalônico, como um biomarcador funcional, é considerado um índice mais sensível do *status* de B_{12} quando comparado ao B_{12} sérico. O MMA urinário se correlaciona com o MMA sérico, tornando o teste de urina uma ferramenta de triagem útil para deficiência de B_{12} em populações de risco, como idosos ou pacientes com disfunção gastrointestinal.[76,77]

Considerações finais

A integração das análises genéticas e de metabólitos está revolucionando a personalização de dietas e estilos de vida, oferecendo uma abordagem mais precisa e individualizada. Ao combinar informações detalhadas sobre o perfil metabólico com dados genéticos, os profissionais podem identificar padrões e necessidades nutricionais específicas que vão além das recomendações gerais. Essa abordagem permite ajustar intervenções dietéticas e estratégias de estilo de vida de acordo com as características únicas de cada paciente, otimizando os resultados e promovendo uma saúde mais robusta.

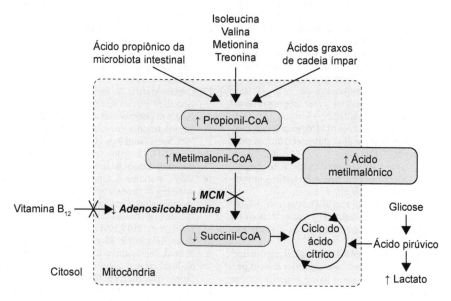

Figura 14.5 Via metabólica da acidemia metilmalônica. O ácido metilmalônico (MMA) se acumula sistemicamente devido à metilmalonil-CoA mutase (MCM) intracelular ou vitamina B_{12}, a coenzima da MCM. (Hirotsu et al.[75])

Com os avanços contínuos em tecnologias como sequenciamento genético, ressonância magnética e espectrometria de massas, a capacidade de entender e manipular essas interações está se expandindo rapidamente. As perspectivas futuras prometem uma integração ainda mais profunda e sofisticada, possibilitando abordagens preventivas e terapêuticas mais eficazes e personalizadas. Essa evolução não apenas aprimorará a eficácia das intervenções nutricionais, mas também permitirá uma adaptação mais ágil e precisa às necessidades dinâmicas dos pacientes, marcando um avanço significativo na área de Nutrição e Medicina de Precisão.

Referências bibliográficas

1. de Toro-Martín J, Arsenault B, Després JP, Vohl MC. Precision nutrition: a review of personalized nutritional approaches for the prevention and management of metabolic syndrome. Nutrients. 2017;9(8):913.
2. de Roos B, Brennan L. Personalised interventions-a precision approach for the next generation of dietary intervention studies. Nutrients. 2017;9(8).
3. Mullins VA, Bresette W, Johnstone L, Hallmark B, Chilton FH. Genomics in personalized nutrition: can you "eat for your genes"? Nutrients. 2020;12(10):1-23.
4. Ramos-Lopez O, Milagro FI, Allayee H, et al. Guide for current nutrigenetic, nutrigenomic, and nutriepigenetic approaches for precision nutrition involving the prevention and management of chronic diseases associated with obesity. J Nutrigenet Nutrigen. 2017;10:43-62.
5. Ulusoy-Gezer HG, Rakıcıoğlu N. The future of obesity management through precision nutrition: putting the individual at the center. Cur Nutr Rep. 2024;13(3):455-77.
6. Rozga M, Handu D. Nutritional genomics in precision nutrition: an evidence analysis center scoping review. J Acad Nutr Diet. 2019;119(3):507-15.
7. Cominetti C, Horst MA, Rogero MM. Brazilian society for food and nutrition position statement: nutrigenetic tests. Nutrire. 2017;42(1):10.
8. Duarte MK, Leite-Lais L, Agnez-Lima LF, Maciel BL, Morais AH. Obesity and nutrigenetics testing: new insights. Nutrients. 2024;16(5).
9. Palmnäs M, Brunius C, Shi L, et al. Perspective: metabotyping - a potential personalized nutrition strategy for precision prevention of cardiometabolic disease. Adv Nutr. 2020;11(3):524-32.
10. Lagoumintzis G, Patrinos GP. Triangulating nutrigenomics, metabolomics and microbiomics toward personalized nutrition and healthy living. Hum Genomics. 2023;17(1):109.
11. Porzi M, Burton-Pimentel KJ, Walther B, Vergères G. Development of personalized nutrition: applications in lactose intolerance diagnosis and management. Nutrients. 2021;13(5):1503.
12. Bush CL, Blumberg JB, El-Sohemy A, et al. Toward the definition of personalized nutrition: a proposal by the american nutrition association. J Ame Col Nutr. 2019;39(1):5-15.
13. Singh V. Current challenges and future implications of exploiting the 'OMICS' data into nutrigenetics and nutrigenomics for personalized diagnosis and nutrition-based care. Nutr. 2023;110:112002.
14. Keijer J, Escoté X, Galmés S, et al. Omics biomarkers and an approach for their practical implementation to delineate health status for personalized nutrition strategies. Critic Rev in Food Sci Nutr. 2024;64(23):8279-8307.
15. Marcum JA. Nutrigenetics/nutrigenomics, personalized nutrition, and precision healthcare. Cur Nutr Rep. 2020;9(4):338-45.
16. De Assis RL, De Assis CS, Gomes DT, de Souza BR. Caffeine intervention after abstinence does not alter cognitive parameters in premenstrual syndrome women regardless of CYP1A2 genotype. J Funct Foods. 2024;115(1):106101.
17. Bordoni L, Gabbianelli R. Primers on nutrigenetics and nutri(epi)genomics: origins and development of precision nutrition. Biochimie. 2019;160:156-71.
18. González-Domínguez R, Jáuregui O, Mena P, et al. Quantifying the human diet in the crosstalk between nutrition and health by multi-targeted metabolomics of food and microbiota-derived metabolites. Int J Obes. 2020;44(12):2372-81.
19. Kassem NM, Abdelmegid YA, El-Sayed MK, Sayed RS, Abdel-Aalla MH, Kassem HA. Nutrigenomics and microbiome shaping the future of personalized medicine: a review article. J. Gen Eng Biotechnol. 2023;21(1):134.
20. Melo NC de O mim, Cuevas-Sierra A, Fernández-Cruz E, de la O V, Martínez JA. Fecal microbiota composition as a metagenomic biomarker of dietary intake. Int. J Mol Sci. 2023;24(5):4918.
21. Cortés-Martín A, Colmenarejo G, Selma MV, Espín JC. Genetic polymorphisms, mediterranean diet and microbiota-associated urolithin metabotypes can predict obesity in childhood-adolescence. Scientific Rep. 2020;10(1):7850.
22. Cortés-Martín A, Selma MV, Tomás-Barberán FA, González-Sarrías A, Espín JC. Where to look into the puzzle of polyphenols and health? The postbiotics and gut microbiota associated with human metabotypes. Mol Nutri Food Res. 2020;64(9):1900952.
23. Zeisel SH. Precision (personalized) nutrition: understanding metabolic heterogeneity. 2020;11:71-92.
24. Vallée Marcotte B, Guénard F, Lemieux S, et al. Fine mapping of genome-wide association study signals to identify genetic markers of the plasma triglyceride response to an omega-3 fatty acid supplementation. Ame J Clin Nutr. 2019;109(1):176-85.
25. Pérez-Beltrán YE, Rivera-Iñiguez I, Gonzalez-Becerra K, et al. Personalized dietary recommendations based on lipid-related genetic variants: a systematic review. Front Nutr. 2022;9:830283.
26. Heber D, Li Z, Ordovas J. Precision Nutrition. New York: Elsevier; 2024.
27. Moore JB. From personalised nutrition to precision medicine: the rise of consumer genomics and digital health. Proceed Nutr Societ. 2020;79(3):300-10.

28. Bonetti G, Medori MC, Dhuli K, et al. Nutrigenomics: SNPs correlated to detoxification, antioxidant capacity and longevity. La Clin Terapeutic. 2023;174(6):209-13.
29. Bhattacharya T, Dutta S, Akter R, et al. Role of phytonutrients in nutrigenetics and nutrigenomicperspective in curing breast cancer. Biomol. 2021;11(8):1176.
30. Floris M, Cano A, Porru L, et al. Direct-to-consumer nutrigenetics testing: an overview. Nutr. 2020;12(2):566.
31. Braakhuis A, Monnard CR, Ellis A, Rozga M. Consensus report of the academy of nutrition and dietetics: incorporating genetic testing into nutrition care. J Acad Nutr Dietetic. 2021;121(3):545-52.
32. Di Renzo L, Gualtieri P, Frank G, et al. Exploring the Exposome spectrum: unveiling endogenous and exogenous factors in non-communicable chronic diseases. Diseases. 2024;12(8):176.
33. Camp KM, Trujillo E. Position of the academy of nutrition and dietetics: Nutritional genomics. J Acad Nutr Dietetics. 2014;114(2):299-312.
34. Ferguson LR, De Caterina R, Görman U, et al. Guide and position of the international society of nutrigenetics/nutrigenomics on personalised nutrition: part 1 - fields of precision nutrition. J Nutr Nutrigenomics. 2016;9(1):12-27.
35. Kohlmeier M, De Caterina R, Ferguson LR, et al. Guide and position of the international society of nutrigenetics/nutrigenomics on personalized nutrition: part 2 - ethics, challenges and endeavors of precision nutrition. Journal of Nutrigenetics and Nutrigenomics. 2016;9(1):28-46.
36. Associação Brasileira para o Estudo da Obesidade. Posicionamento sobre o tratamento nutricional do sobrepeso e da obesidade departamento de nutrição da associação brasileira para o estudo da obesidade e da síndrome metabólica (ABESO-2022). São Paulo: Abeso; 2022.
37. Rozga M. Authors' response - consensus report based on systematic review" and the sup porting systematic reviews. J Acad Nutr Dietetics. 2020;120(12):1960-1.
38. Wray NR, Lin T, Austin J, et al. From basic science to clinical application of polygenic risk scores. JAMA Psych. 2020;78(1):101-9.
39. Abdullah MM, Vazquez-Vidal I, Baer DJ, House JD, Jones PJ, Desmarchelier C. Common genetic variations involved in the inter-individual variability of circulating cholesterol concentrations in response to diets: a narrative review of recent evidence. Nutr. 2021;13(2):695.
40. Vazquez-Vidal I, Desmarchelier C, Jones PJ. Nutrigenetics of blood cholesterol concentrations: towards personalized nutrition. Cur Cardiol Rep. 2019;21(5):38.
41. Berciano S, Figueiredo J, Brisbois TD, et al. Precision nutrition: Maintaining scientific integrity while realizing market potential. Front Nutr. 2022;9:979665.
42. van der Meer R, Mohamed SA, Monpellier VM, Liem RS, et al. Genetic variants associated with weight loss and metabolic outcomes after bariatric surgery: a systematic review. Obes Rev. 2023;24(12):e13426.
43. Lai CQ, Smith CE, Parnell LD, et al. Epigenomics and metabolomics reveal the mechanism of the APOA2 -saturated fat intake interaction affecting obesity. Ame J Clin Nutr. 2018;108(1):188-200.
44. Yin J, Li M, Xu L, et al. Insulin resistance determined by Homeostasis Model Assessment (HOMA) and associations with metabolic syndrome among Chinese children and teenagers. Diabetol Metabol Synd. 2013;5(1):71.
45. Rodrigues AP, Rosa LP, Silveira EA. PPARG2 Pro12Ala polymorphism influences body composition changes in severely obese patients consuming extra virgin olive oil: a randomized clinical trial. Nutrition & Metabolism 2018;15(1):52.
46. Reeskamp LF, Volta A, Zuurbier L, Defesche JC, Hovingh GK, Grefhorst A. *ABCG5* and *ABCG8* genetic variants in familial hypercholesterolemia. J Clin Lipidol. 2020;14(2):207-17.
47. Ordovas JM, Corella D, Cupples LA, et al. Polyunsaturated fatty acids modulate the effects of the APOA1 G-A polymorphism on HDL-cholesterol concentrations in a sex-specific manner: the Framingham Study. The American Journal of Clin Nutr. 2002;75(1):38-46.
48. Ahmad T, Chasman DI, Buring JE, Lee IM, Ridker PM, Everett BM. Physical activity modifies the effect of LPL, LIPC and CETP polymorphisms on HDL-C levels and the risk of myocardial infarction in caucasian women. Circ Cardiovasc Genet. 2011;4(1):74-80.
49. Fujii TM de M, Norde MM, Fisberg RM, Marchioni DM, Ordovás JM, Rogero MM. FADS1 and ELOVL2 polymorphisms reveal associations for differences in lipid metabolism in a cross-sectional population-based survey of Brazilian men and women. Nutr Research. 2020;78:42-9.
50. Vesnina A, Prosekov A, Kozlova O, Atuchin V. Genes and eating preferences, their roles in personalized nutrition. Genes. 2020;11(4):357.
51. Zhang Z, Xu L, Xu X. The role of transcription factor 7-like 2 in metabolic disorders. Obes Rev. 2020;22(5):e13166.
52. Sotos-Prieto M, Smith CE, Lai C-Q, Tucker KL, Ordovas JM, Mattei J. Mediterranean diet adherence modulates anthropometric measures by TCF7L2 Genotypes among puerto rican adults. J Nutr. 2019;150(1):167-75.
53. Schüler R, Osterhoff MA, Frahnow T, et al. High-saturated-fat diet increases circulating angiotensin-converting enzyme, which is enhanced by the rs4343 polymorphism defining persons at risk of nutrient-dependent increases of blood pressure. J Ame Heart Assoc. 2017;6(1):e004465.
54. Yang J, Hall JE, Jose PA, Chen K, Zeng C. Comprehensive insights in GRK4 and hypertension: From mechanisms to potential therapeutics. Pharmacol Ther. 2022;239:108194.
55. Rooney M, Bottiglieri T, Wasek-Patterson B, et al. Impact of the MTHFR C677T polymorphism on one-carbon metabolites: Evidence from a randomised trial of riboflavin supplementation. Biochimie. 2020;173:91-9.
56. Colson NJ, Naug HL, Nikbakht E, Zhang P, McCormack J. The impact of MTHFR 677 C/T genotypes on folate status markers: a meta-analysis of folic acid intervention studies. Euro J Nutr. 2017;56(1):247-60.
57. Nutrigenomix. Relatório de Atividade Física & Nutrição Personalizada; 2019.
58. Bouatra S, Aziat F, Mandal R, et al. The human urine metabolome. PLOS ONE. 2013;8(9):e73076.
59. Barberis E, Khoso S, Sica A, et al. Precision medicine approaches with metabolomics and artificial intelligence. Int J Mol Sci. 2022;23(19):11269.

60. Mathioudaki A, Fanni G, Eriksson J, Pereira MJ. Metabolomic profiling of adipose tissue in type 2 diabetes: associations with obesity and insulin resistance. Metabolites. 2024;14:411.
61. Neves LS, Saraiva F, Ferreira R, eite-Moreira A, Barros AS, Diaz SO. Metabolomics and cardiovascular risk in patients with heart failure: a systematic review and meta-analysis. Int J Mol Sci. 2024;25(11):5693.
62. Nassar AF, Wu T, Nassar SF, Wisnewski AV. UPLC–MS for metabolomics: a giant step forward in support of pharmaceutical research. Drug Discov Today. 2017;22(2):463-70.
63. Wishart DS, Guo A, Oler E, et al. HMDB 5.0: the human metabolome database for 2022. Nucleic Acids Res. 2022;50(D1):D622–D631.
64. Tsoukalas D, Alegakis A, Fragkiadaki P, Papakonstantinou E, Nikitovic D, Karataraki A. Application of metabolomics: focus on the quantification of organic acids in healthy adults. Int J Mol Med. 2017;40(1):112-20.
65. Qiu S, Cai Y, Yao H, et al. Small molecule metabolites: discovery of biomarkers and therapeutic targets. Signal Transduct Target Ther. 2023;8(1):132.
66. Chapman MJ, Wallace EC, Pollock TA. Organic acid profiling. New York: Elsevier Inc.; 2020.
67. Su X, Gao Y, Yang R. Gut microbiota-derived tryptophan metabolites maintain gut and systemic homeostasis. Cells. 2022;11(15):2296.
68. Liu X, Yu J, Zhao J, Guo J, Zhang M, Liu L. Glucose challenge metabolomics implicates the change of organic acid profiles in hyperlipidemic subjects. Biomed Chromatogr. 2020;34(6):e4815.
69. Chahardoli A, Jalilian F, Memariani Z, Farzaei, MH. Analysis of organic acids. In: Recent advances in natural products analysis. São Paulo: Elsevier; 2020.
70. French D. Advances in clinical mass spectrometry. In: Advances in clinical chemistry. São Paulo: Elsevier; 2017.
71. Jain SK, Bansal S, Bansal S, et al. An optimized method for LC–MS-based quantification of endogenous organic acids: metabolic perturbations in pancreatic cancer. Int J Mol Sci. 2024;25(11):5901.
72. Qiu C, Enquobahrie DA, Frederick IO, et al. Early pregnancy urinary biomarkers of fatty acid and carbohydrate metabolism in pregnancies complicated by gestational diabetes. Diabet Res Clin Pract. 2014;104(3):393-400.
73. Parikh S, Goldstein A, Koenig MK, et al. Diagnosis and management of mitochondrial disease: a consensus statement from the mitochondrial medicine society. Genet Med. 2015;17(9):689-701.
74. Tricò D, Prinsen H, Giannini C, et al. Elevated α-Hydroxybutyrate and branched-chain amino acid levels predict deterioration of glycemic control in adolescents. J Clin Endocrinol Metab. 2017;102(7):2473-81.
75. Hirotsu A, Kusudo E, Mori N, et al. Successful perioperative management of living-donor liver transplantation for a patient with severe methylmalonic acidemia: a case report. JA Clin Rep. 2018;4(1):83.
76. Harrington DJ. Laboratory assessment of vitamin B12 status. J Clin Pathol. 2017;70(2):168-73.
77. Herrmann W, Obeid R, Schorr H, Geisel J. Functional vitamin B12 deficiency and determination of holotranscobalamin in populations at risk. Clin Chem Lab Med. 2003;41:1478-88.

Nutrição de Precisão e Mapeamento do Microbioma Intestinal

15

Ligiane Marques Loureiro ◆ Leila Leiko Hashimoto

Introdução

Uma enorme variedade e quantidade de microrganismos habita nosso trato gastrointestinal, representando a microbiota intestinal. Os seres humanos adultos têm 10 vezes mais bactérias do que células que constituem o corpo humano. O microbioma intestinal codifica mais de 3 milhões de genes, produzindo milhares de metabólitos, enquanto o genoma humano consiste em aproximadamente 23 mil genes.[1,2]

No contexto dessa diversidade, estima-se que 10 a 100 bilhões de microrganismos habitam o intestino de um ser humano adulto, concentrados de forma predominante no intestino grosso, mais especificamente no cólon.[3] Taxonomicamente, as bactérias são classificadas em filos, classes, ordens, famílias, gêneros e espécies.[4] A densidade desses microrganismos é, em torno de 10^{11} a 10^{12} células por mililitro, constituídas por populações bacterianas (*Firmicutes, Bacteroidetes, Proteobacteria, Fusobacteria, Verrucomicrobia, Cyanobacteria* e *Actinobacteria*), dentre as quais, os filos predominantes em humanos e camundongos são os *Firmicutes* (60 a 80% gram-positivos) e os *Bacteroidetes* (20 a 40% gram-negativos). Em minoria, também há populações de arcaicos, eucariotos e vírus.[5]

Microbiota intestinal e sua importância ao hospedeiro

As bactérias intestinais têm função essencial durante todo o processo digestório, atuando de forma eficiente na extração, produção e absorção de diversos nutrientes e metabólitos, como os ácidos biliares, lipídios, aminoácidos, vitaminas e ácidos graxos de cadeia curta (AGCC), principalmente o acetato, o propionato e o butirato.[6] Além disso, atuam rigidamente na função imune contra invasão e colonização de bactérias patogênicas, por meio de diversos processos, que incluem a competição por nutrientes, modificação do pH, secreções de peptídeos antimicrobianos e por meio de efeitos nas vias de sinalização celular. Ainda sobre o sistema imune, ele atua na regulação do desenvolvimento, do equilíbrio e da função das células imunológicas inatas e adaptativas.[7,8]

É por meio de uma barreira intestinal refinada e especializada que o trato gastrointestinal consegue se defender contra agressões e manter seu equilíbrio, limitando a exposição do sistema imunológico do hospedeiro à microbiota. Em sua sofisticada estrutura, há diversos fatores: físicos (camadas epiteliais e mucosas), bioquímicos (enzimas e proteínas antimicrobianas) e imunológicos (células imunes associadas a epitélios e imunoglobulina A).[9] Quando ocorre o rompimento da integridade dessa barreira intestinal, diversos antígenos podem ultrapassar a submucosa, desencadeando respostas inflamatórias que se encontram elevadas em uma infinidade de patologias, desde a doença inflamatória intestinal até a obesidade.[10]

Desenvolvimento e alguns fatores que alteram a microbiota intestinal

Durante a gravidez, o trato gastrointestinal do feto é estéril, até o momento em que finalmente é exposto aos microrganismos vaginais maternos durante o parto normal. Já os neonatos nascidos na cesariana são expostos às bactérias da pele, e por isso, têm uma microbiota intestinal diferenciada.[11]

Para que a adequada relação de equilíbrio entre a microbiota intestinal e o hospedeiro se estabeleça, é essencial que a dieta e o meio ambiente sejam considerados fatores cruciais durante os 3 primeiros anos de vida, visto que essa diversidade microbiana influencia diretamente no desenvolvimento imunológico e neurológico da criança. Entre 2 a 5 anos de idade, a microbiota intestinal já se apresenta semelhante à de um adulto.[12,13]

Apesar de a microbiota intestinal de um adulto ter relativa estabilidade em um indivíduo (em que amostras seriadas da mesma pessoa se assemelham mais a si mesmas do que amostras de indivíduos distintos) e geralmente tenham o predomínio de *Bacteroidetes*, *Firmicutes* e *Actinobacteria*, há uma grande variabilidade interpessoal e intrapessoal.[14]

No decorrer da vida, a microbiota intestinal é suscetível a modificações relacionadas a fatores genéticos e ambientais, como tipo de parto (normal ou cesárea), perfil da alimentação na infância (aleitamento materno, fórmulas infantis), uso de antibióticos, condições higiênicas, bem como hábitos alimentares a longo do prazo.[15,16]

Os fatores responsáveis por uma microbiota saudável em neonatos são: parto normal e a termo, aleitamento materno e exposição a uma grande diversidade de microrganismos. Do contrário, parto por cesárea, prematuro, alimentação com fórmulas e leite em pó, além da exposição a antibióticos, impactam negativamente a diversidade e a composição da microbiota em crianças.[15]

Os casos prematuros são colonizados tardiamente por *Bifidobacterium* e têm alta prevalência de microrganismos patogênicos, como *Enterobacteriaceae*, *Staphylococcus* e *Enterococcaceae*. Os nascidos por parto normal são mais colonizados por microrganismos derivados da vagina e do intestino da mãe,[17] por exemplo, *Lactobacillus*, *Prevotella* e *Sneathia*.[18]

Em contrapartida, os recém-nascidos por cesariana são mais colonizados por bactérias da pele, como *Staphylococcus*, *Propionibacterium* e *Corynebacterium*.[19]

A utilização de antibióticos pela mãe resulta em menor aleitamento materno e hospitalização prolongada do bebê, o que normalmente reflete no aumento da concentração e prevalência de *Proteobacteria*, *Firmicutes*, *Enterobacteriaceae* (*Escherichia coli* e *Klebsiella* spp.), *Staphylococcus*, *Propionibacterium* e *Corynebacterium*. O consumo de leite em pó está associado ao aumento da diversidade bacteriana patogênica, com aumento na prevalência de *Bacteroides fragilis*, *Clostridium difficile* e *Escherichia coli* e diminuição da prevalência de bifidobactérias, que, por outro lado, é aumentada em neonatos alimentados com leite materno.[20]

Avaliação da saúde e do microbioma intestinal

A avaliação da saúde intestinal e da microbiota pode ser realizada por diversas metodologias, cada uma oferecendo *insights* diferentes sobre a composição e a função dessa comunidade bacteriana. Uma das formas mais comuns de avaliar a saúde intestinal é por meio da *Escala de Bristol*,[21] que classifica as fezes em sete tipos, de acordo com sua consistência e formato (Figura 15.1). A escala vai desde as fezes tipo 1, duras e fragmentadas (indicando constipação), até o tipo 7, líquidas e sem forma (indicando diarreia). Essa avaliação, embora simples, pode fornecer informações iniciais sobre o funcionamento intestinal e a possível disbiose, ou desequilíbrio microbiano, que pode afetar a saúde digestiva. A consistência ideal está entre as escalas 3 e 4.

Outro método utilizado para a avaliação da microbiota é o estudo coprológico funcional, que consiste em provas de digestibilidade e de exames laboratoriais realizados a partir da análise das fezes, com o objetivo de avaliar o funcionamento do trato gastrointestinal. Diferente do exame coprológico comum, que geralmente

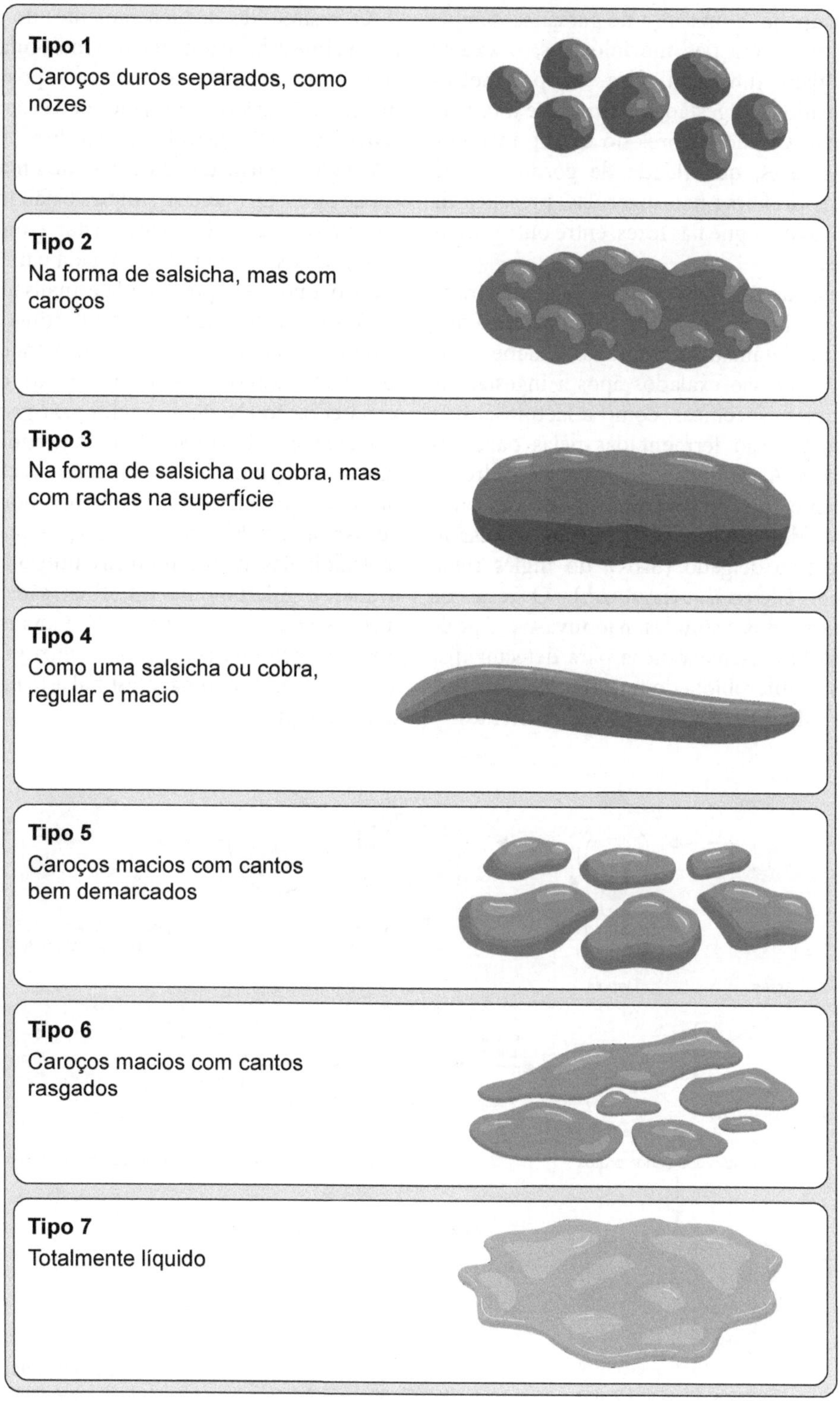

Capítulo 15 ♦ Nutrição de Precisão e Mapeamento do Microbioma Intestinal

Tipo 1
Caroços duros separados, como nozes

Tipo 2
Na forma de salsicha, mas com caroços

Tipo 3
Na forma de salsicha ou cobra, mas com rachas na superfície

Tipo 4
Como uma salsicha ou cobra, regular e macio

Tipo 5
Caroços macios com cantos bem demarcados

Tipo 6
Caroços macios com cantos rasgados

Tipo 7
Totalmente líquido

Figura 15.1 Escala de Bristol.

verifica apenas a presença de parasitas, sangue oculto ou alterações morfológicas, o exame coprológico funcional foca os parâmetros relacionados à digestão, à absorção e à função intestinal. Os indicadores do exame incluem: pH das fezes, quantidade de gordura fecal, presença de fibras não digeridas, presença de leucócitos e sangue nas fezes, entre outros marcadores.

O teste de gases expirados tem se mostrado útil na avaliação de disbiose de intestino delgado e intolerância à lactose. Esse exame mede os gases que são exalados após a ingestão de substâncias específicas, como a lactulose ou a lactose, que são fermentadas pelas bactérias intestinais. A produção excessiva de hidrogênio ou metano, por exemplo, pode indicar a presença de crescimento bacteriano excessivo no intestino delgado (SIBO, do inglês *small intestinal bacterial overgrowth*). O teste de gases expirados é simples, não invasivo e pode ser uma ferramenta valiosa para detectar distúrbios na microbiota do intestino delgado que afetam a digestão e a absorção de nutrientes.

O exame de sequenciamento do microbioma intestinal é uma técnica molecular avançada e que permite analisar a composição e a diversidade das comunidades bacterianas presentes no trato gastrointestinal. Esse exame é realizado a partir da autocoleta de uma amostra de fezes, de maneira simples e não invasiva, seguindo orientações para evitar contaminação. A amostra coletada é enviada para o laboratório, onde será processada e analisada.

A análise do microbioma intestinal é realizada por meio de técnicas de sequenciamento de DNA, como o sequenciamento de próxima geração (NGS, do inglês *next-generation sequencing*).[22] Essa metodologia permite identificar e quantificar as espécies bacterianas presentes, mesmo aquelas que não podem ser cultivadas em laboratório. As duas principais metodologias metagenômicas utilizadas para avaliar o microbioma intestinal são: análise direcionada do gene *16S rRNA* e análise completa do genoma (*shotgun*). O fluxograma de análise do microbioma intestinal está representado na Figura 15.2.

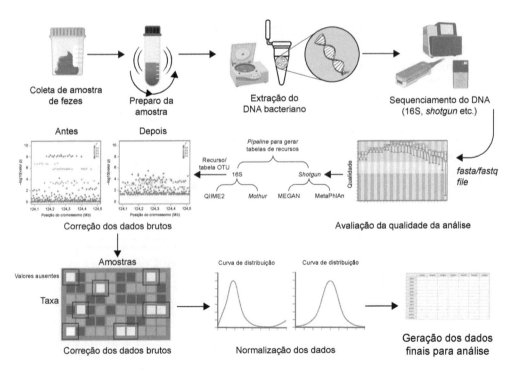

Figura 15.2 Fluxograma da análise do microbioma intestinal. (Adaptada de Zhou et al.[22])

O sequenciamento do gene *16S rRNA* é baseado em extrair e amplificar um gene marcador de bactérias e arqueas (16S), identificando suas características e comparando-as com bases de dados científicas para determinar quais microrganismos compõem o microbioma do paciente. Uma limitação é a sua menor capacidade de identificar níveis taxonômicos de maior profundidade, como espécies e cepas.[22]

A análise completa do genoma (*shotgun*) permite identificar todo o DNA microbiano da amostra, incluindo bactérias, fungos, arqueas e vírus ao mesmo tempo.[22] Além disso, é capaz de determinar o potencial funcional dos microrganismos. Por se tratar de uma técnica com maior volume de dados e de maior profundidade, apresenta custo mais elevado.

Entre os indicadores relevantes de análise do microbioma, destacam-se: 1) riqueza microbiana, 2) índice de diversidade, 3) proporção entre filos bacterianos, 4) abundância relativa a bactérias marcadoras de saúde e 5) bactérias patogênicas.

RIQUEZA MICROBIANA. Caracterizada pelo número de espécies presentes. A quantidade adequada de espécies indica estabilidade e equilíbrio entre bactérias intestinais, fornecendo um repertório microbiano suficiente para desempenhar funções ao hospedeiro.

ÍNDICE DE DIVERSIDADE. Reflete quantas espécies diferentes se encontram em uma amostra, considerando a uniformidade com que essas espécies estão distribuídas. Para calcular a diversidade, os índices Shannon-Weaver e de Simpson são os mais utilizados. A diversidade adequada indica a variedade e a abundância de bactérias para desempenhar as funções da microbiota. Considera-se o índice de Simpson desejável maior que 7,0 e o índice de Shannon, entre 2,9 e 4,0

PROPORÇÃO ENTRE FILOS BACTERIANOS. A relação entre *Firmicutes/Bacteroidetes* é um marcador comum nos estudos científicos, cuja proporção considerada adequada está entre 0,7 a 1,0. A somatória entre os dois filos (*Firmicutes* + *Bacteroidetes*) é esperada entre 85 a 95% em relação ao total de bactérias da microbiota intestinal. A abundância de *Proteobacteria* indica a presença de bactérias pró-inflamatórias na microbiota e é desejável entre cerca de 1 a 5% da microbiota em indivíduos saudáveis

ABUNDÂNCIA RELATIVA A BACTÉRIAS MARCADORAS DE SAÚDE. Entre as bactérias marcadoras de saúde, podemos destacar *Lactobacillus, Bifidobacterium, Faecalibacterium prausnitzii, Roseburia, Eubacterium rectale* e *Akkermansia muciniphila.* Cada uma delas apresenta características, mecanismos de ação e benefícios diferentes, como descrito na Tabela 15.1. A redução dessas bactérias resulta em prejuízos nas funções da microbiota, como ações anti-inflamatórias, manutenção da integridade da barreira intestinal e equilíbrio do sistema imune

ABUNDÂNCIA RELATIVA A BACTÉRIAS PATOGÊNICAS. Grupos que podem estar relacionados a doenças inflamatórias, metabólicas ou autoimunes (como a síndrome do intestino irritável -SII) e outras doenças (como a obesidade e diabetes tipo 2). São exemplos dessas bactérias: *Escherichia coli, Bacteroides fragilis, Clostridium difficile, Fusobacterium* e bactérias do filo *Proteobacteria* (ver Tabela 15.1). Esses microrganismos têm diferentes mecanismos que facilitam a patogenicidade e garantem a sobrevivência do patógeno, por exemplo: capacidade de adesão na mucosa intestinal, facilidade de multiplicação e disseminação, mecanismos de sobrevivência e de sequestro de nutrientes, especialmente ferro, para seu crescimento. Devido a essas habilidades, esses patógenos promovem inflamação do epitélio intestinal e sistêmica.

Modulação clínica e terapêutica da microbiota intestinal

Com base no sequenciamento do microbioma intestinal, é possível diagnosticar a presença e o tipo de disbiose que o indivíduo apresenta. Dessa forma, o profissional de saúde pode recomendar intervenções nutricionais, uso de suplementos e outras abordagens terapêuticas para restaurar o equilíbrio do microbioma intestinal e melhorar a saúde geral do paciente.

Tabela 15.1 Principais funções associadas a bactérias relevantes à saúde humana.

Bactéria	Funções associadas
Lactobacillus	Promove equilíbrio do sistema imunológico, inibição de bactérias patogênicas, produtora de ácido lático e controle da motilidade intestinal
Bifidobacterium spp.	É produtora de AGCC (com potencial anti-inflamatório) e associada à regulação do sistema imune
Faecalibacterium prausnitzii	É a maior produtora de butirato (com potencial anti-inflamatório) e associada à proliferação de colonócitos e à integridade da barreira intestinal
Roseburia	É produtora de AGCC (com potencial anti-inflamatório) e pode atuar na manutenção da imunidade e da motilidade
Eubacterium rectale	É produtora de AGCC (com potencial anti-inflamatório) e associada à proliferação de colonócitos e integridade da barreira intestinal
Akkermansia muciniphila	É mucolítica e associada à manutenção da camada de muco intestinal e à integridade da barreira intestinal
Escherichia coli	É pró-inflamatória e tem maior risco de infecções quando está em maior percentual
Bacteroides fragilis	É associada ao maior risco de infecções, diarreia e abscessos
Ruminococcus gnavus	É produtora de polissacarídeo inflamatório (LPS) e pode gerar aumento de inflamação intestinal
Clostridium difficile	É pró-inflamatória e associada às infecções intestinais oportunistas e à diarreia causada por antibióticos
Fusobacterium	É associada à infecção oportunista e à inflamação intestinal

AGCC: ácidos graxos de cadeia curta; LPS: lipopolissacarídeos.

A intervenção mais eficaz e duradoura de modulação intestinal é a terapia nutricional, uma vez que é capaz de vencer a resiliência e a plasticidade da microbiota. Essas duas características indicam que a microbiota é capaz de ser modificada, mas tende a retornar ao seu estado anterior quando são interrompidos os estímulos de intervenção. Em outras palavras, quando um indivíduo inicia uma mudança em seu padrão alimentar e seu uso de suplementos alimentares e a interrompe, a composição da microbiota tende a retornar ao que era antes da intervenção.

A microbiota intestinal reage de forma rápida a mudanças significativas na dieta, como uma alimentação baseada exclusivamente em alimentos de origem animal ou vegetal.[23] No entanto, são os hábitos alimentares duradouros que exercem um impacto mais pronunciado na composição das bactérias intestinais.

Os padrões alimentares mais investigados quanto ao seu impacto na estrutura e função da microbiota são ocidental, mediterrâneo, *plant-based* e dietas restritivas, como a dieta cetogênica (Figura 15.3).[24]

A dieta mediterrânea tem sido amplamente associada a melhorias na saúde intestinal, em grande parte devido a sua composição rica em fibras, antioxidantes, gorduras saudáveis e alimentos fermentados, como iogurtes e azeite de oliva. Em um estudo recente,[25] a dieta mediterrânea foi fortemente associada a uma composição microbiana degradadora de fibras (*Ruminococcus* e *Faecalibacterium*). Um achado relevante do estudo foi a redução dos níveis fecais de calprotectina, um marcador de inflamação subclínica do intestino e que aumenta o risco de desenvolvimento de doenças inflamatórias intestinais.

A recente revisão sistemática de Khavandegar et al.[26] reforçou que a adesão à dieta mediterrânea pode afetar beneficamente a composição da microbiota intestinal. Dez estudos observacionais e 14 estudos intervencionais relataram uma correlação entre a adesão à DM e a diversidade da microbiota. Os gêneros *Faecalibacterium* e *Prevotella* foram os mais frequentes com maior abundância em estudos de intervenção e observacionais. Entre os resultados clínicos relatados, pode-se destacar: melhor controle glicêmico, redução da massa gorda, melhor evacuação, diminuição do inchaço, inflamação e risco de hospitalização.

Por outro lado, o perfil extremo de macronutrientes da dieta cetogênica também provoca mudanças na composição da comunidade microbiana do intestino. As diferenças nos tipos de

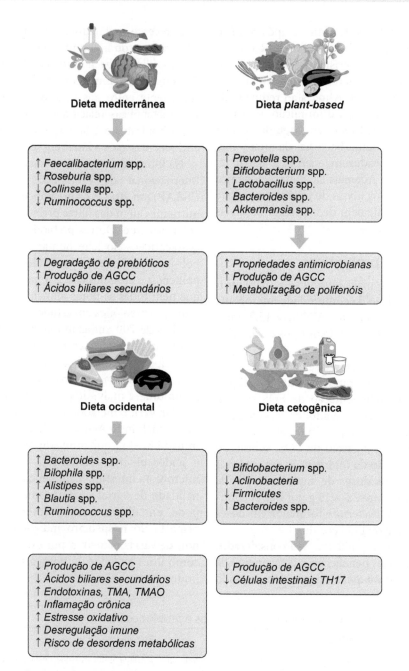

Figura 15.3 Padrões alimentares e seus efeitos na composição e metabolismo microbianos. (Adaptada de Ross et al.[24])

proteínas e gorduras entre fontes vegetais e animais resultam em disparidades na composição e função microbiana intestinal. As dietas de base animal levam a uma maior abundância de espécies bacterianas tolerantes à bile pertencentes aos gêneros *Alistipes* e *Bilophila*, enquanto diminuem a abundância de *Firmicutes*, reduzindo os níveis de BCAAs e aumentando AGCC.[27]

Fortes evidências sugerem redução persistente na abundância de *Bifidobacterium* e bactérias produtoras de butirato após o início da dieta cetogênica.[28] O estudo de Reddel et al.[29] discutiu as características e a composição da microbiota na microbiota intestinal com esse padrão alimentar. A ingestão reduzida de carboidratos leva a uma diminuição no conteúdo de polissacarídeos e, em seguida, a uma diminuição em muitas bactérias da microbiota intestinal que produzem energia a partir de polissacarídeos. Ademais, a dieta cetogênica pareceu reduzir os níveis de glicose no sangue e o peso corporal, além de aumentar os níveis de cetona no sangue.

Prebióticos e probióticos

Os suplementos mais investigados para promover o equilíbrio da comunidade microbiana são os pré e probióticos. A Tabela 15.2 apresenta o resumo dos principais tipos e exemplos desses ativos.

Uma recente metanálise composta por oito ensaios clínicos randomizados investigou os efeitos da suplementação de FOS sobre a microbiota de crianças e adultos. A contagem de *Bifidobacterium* spp. aumentou significativamente com a ingestão de FOS, sobretudo quando a duração da intervenção era superior a 4 semanas. As doses de suplementação de FOS variaram entre 2,5 a 15 g por dia. A abundância de *Bifidobacterium* foi maior em doses superiores a 5 g de FOS por dia.[31]

Inulina, GOS e polifenóis são considerados os ativos que mais beneficiam o crescimento de *Akkermansia muciniphila* no intestino, segundo uma recente metanálise.[32] A intervenção com GOS aumentou a abundância de *Akkermansia muciniphila, Eubacterium hallii* e *Bacteroides*, demonstrando uma comunidade microbiana coexistente entre tais gêneros. Além disso, as vias metabólicas relacionadas ao metabolismo de carboidratos e à liberação de AGCC foram enriquecidas após a intervenção com GOS.

Na última definição da Associação Científica Internacional de Probióticos e Prebióticos (ISAAP) em 2017,[30] os prebióticos contemplam nutrientes além das fibras prebióticas, como era anteriormente. Outros prebióticos incluem oligossacarídeos do leite humano, ácidos graxos poli-insaturados e ácido linoleico conjugado, polifenóis e fitoquímicos. É importante ressaltar que nem todas as fibras alimentares apresentaram ação prebiótica em estudos científicos.

Mais de 700 antocianinas foram identificadas até o momento, sendo a maioria derivadas de 6 tipos (forma aglicona), incluindo cianidina, delfinidina, pelargonidina, peonidina, petunidina e malvidina. Os polifenóis podem regular vários metabólitos microbianos intestinais, incluindo AGCC, N-óxido de trimetilamina (TMAO), dopamina, lipopolissacarídeos e ácidos biliares, alterando a composição da microbiota intestinal e influenciando a funcionalidade de várias enzimas microbianas. Isso pode, em última análise, desempenhar uma resposta do hospedeiro induzida por polifenóis de várias maneiras, por exemplo, atuando como um regulador da homeostase intestinal, imune e metabólica.[33]

Tabela 15.2 Principais tipos e efeitos de prebióticos e probióticos.

Suplementos	Prebióticos	Probióticos
Definição	Substrato utilizado seletivamente por microrganismos hospedeiros, conferindo um benefício à saúde[30]	Microrganismos vivos que, quando administrados em quantidades adequadas, conferem um benefício ao hospedeiro[30]
Exemplos	Inulina, frutooligossacarídeos (FOS), galactooligossacarídeos (GOS), fibra de chicória, polifenóis, ômega-3, vitamina D	Espécies de *Lactobacillus* e *Bifidobacterium*, *Saccharomyces boulardii, Bacillus clausii, Akkermansia muciniphila*
Efeitos na microbiota intestinal e saúde humana	Melhora a função digestiva e intestinal, auxilia na imunidade, na absorção de minerais (cálcio, magnésio, ferro etc.) e na regulação dos mecanismos de fome e saciedade, metabolismo energético e glicêmico	Melhoria da função imune, auxilia na digestão de nutrientes (sobretudo fibras), equilíbrio da microbiota e produção de vitaminas

O artigo de Vannuchi et al.[34] investiga os efeitos de extratos ricos em antocianinas na obesidade induzida por inflamação e na modulação da microbiota intestinal, considerando diferentes doses. As antocianinas (compostos bioativos encontrados em frutas como amoras, mirtilos e uvas) são conhecidas por suas propriedades antioxidantes e anti-inflamatórias. Os pesquisadores conduziram experimentos utilizando modelos animais de obesidade induzida por dieta rica em gordura. Os animais foram tratados com diferentes doses de extratos de antocianinas.

Os extratos influenciaram positivamente a composição da microbiota, promovendo uma maior abundância de bactérias benéficas, enquanto diminuíram a prevalência de microrganismos patogênicos. Em relação à inflamação, os resultados mostraram que as antocianinas reduziram marcadores inflamatórios sistêmicos de forma dose dependente. Doses mais altas do extrato de antocianinas resultaram em uma diminuição mais significativa da expressão de citocinas pró-inflamatórias como TNF-α, IL-6 e IL-1β. Esse efeito anti-inflamatório pode ser atribuído à capacidade das antocianinas de modulação da sinalização celular e ao seu potencial antioxidante, que reduz o estresse oxidativo (um fator-chave na inflamação associada à obesidade).[34]

Uma recente metanálise e revisão sistemática investigou a suplementação de extratos ricos em antocianinas na composição da microbiota intestinal. As intervenções dos estudos incluíram extrato de mirtilo, pó de cranberry liofilizado, extrato de cereja *Montmorency* e até mesmo o fruto brasileiro juçara (nativo da Mata Atlântica). A duração média da suplementação dos ensaios variou de 4 a 9 semanas, e a dose de antocianinas tomada pelos participantes variou de 40 a 790 mg/dia. A revisão não identificou efeitos consistentes na microbiota intestinal, variando a depender da estratégia utilizada, da população de estudo, das condições de saúde e de outros fatores.[33]

Uma das estratégias nutricionais mais estudadas para modulação intestinal é a suplementação de probióticos. *Bifidobacterium* e *Lactobacillus* são os dois gêneros probióticos mais documentados em estudos experimentais e clínicos. Os resultados demonstraram que a administração de probióticos é um alvo terapêutico potencial para saúde e diversas condições clínicas no hospedeiro.

Os mecanismos de ação associados aos benefícios dos probióticos são:[35]

- Digestão de prebióticos e produção de AGCC
- Alteração do pH intestinal para criação de um ambiente desfavorável aos patógenos
- Liberação de produtos antimicrobianos, como bacteriocinas
- Competição contra potenciais patógenos intestinais
- Regulação da resposta imune e redução da inflamação intestinal
- Melhora da integridade da barreira intestinal
- Aumento da imunoglobulina A secretora (IgA) local e sistêmica
- Indução da tolerância a antígenos alimentares.

Diversas metanálises foram conduzidas com o objetivo de avaliar os efeitos dos probióticos em uma ampla gama de condições clínicas, desde distúrbios intestinais funcionais (constipação ou diarreia) até regulação metabólica em doenças crônicas, como diabetes e obesidade. Segundo a última diretriz global da Organização Mundial de Gastroenterologia de 2024,[35] os probióticos foram eficazes nas seguintes condições clínicas: tratamento de diarreia aguda, prevenção de diarreia aguda, prevenção de diarreia associada a antibióticos, prevenção de diarreia por *Clostridium difficile*, prevenção e tratamento da encefalopatia hepática, resposta imune, prevenção de pouchite, melhora da sintomas de pacientes com colite ulcerativa ativa e síndrome do intestino irritável, cólica infantil, entre outras.[35]

Sob a perspectiva científica, a escolha e a prescrição adequadas de um produto probiótico, devem incluir:

- Evidências científicas robustas e relevantes para tal objetivo clínico
- Identificação de gênero, espécie (e cepa, se aplicável)

- A dose recomendada, que deve ser baseada na indução do efeito fisiológico alegado
- Duração da utilização do produto.

A designação da cepa é importante, uma vez que diferentes cepas da mesma espécie podem ter efeitos diferentes à saúde, ou seja, o efeito do probiótico é a cepadependente.

Novas perspectivas

O artigo de Ng et al.[36] explora a gestão do diabetes tipo 2 por meio da regulação da microbiota intestinal, com foco na perspectiva da medicina tradicional chinesa (MTC). A MTC, que preconiza o equilíbrio entre os órgãos e a harmonização dos sistemas do corpo, propõe o uso de ervas, alimentos e práticas terapêuticas para restaurar a saúde intestinal, melhorar a função metabólica e, potencialmente, regular a glicemia. A literatura discutida sugere que certas ervas chinesas, como ginseng, canela e berberina, têm efeitos benéficos na promoção de uma microbiota saudável e na melhoria da resistência à insulina.

Os efeitos da berberina foram discutidos por Zhang et al.[37] A berberina demonstrou enriquecer a população de bactérias produtoras de butirato na microbiota intestinal, incluindo *Allobaculum*, *Bacteroides*, *Blautia*, *Butyricicoccus* e *Phascolarctobacterium*, o que promove, assim, a síntese de butirato por meio da via acetil CoA-butiril CoA-butirato. A berberina também demonstrou inibir a expressão de mRNA da interleucina (IL)-1β, IL-4, IL-10 — fator inibitório da migração de macrófagos (MIF) e fator de necrose tumoral (TNF)-α — ao mesmo tempo que reduz a inflamação de baixo grau.

Implicações clínicas e potenciais desafios

Embora as estratégias de modulação da microbiota intestinal sejam promissoras, elas ainda enfrentam desafios significativos para sua aplicação clínica generalizada. Dificultam a padronização e a previsão de resultados terapêuticos consistentes: a variabilidade individual na composição da microbiota, as diferenças nos tipos de cepas probióticas e prebióticas utilizadas, bem como a complexidade das interações entre os microrganismos. Portanto, mais estudos clínicos controlados e de longo prazo são necessários para avaliar a segurança.

Considerações finais

A microbiota intestinal tem um papel fundamental na manutenção da saúde. Quando a simbiose é interrompida, o hospedeiro se torna suscetível a desequilíbrios metabólicos, imunológicos e a obesidade. Diante desse contexto, faz-se necessário que essa enorme diversidade microbiana seja preservada da melhor forma, em que fatores como parto normal, aleitamento materno e alimentação saudável sejam cada vez mais estimulados na sociedade.

Referências bibliográficas

1. Adlerberth I, Wold AE. Establishment of the gut microbiota in Western infants. Acta Paediatr. 2009;98(2):229-38.
2. Valdes AM, Walter J, Segal E, et al. Role of the gut microbiota in nutrition and health. BMJ. 2018;361:k2179.
3. Arumugam M, Raes J, Pelletier E, et al. Enterotypes of the human gut microbiome. Nature. 2011;473:174-80.
4. Laterza L, Rizzatti G, Gaetani E, et al. The gut microbiota and immune system relationship in human graft-versus-host disease. Mediterr J Hematol Infect Dis. 2016;8(1).
5. Stephens RW, Arhire L, Covasa M. Gut microbiota: from microorganisms to metabolic organ influencing obesity. Obesity. 2018;26(5):801-9.
6. Khosravi A, Mazmanian SK. Disruption of the gut microbiome as a risk factor for microbial infections. Curr Opin Microbiol. 2013;16(2):221-7.
7. Brestoff JR, Artis D. Commensal bacteria at the interface of host metabolism and the immune system. Nat Immunol. 2013;14(7):676-84.
8. Rinninella E, Rauol P, Cintoni M, et al. What is the healthy gut microbiota composition? A changing ecosystem across age, environment, diet, and diseases. Microorganisms. 2019;7(1):14.
9. Hooper LV, Macpherson AJ. Immune adaptations that maintain homeostasis with the intestinal microbiota. Nat Rev Immunol. 2010;10(3):159.
10. Mazloom K, Siddigi I, Covasa M. Probiotics: how effective are they in the fight against obesity? Nutrients. 2019;11(2):258.
11. Makino H, Kushiro A, Ishikawa E, et al. Mother-to-infant transmission of intestinal bifidobacterial strains has an impact on the early development of vaginally delivered infant's microbiota. PLoS One. 2013;8(11):e78331.

12. Boulangé CL, Neves AL, Chilloux J, et al. Impact of the gut microbiota on inflammation, obesity, and metabolic disease. Genome Med. 2016;8(1):1-12.
13. Borre YE, Moloney RD, Clarke G, The impact of microbiota on brain and behavior: mechanisms & therapeutic potential. Adv Exp Med Biol. 2014;817:373-403.
14. Xu Z, Knight R. Dietary effects on human gut microbiome diversity. Br J Nutr. 2015;113(S1):S1-S5.
15. Mohajeri MH, Brummer RJM, Rastall RA, et al. The role of the microbiome for human health: from basic science to clinical applications. Eur J Nutr. 2018;57(3):1-14.
16. Marques TM, Wall R, Ross RP, et al. Programming infant gut microbiota: influence of dietary and environmental factors. Curr Opin Biotechnol. 2010;21(2):149-56.
17. Clemente JC, Ursell LK, Parfrey LW, et al. The impact of the gut microbiota on human health: an integrative view. Cell. 2012;148(6):1258-70.
18. Madan JC, Farzan SF, Hibberd PL, et al. Normal neonatal microbiome variation in relation to environmental factors, infection and allergy. Curr Opin Pediatr. 2012;24(6):753.
19. Gritz EC, Bhandari V. The human neonatal gut microbiome: a brief review. Front Pediatr. 2015;3:17.
20. Mueller NT, Bakacs E, Combellick J, et al. The infant microbiome development: mom matters. Trends Mol Med. 2015;21(2):109-17.
21. Martinez AP, de Azevedo GR. The Bristol Stool Form Scale: its translation to Portuguese, cultural adaptation and validation. Rev Lat Am Enfermagem. 2012;20(3):583-9.
22. Zhou R, Ng SK, Sung JJY, et al. Data pre-processing for analyzing microbiome data: a mini review. Comput Struct Biotechnol J. 2023;21:4804-15.
23. David LA, Maurice CF, Carmody RN, et al. Diet rapidly and reproducibly alters the human gut microbiome. Nature. 2014;505(7484):559-63.
24. Ross FC, Patangia D, Grimaud G, et al. The interplay between diet and the gut microbiome: implications for health and disease. Nat Rev Microbiol. 2024;22(11):671-86.
25. Turpin W, Dong M, Sasson G, et al. Mediterranean-like dietary pattern associations with gut microbiome composition and subclinical gastrointestinal inflammation. Gastroenterology. 2022;163(3):685-98.
26. Khavandegar A, Heidarzadeh A, Angoorani P, et al. Adherence to the Mediterranean diet can beneficially affect the gut microbiota composition: a systematic review. BMC Med Genomics. 2024;17(1):91.
27. Beam A, Clinger E, Hao L. Effect of diet and dietary components on the composition of the gut microbiota. Nutrients. 2021;13(8):2795.
28. Rew L, Harris MD, Goldie J. The ketogenic diet: its impact on human gut microbiota and potential consequent health outcomes: a systematic literature review. Gastroenterol Hepatol Bed Bench. 2022;15(4):326-42.
29. Reddel S, Putignani L, Del Chierico F. The impact of low-FODMAPs, gluten-free, and ketogenic diets on gut microbiota modulation in pathological conditions. Nutrients. 2019;11(2):373.
30. Hill C, Guarner F, Reid G, et al. The International Scientific Association for Probiotics and Prebiotics consensus statement on the scope and appropriate use of the term probiotic. Nat Rev Gastroenterol Hepatol. 2014;11:506-14.
31. Dou Y, Yu X, Luo Y, et al. Effect of fructooligosaccharides supplementation on the gut microbiota in humans: A systematic review and meta-analysis. Nutrients. 2022;14(16):3298.
32. Tian R, Yu L, Tian F, et al. Effect of inulin, galacto-oligosaccharides, and polyphenols on the gut microbiota, with a focus on Akkermansia muciniphila. Food Funct. 2024;15(9):4763-72.
33. Shu C, Wu S, Li H, et al. Health benefits of anthocyanin-containing foods, beverages, and supplements have an unpredictable relation to gastrointestinal microbiota: A systematic review and meta-analysis of random clinical trials. Nutr Res. 2023;116:48-59.
34. Vannuchi IN, Jamar G, De Rosso VV, et al. Dose-dependent effects of anthocyanin-rich extracts on obesity-induced inflammation and gut microbiota modulation. Biofactors. 2025;51(1):e2144.
35. Guarner F, Sanders ME, Szajewska H, et al. World gastroenterology organisation global guidelines: probiotics and prebiotics. J Clin Gastroenterol. 2024;58(6):533-53.
36. Ng CYJ, Zhong L, Ng HS, et al. Managing type 2 diabetes mellitus via the regulation of gut microbiota: A Chinese medicine perspective. Nutrients. 2024;16(22):3935.
37. Zhang L, Wu X, Yang R, et al. Effects of berberine on the gastrointestinal microbiota. Front Cell Infect Microbiol. 2021;10:588517.

Nutrição de Precisão e Vitaminas do Complexo B

16

Rafaella Cristhine Pordeus Luna

Introdução

O campo da nutrição evoluiu desde as primeiras descobertas sobre os micronutrientes essenciais até a definição de necessidades e recomendações de ingestão dietética para prevenir deficiências.[1] Embora várias recomendações nutricionais e diretrizes alimentares tenham sido desenvolvidas para diversas populações, essas recomendações não consideram as amplas diferenças interindividuais que podem estar presentes em diferentes grupos e faixas etárias, a exemplo de idosos, atletas, vegetarianos ou pessoas com doenças crônicas.[2]

Décadas de pesquisa têm mostrado que diferentes subgrupos populacionais apresentam respostas variadas aos nutrientes ou dietas, com impactos distintos sobre efeitos fisiológicos e resultados de saúde.[1] As abordagens baseadas nas metodologias ômicas, como genômica, metabolômica e metagenômica, têm destacado as diferenças individuais inerentes à genética, ao metabolismo e à resposta a fatores ambientais e de estilo de vida.[3,4]

Assim, emerge a área da medicina de precisão que desafia a abordagem única da medicina tradicional, buscando estratégias mais eficazes de tratamento ou prevenção em um grupo específico de indivíduos identificados por seu fenótipo ou genótipo.[5] Uma dessas estratégias de identificação é a classificação de indivíduos em subgrupos de acordo com seu perfil metabólico definida como metabotipagem. Essa abordagem tem sido empregada para identificar a resposta diferencial às intervenções dietéticas em grupos populacionais.[6]

O ciclo do um-carbono desempenha um papel importante em vias metabólicas complexas e essenciais. Além disso, as vitaminas, particularmente o folato (B_9) e outras vitaminas do complexo B, como B_6 e B_{12}, são cofatores essenciais nesse metabolismo.[7] No contexto da nutrição de precisão, pesquisas têm empregado análises ômicas, como análises genéticas e de metabólicos, para avaliar possíveis diferenças nas necessidades nutricionais entre os indivíduos em relação às vitaminas do complexo B e prever quem responderá a determinadas intervenções dietéticas e suplementação. Nesse sentido, o presente capítulo tem como objetivo abordar parâmetros de avaliação do ciclo do um-carbono e das diversas vitaminas do complexo B, no contexto das tecnologias ômicas, descrevendo em particular os polimorfismos e metabólitos associados ao funcionamento deste ciclo.

Integração metabólica e ciclo do um-carbono

As vitaminas do complexo B desempenham papéis importantes no **ciclo do um-carbono** (do inglês *one-carbon cycle*) (Figura 16.1), que é essencial para as funções celulares e envolve um conjunto de reações bioquímicas relacionadas à transferência de grupos de um único átomo de carbono. Esse ciclo interliga as vias

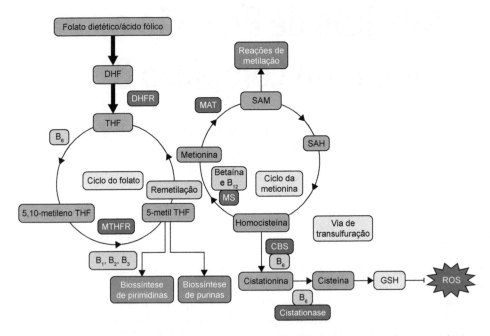

Figura 16.1 Enzimas e cofatores envolvidos no ciclo de um carbono, incluindo o metabolismo da metionina e do folato. CBS: cistationase beta-sintase; DHF: di-hidrofolato; DHFR: di-hidrofolato redutase; GSH: glutationa; Hcy: homocisteína; MTHFR: 5-10-metilenotetrahidrofolato redutase; MS: metionina sintase; MAT: metionina adenosiltransferase; ROS: espécies reativas de oxigênio. SAM: s-adenosilmetionina; SAH: s-adenosil-homocisteína; THF: tetra-hidrofolato. (Adaptada de Raghubeer, Matsha.[8])

bioquímicas que incluem o metabolismo do folato e da metionina, bem como são essenciais para gerar grupos metil envolvidos em vários processos importantes.[8]

A metilação biológica é um processo bioquímico universal que ocorre em todas as células do corpo humano e controla a expressão gênica, a função das proteínas, os processos de cura, a energia celular, a função neurológica, a desintoxicação do fígado e a função imunológica. A manutenção do equilíbrio do metabolismo do um-carbono é fundamental, já que integra muitos processos biológicos, como reações de metilação, síntese e reparo de DNA, produção de antioxidantes e remoção de homocisteína.[9]

No ciclo do folato, o folato dietético (vitamina B_9) é convertido em di-hidrofolato (DHF) pela enzima dihidrofolato redutase (DHFR) e é, então, reduzido a tetra-hidrofolato (THF). O THF é convertido em 5,10-metilenoTHF (vitamina B_6 como cofator), que, por sua vez, é convertido em 5-metilTHF pela enzima 5-10-metilenotetrahidrofolato redutase (MTHFR), usando as vitaminas B_1, B_2 e B_3 como cofatores. O 5-metilTHF é utilizado como um doador de metil na síntese de pirimidina e purina e pode doar um grupo metil para regenerar a metionina a partir da homocisteína (Hcy). Essa reação é catalisada pela metionina sintase (MS), tendo a vitamina B_{12} como cofator, além de ser conhecida como "remetilação". A colina e a betaína atuam como outros doadores de metil que podem ser fornecidos pela dieta e sintetizados endogenamente.[8,10-12]

A metionina adenosiltransferase (MAT) catalisa a transferência de adenosina para metionina para gerar s-adenosilmetionina (SAM), que funciona como doadora em reações de metilação. O SAM é desmetilado e forma s-adenosilhomocisteína (SAH), que é hidrolisada para formar Hcy. A Hcy pode, portanto, pode entrar na via da transulfuração para formar cistationa (catalisada pela cistationase beta-sintase, CBS) e cisteína (catalisada pela cistationase). A cisteína é usada para sintetizar a glutationa (GSH), regenerando os níveis de antioxidantes e, assim, atuando no combate aos danos causados pelas espécies reativas de oxigênio (ROS).[8,10,11]

Folato, metilfolato e ácido fólico

O folato se refere à forma reduzida da vitamina encontrada naturalmente em alimentos e tecidos biológicos, enquanto o ácido fólico se refere à forma reduzida da vitamina encontrada em alimentos fortificados e suplementos alimentares.[13] O principal metabólito biologicamente ativo do folato ingerido é o 5-metil-THF (5-MTHF) e a maior parte do folato da dieta é convertida em 5-metil-THF antes de entrar na corrente sanguínea. Já o ácido fólico é a forma sintética e solúvel em água da vitamina B_9, também conhecida como ácido pteroilmonoglutâmico. O ácido fólico precisa ser reduzido a DHF e depois a THF, em uma reação enzimática de duas etapas. Ao contrário do folato natural, nem todo ácido fólico fornecido por alimentos fortificados e suplementos alimentares é convertido em 5-MTHF.[14]

O ácido fólico é mais estável ao calor do que a vitamina ativa e custa muito menos, sendo, portanto, a forma geralmente preferida para produção, vendas e uso terapêutico. No entanto, essa molécula é oxidada e está naturalmente presente nos alimentos em apenas quantidades vestigiais —as formas moleculares semelhantes ao ácido fólico não são encontradas na natureza. Por essas razões, tem havido muito debate sobre o risco de efeitos colaterais da suplementação de ácido fólico e as possíveis vantagens do uso de sua forma ativa, 5-MTHF, que representa cerca de 98% de todo o folato no plasma.[15]

O benefício da suplementação de ácido fólico é bem estabelecido no período preconcepção para a prevenção de defeitos do tubo neural; no entanto, a suplementação de ácido fólico pode levar ao acúmulo de ácido fólico não metabolizado (UMFA) na circulação sistêmica com potenciais efeitos tóxicos.[14]

Há algumas preocupações de que o UMFA possa ter efeitos adversos sobre a saúde. A enzima DHFR tem atividade relativamente baixa e variável no fígado, o que levanta a possibilidade de que uma alta ingestão de ácido fólico possa resultar em níveis elevados de UMFA na corrente sanguínea. Assim, os efeitos a longo prazo da fortificação com ácido fólico precisam ser avaliados. Em grupos específicos, que tendem a consumir altos níveis de ácido fólico, como idosos (suplementos) e crianças (cereais matinais), é essencial um maior monitoramento para verificar possíveis efeitos na saúde a longo prazo.[16] O consumo excessivo de ácido fólico pode ainda mascarar os sintomas de deficiência de vitamina B_{12}.[17]

Embora as evidências ainda não sejam conclusivas, o crescente volume de estudos nessa temática aponta para os potenciais efeitos deletérios associados à alta ingestão de folato. O volume e a frequência crescentes dessas publicações levam a uma reavaliação da relação entre a ingestão de ácido fólico e a saúde. Embora se deva ter cuidado ao extrapolar dados de roedores para doenças humanas, os fenótipos induzidos pelo excesso de folato em roedores podem, sem dúvida, fornecer insights valiosos sobre os riscos e mecanismos envolvidos.[18]

É importante também destacar que o microbioma intestinal pode participar da produção de folato luminal e da subsequente modulação da biologia do transportador de folato em mamíferos, portanto, a microbiota intestinal desempenha um papel na biossíntese de folato, que contribui para o estado geral de folato do indivíduo.[19] Residentes do intestino humano, como *Pseudomonas*, *Propionibacterium*, *Bacteroides*, *Akkermansia* e outros, também realizam a biossíntese de cobalaminas naturais.[20]

No estudo de Grant et al.,[21] uma análise metabolômica em larga escala do conteúdo cecal de roedores revelou que a privação de fibras reduziu consistentemente as concentrações de vitaminas do complexo B produzidas pela microbiota. A suplementação com inulina recuperou a disponibilidade de vitaminas do complexo B produzidas pela microbiota.

Os autores verificaram que a fibra alimentar pode moldar o ambiente intestinal limitando a proliferação ou alterando as atividades metabólicas de bactérias que usam vitaminas do complexo B, incluindo riboflavina, nicotinato e biotina.

Biomarcadores e metabólitos do processo de metilação

O fornecimento de grupos metil é essencial para os processos celulares abrangentes, incluindo: biossíntese de nucleotídeos, homeostase de aminoácidos, equilíbrio redox e modificações epigenéticas de DNA e histonas.[22] Nesse contexto, a metilação do DNA é considerada a marca epigenética mais estável, por meio da qual grupos metil são adicionados na 5ª posição da citosina no DNA alterando a expressão gênica sem alterar a sequência do DNA.[23]

Folato, SAM, SAH, homocisteína e as vitaminas B_6 e B_{12} são fatores que modulam o metabolismo do um-carbono e influenciam o fornecimento de grupos metil para metilação de DNA por meio de uma complexa via de biossíntese.[24] Assim, inadequações no consumo de nutrientes doadores de metil e cofatores, como proteína, folato, colina, betaína, vitaminas B_2, B_6, B_{12} e zinco, podem interferir no sistema regulatório responsável por manter este ciclo.[25]

No ciclo metabólico do um-carbono, existem duas rotas complementares de metilação para geração de SAM, a molécula doadora universal de metil. Na via dependente de folato, o ácido fólico por meio de etapas enzimáticas sequenciais é reduzido a 5-MTHF ao doar um grupo metil para a metilação da homocisteína em metionina. Na via independente de folato, a colina é oxidada a betaína, que serve como doadora de metil para a metilação da homocisteína em metionina, gerando dimetilglicina (DMG) (Figura 16.2).[22]

O índice de metilação (IM) reflete o potencial de metilação celular e é definido como a razão entre SAM e SAH, sendo influenciado pela disponibilidade de SAM e pela remoção de SAH. Assim, tem sido demonstrado que a

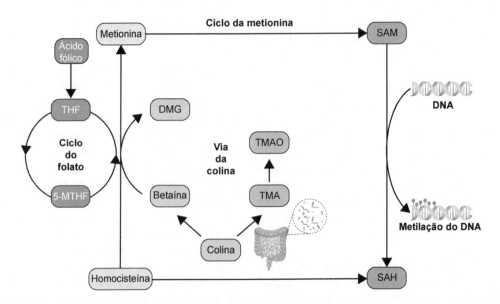

Figura 16.2 Diagrama esquemático simplificado do metabolismo do um-carbono e vias relacionadas. 5-MTHF: 5-metiltetrahidrofolato; DMG: dimetilglicina; SAH: S-adenosil-homocisteína; SAM: S-adenosilmetionina; TMA: trimetilamina; TMAO: trimetilamina-N-óxido. (Adaptada de Shelp et al.[22])

proporção SAM/SAH está correlacionada à metilação do DNA. Esses produtos desempenham um papel crucial na manutenção do IM. A metilação ocorre na presença de metiltransferases e SAM, resultando na produção de SAH e Hcy. A Hcy resultante sofre remetilação para formar metionina. Níveis elevados de SAH atuam como inibidores das enzimas metiltransferases e metionina sintase, reduzindo a metilação.[26]

Os níveis plasmáticos de SAM, SAH e Hcy foram associados, de forma independente e em combinações, a patologias imunológicas, metabólicas, cardiovasculares e neurológicas.[6] Com base em dados prospectivos de 10 anos de uma população japonesa idosa, um estudo avaliando os metabólitos da metionina (SAM, SAH e SAM/SAH) demonstrou que o risco de demência ou morte diminuiu significativamente com a elevação dos níveis séricos da razão SAM/SAH.[27] Um outro estudo observacional, com indivíduos chineses de 40 a 70 anos, demonstrou que os níveis séricos elevados de SAH, Hcy e menor razão SAM/SAH podem estar independentemente associados à presença de doença hepática gordurosa não alcoólica (DHGNA).[28]

Kaput e Monteiro[6] desenvolveram um estudo analisando diversos dados a partir das tecnologias ômicas. Crianças e adolescentes brasileiros de 9 a 13 anos, com baixos índices de alimentação saudável, receberam suplementação com 12 vitaminas e 5 minerais, durante 6 semanas. O estudo utilizou o mapeamento do genoma completo, o sequenciamento do exoma completo, as medições proteômicas e uma variedade de medidas metabolômicas.

Nesse estudo, o grupo metabólico com baixos níveis plasmáticos de biomarcadores de vitaminas do complexo B (riboflavina, piridoxal e vitamina B_{12}) apresentou menor ingestão alimentar de vitaminas B e maiores níveis de Hcy. Para prevenir ou retardar o aparecimento de doenças crônicas não transmissíveis, os autores reforçam que vitaminas do complexo B e Hcy devem ser monitorados em crianças e adolescentes. Com base nos dados, foi elaborado um *score* de risco genético que poderia ser utilizado para prevenir insuficiências ou deficiências, além de auxiliar na escolha de intervenções, em conjunto a dados demográficos e nutricionais. Assim, com bases na integração dessas informações, poderiam ser identificados grupos de alto risco, como aqueles apresentando níveis mais baixos de vitamina B_{12} sérica e mais alto *score* de risco genético, sendo um grupo, por exemplo, que necessitaria de maior ingestão dietética diária de B_{12} e avaliação regular de valores plasmáticos de B_{12} e Hcy.[6]

O estado do folato pode ser estimado bioquimicamente por marcadores, como folato plasmático ou sérico, folato presente nos glóbulos vermelhos (RBC), concentrações de volume corpuscular médio (MCV) e Hcy total plasmática. O folato sérico está associado particularmente à ingestão recente, enquanto o folato eritrocitário diz respeito aos estoques teciduais.[16]

O ácido formiminoglutâmico (FIGlu) é um ácido orgânico intermediário na conversão do aminoácido histidina em ácido glutâmico (glutamato) e essa conversão enzimática requer ácido tetrahidrofólico (THF) (Figura 16.3). O aumento dos níveis de FIGlu urinário estão associados à deficiência de ácido fólico e vitamina B_{12}, bem como demonstrou associação positiva ao IMC em adolescentes.[29] Assim, FIGlu também pode refletir o estado da vitamina B_{12}, uma vez que a reciclagem do folato requer vitamina B_{12} como cofator no ciclo de metilação.[8]

A deficiência de B_{12} pode ser indiretamente determinada pela concentração de sua proteína transportadora, a holotranscobalamina

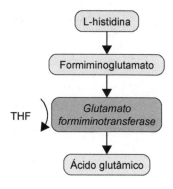

Figura 16.3 Conversão de L-histidina em ácido glutâmico.

(holoTC). A Hcy está elevada na deficiência de B_{12}, folato e piridoxina (B_6). Na insuficiência de vitamina B_{12}, as concentrações séricas de holoTC estão baixas, levando à menor absorção celular de B_{12}, ao comprometimento das reações metabólicas dependentes de B_{12} e ao aumento de homocisteína e do ácido metilmalônico (MMA) séricos.[17] O MMA é formado a partir do propionil-CoA via metilmalonil-CoA. Na deficiência de B_{12}, o metilmalonil-CoA é hidrolisado em MMA. O metilmalonil-coA é convertido em succinil-CoA para alimentar o ciclo do ácido cítrico via enzima metilmalonil-CoA mutase, na dependência de vitamina B_{12} (Figura 16.4).[17,20]

Polimorfismos genéticos e metabolismo do um-carbono

Polimorfismos genéticos, como os polimorfismos de nucleotídeo único (SNPs), podem afetar o metabolismo do um-carbono e estão associados a diversas condições patológicas crônicas.

Um dos SNPs mais bem estudados desse ciclo é o da enzima MTHFR, o C677T (rs1801133). Esse SNP envolve uma substituição de citosina (C) por timina (T) na posição 677, dentro do éxon 4, levando à substituição do aminoácido alanina por valina, na posição 222, do domínio catalítico da proteína. O polimorfismo C677T regula negativamente a atividade da MTHFR (Tabela 16.1). A incapacidade do MTHFR de catalisar a conversão de 5,10-MTHF em 5-MTHF resulta em uma predisposição para menor folato sérico (5-MTHF) e leva a um aumento nos níveis de homocisteína.[8,14] A redução da conversão de 5,10-MTHF em 5-MTHF altera a síntese de DNA e purina, além dos níveis globais de metionina, resultando em comprometimento do desenvolvimento tecidual.[11]

Outro polimorfismo comum em MTHFR é 1298A > C (rs1801131). No entanto, apesar de afetar a atividade enzimática, parece não afetar os níveis de folato e homocisteína.[14] Os polimorfismos MTHFR C677T e A1298C estão em forte desequilíbrio de ligação.[31]

A prevalência do polimorfismo C677T varia de acordo com o grupo étnico e a localização geográfica, assim como tem uma frequência relativamente alta em todo o mundo. Uma metanálise de estudos populacionais revelou que a prevalência mundial do alelo T foi estimada em 24%, enquanto a ocorrência global

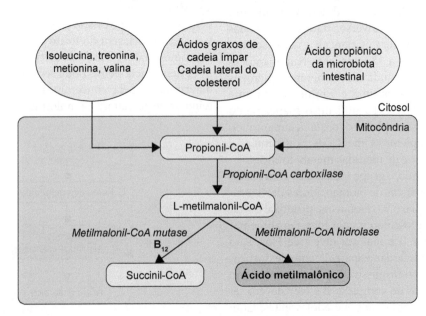

Figura 16.4 Apresentação esquemática do metabolismo do ácido metilmalônico (MMA). (Adaptada de Dhar et al.[30])

Tabela 16.1 Polimorfismos e impacto na atividade enzimática de MTHFR.

Genótipo	MTHFR 677 C/C	MTHFR 677 C/T	MTHFR 677 T/T
Atividade	Normal	(↓): 30 a 40%	(↓): 60 a 70%
Genótipo	MTHFR 1298 A/A	MTHFR 1298 A/C	MTHFR 1298 C/C
Atividade	Normal	(↓): 15%	(↓): 30%

Adaptada de Ginani et al.[31] e Castiglia et al.[32]

do genótipo TT foi de 7,7%.[14] Muitos estudos relataram associações entre SNPs em MTHFR, níveis aumentados de homocisteína e desordens cardiovasculares, diabetes e suas complicações,[8] diversos tipos de câncer,[11] entre outras. Em um estudo de base populacional realizado em São Paulo, Brasil, observou-se que 11,3% da população apresentou genótipo TT para a variante 677C > T, considerando uma prevalência homozigótica de 13,2 e 1,6% entre as raças branca e negra, respectivamente.[7]

A metionina sintase (MS) é a enzima responsável pela reciclagem de homocisteína de volta à metionina. Esse processo, chamado "remetilação", requer metilfolato e metilcobalamina. Assim, para essa reação, é necessário o 5-MTHF (folato) como doador do grupo metil e a vitamina B_{12} ativada (metilcobalamina) como catalisador.[20] O polimorfismo A2756G é o SNP mais comum em MS discutido na literatura. SNPs em MS podem estar associados a alterações tanto no metabolismo do folato quanto na síntese e metilação do DNA. No entanto, as evidências permanecem controversas para diversos desfechos.[33]

A metionina adenosiltransferase (MAT) é a enzima que catalisa a conversão da metionina no principal doador de metil, a s-adenosilmetionina (SAM). Polimorfismos no gene *MAT* têm sido particularmente estudados em associação ao câncer e ao aumento dos níveis de homocisteína. Todavia, a literatura sobre esse tema ainda é limitada.[34] A cistationina beta-sintase (CBS) é a enzima responsável pela conversão irreversível da homocisteína em cistationina, utilizando vitamina B_6 como cofator.[35] O SNP C699T é relativamente comum e pode estar relacionado ao aumento dos níveis de homocisteína.[36]

Considerações clínicas na presença de MTHFR C677T

Em indivíduos adultos com o genótipo MTHFR 677TT, a atividade da enzima MTHFR é reduzida, as concentrações plasmáticas e de folato nos eritrócitos são menores e a homocisteína total plasmática é maior do que em portadores dos genótipos CT e CC, sugerindo maiores necessidades de folato em portadores do genótipo TT.[37-39] Em crianças, o genótipo MTHFR 677TT foi associado a concentrações de para-aminobenzoilglutamato (pABG) plasmático (marcador do catabolismo de folato) 50% menores do que o genótipo CC.[38]

Para indivíduos com o polimorfismo MTHFR C677T, é fundamental ajustar a dieta e o estilo de vida para minimizar os riscos associados a esse SNP.[14] Muitos estudos demonstraram que a dieta enriquecida com ácido fólico resulta em efeitos positivos para a saúde em adultos com hiperhomocisteinemia e baixos níveis de ácido fólico portadores do polimorfismo MTHFR C677T.[40] Assim, o impacto do genótipo de maior risco (TT) pode ser superado por concentrações adequadas de ácido fólico sérico.[16]

No estudo de Lisboa et al. (2020), uma dieta com oferta de 300 g de vegetais e leguminosas, contendo 191 µg/dia de folato, ao longo de 8 semanas, foi capaz de reduzir os níveis de homocisteína, aumentar a concentração de ácido fólico e reduzir marcadores inflamatórios (TNF-α, IL-6 e IL1β) em mulheres com sobrepeso e obesas com genótipo TT do polimorfismo MTHFR C677T.[40,41]

A dose diária de aproximadamente 400 µg parecer ser a dose mínima necessária para uma redução adequada de homocisteína. Huang et al. (2024)[37] observaram, em um ensaio clínico com indivíduos hipertensos, que a eficácia da suplementação de ácido fólico na redução da homocisteína atinge um platô se a dosagem diária exceder 1,2 mg e tem apenas um pequeno ganho ao aumentar a dosagem de 0,8 para 1,2 mg. Quando estratificado pelos genótipos MTHFR C677T CC, CT e TT, a redução da homocisteína foi maior nos participantes com o genótipo TT. Assim, uma dose maior de ácido fólico não teve efeito na redução adicional de homocisteína na população total, com exceção dos participantes com o genótipo TT. São necessários mais estudos sobre estratégias de terapia com ácido fólico, investigando a dose ideal necessária na redução de homocisteína entre os vários genótipos de MTHFR.

Um grande ensaio clínico com indivíduos adultos hipertensos, entre 45 e 75 anos, sem histórico acidente vascular cerebral ou outros eventos cardiovasculares importantes, foi conduzido para avaliar a suplementação de ácido fólico comparando os genótipos de MTHFR. Os indivíduos com o genótipo TT precisaram de níveis séricos mais altos de folato (> 15 ng/ℓ ou 34 nmol/ℓ) para superar níveis totais mais altos de homocisteína causados por defeitos da enzima MTHFR.[37]

Esse estudo levanta a discussão sobre a condução de terapias de precisão com ácido fólico, adaptada aos níveis séricos individuais de folato e ao genótipo MTHFR. Os autores discorrem que é provável que, mesmo em um país com programa de fortificação de ácido fólico, como os EUA, muitos indivíduos com o genótipo TT possam ter níveis de folato abaixo do limite e, portanto, precisem de suplementação adicional de folato para diminuir o impacto das alterações na enzima MTHFR. Em países sem programa de fortificação, como a China, mais de 70% daqueles com o genótipo TT apresentam níveis séricos de folato abaixo do limite e precisariam de suplementação de ácido fólico para elevar seus níveis de folato ao nível limite. É importante levar em consideração que o estudo se concentrou em adultos hipertensos, e a generalização dos resultados para adultos não hipertensos ainda precisa ser determinada.[42]

Ferrazzi et al. (2020) sugerem que a suplementação com 5-MTHF na gravidez pode ser vantajosa em relação ao ácido fólico. 5-MTHF é o folato natural que representa 98% de todos os folatos no plasma e não precisa ser transformado por DHFR para se tornar ativo. Portanto, a biodisponibilidade do metilfolato não é limitada pela saturação dessa enzima, e sua ingestão não leva ao acúmulo no sangue. A biodisponibilidade do 5-MTHF também não é afetada por polimorfismos nos genes que codificam MTHFR e DHFR, ao contrário do que ocorre com o ácido fólico.[15]

No estudo de Rooney et al.,[43] as concentrações plasmáticas dos metabólitos do ciclo do um-carbono (SAM e cistationina) aumentaram significativamente em resposta à suplementação de riboflavina em indivíduos com o polimorfismo MTHFR C677T. Os autores referem que a suplementação com vitaminas do complexo B (para regular as concentrações de SAM em adultos com metabolismo do um-carbono alterado devido a variantes genéticas) pode, portanto, ter implicações importantes para os resultados da saúde cardiovascular.

Considerações finais

As vitaminas do complexo B desempenham diversos papéis bioquímicos e metabólicos importantes. Ademais, deficiências ou insuficiências nessas vitaminas podem comprometer várias vias, como ciclo do ácido cítrico, metabolismo de ácidos graxos, ciclo do folato, ciclo da metionina e as reações de metilação do DNA, entre outras. Essas vias são dependentes de enzimas que utilizam vitaminas do complexo B como cofatores, e polimorfismos (SNPs) nessas enzimas ou alterações metabólicas podem demandar ajustes de ingestão dietética dessas vitaminas.

Apesar de diversos SNPs, como os da enzima MTHFR, já serem bem documentados na literatura, mais estudos clínicos randomizados são necessários avaliando o impacto de diferentes intervenções clínicas em grupos específicos de indivíduos. A utilização das ferramentas da nutrição de precisão pode melhorar a compreensão e a avaliação clínica do metabolismo das vitaminas do complexo B, o que pode proporcionar uma avaliação mais precisa e impactar positivamente os resultados de saúde.

Referências bibliográficas

1. Bailey RL, Stover PJ. Precision nutrition: the hype is exceeding the science and evidentiary standards needed to inform public health recommendations for prevention of chronic disease. Annu Rev Nutr. 2023; 43:385-407.

2. Ulusoy-Gezer HG, Rakıcıoğlu N. The future of obesity management through precision nutrition: putting the individual at the center. Curr Nutr Rep. 2024 Sep;13(3):455-77.
3. Lagoumintzis G, Patrinos GP. Triangulating nutrigenomics, metabolomics and microbiomics toward personalized nutrition and healthy living. Hum Gen. 2023;17(1):109.
4. Kassem NM, Abdelmegid YA, El-Sayed MK, et al. Nutrigenomics and microbiome shaping the future of personalized medicine: a review article. J Genet Eng Biotechnol. 2023;21(1):134.
5. Skilton MR. ω-3 Fatty Acids, Impaired Fetal Growth, and Cardiovascular Risk: Nutrition as Precision Medicine. A dv Nutr. 2018;9(2):99-104.
6. Kaput J, Monteiro JP. Human Nutrition Research in the Data Era: Results of 11 Reports on the Effects of a Multiple-Micronutrient-Intervention Study. Nutrients. 2024;16(2):188.
7. Steluti J, Carvalho A, Carioca AA, et al. Genetic variants involved in one-carbon metabolism: polymorphism frequencies and differences in homocysteine concentrations in the folic acid fortification era. Nutrients. 2017;9(6):539.
8. Raghubeer S, Matsha TE. Methylenetetrahydrofolate (Mthfr), the one-carbon cycle, and cardiovascular risks. Nutrients. 2021;13(12):4562.
9. Choi S-W, Friso S. Modulation of DNA methylation by one-carbon metabolism: a milestone for healthy aging. Nutr Res Pract. 2023;17(4):597-615.
10. Zhu J, Saikia G, Zhang X, et al. One-carbon metabolism nutrients, genetic variation, and diabetes mellitus. Diabetes Metab J. 2024;48(2):170-83.
11. Franco CN, Seabrook LJ, Nguyen ST, et al. Simplifying the B complex: how vitamins B_6 and B_9 modulate one carbon metabolism in cancer and beyond. Metabolites. 2022;12(10):961.
12. Williamson JM, Arthurs AL, Smith MD, et al. High folate, perturbed one-carbon metabolism and gestational diabetes mellitus. Nutrients 2022;14(19):3930.
13. Gropper S, Smith J, Groff J. Nutrição avançada e metabolismo humano. Boston: Cengage Learning; 2011.
14. Zarembska E, Ślusarczyk K, Wrzosek M. The implication of a polymorphism in the methylenetetrahydrofolate reductase gene in homocysteine metabolism and related civilisation diseases. Int J Mol Sci. 2023;25(1):193.
15. Ferrazzi E, Tiso G, Di Martino D. Folic acid versus 5-methyl tetrahydrofolate supplementation in pregnancy. Eur J Obstet Gynecol Reprod Biol. 2020;253:312-19.
16. Ismail S, Eljazzar S, Ganji V. Intended and unintended benefits of folic acid fortification: a narrative review. Foods 2023;12(8):1612.
17. Selhub J, Miller JW, Troen AM, et al. Perspective: the high-folate-low-vitamin B-12 Interaction Is a Novel Cause of Vitamin B-12 depletion with a specific etiology - a hypothesis. Adv Nutr. 2022;13(1):16-33.
18. Fardous AM, Heydari AR. Uncovering the hidden dangers and molecular mechanisms of excess folate: a narrative review. Nutr. 2023;15(21):4699.
19. Engevik MA, Morra CN, Röth D, et al. Microbial metabolic capacity for intestinal folate production and modulation of host folate receptors. Front Microbiol. 2019;10:2305.
20. Simonenko SYu, Bogdanova DA, Kuldyushev NA. Emerging roles of vitamin B_{12} in aging and inflammation. Int J Mol Sci. 2024;25(9):5044.
21. Grant ET, Parrish A, Boudaud M, et al. Dietary fibers boost gut microbiota-produced B vitamin pool and alter host immune landscape. Microbiome 2024;12:179.
22. Shelp GV, Dong J, Orlov NO, et al. Exposure to prenatal excess or imbalanced micronutrients leads to long-term perturbations in one-carbon metabolism, trimethylamine-N-oxide and DNA methylation in Wistar rat offspring. FASEB J. 2024;38(16):e70032.
23. Ciechomska M, Roszkowski L, Maslinski W. DNA Methylation as a future therapeutic and diagnostic target in rheumatoid arthritis. Cells. 2019;8(9):953; doi: 10.3390/cells8090953.
24. van Otterdijk S, Klett H, Börries M, et al. The impact of pre-pregnancy folic acid intake on placental DNA methylation in a fortified cohort. FASEB J. 2022;37(1):e22698.
25. Chen Q, Fan R, Song L, et al. Association of methyl donor nutrients' dietary intake and cognitive impairment in the elderly based on the intestinal microbiome. Nutrients. 2024;16(13):2061.
26. Adepu VK, Kumar HS, Ravibabu K, et al. Effect of lead exposure and lifestyle factors on methylation index markers among pb-exposed workers. Biol Trace Elem Res. 2024.
27. Mihara A, Ohara T, Hata J, et al. Association of serum s-adenosylmethionine, s-adenosylhomocysteine, and their ratio with the risk of dementia and death in a community. Sci Rep 2022;12(1):12427.
28. Tang Y, Chen X, Chen Q, et al. Association of serum methionine metabolites with non-alcoholic fatty liver disease: a cross-sectional study. Nutr Metab. 2022;19(1):21.
29. Singh A, Kinnebrew G, Hsu P-C, et al. Untargeted metabolomics and body mass in adolescents: a cross-sectional and longitudinal analysis. Metabolites. 2023;13(8):899.
30. Dhar I, Lysne V, Ulvik A, et al. Plasma methylmalonic acid predicts risk of acute myocardial infarction and mortality in patients with coronary heart disease: a prospective 2-cohort study. J Int Med. 2023;293(4):293.
31. Ginani CT, da Luz JR, Silva SV, et al. Association between MTHFR C677T and A1298C gene polymorphisms and maternal risk for Down syndrome. Medicine. 2022;101(3):e28293.
32. Castiglia P, Sanna V, Azara A, et al. Methylenetetrahydrofolate reductase (MTHFR) C677T and A1298C polymorphisms in breast cancer: a Sardinian preliminary case-control study. Int J Med Sci. 2019;16(8):1089-95.
33. Tariq T, Arshad A, Bibi A, et al. Association of MTR A2756G and MTRR A66G polymorphisms with male infertility: an updated meta-analysis. Am J Mens Health. 2023;17(3):15579883231176657.
34. Côrtes L, Basso TR, Villacis RA, et al. Co-occurrence of germline genomic variants and copy number variations in hereditary breast and colorectal cancer patients. Genes. 2023;14(8):1580.

35. Vaccaro JA, Naser SA. The role of methyl donors of the methionine cycle in gastrointestinal infection and inflammation. Healthcare. 2021;10(1):61.
36. Wu X, Zou T, Cao N, et al. Plasma homocysteine levels and genetic polymorphisms in folate metablism are associated with breast cancer risk in chinese women. Hered Cancer Clin Pract. 2014;12(1):2.
37. Huang X, Bao H, Ding C, et al. Optimal folic acid dosage in lowering homocysteine: precision folic acid trial to lower homocysteine (PFAT-Hcy). Eur J Nutr 2024;63(5):1513-28.
38. Obeid R, Warnke I, Wittke A, et al. Infant blood concentrations of folate markers and catabolites are modified by 5,10-methylenetetrahydrofolate reductase C677T genotype and dietary folate source. Am J Clin Nutr. 2023;117(3):509-17.
39. Crider KS, Zhu J-H, Hao L, et al. MTHFR 677C→T genotype is associated with folate and homocysteine concentrations in a large, population-based, double-blind trial of folic acid supplementation. Ame J Clin Nutr. 2011;93(6):1365-72.
40. Lisboa JVC, Ribeiro MR, Luna RCP, et al. Food intervention with folate reduces TNF-α and interleukin levels in overweight and obese women with the MTHFR C677T polymorphism: a randomized trial. Nutrients. 2020;12(2):361.
41. Ribeiro MR, Patrícia R, Lima A, et al. Journal of the American College of Nutrition influence of the C677T polymorphism of the MTHFR gene on oxidative stress in women with overweight or obesity: response to a dietary folate intervention in fl uence of the C677T polymorphism of the MTHFR gene. J Ame Coll Nutr. 2018:1-8.
42. Huang X, Qin X, Yang W, et al. MTHFR Gene and serum folate interaction on serum homocysteine lowering. Arterioscler Thromb Vasc Biol. 2018;38(3):679-85.
43. Rooney M, Bottiglieri T, Wasek-Patterson B, et al. Impact of the MTHFR C677T polymorphism on one-carbon metabolites: evidence from a randomised trial of riboflavin supplementation. Biochimie. 2020;173:91-9.

Nutrição de Precisão e Crononutrição 17

Renata Adrielle Lima Vieira ♦ Rafaella Cristhine Pordeus Luna

Introdução

Nas últimas décadas, o papel do sistema circadiano na regulação de processos biológicos essenciais, como homeostase, regulação cardiovascular, endócrina e metabólica, tem sido amplamente estabelecido.[1-3] Os relógios circadianos internos, tanto central quanto periféricos, são responsáveis por gerar ritmos circadianos com duração de 24 horas, capazes de regular e alterar diversos processos fisiológicos.[4,5] Perturbações nesse sistema, caracterizadas por distúrbios no ciclo circadiano, têm surgido como fatores críticos no desenvolvimento de várias doenças, justificando uma crescente preocupação com suas implicações à saúde.[6]

A crononutrição, um campo emergente de pesquisa, estuda o impacto do horário das refeições, além da quantidade e qualidade alimentares, sobre o estado de saúde dos indivíduos por meio da regulação do sistema circadiano. Evidências sugerem que a modificação do ciclo circadiano, entre períodos de alimentação e jejum, está associada ao desenvolvimento de doenças, incluindo obesidade, diabetes tipo 2 (DM2), hipertensão e doença cardiovascular (DCV).[7-10]

Além disso, a microbiota intestinal, intimamente conectada aos ritmos circadianos, desempenha um papel fundamental no metabolismo de nutrientes e na produção de compostos bioativos, sendo uma interface-chave entre alimentação, saúde e ritmos biológicos.[11] Dessa forma, compreender a interação entre a crononutrição, os ritmos biológicos e a microbiota intestinal é importante para a modulação de processos epigenéticos. Estudos sugerem que o horário da ingestão alimentar, sincronizado com o relógio circadiano, pode influenciar mecanismos epigenéticos, afetando, assim, o estado metabólico e a saúde geral.[12,13]

Assim, a interação entre fatores de estilo de vida, especialmente padrões alimentares e suas escolhas, fundamentadas na cronobiologia, oferece novas perspectivas sobre os mecanismos subjacentes à regulação epigenética. Esses avanços reforçam o potencial da nutrição de precisão como uma abordagem eficaz para otimizar a saúde metabólica.

Ritmo circadiano

Os ritmos circadianos são flutuações diárias que ocorrem ao longo de um período de 24 horas, influenciados por fatores genéticos e ambientais, observados em muitos processos fisiológicos e comportamentais. São reguladores de funções, como termogênese, imunidade, metabolismo, reprodução e desenvolvimento de células-tronco. Esses ritmos são a alternância entre sono e vigília, bem como variações diárias na temperatura corporal, pressão arterial, frequência cardíaca e fatores endócrinos.[14,15]

Vários componentes do sistema endócrino exibem ritmos dependentes do horário do dia, permitindo ao organismo antecipar e se adaptar às flutuações ambientais e comportamentais. A ação hormonal celular é governada por fatores, como: concentração do hormônio, afinidade por seu receptor específico, abundância e/ou disponibilidade do receptor e atividade de sinalização pós-receptor, incluindo mecanismos de dessensibilização ou regulação negativa da sinalização hormonal. O ritmo circadiano exerce um efeito modulador em todos esses mecanismos.[16]

Durante o sono noturno, há uma queda na temperatura corporal acompanhada de elevação de hormônios, como melatonina, hormônios tireoidianos (TSH, T3), de crescimento (GH) e leptina, favorecendo também processos anabólicos.[17-19] Na fase final do sono, a pressão arterial e a frequência cardíaca aumentam em preparação para o despertar. Na mesma linha, ao acordar, as funções catabólicas são ativadas, elevando a temperatura corporal, a pressão, a frequência cardíaca e os níveis hormonais, como cortisol.[20] Esses ritmos permitem que o organismo antecipe, adapte e otimize sua atividade metabólica, hormonal e locomotora às mudanças ambientais diárias em resposta ao ciclo luz/escuridão.[14]

Os ritmos circadianos são gerados por um sistema multiosciador (composto pelo relógio central localizado no núcleo supraquiasmático hipotalâmico - NSQ) e relógios periféricos em praticamente todos os órgãos, tecidos e células, incluindo fígado, pâncreas, trato gastrointestinal, músculo esquelético e tecido adiposo.[21,22] Genes como CLOCK, BMAL1 (ARNTL), PER e CRY desempenham papéis importantes na expressão desses relógios.[23]

O NSQ é influenciado principalmente por sinais de luz (claro/escuro), recebidos pelas células ganglionares da retina fotorreceptivas, produtoras de melanopsina especializadas (ipRGCs), que enviam esses sinais ao NSQ. Esse núcleo central, por sua vez, transmite as informações de tempo para outras áreas do cérebro e para os relógios periféricos, por meio do sistema nervoso autônomo e/ou hormonais (principalmente cortisol e melatonina), servindo como o marcapasso mestre — o qual define o tempo dos ritmos que regula a atividade neuronal, a temperatura corporal e os sinais hormonais.[15]

Além da sincronização por sinais neuroendócrinos do NSQ, os relógios periféricos também podem ser influenciados por estímulos não luminosos, como exercícios, sono, horários de trabalho e alimentação, sendo a alimentação o sinal mais forte para muitos órgãos relacionados ao metabolismo, como o fígado (Figura 17.1).[16,21]

Esse sistema de relógios coordena, de maneira rítmica, diversos processos metabólicos, que incluem: sensibilidade e secreção de insulina, síntese de colesterol, termogênese, oxidação de gordura e gasto energético — todos seguem um ritmo ao longo de 24 horas. Além da evidência de ritmos circadianos no metabolismo, evidências crescentes indicam que a interrupção do sistema circadiano está associada a um aumento no risco de doenças metabólicas.[1,7,6,22]

Perturbações no relógio circadiano (caracterizadas por dessincronia ou perda de ritmicidade entre os relógios central e periféricos) surgiram como contribuintes proeminentes para o desenvolvimento de várias doenças e envelhecimento prematuro, justificando as preocupações significativas relacionadas à saúde. A dessincronia circadiana típica das sociedades modernas é desencadeada por vários disruptores cronológicos (cronodisrupção), como trabalho em turnos, estresse, *jet lag*, interrupção do sono, exposição prolongada à luz artificial, maior tempo de tela, sedentarismo, lanches frequentes e fora de hora. Ademais, a industrialização pode prejudicar a saúde humana, levando a um risco aumentado de doenças, não apenas metabólicas (DM2, obesidade, aterosclerose e doença hepática gordurosa não alcoólica),[7,24,25] como também a transtornos depressivo e de ansiedade.[26] Dessa forma, percebe-se que os sinais solares diminuíram a influência nos ritmos circadianos humanos, enquanto os sinais sociais se tornaram mais significativos.[27]

Cronotipos

O cronotipo é tipicamente definido como a variação individual, determinado por fatores individuais e ambientais, no momento

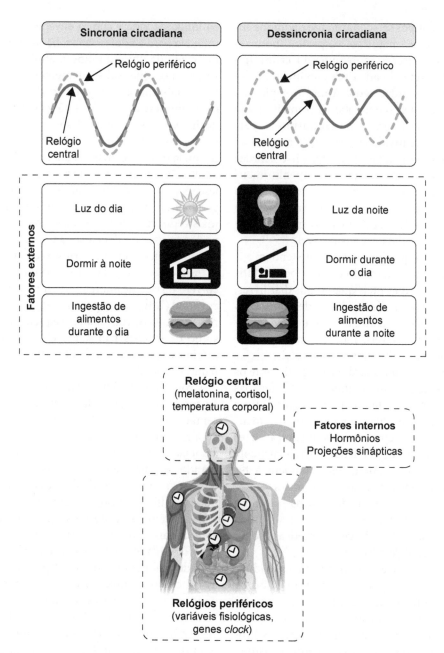

Figura 17.1 Estrutura do sistema circadiano e fatores determinantes da sincronização e dessincronização circadiana. (Adaptada de Poggiogalle et al.[22])

preferido do ciclo sono-vigília, que influenciam os padrões comportamentais.[8] Essa variação reflete a fase de arrastamento do ritmo circadiano, na qual o relógio biológico de cada indivíduo se ajusta para se sincronizar com um novo ciclo de luz e escuridão ou com mudanças nos horários de atividades, como sono e alimentação. Além disso, o cronotipo está diretamente relacionado a variações fisiológicas, como ritmo da temperatura corporal, secreção hormonal e funções cognitivas (que também seguem um padrão circadiano).[28,29]

Os cronotipos são comumente divididos em três categorias: matutino, vespertino/noturno e intermediário.[26,30] Indivíduos do **cronotipo matutino** preferem atividades no início do dia e dormir e acordar cedo. Atingem o pico de desempenho físico e mental na primeira parte do dia após acordar. Os do **cronotipo vespertino** preferem atividades principais no final da tarde ou à noite, bem como dormir e acordar tarde. Apresentam melhor desempenho mental e físico antes de dormir. Já os do **cronotipo intermediário** (neutro ou nenhum dos tipos) não têm preferência pela manhã ou pela noite e mostram flexibilidade considerável.[8,26,28,31]

Os tipos vespertinos geralmente tendem a ir para a cama mais tarde do que os tipos matutinos, tanto nos dias úteis quanto nos dias livres, por terem maior dívida diária de sono, com maior sonolência matinal e hábitos de sono--vigília mais variáveis. Eles acumulam maior débito de sono durante os dias úteis, o que resulta em sono mais tardio e longo durante os fins de semana como compensação.[26] Pessoas do tipo vespertino tendem a ser menos ativas fisicamente[27] e se envolvem em comportamentos alimentares ruins, como alimentação irregular e omissão de refeições, particularmente o café da manhã. Além disso, tendem a ter horários de refeição atrasados e maior ingestão de energia no final do dia, assim como uma menor ingestão de frutas e vegetais e uma maior ingestão de bebidas energéticas, como cafeína e álcool, *fast food* e gordura.[8,30]

Em uma coorte ucraniana, os indivíduos pertencentes ao cronotipo matutino exibiram padrões alimentares distintos caracterizados por uma dieta mais equilibrada e uma última refeição mais cedo. Especificamente, os cronotipos matutinos relataram menor consumo de gordura e menor ingestão de alimentos ricos em proteína animal. Além disso, passaram menos tempo em atividades sedentárias e demonstraram um maior alinhamento com seu relógio biológico.[32]

O cronotipo também pode ser influenciado com a idade[15] e parece estar relacionado ao gênero.[33] Os ritmos circadianos surgem na primeira infância, mas sofrem várias mudanças ao longo da vida e com o envelhecimento. Da infância para a adolescência, há uma mudança marcante de um cronotipo matutino para um vespertino, que subsequentemente se torna mais matutino ao longo da idade adulta. Em geral, durante a primeira infância, o momento do início do sono e do despertar e de outros ritmos biológicos (p. ex., flutuações nos níveis de melatonina) é mais cedo em relação aos adultos,[34] e muda mais tarde durante a adolescência. Em adultos mais velhos, os ritmos geralmente voltam a ser substancialmente mais cedo, com durações de sono mais curtas, podendo essa mudança ser acompanhada por um enfraquecimento dos ritmos circadianos.[35]

Adolescentes jovens de cronotipo tardio correm o risco de aumento do índice de massa corporal (IMC) e comportamentos alimentares mais precários, com maior frequência de consumo de lanches não saudáveis, consumo de cafeína à noite e ingestão diária inadequada de frutas e vegetais.[36]

Cronotipos distintos além de exibirem perfis comportamentais diferentes, também apresentam perfis metabólicos distintos. Estudos apontam que o cronotipo vespertino tem sido associado a problemas de saúde quando comparado ao matutino.[8,26,30,32] Esses indivíduos têm risco aumentado de doenças cardiometabólicas,[37] hipertensão, diabetes de difícil controle glicêmico, distúrbios gastrointestinais/abdominais, sintomas psiquiátricos, sobrepeso/obesidade e transtornos alimentares quando comparado ao cronotipo matutino,[8,38] assim como o aumento no risco de mortalidade por todas as causas ao longo de 6,5 anos.[39]

Já em relação ao gênero, em adultos, o vespertino predomina entre os homens e o matutino entre, as mulheres — embora a diferença desapareça na menopausa e durante o envelhecimento, quando os cronotipos matutinos estão associados ao horário de despertar precoce.[33]

Os dados descritos acima sugerem que o cronotipo pode ser preditivo de resultados de doenças, destacando um possível papel relevante do sistema circadiano na regulação metabólica. Fatores de estilo de vida, como padrões alimentares, horários de refeições, atividade física e horário de sono influenciam o metabolismo energético em cronotipos.[40]

No entanto, vale salientar que o cronotipo reflete um estado relativamente estável dos indivíduos, mas não pode ser considerado uma característica fixa, pois varia conforme a intensidade dos fatores ambientais que sincronizam o ritmo circadiano. Em condições reais, os cronotipos apresentam alta estabilidade entre os indivíduos, a qual é tão marcante que, mesmo após a interrupção de intervenções externas, como a exposição controlada à luz, o cronotipo tende a retornar ao seu padrão original.[41] Portanto, embora o cronotipo compartilhe características tanto de um estado quanto de uma característica, ele não pode ser definido rigidamente como uma característica fixa.[26,42]

Crononutrição

A dessincronia circadiana comum nas sociedades modernas e desencadeada por vários disruptores cronológicos como trabalho em turnos, estresse, *jet lag* e interrupção do sono, pode prejudicar a saúde humana, aumentando o risco de doenças metabólicas. A dieta atua como sincronizador dos mecanismos de relógio biológico, sendo horários, janela de alimentação e qualidade das refeições importantes moduladores da saúde.[1] Nesse contexto, a crononutrição vem crescendo como campo de estudo, que investiga as relações complexas entre nutrição, ritmos circadianos, metabolismo e saúde.[30]

A crononutrição é baseada em três dimensões principais do comportamento alimentar: aspectos temporais da ingestão, frequência de refeições e regularidade. Cada um desses fatores afeta os riscos para doenças crônicas, como obesidade, DCV, DM2, hipertensão e doença hepática gordurosa não alcoólica.[8,38] A modificação entre os ciclos de alimentação e jejum tem sido associada a uma predisposição a doenças metabólicas.[8]

O relógio circadiano central se sincroniza com o ciclo claro-escuro, enquanto os ritmos nos tecidos periféricos podem mudar dinamicamente em resposta a ciclos de alimentação alterados. Assim, o horário das refeições exerce uma influência importante sobre o funcionamento dos relógios moleculares fora do NSQ.[10] Refeições ricas em calorias durante o dia e reduzidas no período noturno geram respostas metabólicas mais favoráveis, o que pode ser explicado pela atividade circadiana dos genes envolvidos na glicogênese e lipogênese durante o dia, enquanto genes relacionados à glicogenólise e à lipólise são acionados à noite. A secreção e a sensibilidade à insulina são reguladas pelo controle circadiano e têm fortes efeitos no metabolismo da glicose.[7,10,43]

Estudos clínicos e randomizados demonstram que uma distribuição calórica maior no café da manhã resulta em menor hiperglicemia pós-prandial ao longo do dia, quando comparada a uma maior ingestão calórica no jantar. Um estudo clínico randomizado, avaliou indivíduos com idades entre 30 e 70 anos e IMC de 22 a 35 kg/m^2, com DM2 tratados com metformina. Eles foram divididos em dois grupos e receberam dieta isocalórica por 7 dias, com a seguinte distribuição: o primeiro grupo faz a dieta com 704 kcal no café da manhã, 600 kcal no almoço e 200 kcal no jantar; e o segundo grupo realizou a dieta com 200 kcal no café da manhã, 600 kcal no almoço e 704 kcal no jantar. Os dados demonstram que uma distribuição calórica maior no café da manhã resulta em menor hiperglicemia pós-prandial ao longo do dia, quando comparada a uma maior ingestão calórica no jantar.[44] Em mulheres com síndrome metabólica, essa distribuição favoreceu uma maior redução de peso (2,5 × mais), glicemia, grelina, fome e triglicerídeos, bem como contribuiu para um aumento da saciedade.[45]

Além disso, pular o café da manhã tem sido fortemente associado a alterações metabólicas e ao aumento do risco de DM2. Em um estudo de coorte de acompanhamento por 16 anos de homens, demonstrou um risco 21% maior de desenvolver DM2 em comparação a homens que consumiram café da manhã.[46] Já em um ensaio randomizado cruzado com mulheres observou-se que a omissão do café da manhã resultou em ingestão calórica maior, aumento do colesterol total e LDL em jejum e uma sensibilidade à insulina pós-prandial significativamente menor.[47]

Os efeitos da omissão do café da manhã são agravados pelo consumo de refeições tarde da noite, após as 20 h, resultando em maior glicose pós-prandial, hemoglobina glicada mais elevada e controle glicêmico ruim tanto para indivíduos saudáveis[38,48] quanto para aqueles com DM2.[49-51] Indivíduos que jantam tarde frequentemente tendem a pular o café da manhã no dia seguinte, o que pode estar relacionado à menor fome matinal ou ao tempo insuficiente para comer durante o dia (comumente observados em cronotipos vespertinos).[52]

Um estudo sugere que consumir mais de 33% das calorias diárias entre 17 h e meia-noite dobra o risco de sobrepeso/obesidade (OR 2,00, IC 95%: 1,03 a 3,89) em comparação àqueles que consomem menos calorias nesse período,[53] impactando negativamente a saúde metabólica.[10] Esse padrão de ingestão calórica tardia é particularmente prejudicial para trabalhadores em turnos, uma vez que esse regime de trabalho pode causar dessincronização circadiana e, consequentemente, alterações nos parâmetros metabólicos, como controle glicêmico prejudicado e funcionamento da insulina, liberação da fase de cortisol, desequilíbrio das frações de colesterol, alterações na secreção de melatonina.[54]

A regularidade das refeições também é um fator-chave para sincronia entre os relógios central e periféricos. Padrões alimentares regulares beneficiam os parâmetros cardiometabólicos, como menor pico de insulina, menor total de jejum e colesterol LDL, tanto em mulheres magras quanto obesas. Enquanto a irregularidade (definida como o consumo de alimentos em quantidades variáveis ao longo do dia e em horários diferentes de um dia para o outro) está associado a um risco maior de síndrome metabólica e fatores de risco, incluindo IMC e pressão arterial.[55]

A frequência das refeições, que se trata do número de ocasiões para comer em um dia, também desempenha um papel na dessincronização dos ritmos circadianos, afetando, assim, o metabolismo. Associada a uma janela de alimentação (horário da última refeição menos o horário da primeira refeição) longa (> 12 a 14 horas) pode predispor ganho de peso, hiperglicemia e hiperlipemia pós-prandial contribuindo para o risco de doença cardiometabólica.[8,56]

Nesse contexto, a alimentação com restrição de tempo (TRF, do inglês *time restricted feeding*), caracterizada por uma janela alimentar diária consistente, tem mostrado benefícios significativos para saúde metabólica. Estudos sugerem que concentrar as refeições durante uma janela de 8 a 10 horas melhora o controle glicêmico e a saúde cardiovascular. Essa abordagem é particularmente útil quando as refeições ocorrem durante o dia, alinhadas com o ciclo biológico natural, e evita-se comer tarde da noite.[8,10,57]

Em um estudo realizado por Jones et al.,[58] com homens saudáveis durante duas semanas, os participantes foram divididos em dois grupos: um seguiu um protocolo TRF, consumindo a dieta *ad libitum* dentro do período restrito entre 8 e 16 h, enquanto o outro grupo seguiu uma dieta de controle com restrição calórica. Observou-se que o TRF melhorou tanto a sensibilidade à insulina quanto a captação de glicose pelo músculo esquelético, independentemente da perda de peso, sugerindo um efeito intrínseco baseado no realinhamento da alimentação e do relógio circadiano.

Uma revisão sistemática que avaliou 23 estudos com humanos mostrou uma taxa de adesão ao TRF de 80%, com redução não intencional de 20% na ingestão calórica. O TRF induz uma perda média de peso e de massa gorda, observada também sem nenhuma restrição calórica. Além disso, o TRF produz efeitos metabólicos benéficos independentemente da perda de peso, como redução da RI, aumento da tolerância à glicose, redução de colesterol, redução da pressão arterial, manutenção da massa magra e melhora da qualidade do sono.[59]

Associados às dimensões do comportamento alimentar no qual a crononutrição é baseada, os componentes nutricionais, como macronutrientes e compostos bioativos naturais, podem (direta ou indiretamente) sincronizar os relógios centrais e periféricos.[7,60] Dietas ricas em gordura são reconhecidas por desregular o ritmo circadiano, contribuindo para uma inversão nos padrões alimentares e gerando distúrbios metabólicos. A composição da dieta em termos de macronutrientes (gorduras, proteínas, carboidratos) também influencia significativamente a regulação do ritmo circadiano, tanto central (cérebro) quanto periférico (órgãos e tecidos). Por exemplo, dietas cetogênicas podem intensificar a atividade dos mecanismos que regulam os ritmos circadianos. O consumo elevado de sódio e sal pode atrasar a sincronização dos ciclos biológicos, enquanto a cafeína pode prolongar o período dos ritmos internos, afetando a duração dos ciclos naturais do corpo.[61,62]

Estudos demonstram que o consumo de carboidratos com alta carga glicêmica (CG) à noite resulta em maior resposta de glicose e insulina, quando comparado ao mesmo consumo pela manhã. Esse efeito é amplificado com alimentos de alto índice glicêmico (IG), confirmando que tanto a qualidade e a quantidade de carboidratos quanto o horário de ingestão impactam diretamente o controle glicêmico e a secreção de insulina.[43,63]

Além disso, um estudo cruzado em indivíduos saudáveis investigou o impacto do IG de refeições consumidas em diferentes momentos do dia, manhã (8 h), à noite (20 h) e à meia-noite, assim como constatou que mesmo refeições de baixo IG à noite levam a uma maior resposta glicêmica pós-prandial do que quando consumidas pela manhã.[64] Isso pode ser explicado pela diminuição da sensibilidade à insulina ao longo do dia e pela influência de hormônios, como o cortisol e o glucagon, que seguem ritmos circadianos e afetam a secreção de insulina.[43]

Dessa forma, um estudo cruzado com participantes saudáveis mostrou que o consumo de uma refeição rica em proteínas pode reduzir a reposta glicêmica pós-prandial tanto pela manhã quanto à noite, sugerindo que aumentar a ingestão de proteínas, especialmente à noite, pode reduzir a glicose pós-prandial. Tal estratégia é vantajosa para pessoas que são cronotipos vespertinos ou tendem a fazer refeições tarde da noite, pois apresentam maior propensão a picos glicêmicos.[65]

Essas evidências ressaltam a importância da crononutrição para o alinhamento dos ritmos circadianos e os benefícios terapêuticos que podem surgir de ajustes dietéticos, prevenindo complicações metabólicas e cardiovasculares.

Genes *CLOCK* e interações com a dieta

A nutrição de precisão visa personalizar recomendações dietéticas com base não apenas no fenótipo, mas também em fatores moleculares adicionais, como genótipo, microbioma e metaboloma.[66,67] Nesse contexto, a avaliação de polimorfismos de nucleotídeo único (SNPs) presentes em genes relacionados ao ciclo circadiano tem sido investigada.[68] No entanto, o conhecimento ainda é limitado sobre o impacto das interações entre dieta, sono e variantes relacionadas ao ciclo circadiano no risco de doenças metabólicas, assim como no desenvolvimento de recomendações personalizadas (Figura 17.2).[69-71]

Os ritmos circadianos são regulados em todas as células do corpo por uma rede de genes, conhecidos como genes *CLOCK* (*CLOCK*, *PER*, *CRY* e *BMAL1*), que controlam a expressão de outros genes em resposta aos ciclos de claro e escuro.[69-72] Os genes *PER* (do inglês *period*) e *CRY* (do inglês *cryptochrome*) são ativados pelos fatores de transcrição *CLOCK* (do inglês *circadian locomotor output cycles kaput*), *NPAS2* (do inglês *neuronal PAS domain protein 2*) e *ARNTL1* (do inglês *aryl hydrocarbon receptor nuclear translocator-like protein 1*), mais conhecido como BMAL1. Esses fatores formam heterodímeros, que são complexos de duas proteínas diferentes, como *CLOCK*-*BMAL1* e *NPAS2*-*BMAL1*, ligando-se às regiões promotoras e ativam a transcrição dos genes *PER* e *CRY*. As proteínas *PER* e *CRY* são importadas para o núcleo e reprimem a transcrição de seus próprios loci gênicos, permitindo o início de um novo ciclo circadiano. No geral, o oscilador circadiano é uma maquinaria molecular altamente complexa que compreende muitos componentes.[73-75]

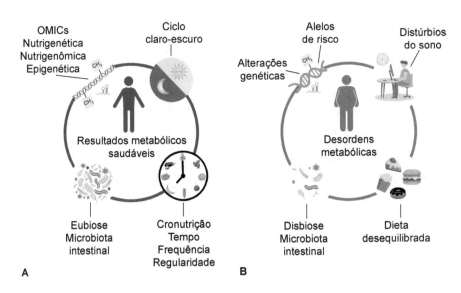

Figura 17.2 A. Nutrição personalizada considerando o genoma e epigenoma de um indivíduo combinada com crononutrição pode contribuir para prevenção e tratamento de doenças não transmissíveis. **B.** Dieta, cronotipo e várias perturbações ambientais podem impactar o ciclo circadiano, levando ao desenvolvimento de doenças crônicas. (Adaptada de Franzago et al.[68])

Um dos genes do ciclo circadiano bastante estudado é o *CLOCK*. Desordens nesse gene parecem influenciar substancialmente o controle transcricional e o risco de alterações metabólicas. Três polimorfismos frequentemente analisados são o rs1801260 e o rs6850524 (ambos no gene *CLOCK*), bem como o rs7950226 (localizado no gene *BMAL1*). Os resultados do estudo de Škrlec et al.[76] indicaram que o rs7950226 no gene *BMAL1* estava associado ao aumento do risco de síndrome metabólica (MetS) na população geral. Além disso, o rs1801260 no gene *CLOCK* mostrou ligação com subgrupos específicos, sugerindo que poderia atuar como um possível biomarcador prognóstico para o risco de MetS. Certos padrões alimentares, como a omissão do café da manhã, também podem afetar a expressão de genes controlado por *CLOCK*, levando a alterações na secreção de hormônios circadianos e na glicemia pós-prandial.[77]

O SNP rs1801260 (3111T>C) é um dos mais relevantes no gene *CLOCK*. Características como redução do sono, alterações nos níveis de grelina, modificações nos comportamentos alimentares e uma maior preferência por atividades noturnas estão associadas aos portadores do alelo C, o que, por sua vez, pode aumentar a suscetibilidade à obesidade nesse grupo.[68] No estudo de Rahati et al.,[78] indivíduos obesos com o genótipo CC apresentaram maiores níveis de grelina e menores de GLP-1, em comparação àqueles com genótipo TT. Os autores reforçam a importância da avaliação de genótipos de risco associados aos genes do relógio circadiano, que podem fornecer valiosos *insights* com implicações significativas na prevenção e no tratamento de doenças crônicas não transmissíveis.[68]

Assim, variantes em alguns genes do relógio circadiano podem explicar a ligação entre suscetibilidade genética, cronotipo e risco de obesidade. Molina-Montes et al.[79] combinaram 12 variantes genéticas de seis genes (*PER1, PER2, PER3, CRY1, NR1D1, CLOCK*) em um *score* de risco genético (*score* poligênico) e observaram que pontuações mais altas estavam associadas ao ganho de peso, ao cronotipo noturno e, consequentemente, ao sobrepeso e à obesidade — tanto no início quanto no final da idade adulta.

Outras pesquisas têm destacado a relação entre certos SNPs em genes *CLOCK* e respostas individuais à ingestão calórica e de macronutrientes. Os padrões de ingestão de macronutrientes parecem estar associados à suscetibilidade à obesidade e dependem dos genótipos do relógio circadiano. Shon et al.[80] verificaram que, na ingestão muito baixa de gordura em relação ao carboidrato, o genótipo homozigoto para o alelo comum dos SNPs rs11932595 (*CLOCK*), rs3741892 (*CRY1*) e rs2304672 (*PER2*) foi associado a um maior risco de obesidade e obesidade abdominal em comparação ao grupo de referência, enquanto os portadores do alelo menos comum não apresentaram diferença significativa no risco.

Em um outro estudo, em relação ao SNP rs3749474 no *CLOCK*, foi demonstrado que indivíduos com os genótipos TT e CT apresentam uma perda de peso mais eficaz após uma intervenção dietética com restrição de gordura, em comparação àqueles que são homozigotos para o alelo selvagem (CC).[81] Murube et al.[81] verificaram que a ingestão de carboidratos no período noturno, tanto em indivíduos homozigotos quanto heterozigotos para o SNP rs3747494 no *CLOCK*, foi associada a um índice de massa corporal (IMC) mais elevado. Com base nessa evidência, os autores ressaltam a importância de considerar fatores genéticos na avaliação da resposta ao consumo tardio de carboidratos. Além disso, sugerem que a controvérsia em torno do padrão ideal de ingestão pode estar diretamente relacionada ao genótipo estudado, visto que estudos anteriores não levaram em consideração a influência dos SNPs.

Em um estudo longitudinal, Lee[82] investigou a relação entre grupos alimentares, SNPs em *CLOCK* (rs12649507 e rs4580704) e risco de insônia na população da Coreia do Sul. O consumo de frutas e carnes foi significativamente associado à atenuação do risco de insônia relacionado ao SNP rs12649507 entre os homens, enquanto o consumo de bebidas aumentou significativamente o risco de insônia relacionado a esse mesmo gene entre as mulheres.

Microbiota e ciclo circadiano

A microbiota intestinal (MI) é formada por um complexo conjunto de microrganismos que residem no trato gastrointestinal e desempenham funções essenciais nos processos fisiológicos, como controle metabólico e imunológico. Nos últimos anos, houve um crescente interesse no estudo da relação entre composição da MI e desenvolvimento de doenças crônicas.[83,84] Enquanto uma MI equilibrada está relacionada à promoção da saúde, a disbiose microbiana tem sido associada a doenças metabólicas, câncer colorretal e inflamação gastrointestinal.[85]

Diversos fatores externos, como dieta, estresse e medicamentos, podem influenciar a composição da MI. Dados emergentes também demonstraram que a alteração do sistema circadiano do hospedeiro pode influenciar a composição da MI. Por outro lado, a comunidade microbiana intestinal pode regular a homeostase circadiana e metabólica do hospedeiro.[68] Por meio dos genes controlados por *CLOCK*, os relógios circadianos regulam vários aspectos da fisiologia, incluindo metabolismo, tempo de trânsito gastrointestinal, secreção de muco, secreção de peptídeos antimicrobianos, defesa imunológica e função de barreira intestinal.[85]

Nesse contexto, a relação entre o metabolismo microbiano e a regulação circadiana tem sido de interesse científico para a elucidação de vias epigenéticas associadas à MI. A MI influencia a síntese de substratos epigenéticos, como os cofatores ou reguladores enzimáticos envolvidos em reações epigenéticas, a exemplo do folato e de outras vitaminas do complexo B, que são sintetizadas principalmente por *Bifidobacterium* e *Lactobacillus* e, portanto, associadas à doação de grupos metil.[86]

A produção de ácidos graxos de cadeia curta, como butirato, a partir da fermentação de carboidratos complexos e fibras pela MI, também representam um grupo importante envolvido nos mecanismos epigenéticos e estão relacionados à inibição de histona desacetilases, especialmente histona desacetilase classe I (HDAC3 — histona desacetilase tipo

3), que é altamente expressa no epitélio intestinal e sensível a sinais microbianos, resultando em mudanças na configuração da cromatina.[86]

Os genes do ritmo circadiano, incluindo *BMAL1*, *CLOCK*, *CRY1*, *CRY2*, *PER1* e *PER2*, podem apresentar expressão reduzida em pacientes com doenças inflamatórias intestinas, estando, portanto, possivelmente relacionados ao processo inflamatório e à disbiose da microbiota intestinal, desempenhando um papel no desenvolvimento e na progressão dessas doenças.[87] Estudos futuros que visem compreender como a MI interage com as redes circadianas, particularmente em humanos, serão um passo importante nessa área.[88]

Considerações finais

A interação entre os fatores de estilo de vida (especialmente os padrões alimentares) e a modulação epigenética apresenta novas perspectivas sobre os mecanismos subjacentes à regulação do epigenoma. Ademais, em relação às interações entre SNPs e dieta, apesar de determinados genótipos dos genes *CLOCK* estarem relacionados ao risco de doenças crônicas, estudar essas relações é complexo e ainda necessita de estudos clínicos randomizados.

Os achados aqui mencionados reforçam a relevância de intervenções nutricionais fundamentadas na cronobiologia para otimizar a saúde metabólica, sugerindo que a temporalidade da ingestão alimentar desempenha um papel crucial na manutenção da homeostase e na prevenção de doenças metabólicas.[12]

Referências bibliográficas

1. Drăgoi CM, Nicolae AC, Ungurianu A, et al. Circadian rhythms, chrononutrition, physical training, and redox homeostasis-molecular mechanisms in human health. Cells. 2024;13(2):138.
2. Dashti HS, Gómez-Abellán P, Qian J, et al. Late eating is associated with cardiometabolic risk traits, obesogenic behaviors, and impaired weight loss. Am J Clin Nutr. 2021;113(1):154-61.
3. Bass J, Takahashi JS. Circadian integration of metabolism and energetics. Science. 2010;330:1349-54.
4. Saini C, Brown S, Dibner C. Human peripheral clocks: applications for studying circadian phenotypes in physiology and pathophysiology. Front Neurol. 2015;6:95.
5. Sehgal A. Physiology flies with time. Cell. 2017;171(6):1232-5.
6. Panda S. Circadian physiology of metabolism. Science. 2016;354(6315):1008-15.
7. Mentzelou M, Papadopoulou SK, Psara E, et al. Chrononutrition in the prevention and management of metabolic disorders: a literature review. Nutrients. 2024;16(5):722.
8. Franzago M, Alessandrelli E, Notarangelo S, Stuppia L, Vitacolonna E. Chrono-nutrition: circadian rhythm and personalized nutrition. Int J Mol Sci. 2023;24(3):2571.
9. Crispim C, Mota M. New perspectives on chrononutrition. Biol Rhythm Res. 2019;50(1):63-77.
10. Flanagan A, Bechtold DA, Pot GK, Johnston JD. Chrono-nutrition: from molecular and neuronal mechanisms to human epidemiology and timed feeding patterns. J Neurochem. 2021;157(1):53-72.
11. Cuevas-Sierra A, Ramos-Lopez O, Riezu-Boj JI, Milagro FI, Martinez JA. Diet, gut microbiota, and obesity: links with host genetics and epigenetics and potential applications. Adv Nutr. 2019;10 (1):S17-S30.
12. Melo NC, Cuevas-Sierra A, Souto VF, Martínez JA. Biological rhythms, chrono-nutrition, and gut microbiota: epigenomics insights for precision nutrition and metabolic health. Biomolecules. 2024;14(5):559.
13. Hawley JA, Sassone-Corsi P, Zierath JR. Chrononutrition for the prevention and treatment of obesity and type 2 diabetes: from mice to men. Diabetologia. 2020;63:2253-9.
14. Duez H, Staels B. Ver-erb-alpha: an integrator of circadian rhythms and metabolism. J Appl Physiol. 2009;107(6):1972-80.
15. Logan RW, McClung CA. Rhythms of life: circadian disruption and brain disorders across the lifespan. Nat Rev Neurosci. 2019;20:49-65.
16. Gamble KL, Berry R, Frank SJ, Young ME. Circadian clock control of endocrine factors. Nat Rev Endocrinol. 2014;10(8):466.
17. Russell W, Harrison RF, Smith N, et al. Free triiodothyronine has a distinct circadian rhythm that is delayed but parallels thyrotropin levels. J Clin Endocrinol Metab. 2008;93:2300-6.
18. Markov D, Goldman M. Normal sleep and circadian rhythms: neurobiologic mechanisms underlying sleep and wakefulness. Psychiatr Clin North Am. 2006;29(4):841-53.
19. Gavrila A, Peng CK, Chan JL, Mietus JE, Goldberger AL, Mantzoros CS. Diurnal and ultradian dynamics of serum adiponectin in healthy men: comparison with leptin, circulating soluble leptin receptor, and cortisol patterns. J Clin Endocrinol Metab. 2003;88:2838-43.
20. Carroll T, Raff H, Findling JW. Late-night salivary cortisol measurement in the diagnosis of Cushing's syndrome. Nat Clin Pract Endocrinol Metab. 2008;4:344-50.
21. Mason IC, Qian J, Adler GK, Scheer FAJL. Impact of circadian disruption on glucose metabolism: implications for type 2 diabetes. Diabetologia. 2020;63(3):462-72.
22. Poggiogalle E, Jamshed H, Peterson CM. Circadian regulation of glucose, lipid, and energy metabolism in humans. Metabolism. 2018;84:11-27.

23. Mohawk JA, Green CB, Takahashi JS. Central and peripheral circadian clocks in mammals. Annu Rev Neurosci. 2012;35:445-62.
24. Windred DP, Burns AC, Rutter MK, et al. Personal light exposure patterns and incidence of type 2 diabetes: analysis of 13 million hours of light sensor data and 670,000 person-years of prospective observation. Lancet Reg Health Eur. 2024;42:100943.
25. Schuppelius B, Peters B, Ottawa A, Pivovarova-Ramich O. Time restricted eating: a dietary strategy to prevent and treat metabolic disturbances. Front Endocrinol. 2021;12:683140.
26. Zou H, Zhou H, Yan R, Yao Z, Lu Q. Chronotype, circadian rhythm, and psychiatric disorders: recent evidence and potential mechanisms. Front Neurosci. 2022;16:811771.
27. Borisenkov MF, Vetosheva VI, Kuznetsova YS, et al. Chronotype, social jetlag, and time perspective. Chronobiol Int. 2019;36:1772-81.
28. Chauhan S, Norbury R, Faßbender KC, Ettinger U, Kumari V. Beyond sleep: a multidimensional model of chronotype. Neurosci Biobehav Rev. 2023;148:105114.
29. Taylor BJ, Hasler BP. Chronotype and mental health: recent advances. Curr Psychiatry Rep. 2018;20:59.
30. Katsarova SS, Redman E, Arsenyadis F, et al. Differences in dietary intake, eating occasion timings and eating windows between chronotypes in adults living with type 2 diabetes mellitus. Nutrients. 2023;15(18):3868.
31. Song J, Feng P, Zhao X, et al. Chronotype regulates the neural basis of response inhibition during the daytime. Chronobiol Int. 2018;35:208-18.
32. Romanenko M, Schuster J, Piven L, et al. Association of diet, lifestyle, and chronotype with metabolic health in Ukrainian adults: a cross-sectional study. Sci Rep. 2024;14(1):5143.
33. Montaruli A, Castelli L, Mulè A, et al. Biological rhythm and chronotype: new perspectives in health. Biomolecules. 2021;11(4):487.
34. Werner H, Lebourgeois MK, Geiger A, Jenni OG. Assessment of chronotype in four- to eleven-year-old children: reliability and validity of the children's chronotype questionnaire (CCTQ). Chronobiol Int. 2009;26:992-1014.
35. Crowley SJ, Van Reen E, LeBourgeois MK, et al. A longitudinal assessment of sleep timing, circadian phase, and phase angle of entrainment across human adolescence. PLoS One. 2014;9(11):e112199.
36. Arora T, Taheri S. Associations among late chronotype, body mass index and dietary behaviors in young adolescents. Int J Obes. 2014;39:39-44.
37. Lotti S, Pagliai G, Colombini B, Sofi F, Dinu M. Chronotype differences in energy intake, cardiometabolic risk parameters, cancer, and depression: a systematic review with meta-analysis of observational studies. Adv Nutr. 2022;13:269-81.
38. Phoi YY, Rogers M, Bonham MP, Dorrian J, Coates AM. A scoping review of chronotype and temporal patterns of eating of adults: tools used, findings, and future directions. Nutr Res Rev. 2021;1-24.
39. Knutson KL, von Schantz M. Associations between chronotype, morbidity and mortality in the UK Biobank cohort. Chronobiol Int. 2018;35:1045-53.
40. Vera B, Dashti HS, Gómez-Abellán P, et al. Modifiable lifestyle behaviors, but not a genetic risk score, associate with metabolic syndrome in evening chronotypes. Sci Rep. 2018;8:945.
41. Zerbini G, Kantermann T, Merrow M. Strategies to decrease social jetlag: reducing evening blue light advances sleep and melatonin. Eur J Neurosci. 2020;51(11):2355-66.
42. Roenneberg T, Pilz LK, Zerbini G, Winnebeck EC. Chronotype and social jetlag: a (self-) critical review. Biology. 2019;8(3):54.
43. Henry CJ, Kaur B, Quek RYC. Chrononutrition in the management of diabetes. Nutr Diabetes. 2020;10(1):6.
44. Jakubowicz D, Wainstein J, Ahrén B, et al. High-energy breakfast with low-energy dinner decreases overall daily hyperglycaemia in type 2 diabetic patients: a randomised clinical trial. Diabetologia. 2015;58(5):912-9.
45. Jakubowicz D, Barnea M, Wainstein J, Froy O. High caloric intake at breakfast vs. dinner differentially influences weight loss of overweight and obese women. Obesity. 2013;21(12):2504-12.
46. Mekary RA, Giovannucci E, Willett WC, van Dam RM, Hu FB. Eating patterns and type 2 diabetes risk in men: breakfast omission, eating frequency, and snacking. Am J Clin Nutr. 2012;95(5):1182-9.
47. Farshchi HR, Taylor MA, Macdonald IA. Deleterious effects of omitting breakfast on insulin sensitivity and fasting lipid profiles in healthy lean women. Am J Clin Nutr. 2005;81(2):388-96.
48. Kajiyama S, Imai S, Hashimoto Y, et al. Divided consumption of late-night dinner improves glucose excursions in young healthy women: a randomized cross-over clinical trial. Diabetes Res Clin Pract. 2018;136:78-84.
49. Imai S, Kajiyama S, Hashimoto Y, et al. Divided consumption of late-night dinner improves glycemic excursions in patients with type 2 diabetes: a randomized cross-over clinical trial. Diabetes Res Clin Pract. 2017;129:206-12.
50. Sakai R, Hashimoto Y, Ushigome E, et al. Late-night dinner is associated with poor glycemic control in people with type 2 diabetes: the KAMOGAWA-DM cohort study. Endocr J. 2018;65(4):395-402.
51. Kobayashi F, Ogata H, Omi N, et al. Effect of breakfast skipping on diurnal variation of energy metabolism and blood glucose. Obes Res Clin Pract. 2014;8(3):e201-98.
52. Meule A, Roeser K, Randler C, Kübler A. Skipping breakfast: morningness-eveningness preference is differentially related to state and trait food cravings. Eat Weight Disord. 2012;17(4):e304-8.
53. Wang J, Patterson R, Ang A, Emond J, Shetty N, Arab L. Timing of energy intake during the day is associated with the risk of obesity in adults. J Hum Nutr Diet. 2014;27(3):255-62.
54. Schettini MA, Passos RF, Koike BD. Shift work and metabolic syndrome updates: a systematic review. Sleep Sci. 2023;16(2):237-47.
55. Pot GK, Almoosawi S, Stephen AM. Meal irregularity and cardiometabolic consequences: results from observational and intervention studies. Proc Nutr Soc. 2016;75(4):475-486.
56. Aparicio A, Rodríguez-Rodríguez EE, Aranceta-Bartrina J, et al. Differences in meal patterns and timing with regard to central obesity in the ANIBES Study. Public Health Nutr. 2017;20(13):2364-73.

57. De Cabo R, Mattson MP. Effects of intermittent fasting on health, aging, and disease. N Engl J Med. 2019;381(26):2541-51.
58. Jones R, Pabla P, Mallinson J, et al. Two weeks of early time-restricted feeding (eTRF) improves skeletal muscle insulin and anabolic sensitivity in healthy men. Am J Clin Nutr. 2020;112(4):1015-28.
59. Adafer R, Messaadi W, Meddahi M, et al. Food timing, circadian rhythm and chrononutrition: a systematic review of time-restricted eating's effects on human health. Nutrients. 2020;12(12):3770.
60. Arola-Arnal A, Cruz-Carrión Á, Torres-Fuentes C, et al. Chrononutrition and polyphenols: roles and diseases. Nutrients. 2019;11(11):2602.
61. Ahluwalia MK. Chrononutrition: when we eat is of the essence in tackling obesity. Nutrients. 2022;14(22):5080.
62. Burke TM, Markwald RR, McHill AW, et al. Effects of caffeine on the human circadian clock in vivo and in vitro. Sci Transl Med. 2015;7(305):305ra146.
63. Gibbs M, Harrington D, Starkey S, Williams P, Hampton S. Diurnal postprandial responses to low and high glycaemic index mixed meals. Clin Nutr. 2014;33(5):889-94.
64. Leung GK, Huggins CE, Bonham MP. Effect of meal timing on postprandial glucose responses to a low glycemic index meal: a crossover trial in healthy volunteers. Clin Nutr. 2019;38(2):465-71.
65. Davis R, Bonham MP, Nguo K, Huggins CE. Glycaemic response at night is improved after eating a high protein meal compared with a standard meal: a cross-over study. Clin Nutr. 2020;39(5):1510-6.
66. Ulusoy-Gezer HG, Rakıcıoğlu N. The future of obesity management through precision nutrition: putting the individual at the center. Curr Nutr Rep. 2024.
67. Brennan L, De Roos B. Role of metabolomics in the delivery of precision nutrition. Redox Biology. 2023;65:102808.
68. Franzago M, Alessandrelli E, Notarangelo S, et al. Chrono-nutrition: circadian rhythm and personalized nutrition. Int J Mol Sci. 2023;24(3):2571.
69. Heber D, Li Z, Ordovas J. Precision nutrition. Elsevier; 2024.
70. Torrego-Ellacuría M, Barabash A, Matía-Martín P, et al. Influence of CLOCK Gene Variants on Weight Response after Bariatric Surgery. Nutrients 2022;14(17):3472.
71. Yamakawa-Kobayashi K, Ishikawa S, Miyake N, et al. Influences of the interactions of genetic variations of seven core circadian clock genes with lifestyle factors on metabolic parameters. Lifestyle Gen. 2022;15(4):124-30.
72. Cox KH, Takahashi JS. Circadian clock genes and the transcriptional architecture of the clock mechanism. J Mol Endocrinol. 2019;63(4):R93-R102.
73. Reinke H, Asher G. Crosstalk between metabolism and circadian clocks. Nature Rev Mol Cell Biol. 2019.
74. Stenvers DJ, Scheer FA, Schrauwen P, et al. Circadian clocks and insulin resistance. Nature Rev Endocrinol. 2019;15(2):75-89.
75. Maury E, Navez B, Brichard SM. Circadian clock dysfunction in human omental fat links obesity to metabolic inflammation. Nat Commun. 2021;12(1):2388.
76. Škrlec I, Talapko J, Džijan S, et al. The association between circadian clock gene polymorphisms and metabolic syndrome: a systematic review and meta-analysis. Biol. 2022;11(1):20.
77. Jakubowicz D, Wainstein J, Landau Z, et al. Influences of breakfast on clock gene expression and postprandial glycemia in healthy individuals and individuals with diabetes: a randomized clinical trial. Diabetes Care. 2017;40(11):1573-9.
78. Rahati S, Qorbani M, Naghavi A, et al. Association between CLOCK 3111 T/C polymorphism with ghrelin, GLP-1, food timing, sleep and chronotype in overweight and obese Iranian adults. BMC Endocr Disord. 2022;22(1):147.
79. Molina-Montes E, Rodríguez-Barranco M, Ching-López A, et al. Circadian clock gene variants and their link with chronotype, chrononutrition, sleeping patterns and obesity in the European prospective investigation into cancer and nutrition (EPIC) study. Clinical Nutrition 2022;41(9):1977-90.
80. Shon J, Han Y, Park YJ. Effects of dietary fat to carbohydrate ratio on obesity risk depending on genotypes of circadian genes. Nutrients. 2022;14(3):478.
81. Murube MC, Borregon-Rivilla E, Colmenarejo G, et al. Polymorphism of CLOCK gene rs3749474 as a modulator of the circadian evening carbohydrate intake impact on nutritional status in an adult sample. Nutrients. 2020;12(4):1142.
82. Lee S. Association between CLOCK Gene polymorphisms and insomnia risk according to food groups: a KoGES longitudinal study. Nutrients. 2023;15(10):2300.
83. Ross SA, Davis CD. The emerging role of microRNAs and nutrition in modulating health and disease. Ann Rev Nutr. 2014;34(1):305-36.
84. Adolph TE, Tilg H. Western diets and chronic diseases. Nat Med. 2024;30(8):2133-47.
85. Heddes M, Altaha B, Niu Y, et al. The intestinal clock drives the microbiome to maintain gastrointestinal homeostasis. Nat Commun. 2022;13:6068.
86. de Oliveira Melo NC, Cuevas-Sierra A, Souto VF, et al. Biological rhythms, chrono-nutrition, and gut microbiota: epigenomics insights for precision nutrition and metabolic health. Biomolecules. 2024;14(5):559.
87. Firoozi D, Masoumi SJ, Mohammad-Kazem HAS, et al. Effects of short-chain fatty acid-butyrate supplementation on expression of circadian-clock genes, sleep quality, and inflammation in patients with active ulcerative colitis: a double-blind randomized controlled trial. Lipids Health Dis. 2024;23(1):216.
88. Frazier K, Manzoor S, Carroll K, et al. Gut microbes and the liver circadian clock partition glucose and lipid metabolism. J Clin Invest. 2023;133(18):e162515.

Índice Alfabético

A

Abundância relativa a bactérias
- marcadoras de saúde, 209
- patogênicas, 209
Acessibilidade ao genoma, 22
Acetato, 171
Acetilação, 79
Ácido(s)
- adípico, 200
- alfa-ceto-betametilvalérico, 199
- alfacetoglutárico, 199
- alfacetoisocaproico, 199
- β-hidroxibutírico, 201
- biliares, 161
- carboxílicos, 200
- desoxicólico, 166
- etilmalônico, 200
- fólico, 219
- formiminoglutâmico, 199, 221
- graxos
- - de cadeia curta, 159, 170, 173
- - poli-insaturados, 174
- indolacético, 200
- metilmalônico, 199, 201
- subérico, 200
Akkermansia muciniphila, 210, 212
Alfacetoácidos orgânicos de cadeia ramificada, 199
Alimentação com restrição de tempo, 232
Amido resistente, 173
Análise
- bioinformática, 12
- completa do genoma (*shotgun*), 209
- do microbioma intestinal, 208
- *footprinting*, 132
Ancestralidade, 13
Aneuploidia, 10
Ansiedade, 112
Antibióticos, 206
Aprendizagem, 109, 110
Áreas de aplicação da metabolômica, 135
Avaliação
- da saúde e do microbioma intestinal, 206
- de dietas, 139
Azeite de oliva, 175

B

Bacillus, 155
Bactérias
- marcadoras de saúde, 209
- patogênicas, 209
Bacteroides fragilis, 210
Barreira intestinal, 157, 165
Base nitrogenada, 2
Betaglucano, 173
Bifidobacterium, 176, 210, 212
Biomarcadores, 143
- da ingestão dietética, 149
- e metabólitos do processo de metilação, 220
- na hipertensão arterial sistêmica, 147
- na obesidade, 143
- no diabetes, 145
Blocos de haplótipos, 13
Butirato, 171, 174

C

Cafeína, 151
Câncer
- aspectos etiológicos do, 119
- micronutrientes, 122
- prevenção e tratamento, 119
Carboidratos, 171
- fermentáveis da dieta, 178
Cariótipo humano, 3
Carne, 150
Carotenoides, 71
Cascata ômica, 132
Células
- de Globet, 157
- de Paneth, 157
- enteroendócrinas, 157
- epiteliais, 165
- imunes, 165
- L, 157
- Tuft, 157
Chocolate, 151
Ciclo
- circadiano, 235
- do folato, 218
- do um-carbono, 217
Cistationina beta-sintase, 223
Cisteína, 219
Clostridioides difficile, 178

Clostridium difficile, 210, 213
Cobalamina, 52, 122
Colesterol, 107
Colite ulcerativa, 182
Compartimentos corporais, 110
Complementaridade, 3
Componentes da barreira intestinal, 157
Comportamento, 110
Composição da microbiota intestinal, 155
Compostos bioativos, 63, 69, 175
Controle
- da regulação transcricional e epigenética, 85
- pós-transcricional, 24
- transcricional, 22
Crescimento bacteriano excessivo no intestino delgado (SIBO), 208
Cromatina, 3
Crononutrição, 227, 231
Cronotipo, 228
- intermediário, 230
- matutino, 230
- vespertino, 230

D

Dados ômicos, 188
Deficiência de B_{12}, 221
Deleção(ões)
- cromossômicas, 8
- de base única, 6
- de múltiplas bases, 6
- homozigóticas, 9
- intersticiais, 9
- terminais, 9
Desenvolvimento
- e avanço de doenças, 138
Desmetilação do DNA, 81
Dessincronia circadiana, 231
Detecção
- de seleção natural, 14
- e análise de SNPs, 12
Diabetes
- gestacional, 112
- *mellitus*, 38, 184
- - tipo 1, 97
- - tipo 2, 97
- metabolômica e biomarcadores no, 145

Diarreia, 213
Dieta(s)
- de muito baixa caloria, 178
- livres de glúten, 180
- Mediterrânea, 178, 182, 210
- terapêuticas, 178
- vegetariana, 180
Disbiose
- intestinal, 163, 169
- taxonômica, 163
Diversidade
- genética e evolução, 13
- populacional, 12
Divisão celular, 18
Doença(s)
- cardiovasculares, 97
- crônicas, 91, 105, 143
- - não transmissíveis, 91
- de Crohn, 182
- de Huntington, 7
- endócrino-metabólicas, 183
- hepática gordurosa, 112
- inflamatórias intestinais, 182
Duplicação(ões), 7
- cromossômicas, 9
- dispersa, 9
- em tandem, 7, 9
- intercaladas, 9
- paracêntricas, 9
- pericêntricas, 9
- segmental, 7

E

Endotoxemia metabólica, 165
Enterócitos, 157
Enterococcus faecalis, 181
Enzima MTHFR, 224
Epigenética, 62, 77, 91
- e fatores ambientais nas doenças crônicas, 91
- e nutrição, 62
Epigenoma, 100
Epistasia, 36
Equilíbrio de Hardy-Weinberg, 14
Escala de Bristol, 207
Escherichia coli, 210
Espectrometria de massas, 136
Esporte, 135
Estimação da frequência de portadores, 14
Estresse oxidativo, 198
Estressores ambientais, 112
Estrutura e organização do material genético humano, 2
Estudo(s)
- coprológico funcional, 206
- da composição bacteriana, 189
- de Associação Ampla do Genoma (GWAS), 13

- epidemiológicos em nutrição, 139
Etanol, 166
Eubacterium
- *hallii*, 212
- *rectale*, 210
Evolução, 13
Exame(s)
- de metabolômica, 195
- de sequenciamento do microbioma intestinal, 208
- genéticos, 193
- nutrigenéticos e de metabolômica, 187
Exercício físico e microbiota intestinal, 180
Exposoma, 192
Expressão gênica, 17

F

Faecalibacterium prausnitzii, 210
Fatores
- ambientais
- - e respostas epigenéticas, 93
- - nas doenças crônicas, 91
- transcricionais, 22
Fenilcetonúria, 29
Fenótipo, 4
Fibras, 171
- dietéticas, 171
- insolúveis, 171
- solúveis, 171
Flavonoides, 170
FODMAPs (oligossacarídeos, dissacarídeos, monossacarídeos e polióis fermentáveis), 178
Folato, 122, 219, 221
Foodomics e nutrição, 135
Fosforilação, 79
Framboesa, 151
Frango 150,
Frequência das refeições, 232
Frutas e sucos cítricos, 150
Frutanos, 173
Frutooligossacarídeos, 171
Fusobacterium, 210

G

Genealogia, 13
Genes
- associados à obesidade, 91
- CLOCK e interações com a dieta, 233
- da leptina (LEP) e adiponectina, 92
- envolvidos no metabolismo de nutrientes, 62
Genética
- e o microbioma intestinal, 181
- médica, 13
- molecular, 1

Gengibre, 175
Genoma humano, 4, 62
- e sua interação com a dieta, 62
- e sua variabilidade, 62
Genômica nutricional, 120
Genótipo
- A/A, 32
- A/T, 32
- T/T, 32
Gestação, 107
Gorduras, 175
Grão integral, 150

H

Habituação, 110
Haplótipos, 12
8-hidroxi-2′ deoxiguanosina, 199
Hipertensão arterial, 147, 184, 196
- metabolômica e biomarcadores, 147
Hipótese de Baker, 105
Histidina, 174
Histonas
- acetiltransferases, 93
- desacetilases, 23, 93
- desmetilases, 93
- metiltransferases, 93
Hormônios tireoidianos, 228

I

Impressão digital metabólica, 131
Índice de diversidade, 209
Individualidade genética, 1
Ingestão dietética, 149
Inserção
- de base única, 7
- de múltiplas bases, 7
Integração metabólica, 217
Interações gene-dieta, 192
Interleucina-17, 178
Inulina, 171, 173, 212
Inversões
- cromossômicas, 9
- paracêntricas, 9
- pericêntricas, 9

L

Lactação, 107, 108
Lactobacillus, 176, 210
Laticínios, 150
Leaky gut, 163, 165
Leptina, 228
Lipídios, 107, 110, 174
Lipopolissacarídeos, 162
lncRNA, 26

M

Maçã e pera, 150
Magnésio, 66

Índice Alfabético

Mapeamento
- do microbioma intestinal, 205
- genético, 13
Marcadores genéticos, 12
Mecanismos
- de controle da regulação transcricional e epigenética, 85
- de desmetilação do DNA, 81
- de metilação do DNA, 81
- de regulação, 17
- epigenéticos, 97
- - e genes associados à obesidade, 91
- - e influência da dieta, 100
- moleculares de regulação epigenética, 77
Melatonina, 228
Memória, 109
Metabolismo
- da glicose e resistência à insulina, 196
- de ácidos graxos, 198
- - poli-insaturados, 196
- de macronutrientes, 198
- de proteínas e aminoácidos, 198
- de vitaminas, 198
- do complexo B e metilação, 197
- do um-carbono, 222
- lipídico, 37, 195
Metabólitos
- derivados
- - da fermentação proteica, 161
- - do triptofano, 161
- produzidos pela microbiota intestinal, 159
Metaboloma, 131
Metabolômica, 189
- ambiental, 135
- amostra, 134
- aplicabilidade, 134
- aplicação em nutrição, 137
- clinica, 134
- conceito da, 131
- e avaliação de dietas, 139
- e estudos epidemiológicos em nutrição, 139
- esportiva, 135
- na hipertensão arterial sistêmica, 147
- na obesidade, 143
- no desenvolvimento e avanço de doenças, 138
- no diabetes, 145
- nutricional, 143
Metabotipagem, 189
Metilação, 79, 220
- biológica, 218
- do DNA, 23, 79, 81, 83
- - com outros mecanismos epigenéticos, 83
Metilfolato, 219
Metionina

- adenosiltransferase, 218, 223
- sintase, 223
Microbiologia, 135
Microbioma
- e doenças intestinais, 182
- intestinal, 63, 169, 181
- - genética e o, 181
Microbiota, 112, 169, 235
- da prole, 112
- disbiótica, 164
- e ciclo circadiano, 235
- e doenças endócrino-metabólicas, 183
- intestinal, 155, 159, 166, 180, 205
- - composição da, 155
- - e sua importância ao hospedeiro, 205
- - exercício físico e, 180
- - funções da, 159
- - metabólitos produzidos pela, 159
Microdeleções, 9
Micronutrientes, 43, 122
Micro-RNAs, 24, 84, 98
Microssatélites, 11
Minissatélites, 12
Modificação(ões)
- das histonas, 23, 77, 98
- epigenéticas induzidas pela dieta, 62
Modulação clínica e terapêutica da microbiota intestinal, 209
Moduladores da expressão gênica, 63
Monossomia, 10
Morango, 151
Mudanças na estrutura e função da proteína, 6
Mutação(ões)
- genéticas, 5
- por deslocamento de leitura, 6
- por troca de códon de parada, 5

N

N-óxido de trimetilamina (TMAO), 166
Nozes, 151
Núcleo supraquiasmático hipotalâmico (NSQ), 228
Nucleotídeo, 2
Nutrição
- baseada em grupos, 189
- de precisão, 187, 188, 192, 205, 217
- - e vitaminas do complexo B, 217
- e o microbioma intestinal, 169
- e programação fetal na formação da memória e da aprendizagem, 109
- na gestação e lactação, 107
- personalizada, 187, 193
Nutrientes, 62, 108
- no desenvolvimento e na maturação cerebral, 108
Nutrigenética, 29, 32, 187, 189
- e micronutrientes, 43

- na prevenção e tratamento do câncer, 119
- no tratamento anticarcinogênico, 127
Nutrigenômica, 61, 72, 119, 127, 189
- e personalização nutricional, 72
- no tratamento anticarcinogênico, 127
Nutrimetabolômica, 135
- da ingestão dietética, 149

O

Obesidade, 36, 91, 183
- metabolômica e biomarcadores na, 143
Ômega-3, 68, 174

P

Padrões
- alimentares, 210
- - e microbiota, 170
- moleculares associados a patógenos, 162, 183
P-Cresil sulfato, 166
Pectina, 173
Peixe, 150
Perda de função, 6
Perfil
- de ácidos orgânicos, 200
- genético, 1
- metabólico, 131
Período crítico do desenvolvimento, 108
Persistência da lactase, 32
Personalização nutricional, 72
Pleiotropia, 36
Polidextrose, 173
Poligênica, 36
Polimorfismo(s)
- ApaI, 50
- BsmI, 48
- comuns em testes nutrigenéticos, 194
- de inserção/deleção (indels), 12
- de nucleotídeo único (SNPs), 12, 36, 38, 39, 44, 46
- - associados à obesidade, 36
- - da GPX1, 44
- - intrônicos, 11
- - missense, 11
- - não sinônimos, 11
- - nonsense, 11
- - nos transportadores de zinco, 46
- - relacionados com
- - - diabetes, 38
- - - metabolismo do folato, 38
- - - metabolismo lipídico, 37
- - sinônimos, 11
- - UTRs, 11
- de repetição em tandem, 11
- e respostas da interação com a dieta, 36
- e suas repercussões metabólicas, 54

- FokI, 50
- genéticos, 10, 32, 222
- - e sua influência na resposta individual aos nutrientes, 62
- TaqI, 49
Poliploidia, 10
Ponto de referência, 14
Pós-biótico, 176
Prebióticos, 176, 212
Predição das frequências genotípicas, 14
Predisposição a doenças, 12
Probióticos, 176, 212
Processamento dos dados, 136
Programação fetal, 105, 109, 110
Projeto Genoma Humano (PGH), 1
Promotores gênicos, 22
Propionato, 171
Proporção entre filos bacterianos, 209
Proteína(s), 171
- ativadoras e repressoras, 23
- C-reativa, 178

Q

Queijo, 150
Quimioprevenção, 120

R

Recombinação e haplótipos, 13
Reflexos, 109
Regularidade das refeições, 232
Remetilação, 223
Remodelação da cromatina, 23
Resistência à insulina, 98
Resposta(s)
- a medicamentos, 12
- epigenéticas, 93
- individual aos nutrientes, 62
Ressonância magnética, 136
Resveratrol, 70, 175
Retinopatia diabética, 146
Reversão, 7
- equivalente, 8
- verdadeira, 8
Riqueza microbiana, 209
Risco de doenças crônicas, 33
Ritmo circadiano, 227
RNAs, 21
- circulante, 84
- de interferência, 84
- de transferência, 84
- guia, 84
- longos não codificantes, 84

- nuclear pequeno, 84
- nucleolares, 84
- ribossômico, 84
Roseburia, 210
Ruminococcus gnavus, 210

S

Sacarina, 110
S-adenosil-homocisteína, 218
S-adenosilmetionina, 218
Score poligênico, 33
Seleção de linhagens em agricultura, 13
Selênio, 43, 68, 126
Selenoproteína P, 45
Sequenciamento do gene 16S rRNA, 208
Simbióticos, 176, 177
Sincronização e dessincronização circadiana, 229
Síndrome
- de Down, 11
- de Edwards, 11
- de Klinefelter, 11
- de Patau, 11
- de Turner, 10
- do intestino
- - irritável, 178, 179
- - permeável, 165
Sistema imune inato, 183
Splicing, 24
Substituição(ões)
- de aminoácido, 5
- de base, 5
- silenciosa, 5
Succinato, 166
Suco de tomate, 151
Sulfato de indoxila, 166
Sulfeto de hidrogênio, 166
Sumoilação, 79
Supercrescimento
- bacteriano do intestino delgado, 163
- fúngico do intestino delgado, 164
Supressão
- extragenética, 8
- intragenética, 8

T

Tecido linfoide associado ao intestino (GALT), 157
Técnicas de genotipagem, 12
Teste(s)
- de gases expirados, 208
- de labirinto de Morris, 110

- de nutrigenética, 195
- do equilíbrio de Hardy-Weinberg, 14
- genéticos diretos ao consumidor, 191
- nutrigenéticos, 191, 194
Tetraploidia, 10
Tiamina, 122
Toxicologia forense, 135
Tradução, 17, 20
Transcrição, 17, 20
Translocações, 9
- recíproca, 10
- robertsoniana, 10
Tratamento anticarcinogênico, 127
Trigo integral e centeio, 150
Trimetilamina, 162, 174
Triploidia, 10, 11
Triptofano, 161, 174
Triptofano hidroxilase 1, 174
Trissomia, 10

U

Ubiquitinação, 79
Urolitinas, 190

V

Variabilidade genética humana, 4
Variações
- de risco associadas à obesidade, 195
- estruturais, 8
- genéticas, 5
- numéricas, 11
Vegetais
- crucíferos, 151
- verde-escuros e alaranjados, 151
Vinho tinto, 151
Vitamina(s)
- A, 65, 122
- B_6, 51
- B_9, 52
- B_{12}, 52
- C, 123
- D, 48, 64, 65, 124
- do complexo B, 122, 217
- E, 125

X

Xilo-oligossacarídeo, 173

Z

Zinco, 46, 67